K. Hager, O. Krause (Hrsg.)

ELSEVIER ESSENTIALS

Geriatrie

Klaus Hager, Olaf Krause (Hrsg.)

ELSEVIER ESSENTIALS Geriatrie

Das Wichtigste für Ärztinnen und Ärzte aller Fachrichtungen

2. Auflage

Mit Beiträgen von:
Meiken Brecht, Hannover; Yuri Alexei Cabanillas-Diaz, Hannover; Valentin Goede, Köln; Klaus Hager, Hannover; Johannes Heck, Hannover; Stephan Held, Bielefeld; Johannes Hensen, Hannover; Matthias Karst, Hannover; Wolfgang Kauffels, Northeim; Gerald Kolb, Lingen; Stefan Köppen, Hildesheim; Olaf Krause, Hannover; Peter Landwehr, Hannover; Konstantin Lekkos, Hildesheim; Wolfgang Lensing, Hannover; Peter Lüdemann, Bad Pyrmont; Marcus Örgel, Hannover; Maximilian Petri, Hannover; Gabriele Röhrig-Herzog, Köln; Roland Schmitt, Hannover; Nils Schneider, Hannover; Felix Wedegärtner, Hannover; Thomas Weiss, Hannover; Ulrike Wendt, Hannover

ELSEVIER

Elsevier GmbH, Bernhard-Wicki-Str. 5, 80636 München, Deutschland
Wir freuen uns über Ihr Feedback und Ihre Anregungen an kundendienst@elsevier.com

ISBN 978-3-437-22842-1
eISBN 978-3-437-06105-9

Wichtiger Hinweis für den Benutzer
Die medizinischen Wissenschaften unterliegen einem sehr schnellen Wissenszuwachs. Der stetige Wandel von Methoden, Wirkstoffen und Erkenntnissen ist allen an diesem Werk Beteiligten bewusst. Sowohl der Verlag als auch die Autorinnen und Autoren und alle, die an der Entstehung dieses Werkes beteiligt waren, haben große Sorgfalt darauf verwandt, dass die Angaben zu Methoden, Anweisungen, Produkten, Anwendungen oder Konzepten dem aktuellen Wissenstand zum Zeitpunkt der Fertigstellung des Werkes entsprechen.
Der Verlag kann jedoch keine Gewähr für Angaben zu Dosierung und Applikationsformen übernehmen. Es sollte stets eine unabhängige und sorgfältige Überprüfung von Diagnosen und Arzneimitteldosierungen sowie möglicher Kontraindikationen erfolgen. Jede Dosierung oder Applikation liegt in der Verantwortung der Anwenderin oder des Anwenders. Die Elsevier GmbH, die Autorinnen und Autoren und alle, die an der Entstehung des Werkes mitgewirkt haben, können keinerlei Haftung in Bezug auf jegliche Verletzung und/oder Schäden an Personen oder Eigentum, im Rahmen von Produkthaftung, Fahrlässigkeit oder anderweitig übernehmen.

Für die Vollständigkeit und Auswahl der aufgeführten Medikamente übernimmt der Verlag keine Gewähr.
Geschützte Warennamen (Warenzeichen) werden in der Regel besonders kenntlich gemacht (®). Aus dem Fehlen eines solchen Hinweises kann jedoch nicht automatisch geschlossen werden, dass es sich um einen freien Warennamen handelt.

Bibliografische Information der Deutschen Nationalbibliothek

Die Deutsche Nationalbibliothek verzeichnet diese Publikation in der Deutschen Nationalbibliografie; detaillierte bibliografische Daten sind im Internet über https://www.dnb.de abrufbar.

21 22 23 24 25 5 4 3 2 1

In ihren Veröffentlichungen verfolgt die Elsevier GmbH das Ziel, genderneutrale Formulierungen für Personengruppen zu verwenden. Um jedoch den Textfluss nicht zu stören sowie die gestalterische Freiheit nicht einzuschränken, wurden bisweilen Kompromisse eingegangen. Selbstverständlich sind **immer alle Geschlechter** gemeint.

Planung: Uta Lux, München
Projektmanagement: Ulrike Schmidt, München
Redaktion: Karin Beifuss, Ohmden
Herstellung: Der Buchmacher, Arthur Lenner, Windach
Satz: SPi Global, Puducherry, India
Druck und Bindung: Printer Trento S. r. l., Trento/Italien
Umschlaggestaltung: SpieszDesign, Neu-Ulm
Titelfotografie: © AdobeStock.com/Mopic

Aktuelle Informationen finden Sie im Internet unter www.elsevier.de.

Vorwort

„Mit dem Altwerden ist es wie mit Auf-einen-Berg-Steigen: Je höher man steigt, desto mehr schwinden die Kräfte – aber umso weiter sieht man."

Ingmar Bergman, schwedischer Regisseur (1918–2007)

Sehr geehrte Lesende,
nicht nur Hausärzte und Internisten, sondern Ärzte praktisch aller Fachrichtungen mit Ausnahme der Pädiater zählen alte Menschen zu ihren Patienten. Auch Krankenpfleger, Physio- und Ergotherapeuten haben häufig mit alten Menschen zu tun.

Dabei stellt der alte Mensch die ihn Behandelnden immer wieder vor Herausforderungen: Er hört nicht gut, alles dauert länger und ist umständlich, er benötigt deutlich mehr Hilfe und vor allem mehr Zeit als der junge Mensch. Somit werden alte Menschen in der Praxis und im Krankenhaus manchmal (oder häufiger?) als Belastung empfunden.

Der Umgang mit alten Menschen ist dabei immer von den persönlichen Erfahrungen eines jeden Menschen mit den eigenen Familienangehörigen und Nachbarn geprägt. Wie habe ich meinen Opa im Altenheim erlebt? Habe ich das Sterben meiner Großmutter im Krankenhaus als würdevoll empfunden? Wie begegnet mir der sehr alte Nachbar im Treppenhaus, und wie begegne ich ihm?

Somit kann niemand eine ganz objektive Sicht auf alte Menschen haben. Alte Menschen sind besonders: Unserer Ansicht nach bieten sie jedem den Einblick in ihr ganz persönliches Bilderbuch des Lebens. Man erfährt nebenbei Dinge aus vergangener Zeit, aus der Zeit des Krieges und der Entbehrungen. Aber genauso überrascht es uns immer wieder, wenn unsere Patientinnen und Patienten mit einem „jugendlichen" Lächeln von den schönen Momenten ihres Lebens erzählen. „Wissen Sie, da hatte ich gerade meinen Mann kennengelernt" – berichtet etwa die 86-jährige Patientin und blickt ihren Ehemann dabei freudestrahlend an.

In der Geriatrie, der klinischen Medizin des alten Menschen, geht es darum, die spezifische Situation des alten Menschen zu verstehen und zu berücksichtigen. Der alte Mensch ist in jeder Hinsicht „vulnerabel"; kleine, nahezu banale Dinge können ihn aus dem Gleichgewicht bringen. Deshalb muss die Besonderheit des alten Menschen, z. B. in der medikamentösen Therapie, beachtet und an alle Arztgruppen weitergeben werden. Die Herausgeber dieses Buches lehren daher auch begeistert seit Jahren die Medizinstudierenden im Modul Geriatrie.

Die Herausforderungen der geriatrischen Medizin sind immens und werden noch weiter anwachsen. Alle Beteiligten im Gesundheitswesen werden sich darauf einstellen müssen. Daher möchten alle Autoren dieses Buches in der nun 2. Auflage zum Verständnis der alten, häufig multimorbiden Patienten beitragen. Neben den medizinischen Grundlagen bietet das Buch an vielen Stellen praktische Tipps; in den Kernaussagen am Anfang jedes Kapitels sind diese gut überschaubar dargestellt.

An dieser Stelle sei allen Autoren der Kapitel, Frau Schmidt und dem Elsevier-Verlag sowie Frau Beifuss als Lektorin herzlich gedankt.

Wir wünschen Ihnen viel Freude und hoffentlich viele neue Erkenntnisse beim Lesen dieses Buches.

Hannover, im Februar 2021
Prof. Dr. Klaus Hager und PD Dr. Olaf Krause

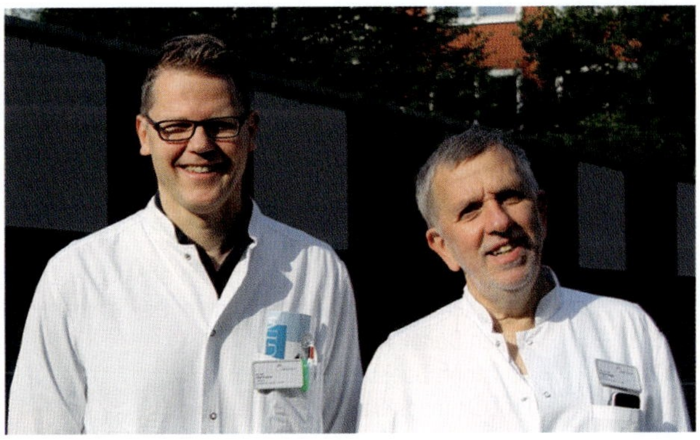

Benutzerhinweise

Kernaussagen
Kurze Vorschau auf die wichtigsten Aspekte des Kapitels

Leitlinien/Links
Leitlinien und Empfehlungen der wissenschaftlich-medizinischen Fachgesellschaften, auf deren aktuelle Versionen über einen Kurzlink oder einen QR Code direkt zugegriffen werden kann

EVIDENZ
Studienergebnisse zum Thema

PATIENTENINFO
Tipps für das Beratungsgespräch mit dem Patienten

FALLBEISPIEL
Patientenfälle aus der Praxis

CAVE
Warnhinweise

DEFINITION
Begriffserläuterungen

INTERPROFESSIONELLES TEAM
Tipps für die interprofessionelle Zusammenarbeit

PRAXISTIPP
Empfehlungen und Tipps des Autors

Abbildungsverzeichnis

Der Verweis auf die jeweilige Abbildungsquelle befindet sich bei allen Abbildungen im Werk am Ende des Legendentextes in eckigen Klammern.

F508	Yesavage, J. A. et al.: Development and validation of a geriatric depression screening scale: A preliminary report. In: Journal of Psychiatric Research, Volume 17, Issue 1, Pages 37-49. Elsevier 1983
F741-004	Krettek, C./ Wiebking, U.: Proximale Humerusfraktur - Ist die winkelstabile Plattenosteosynthese der konservativen Therapie überlegen? In: Der Unfallchirurg, Volume 114, Issue 12, Pages 1059 - 1067. Springer Nature, 2011
F819-002	E. Kalbe et al.: DemTect. Ein neues Screening-Verfahren zur Unterstützung der Demenzdiagnostik. In: Psycho. 2000; 6, S. 343-347.
H156-001	Stiel, S./ Matthes, M./ Bertram, L. et al: Validierung der neuen Fassung des Minimalen Dokumentationssystems (MIDOS2) für Patienten in der Palliativmedizin. In: Der Schmerz, Volume 24, Issue 6, Pages 596 – 604. Springer Nature 2010
L231	Stefan Dangl, München.
O245	Christoph Duesberg, Hannover
P334	Prof. Dr. med. Klaus Hager, Hannover
P335	Dr. med. Olaf Krause, Hannover
P336	Dr. med. Wolfgang Lensing, Hannover
P337	Dr. Stefan Köppen, Hildesheim
P338	Prof. Dr. med. Peter Landwehr, Hannover
P981	Dr. Marcus Örgel, Klinik für Unfallchirurgie, Medizinische Hochschule Hannover
T926	Medizinische Hochschule Hannover/Göttingen - MAGIC - Manageable Geriatric Assessment.
T927	Klinik für Unfallchirurgie, Medizinische Hochschule Hannover.
T1133	Dr. Peter Lüdemann, Bad Pyrmont
V494	Nestlé Health Science S.A., Ave Nestlé 55, 1800 Vevey, Schweiz.
X363	MoCA Test Inc., Canada

Herausgeber

Prof. Dr. med. Klaus Hager
DIAKOVERE Henriettenstift Hannover
Zentrum für Medizin im Alter
Schwemannstr. 19
30559 Hannover

Priv.-Doz. Dr. med. Olaf Krause
DIAKOVERE Henriettenstift Hannover
Zentrum für Medizin im Alter
Schwemannstr. 19
30559 Hannover
und
Medizinische Hochschule Hannover
Institut für Allgemeinmedizin
Carl-Neuberg-Str. 1
30625 Hannover

Weitere Autoren

Dr. med. Meiken Brecht
DIAKOVERE Henriettenstift Hannover
Zentrum für Medizin im Alter
Schwemannstr. 19
30559 Hannover

Yuri Alexei Cabanillas Diaz
Vinzenzkrankenhaus
Medizinische Klinik
Abt. Geriatrie
Lange-Feld-Str. 31
30559 Hannover

Priv.-Doz. Dr. med Valentin Goede
St. Marien-Hospital
Kunibertskloster 11–13
50668 Köln

Dr. med. Johannes Heck
Medizinische Hochschule Hannover (MHH)
Institut für Klinische Pharmakologie
Carl-Neuberg-Str. 1
30625 Hannover

Dr. med. Stephan Held
Franziskus Hospital
Kiskerstr. 26
33615 Bielefeld

Prof. Dr. med. Johannes Hensen
Endokrinologikum Hannover am Raschplatz
Rundestr. 10
30161 Hannover

Prof. Dr. med. Matthias Karst
Medizinische Hochschule Hannover
Klinik für Anästhesie und Intensivmedizin
Interdisziplinäre Schmerzambulanz
Carl-Neuberg-Str. 1
30625 Hannover

Dr. med. Wolfgang Kauffels
HELIOS Klinikum Northeim
Klinik für Gynäkologie
Albert-Schweitzer-Weg 1
37154 Northeim

Prof. Dr. med Dr. rer. Physiol. Gerald Kolb
Bonifatius Hospital Lingen
Klinik für Geriatrie
Wilhelmstr. 13
49808 Lingen

Dr. med Stefan Köppen
HELIOS Klinikum Hildesheim
Klinik für Gastroenterologie und Onkologie
Senator-Braun-Allee 33
31135 Hildesheim

Prof. Dr. med. Peter Landwehr
DIAKOVERE Henriettenstift Hannover
Klinik für Diagnostische und Interventionelle Radiologie
Marienstr. 72–90
30171 Hannover

Dr. med. Konstantin Lekkos
HELIOS Klinikum Hildesheim
Klinik für Altersmedizin
Senator-Braun-Allee 33
31135 Hildesheim

Dr. med. Wolfgang Lensing
Praxis für Dermatologie
Jordanstr. 28
30173 Hannover

Dr. med. Peter Lüdemann
AGAPLESION EV. BATHILDISKRANKENHAUS
Neurologie Neuro-Netzwerk Weserbergland
Maulbeerallee 4
31812 Bad Pyrmont

Dr. med. Marcus Örgel
Medizinische Hochschule Hannover
Klinik für Unfallchirurgie
Carl-Neuberg-Str. 1
30625 Hannover

Prof. Dr. med. Maximilian Petri
DIAKOVERE Annastift
Department Schulter-, Knie- und Sportorthopädie
Anna-von-Borries-Str. 1–7
30625 Hannover

Priv.-Doz. Dr. med. Gabriele Röhrig-Herzog. MPH
MVZ Medicum Köln-Ost
Zentrum für Spezialisierte Geriatrische Diagnostik (ZGD)
Johann-Classen-Str. 68
51103 Köln

Prof. Dr. med. Roland Schmitt
Medizinische Hochschule Hannover
Zentrum Innere Medizin
Klinik für Nieren- und Hochdruckerkrankungen
Carl-Neuberg-Str. 1
30625 Hannover

Prof. Dr. med. Nils Schneider MPH
Medizinische Hochschule Hannover
Institut für Allgemeinmedizin
Carl-Neuberg-Str. 1
30625 Hannover

Priv.-Doz. Dr. med. Dr P.H. Felix Wedegärtner MPH
Medizinische Hochschule Hannover
Klinik für Psychiatrie
Sozialpsychiatrie und Psychotherapie
Carl-Neuberg-Str. 1
30625 Hannover

Prof. Dr. med. Thomas Weiss, FESC
DIAKOVERE Henriettenstift Hannover
Med. Klinik I – Kardiologie, Angiologie, Pulmologie und internistische Intensivmedizin
Marienstr. 72–90
30171 Hannover

Dr. med. Ulrike Wendt
Internistische Hausarztpraxis
Dr. med. Heide Grüter-Degering & Dr. med. Ralph Degering
Vahrenwalder Platz 3
30165 Hannover

Abkürzungen

A.	Arteria
ACE	Angiotensin-Converting-Enzym
ADH	antidiuretisches Hormon
ADL	Activities of Daily Living
AP	alkalische Phosphatase
ASS	Acetylsalicylsäure
BESD	Beurteilung von Schmerzen bei Demenz
BI	Barthel-Index
BMI	Body-Mass-Index
BOT	basal unterstützte orale Therapie
BSG	Blutkörperchensenkungsgeschwindigkeit
BVG	Bundesverband Geriatrie
BWK	Brustwirbelkörper
BZ	Blutzucker
Ca	Karzinom
cCT	kranielle Computertomografie
CDI	*Clostridium-difficile*-Infektion
CERAD	Consortium to Establish a Registry for Alzheimer's Disease
CGA	Comprehensive Geriatric Assessment
CIDP	chronisch inflammatorische demyelinisierende Polyneuropathie
CGA	Comprehensive Geriatric Assessment (stationäres geriatrisches Assessment)
cMRT	kranielle Magnetresonanztomografie
CRP	C-reaktives Protein
CT	Computertomografie
DD	Differenzialdiagnose
DDAVP	Desamino-D-Argininvasopressin
DemTect	Demenz-Detektion
DGG	Deutsche Gesellschaft für Geriatrie
DMARDs	Disease-Modifying Antirheumatic Drugs
DOAK	direkte orale Antikoagolanzien
DOS	Delirium Observation Screening Scale
DRG	Disease-Related Group
DSM	Diagnostic and Statistical Manual of Mental Disorders
EBM	Einheitlicher Bewertungsmaßstab
EEG	Elektroenzephalografie/-gramm
eGFR	estimated Glomerular Filtration Rate
EKG	Elektrokardiografie/-gramm
FEES	flexible endoskopische Evaluation des Schluckaktes
FRID	Fall Risk Increasing Drugs
GBA	geriatrisches Basisassessment
GDS	Geriatrische Depressionsskala
GERD	gastroösophageale Refluxerkrankung
GFR	glomeruläre Filtrationsrate
GGT	Gamma-Glutamyl-Transferase
GIA	Geriatrische Institutsambulanz
GKV	Gesetzliche Krankenversicherung
GLDH	Glutamatdehydrogenase
GOP	Gebührenordnungsposition
GOT	Glutamat-Oxalacetat-Transaminase
HCT	Hydrochlorothiazid
HLE	Healthy Life Expectancy (gesunde Lebenserwartung)
HN	Hyponatriämie
i. v.	intravenös
IADL	Instrumental Activities of Daily Living
ICD	International Classification of Diseases
ICF	International Classification of Function, Disability and Health
IE	Internationale Einheiten
IL	Interleukin
IPS	idiopathisches Parkinson-Syndrom
KG	Körpergewicht
KHK	koronare Herzkrankheit
Kps.	Kapsel
KSU	klinische Schluckuntersuchung
LCJG	Levodopa-Carbidopa jejunale Gelapplikation
LIFE	Lifestyle-Integrated Functional Exercise
M.	Musculus
MAGIC	Manageable Geriatric Assessment
MAI	Medication Appropriateness Index
MBSR	Mindfulness-Based Stress Reduction
MCI	Mild Cognitive Impairment
MES	mikroembolische Signale
MFA	Medizinische Fachangestellte
MMST	Mini Mental Status Test
MNA	Mini Nutritional Assessment
MoCA	Montreal Cognitive Assessment
MRT	Magnetresonanztomografie
MWBO	Muster-Weiterbildungsordnung
N.	Nervus
NSAR	nichtsteroidales Antirheumatikum
OÖS	oberer Ösophagussphinkter
OPS	Operationen- und Prozedurenschlüssel
OTC	Over-the-Counter(-Arzneimittel)
pAVK	periphere arterielle Verschlusskrankheit
PCT	Procalcitonin
PDI	Pain Disability Index
PET	Positronenemissionstomografie
PHN	postherpetische Neuralgie
PHQ	Patient Health Questionnaire
PIM	potenziell inadäquate Medikamente
PNP	Polyneuropathie
PPI	Protonenpumpeninhibitor
RA	rheumatoide Arthritis
RLS	Restless-Legs-Syndrom

RTW	Rettungswagen
SAB	subarachnoidale Blutung
SAE	subkortikale arteriosklerotische Enzephalopathie
SAPV	spezialisierte ambulante Palliativversorgung
SGA	Subjective Global Assessment
SIADH	Syndrom der inadäquaten ADH-Sekretion
SPECT	Single-Photonenemissions-Computertomografie
SS(N)RIs	selektive Serotonin-(Noradrenalin-) Reuptake-Inhibitoren
TAH	Thrombozytenaggregationshemmer
Tbc	Tuberkulose
Tbl.	Tablette
TENS	transkutane elektrische Nervenstimulation
TEP	Totalendoprothese
TFDD	Test zur Früherkennung von Demenzen mit Depressionsabgrenzung
THC	Tetrahydrocannabinol
TIA	transitorische ischämische Attacke
TSH	Thyreoidea-stimulierendes Hormon
TUG	Timed Up & Go-Test
TZA	trizykische Antidepressiva
UAW	unerwünschte Arzneimittelwirkungen
VAS	Visuelle Analogskala
VCV	Varicella-zoster-Virus
VRS	Verbale Ratingskala
WHO	World Health Organization
Z. n.	Zustand nach

Inhaltsverzeichnis

KAPITEL

1

Klaus Hager

Geriatrie in Deutschland

Kernaussagen

- Geriatrie ist in Deutschland eine „junge" medizinische Disziplin, die mit der Gründung von geriatrischen Kliniken zwischen 1970 und 1980 ihren Anfang nahm.
- Im stationären Bereich hat die Zahl geriatrischer Kliniken (Akutgeriatrien und stationäre geriatrische Rehabilitation) seither kontinuierlich zugenommen.
- Im ambulanten Bereich gab es lange Zeit kaum Abrechnungsmöglichkeiten. Dies hat sich seit 2013 bzw. 2016 geändert.
- Ein großer Bereich der medizinischen Versorgung alter Menschen, u. a. die Medizin in Altenpflegeeinrichtungen, ist wissenschaftlich bislang wenig bearbeitet. In den USA erlebt die Medizin in Pflegeheimen („long-term care") derzeit eine verstärkte Aufmerksamkeit (z. B. durch die Zeitschrift *Annals of Long-Term Care*).

1.1 Definition

„Geriatrische Medizin ist eine medizinische Spezialdisziplin, die sich mit den körperlichen, mentalen, funktionellen und sozialen Bedingungen der akuten, chronischen, rehabilitativen, präventiven Behandlung und Pflege – auch am Lebensende – befasst. Die Gruppe der Patienten wird mit einem hohen Grad von Vulnerabilität (Gebrechlichkeit; Frailty) und aktiven Mehrfach-Erkrankungen assoziiert, die einen ganzheitlichen Behandlungsansatz erfordern. Geriatrische Medizin ist nicht spezifisch altersdefiniert, sie behandelt jedoch die typische Morbidität älterer Patienten. Die meisten Patienten sind über 65 Lebensjahre alt. Diejenigen Gesundheitsprobleme, die durch Geriatrie als eine Spezialdisziplin am besten angegangen werden können, werden in der Altersklasse über 80-Jähriger viel häufiger."

Sektion „Geriatrische Medizin" der European Union Geriatric Medicine Society [EUGMS] von 2008, in DGGG 2009

Die Geriatrie ist ein gebietsübergreifendes Querschnittsfach für den alten Menschen, in dem sich die Ärzte organübergreifend spezialisieren, mit anderen Therapeuten zusammenarbeiten und auch ein Verständnis für die rehabilitative Behandlung ausbilden müssen.

1.2 Geschichtliches

Geriatrie ist insgesamt ein verhältnismäßig junges Fach. Ein Pionier der Geriatrie war Ignatz Leo Nascher, ein gebürtiger Österreicher, der in den USA praktizierte. Er veröffentlichte 1914 ein erstes Lehrbuch *Geriatrics: The Diseases of Old Age and Their Treatment*. In den 1940er-Jahren wurde dann in England die Geriatrie von der Ärztin Marjorie Warren „wiederentdeckt" und weiterentwickelt.

Die medizinische Tätigkeit (Geriatrie) bzw. die wissenschaftliche Beschäftigung mit dem Altern (Gerontologie) stießen in Deutschland im Vergleich zu anderen Ländern eher zögerlich auf Interesse.

Erste geriatrische Kliniken wurden zwischen 1970 und 1980 eingerichtet. Wichtige Impulse dafür gingen weniger von der Ärzteschaft als von Politikern oder Verwaltungsleitern aus, die für Kliniken oder leer stehende Betten einen neuen Betätigungsbereich suchten. Bis heute sind noch große Widerstände in der Ärzteschaft gegenüber der Geriatrie zu spüren, z. B. mit dem Tenor: *„Wir behandeln auch alte Menschen, daher brauchen wir die Geriatrie nicht."*

Einen großen Anreiz zur Einrichtung von sog. Akutgeriatrien in neuerer Zeit bildet das DRG-System mit der

Abrechnung der Prozedur der geriatrischen frührehabilitativen Komplexbehandlung (OPS 8–550).

Sehr erfolgreich hingegen war die Übernahme von „geriatrischem" Wissen in andere medizinische Fachbereiche. So werden beispielsweise auf Kongressen außerhalb der Geriatrie oder in den nichtgeriatrischen Publikationen regelmäßig Beiträge zur Medizin im Alter angeboten (Geriatrisierung der Medizin).

1.3 Geriater in Deutschland

Die leitenden Ärzte „der ersten Stunde" (1970–1990) waren letztlich selbsternannte Geriater, da es erst ab 1992 die Weiterbildungsbezeichnung „Klinische Geriatrie" gab. In 2012 wurden in Deutschland mittlerweile ca. 3.000 Geriater gezählt (➤ Abb. 1.1). Entsprechend dieser auf Kliniken ausgerichteten Weiterbildungsbezeichnung „Klinische Geriatrie" sind die meisten Geriater an Kliniken tätig.

1.3.1 Stationäre Einrichtungen der Geriatrie

Die stationäre Geriatrie ist, abhängig vom jeweiligen Bundesland, unterschiedlich strukturiert. Prinzipiell gibt es folgende Formen:

- Geriatrien am Krankenhaus (sog. „Akutgeriatrien")
- Stationäre geriatrische Rehabilitation
- Geriatrische Tageskliniken
- Mobile geriatrische Versorgung

Geriatrien am Krankenhaus: Eine vom Bundesverband Geriatrie 2015 durchgeführte Umfrage ergab eine Zahl von 406 Einrichtungen in Deutschland mit insgesamt 18.359 Betten.
Geriatrien in Rehabilitationseinrichtungen: In der erwähnten Umfrage des Bundesverbandes Geriatrie wurden in 2015 170 geriatrische Rehabilitationseinrichtungen mit 8.324 Betten gefunden (BVG 2016).

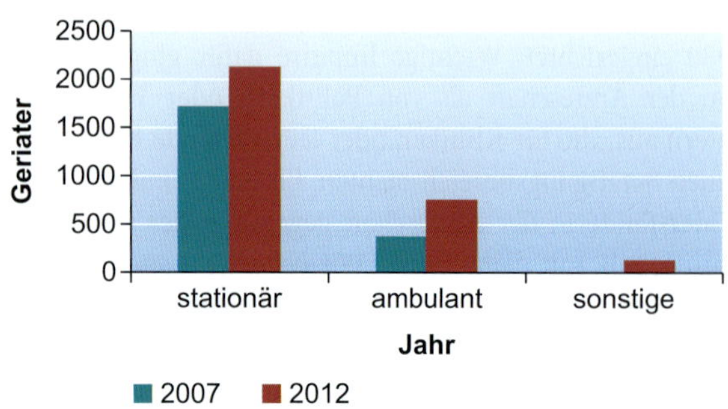

Abb. 1.1 Tätigkeitsbereich von Ärzten in Deutschland mit Weiterbildung in Geriatrie (Pippel et al. 2014) [L231]

PATIENTENINFO

Geriatrische Kliniken sind je nach Bundesland und Region unterschiedlich organisiert (Akutkliniken, geriatrische Reha-Kliniken oder Mischeinrichtungen). Dies hat praktische Konsequenzen für die Aufnahme der Patienten (z. B. direkte Krankenhauseinweisung oder Aufnahme erst nach einem von der Krankenkasse genehmigtem Reha-Antrag).

1.3.2 Geriatrie im Bereich der niedergelassenen Ärzte

- Der Hausarzt ist der erste Ansprechpartner für den alten Menschen. Er genießt ein hohes Vertrauen bei seinen alten Patienten. Zudem kennt er die Aktivitäten, Teilhabewünsche und Kontextfaktoren (Nomenklatur der ICF, vgl. ➤ Kap. 3) seiner Patienten am besten.
- Es gab deshalb in der Vergangenheit mehrere Anläufe, eine Weiterbildungsbezeichnung im Bereich der niedergelassenen Ärzte zu etablieren, die jedoch allesamt am Widerstand innerhalb der Ärzteschaft scheiterten. Daher stammen die heute niedergelassenen Geriater ganz überwiegend aus der Weiterbildung der Kliniken.

Abrechnungsmöglichkeiten für Ärzte seit 2013

Im Niedergelassenenbereich gab es lange Zeit nur beschränkte Möglichkeiten, geriatrische Leistungen abzurechnen. Im Einheitlichen Bewertungsmaßstab (EBM) kam es ab dem 1.10.2013 zu folgenden Neuerungen:

- Erhöhte Versichertenpauschale ab 76 Jahren
- Geriatrisches Basisassessment: GOP 03360
- Geriatrie Betreuung: GOP 03362

Dies galt für Patienten ab dem 70. Lebensjahr und mit geriatrischer Morbidität (ICD R54G) und/oder bei Vorliegen einer Pflegestufe (ICD Z74.9G) oder für Patienten mit Demenz (F00G–F02G), Alzheimer (G30G), Parkinson (G20.1G, G20.2G) mit schwerer Beeinträchtigung, unabhängig vom Alter. Diese Ziffern kann jeder Arzt auch ohne spezielle Weiterbildung abrechnen.

Abrechnungsmöglichkeiten für die spezialisierte geriatrische Versorgung seit 2016

Ab Juli 2016 gibt es zusätzliche EBM-Ziffern für die spezialisierte geriatrische Diagnostik und Versorgung. Der Hausarzt ist danach weiterhin zuständig für das geriatrische Basisassessment und die Weiterbehandlung. Für das weiterführende geriatrische Assessment kann er an einen spezialisierten geriatrischen Vertragsarzt oder an eine ermächtigte geriatrische Institutsambulanz (GIA) überweisen (➤ Kap. 6).

Niedergelassene Ärzte mit geriatrischer Zusatzqualifikation können die neue Nr. 30981 EBM für die Abklärung im Vorfeld und die Nrn. 30984, 30985 und 30986 des EBM für die Durchführung des weiterführenden geriatrischen Assessments berechnen. Die Patienten, die für diese neuen Ziffern infrage kommen, müssen allerdings einen besonders aufwendigen geriatrischen Versorgungsbedarf aufweisen.

Um im ambulanten Bereich die neuen Ziffern abrechnen zu können, ist eine der folgenden Voraussetzungen nötig:

- Facharzt für Innere Medizin und Geriatrie
- Facharzt für Innere Medizin mit der Schwerpunktbezeichnung Geriatrie
- Vertragsarzt mit der Zusatzbezeichnung Geriatrie
- Facharzt für Innere Medizin, Facharzt für Allgemeinmedizin und Facharzt für Physikalische und Rehabilitative Medizin, die eine besondere geriatrische Qualifikation nachweisen können

1.3.3 Fachgesellschaften der Geriatrie

Derzeit gibt es zwei große Fachgesellschaften (DGG und DGGG), in denen sich die Geriater wiederfinden, dazu eine kleinere, vor allem auf Grundlagenforschung ausgerichtete Fachgesellschaft (DGfA). Zusätzlich gibt es das Wissenschaftsforum für Geriatrie (WfG), ein Netzwerk klinisch und wissenschaftlich tätiger Geriater.

- Deutsche Gesellschaft für Geriatrie (DGG)
- Deutsche Gesellschaft für Gerontologie und Geriatrie (DGGG)
- Deutsche Gesellschaft für Alternsforschung (DGfA)
- Wissenschaftsforum für Geriatrie (WfG)

Viele geriatrische Einrichtungen sind im Bundesverband Geriatrie e. V. (www.bv-geriatrie.de/), einem Trägerverband organisiert, der wiederum nachgelagerte Landesverbände in den einzelnen Bundesländern ausweist.

1.3.4 Universitäre Verankerung, studentische Ausbildung

2003 wurde in der Novelle der Approbationsordnung das Querschnittsfach Q7 „Medizin des Alterns und des alten Menschen“ als Prüfungsfach für Studierende eingerichtet. Die Medizinischen Fakultäten setzten dies in der Folge etwas unterschiedlich um. Seit dieser Zeit müssen sich die Studierenden mit der Geriatrie befassen.

Der erste Lehrstuhl für Geriatrie wurde an der Universität Erlangen-Nürnberg eingerichtet und mit Herrn Professor Dr. René Schubert besetzt. Heute gibt es insgesamt mehrere Lehrstühle für Geriatrie in Deutschland, z. B. an den Universitäten Köln, Hamburg, Witten-Herdecke, Berlin (Charité), Nürnberg, Heidelberg, Oldenburg und Bochum (Herne). Weitere Lehrstühle sind ausgeschrieben bzw. im Aufbau.

An der Medizinischen Hochschule Hannover werden Studierende im 4. Studienjahr seit mehr als 10 Jahren vom Autor in der Geriatrie unterrichtet (Vorlesungen, Seminare, „Bedside-Teaching“). Die Studierenden zeigen sich gegenüber der Geriatrie mehrheitlich aufgeschlossen und schätzen den Kontakt mit den alten Patienten.

1.3.5 Ärztliche Weiterbildungsmöglichkeiten

Seit 1992 besteht nach einem Beschluss des Deutschen Ärztetages in Köln die Weiterbildungsqualifikation „Klinische Geriatrie“, die in den Bestimmungen der Ärztekammer der Bundesländer umgesetzt wurde. Die Weiterbildungsmöglichkeiten in den einzelnen Bundesländern haben sich seither unterschiedlich entwickelt. Derzeit gibt es, je nach Bundesland, eine Reihe von Möglichkeiten, eine Weiterbildungsbezeichnung für Geriatrie zu erwerben, Geriatrie als Schwerpunkt, als Zusatz-Weiterbildung oder als Fachkunde.

Am 15.11.2018 beschloss die Bundesärztekammer auf der Basis der Beschlüsse der Deutschen Ärztetage eine neue (Muster-)Weiterbildungsordnung (MWBO, aktuelle Fassung vom 28.4.2020). Als Mindestanforderungen gelten:

- Facharztanerkennung im Gebiet Allgemeinmedizin, Innere Medizin, Neurologie, Physikalische und Rehabilitative Medizin oder Psychiatrie und Psychotherapie
- 18 Monate Geriatrie unter Befugnis an Weiterbildungsstätten

Die Geriatrie ist darin als Zusatz-Weiterbildung vorgesehen, nicht als Schwerpunkt. Aus Sicht der Geriatrie bedeutet dies eine „Abwertung“ des Faches und zeugt von den Widerständen innerhalb der Ärzteschaft gegenüber der Geriatrie. Die Landesärztekammern setzen die MWBO nun auf Landesebene um.

LITERATUR

Bundesverband Geriatrie (BVG) e. V (Hrsg.). Weißbuch Geriatrie. Band I: Die Versorgung geriatrischer Patienten – Strukturen und Bedarf. 3. A. Stuttgart: Kohlhammer 2016.

Deutsche Gesellschaft für Gerontologie und Geriatrie (DGGG). Mitteilungen der DGGG. Z Gerontol Geratr 2009; 42(5): 412–415.

Pippel K, Ernst F, Lübke N. Weiter Bedarf an geriatrischem Nachwuchs. Dtsch Arztebl 2014; 111(33–34): A1412–A1414.

KAPITEL

2

Klaus Hager

Immer älter, immer kränker?

Kernaussagen

- Die durchschnittliche Lebenserwartung liegt derzeit in Deutschland bei 83,4 Jahren für Frauen und 78,7 Jahren für Männer.
- Ein kontinuierlicher Zuwachs der Lebenserwartung fand seit Mitte des 19. Jahrhunderts statt und betrug ca. 3 Jahre pro Jahrzehnt bzw. 0,3 Jahre pro Jahr.
- Auch in Zukunft wird die Lebenserwartung ansteigen, ob weiterhin in diesem Tempo, bleibt abzuwarten.
- Ärzte müssen daher auch in Zukunft damit rechnen, dass ihre Patienten immer älter werden bzw. dass der Anteil alter Menschen unter ihren Patienten zunimmt.
- In den letzten ca. 7–8 Lebensjahren eines Menschen ist davon auszugehen, dass Behinderungen das Leben beeinträchtigen.
- Bei einer weiteren Zunahme der Lebenserwartung ist es aufgrund von Prävention und medizinischem Fortschritt denkbar, dass sich diese letzte, behinderungsbehaftete Lebenszeit vielleicht sogar verkürzt („compression of morbidity").

2.1 Definition

„Jeder möchte lange leben, aber keiner will alt werden."

Jonathan Swift

Es wird auch in diesem Buch immer wieder von „alten" Menschen die Rede sein. Doch wann ist ein Mensch „alt"? Jeder kennt „alte" Menschen, die mit 80 Jahren noch Weltreisen unternehmen oder noch aktiv im Leben stehen. Die Definition, wann ein Mensch als „alt" gilt, ist vor dem Hintergrund großer Unterschiede in der Lebenserwartung in unterschiedlichen Ländern nicht einheitlich (z. B. in Afrika anders als in Europa). Eine Einteilung nach dem kalendarischen Alter ist deshalb schwierig und könnte sich an der Lebenserwartung im jeweiligen Land orientieren. Ein Mensch könnte als „alt" eingeschätzt werden, wenn sein Alter sich der durchschnittlichen Lebenserwartung annähert.

Eine mögliche Einteilung nach dem kalendarischen Alter könnte daher, vielleicht etwas provokativ, so aussehen:

- 70–79 Jahre: älterer Mensch
- 80–89 Jahre: alter Mensch
- 90–… Jahre: sehr alter Mensch

Andere Einteilungen fokussieren auf funktionelle Fähigkeiten (z. B. „go-goes, slow-goes, no-goes" oder „young-old, middle-old, old-old, frail-old"). Solche Einteilungen sind prognostisch aussagekräftiger, da sie den individuellen Zustand des alten Menschen berücksichtigen.

2.2 Lebenserwartungen

Man kann verschiedene „Lebenserwartungen" unterscheiden:

- Durchschnittliches Alter der Bevölkerung eines Landes
- Durchschnittliche Lebenserwartung eines Menschen bei Geburt
- Verbleibende (ferne) Lebenserwartung eines Menschen
- Maximale Lebenserwartung
- Gesunde Lebenserwartung („healthy life expectancy", HLE)

Dabei wird die gesunde Lebenserwartung von der WHO als die Lebenserwartung bezeichnet, die der Mensch in guter Gesundheit bzw. ohne Behinderungen verbringt.

Für die Lebenserwartung bei Geburt im Jahr 2015 gibt die WHO die in ➤ Tab. 2.1 aufgeführten Zahlen an.

Tab. 2.1 Vergleich der Lebenserwartung für Deutschland und Japan in 2018 (WHO Health Statistics 2020*)

	Deutschland	Japan
Durchschnittliche Lebenserwartung bei Geburt	[Jahre]	[Jahre]
Frauen	83,3	87,1
Männer	78,7	81,1
Gesunde Lebenserwartung (HLE)*	[Jahre]	[Jahre]
Frauen	73,0*	76,9*
Männer	70,2*	72,6*

* https://apps.who.int/iris/bitstream/handle/10665/332070/9789240005105-eng.pdf

Die Lebenserwartung bei Geburt in Deutschland liegt nicht an der „Spitze". Die Menschen in Japan leben durchschnittlich 3–4 Jahre länger. Auch Menschen in der Schweiz, Italien, Schweden und mehreren anderen Ländern werden im Durchschnitt älter als Menschen in Deutschland. Das durchschnittliche Alter der Bevölkerung in Deutschland liegt übrigens bei etwa 45 Jahren.

Die „gesunde Lebenserwartung" (HLE) in Deutschland beträgt laut WHO-Bericht für Frauen 73,0 und für Männer 70,2 Jahre. In den verbleibenden Lebensjahren ist dann mit Behinderungen zu rechnen.

Die maximale Lebenserwartung des Menschen beträgt etwa 120 Jahre. Der bisher nachweislich älteste Mensch war Madame Calment, eine Französin, die im Alter von 122 Jahren verstarb.

CAVE

Berichte über Menschen, die wesentlich älter als 120 Jahre wurden, kommen sehr wahrscheinlich aufgrund von nicht gesicherten Geburtsdaten zustande und sind nicht glaubhaft.

Dabei steigt die Lebenserwartung im Laufe des Lebens noch an. Je älter man geworden ist, desto älter (statistisch gesehen) wird man (➤ Tab. 2.2).

In der Vergangenheit war dies noch viel ausgeprägter der Fall. Die Lebenserwartung für ein Neugeborenes im antiken Rom wird mit ca. 20 Jahren angegeben. Hatte der Mensch aber erst einmal ein Alter von 10 Jahren erreicht, dann stieg seine Lebenserwartung auf 45 Jahre an, im Alter von 25 Jahren auf über 50 Jahre. Dies beruht vor allem auf der seinerzeit hohen Säuglings- und Kindersterblichkeit. Ein weiteres wichtiges Risiko für die Lebenserwartung war die Müttersterblichkeit bei den Geburten.

Auch im antiken Rom gab es natürlich 80-Jährige und Ältere. Diese Altersgruppe machte aber weniger als 0,1 % der Bevölkerung aus. Im Vergleich dazu liegt der Anteil der 80-Jährigen und Älteren in Deutschland derzeit bei etwa 7 %, Tendenz steigend. Natürlich kann die Natur auch Lebewesen hervorbringen, die noch wesentlich länger leben als der Mensch. So wird dem Grönlandhai eine Lebenserwartung von 400 Jahren nachgesagt. Er sei das derzeit langlebigste Wirbeltier. Muscheln sollen über 500 Jahre alt werden können, Schwämme sogar mehrere tausend Jahre.

Tab. 2.2 Verbleibende (ferne) Lebenserwartungen für Deutschland in Abhängigkeit vom erreichten Alter am Beispiel von Frauen (Sterbetafel 1920/2020, Statistisches Bundesamt 2020*)

Im Alter von [Jahre]	Frauen [Jahre]	Gesamte Lebenserwartung [Jahre]
0	86,9	86,9
60	28,4	88,4
70	19,74	89,74
80	11,91	91,91
90	6,00	96,00
100	2,74	2,74

* www.destatis.de/DE/Themen/Gesellschaft-Umwelt/Bevoelkerung/Sterbefaelle-Lebenserwartung/Publikationen/Downloads-Sterbefaelle/kohortensterbetafeln-5126101209005.xlsx?__blob=publicationFile

2.3 Kalendarisches und biologisches Alter

Das **biologische Alter** eines Menschen ist letztlich die Gesamtheit seiner körperlichen Eigenschaften. Eine Möglichkeit, das biologische Alter zu erfassen, ist daher die Messung einer Vielzahl von Organleistungen. Es werden jedoch auch andere Verfahren angeboten, z. B. die Berechnung des biologischen Alters aus der Menge der DNA-Veränderungen in Zellen oder aus der Länge der Telomere. Ob dies tatsächlich eine klinische Bedeutung besitzt, ist unklar; einen Eingang in klinische Entscheidungen haben solche Messungen bislang noch nicht gefunden.

Doch besitzt jeder Mensch für seinen jeweiligen Kulturkreis eine relativ treffende Einschätzung des biologischen Alters. Aussagen wie „Für Ihr Alter sehen Sie noch gut aus" oder „Der Patient erscheint vorgealtert" bedeuten, dass das **kalendarische Alter** mit dem geschätzten biologischen Alter verglichen wird. Solche Einschätzungen werden im medizinischen Alltag bewusst oder unbewusst sehr häufig getroffen und für Entscheidungen benutzt, beispielsweise für oder gegen eine eingreifende medizinische Maßnahme.

CAVE

Bei der Einschätzung des biologischen Alters orientiert man sich oft an Äußerlichkeiten, während es eher Anzahl und Schwere der Erkrankungen sind, die prognostisch bedeutsam sind. Besser für eine Prognosestellung geeignet als das kalendarische Alter sind funktionelle Parameter (Assessment, ➤ Kap. 5 und ➤ Kap. 6).

2.4 Entwicklung der Lebenserwartung

Mit dem Rückgang der Kindersterblichkeit und der Sterblichkeit in der Jugend nahm die Lebenserwartung im Laufe der Jahrhunderte in Europa nur langsam zu und betrug Mitte des 19. Jahrhunderts nur ca. 40 Jahre (➤ Abb. 2.1).

Die durchschnittliche Lebenserwartung in Deutschland stieg dann seit Mitte des 19. Jahrhunderts bis in die heutige Zeit kontinuierlich an. Um 1900 lag die Lebenserwartung bei Geburt noch um 50 Jahre, 2010/12 schon bei rund 80 Jahren (➤ Abb. 2.1). Um 1900 galt der 50-Jährige daher schon als relativ alt. In ca. 110 Jahren war es so zu einem Anstieg der Lebenserwartung von knapp 3 Jahren pro Jahrzehnt oder etwa 0,3 Jahren pro Jahr gekommen. Ein Arzt, der drei Jahrzehnte beruflich tätig war, wird daher einen Anstieg des Alters seiner Patienten von ca. 10 Jahren miterlebt haben.

Dieser Trend scheint im Prinzip derzeit noch ungebrochen, auch wenn sich der Anstieg etwas verlangsamen könnte. Die Entwicklung bleibt aber abzuwarten, da beispielsweise der medizinische Fortschritt oder die Entwicklung der Lebensumstände schwer vorhersagbar sind.

Der Anstieg der Lebenserwartung begann bereits in einer Zeit, in der die medizinischen Behandlungsmöglichkeiten beschränkt waren, also z. B. vor der Ära der Antibiotika. Daher liegt die Vermutung nahe, dass Lebensbedingungen einen großen Einfluss auf die Lebenserwartung ausüben.

Auch geriatrische Patienten werden übrigens immer älter. In einer Analyse des Alters von Patienten in einer geriatrischen Klinik zeigte sich, dass das durchschnittliche Alter im Verlauf von 20 Jahren tatsächlich um 6 Jahre anstieg (Krause et al. 2016, ➤ Abb. 2.2). Dies galt für Frauen und Männer prinzipiell gleichermaßen, wobei das Alter der Männer stärker zunahm. Die relativ stärkste Zunahme ergab sich, wie in der Bevölkerung auch, in der Altersgruppe der über 90-Jährigen.

INTERPROFESSIONELLES TEAM

Ärzte sowie das gesamte Team (Medizinische Fachangestellte, Krankenschwester, Physiotherapie etc.) müssen sich auch in Zukunft darauf einstellen, dass ihre Patienten immer älter werden bzw. dass der Anteil der alten Patienten zunehmen wird.

2.5 Morbiditätsentwicklung

Mit der Zunahme der Lebenserwartung stellt sich die Frage, ob sich dadurch nur die Zeit verlängert, in der mit Krankheiten zu kämpfen ist, oder ob sich auch die „gesunde" Lebenszeit verlängert. Die „healthy life expectancy" (HLE) der WHO orientiert sich an der behinderungsfreien Lebenszeit.

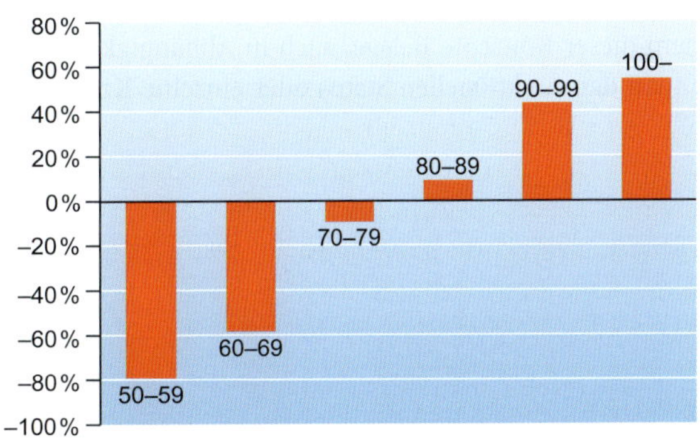

Abb. 2.2 Prozentuale Veränderung des Anteils der jeweiligen Altersgruppe in einer geriatrischen Klinik von 2004 zu 2014 (2004 = 100 %) [L231]

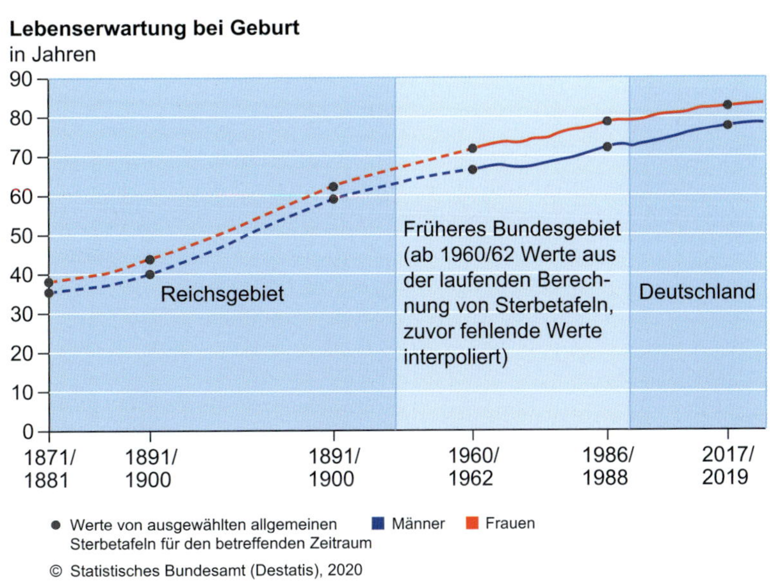

Abb. 2.1 Lebenserwartung bei Geburt in Deutschland seit 1871/1981 in Jahren (Sterbetafel 2017/2019, Statistisches Bundesamt 2020) [L231]

Derzeit gibt es prinzipiell drei Thesen der Morbiditätsentwicklung:

- Morbiditätskompression („compression of morbidity")
- Dynamisches Gleichgewicht („dynamic equilibrium")
- Morbiditätsexpansion („expansion of morbidity")

DEFINITION

Die von Fries (1980) postulierte These der **Morbiditätskompression** besagt, dass sich die Phase der Krankheit am Ende des Lebens im Vergleich zur gesamten Lebensspanne verkürzt. Bei einer zu erwartenden weiteren Zunahme der Lebenserwartung würde vor allem die „gesunde" Lebenszeit zunehmen. Ursächlich dafür seien nach Fries bessere Lebensbedingungen und eine intensivere Prävention.

Bei der These des **dynamischen Gleichgewichts** steigen die gesunde Lebenszeit und die Phase der Krankheit am Lebensende im gleichen Verhältnis an.

Beim Konzept der **Morbiditätsexpansion** nimmt bei steigender Lebenszeit die Phase der Krankheit überproportional zu, die gewonnene Zeit wird also vor allem durch eine Zunahme der Zeit der Krankheit ausgefüllt.

Die Forschung dazu ist bislang widersprüchlich. Es gibt zu jedem dieser Konzepte Belege, auch in Abhängigkeit davon, ob man den funktionellen Status oder einzelne Krankheiten betrachtet. Wenn Krankheiten frühzeitiger diagnostiziert werden und die Lebensdauer dennoch zunimmt, dann kommt es natürlich zur Morbiditätsexpansion. Wenn der Patient trotz diagnostizierter Krankheit, z. B. aufgrund besserer medizinischer Behandlungsmöglichkeiten, jedoch länger ohne körperliche Beeinträchtigungen leben kann, dann käme dies einer Morbiditätskompression gleich.

Vermutlich sind die Verhältnisse sehr viel komplexer und z. B. von einzelnen Erkrankungen sowie von den sozioökonomischen Verhältnissen des Patienten abhängig. Jedenfalls scheint es nicht zwangsläufig zu sein, dass die auch zukünftig zu erwartende Zunahme der Lebenserwartung gleichbedeutend ist mit einem Anstieg der krankheitsbehafteten Lebenszeit.

LITERATUR

Fries JF. Aging, natural death, and the compression of morbidity. New Engl J Med 1980; 303(3): 130–135.

Krause O, Junius-Walker U, Wiese B, Hager K. Are even geriatric patients becoming older and older? Z Gerontol Geriatr 2018; 51: 81–84.

KAPITEL

3

Klaus Hager

Was ist im Alter anders?

Kernaussagen

- Die Symptome der Krankheiten wandeln sich. Die im Studium gelernten typischen Krankheitszeichen werden atypischer, manchmal „organferner".
- Funktionelle Syndrome dominieren über die organspezifischen Symptome.
- Therapieziele sind verstärkt das Aufrechterhalten von Aktivitäten und die Teilhabe, weniger eine Heilung. Eine Restitutio ad integrum ist also meist nicht möglich, Ziel der Geriatrie ist häufig die Restitutio ad optimum.
- Therapiemöglichkeiten sind auch Hilfe bei der Kompensation und Adaptation.
- Die ICF kann als Modell für die Analyse der Situation des alten Menschen genutzt werden.
- Letztlich ist es die Gesamtheit der Therapien, die das Behandlungsergebnis bestimmt (multifaktorielle Intervention).

3.1 Alternsveränderungen

Das Altern beginnt zwar letztlich ab der Geburt, Alternsveränderungen werden aber erst nach Abschluss von Wachstum und Reifung, also etwa ab dem Alter von 30 Jahren spürbar. Als Erstes nehmen die Maximalleistungen ab, z. B. die maximale Herzfrequenz. Die Pulsfrequenz in Ruhe hingegen ändert sich wenig bzw. nimmt mit zunehmendem Alter etwas ab. Die Ruhefunktionen können bis ins höchste Alter hinein erhalten bleiben.

Die Alternsveränderungen betreffen alle Bereiche des Organismus, von den subzellulären Organellen (z. B. Zellmembran, DNA) bis hin zu den Organen. Schließlich sind nur noch geringe Leistungen möglich, z. B. nur noch die Mobilität in der eigenen Wohnung, jedoch keine längeren Gehstrecken mehr.

Die von außen beobachtbare Leistung ist daher von vielen kleinen Veränderungen im Organismus geprägt. Während Krankheiten die Folge einzelner Fehlfunktionen sind, ist das Altern die Konsequenz vieler kleiner Änderungen. Krankheiten sind heilbar, das Altern ist beeinflussbar, letztlich aber nicht zu verhindern.

Als Konsequenz des Alternsprozesses erreichen immer mehr Organe ihre Leistungsgrenze, und es kommt zu immer mehr Symptomen (Multimorbidität).

CAVE

Während in der Jugend in allen Organen viel Reservekapazität bereitsteht, ist dies im hohen Alter nicht mehr der Fall. Beim hochaltrigen gebrechlichen Menschen können schon kleine Störungen (z. B. Infektionen) die Kompensationsfähigkeit des Organismus überfordern, sodass das Risiko, daran zu versterben, im Alter exponentiell ansteigt.

Was kann anders sein?

Je älter und fragiler der alte Mensch ist, desto mehr kann sich seine Situation von der bei jungen Menschen unterscheiden. Dies betrifft:

- Symptomatik
- Diagnostik
- Therapieziele
- Therapie

3.2 Diagnostik

Bei der Diagnose von Krankheiten ist eine Reihe von Besonderheiten zu beachten:

- Organtypische Symptome werden seltener (z. B. Husten, Fieber bei Pneumonie).
- „Das schwächste Glied der Kette reißt", d. h., es können „organferne" Symptome einer Erkrankung auftreten (z. B. Verwirrtheit als Zeichen einer Pneumonie).
- Funktionelle Syndrome werden häufiger (z. B. zunehmende Schwäche als mögliches Zeichen einer Krankheit).
- Akute Symptome werden seltener und weniger intensiv geschildert, chronische Beschwerden, welche die Lebensqualität mindern, dagegen häufiger.
- Mit einer höheren Rate an Sekundärkomplikationen (eingeschränkte Kompensationsfähigkeit) muss gerechnet werden.
- Die Diagnostik umfasst auch Funktionen, Aktivitäten, Teilhabe und Kontextfaktoren (➤ Kap. 5 und ➤ Kap. 6).

Im Angloamerikanischen existiert der Begriff der „geriatric giants", funktionelle Syndrome, die in der Geriatrie besonders häufig anzutreffen sind. Dieser Begriff wird Bernard Isaacs zugeschrieben, einem englischen Geriater. Er soll die große Bedeutung dieser Syndrome für den alten Menschen verdeutlichen. Diese „geriatric giants" sind im Deutschen eher als die „5 Is" bekannt:

- Immobilität
- Instabilität (Stürze)
- Inkontinenz
- Intellektuelle Einschränkung
- Iatrogene Schädigung, z. B. durch eine inadäquate Medikation (Hager 2015)

CAVE

Plötzlich aufgetretene funktionelle Syndrome (Stürze, Bettlägerigkeit, Verwirrtheit, Inkontinenz) sind mögliche Hinweise auf eine organische Erkrankung des alten Menschen.

Die Einweisung eines alten Menschen ins Krankenhaus zur Abklärung einer plötzlichen Verwirrtheit oder plötzlicher Stürze ist daher häufig nicht zu vermeiden, um eine organische Erkrankung (Infekt, Hyponatriämie etc.) nicht zu übersehen.

Aufgrund der Multimorbidität wird es schwieriger, neue Symptome von denen chronischer Krankheiten zu unterscheiden. Der Einstellung „Es ist das Alter, das muss man so hinnehmen" kann dazu führen, dass eine behandelbare akute Erkrankung übersehen wird.

3.3 Therapieziele

Es reicht im Alter nicht mehr aus, lediglich die Erkrankung zu behandeln. Altersmedizin geht über die reine Betrachtung der Krankheiten hinaus. Bei der Analyse der Situation kann auf das Modell der Internationalen Klassifikation der Funktionsfähigkeit, Behinderung und Gesundheit (ICF, ➤ Abb. 3.1) zurückgegriffen werden.

Eine Schenkelhalsfraktur kann mit einer Totalendoprothese chirurgisch behandelt werden (Gesundheitsproblem). Daraus entstehen jedoch Folgen für die Körperfunktion, z. B. eine verminderte Kraft oder eine eingeschränkte Gelenkbeweglichkeit. Aktivitäten wie das Gehen oder der Toilettengang werden dadurch erschwert. Des Weiteren resultieren Probleme in der Teilhabe, z. B. beim Verlassen des Hauses. Personen- bzw. umweltbezogene Kontaktfaktoren beeinflussen die Situation erheblich. Ein pflegebereiter Angehöriger

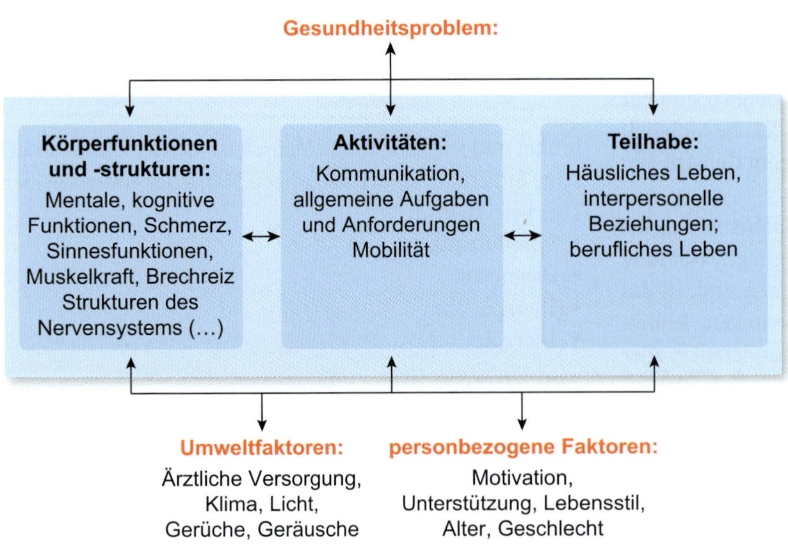

Abb. 3.1 Die Internationale Klassifikation der Funktionsfähigkeit, Behinderung und Gesundheit (ICF) mit Beispielen [L231]

(personenbezogener Faktor) oder eine behindertengerechte Wohnsituation erleichtern, andere Faktoren wie z. B. Treppen im Einfamilienhaus erschweren die Bewältigung der Folgen einer Schenkelhalsfraktur.

FALLBEISPIEL

Eine 91-jährige Patientin, biologisch jünger wirkend und geistig fit, hörte beim Hochheben im Pflegeheim einen „Knacks" und erlitt einen Oberarmbruch rechts. Sie war an beiden Hüften mehrfach operiert, und vor 10 Jahren hatte ihr der Chirurg mitgeteilt, dass die Hüften nicht mehr zu operieren seien. Seither lebte sie mit einer luxierten rechten Hüfte im Rollstuhl im Pflegeheim. Sie schrieb sehr viele Briefe, hatte viel Besuch und nahm dadurch noch relativ intensiv am gesellschaftlichen Leben teil.

Nach ca. 3 Wochen wurde ein Röntgenbild angefertigt, auf dem die Humerusfraktur mit schon beginnender Kallusbildung zu sehen ist (➤ Abb. 3.2). Als Therapieziel wurden die Konsolidierung der Humerusfraktur sowie die Wiederherstellung der Funktionen und Aktivitäten zum Zeitpunkt vor der Fraktur formuliert. Dies waren z. B. das Heraussetzen in den Rollstuhl mithilfe der Pflege im Heim, das selbstständige Essen und das Briefeschreiben (Teilhabe). Dieses von außen betrachtet begrenzte, für die Patientin aber essenziell wichtige Ziel war nach 3 Wochen erreicht.

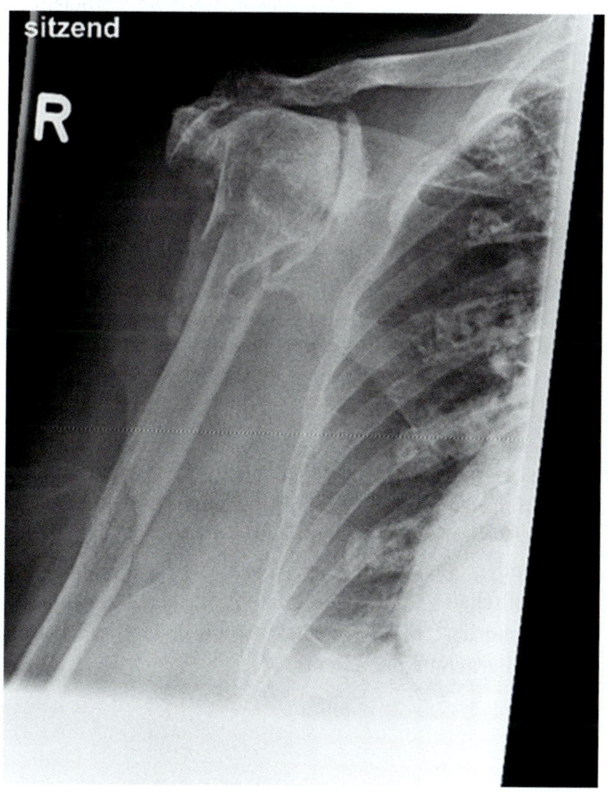

Abb. 3.2 Konservativ behandelte, beginnend durchbaute Oberarmfraktur einer 91-jährigen Patientin [P334]

INTERPROFESSIONELLES TEAM

Die geriatrische Sichtweise muss also über die reine krankheitsbezogene Sicht hinausgehen und erfordert die Hilfe anderer (Therapeuten-)Gruppen, z. B. von Physio- und Ergotherapeuten. Alle Teammitglieder müssen jedoch die gesamte Situation im Auge haben. Gern gebrauchte Stichworte in der Geriatrie sind: multifaktoriell, multidimensional, Teamarbeit, psychosoziale Intervention. Angehörigen und Nachbarn kommt in den Bereichen Aktivität und soziale Teilhabe eine besonders wichtige Rolle zu.

Besonders wichtig ist auch der Hausarzt: Er kennt die Lebenssituation des alten Menschen im Rahmen der meist langjährig „erlebten Anamnese" am besten. Hinzu kommen die hausärztliche Kenntnis der Kontextfaktoren (Adhärenz, Angehörigenverhältnis), der Alltagsmobilität und vor allem der persönlichen Wünsche (z. B. zur Teilhabe) des alten Menschen. Daher ist der Hausarzt für die Betreuung des alten Menschen hervorragend geeignet und nimmt auch hier eine Schlüsselstellung ein.

3.4 Therapie

Im hohen Alter wird die organmedizinische Behandlung zugunsten einer Hinwendung zu Verbesserungen der Funktion und der Teilhabe immer relevanter. Das Problem ist, dass dem Hausarzt in diesem Bereich weniger Möglichkeiten zur Verfügung stehen; so ist z. B. die Verordnung von Krankengymnastik oder Ergotherapie begrenzt. Natürlich ist die ambulante Krankenpflege eine wichtige Option.

- **Pharmakotherapie:** Die Pharmakotherapie im Alter ist ein wichtiger Baustein (➤ Kap. 8).
- **Grenzen der Behandlungsmöglichkeiten:** Hohes Alter schränkt mitunter die Sinnhaftigkeit medizinischer Maßnahmen ein (➤ Kap. 4).
- Die **Verbesserung von Aktivitäten** gewinnt einen höheren Stellenwert als die Behandlung von Erkrankungen: Der Gang zur Toilette oder die Erhaltung der Mobilität innerhalb der Wohnung werden zu wichtigen Therapiezielen.
- **Hierarchisierung:** Es kann nicht die gesamte Multimorbidität des alten Menschen behandelt werden, sondern nur das „Wichtigste".
- **Behandlung im Team:** Da neben den körperlichen Problemen meist auch psychische und soziale Defizite vorliegen, wird eine Einbeziehung mehrerer Berufsgruppen immer nötiger.
- **Optimierung statt Heilung:** Da das Alter generell nicht „geheilt" werden kann, bleibt oft nur die Optimierung in möglichst vielen Problembereichen, das „Drehen an vielen kleinen Schräubchen".
- **Kompensation und Adaptation statt Heilung.**

- **Zunehmender Bedarf an Rehabilitation nach einer akuten Erkrankung.**
- **Multifaktorielle Intervention statt Einzelmaßnahmen.**

Eine Restitutio ad integrum, d.h. eine Wiederherstellung des Zustands vor der akuten Erkrankung/Operation, ist bei geriatrischen Patienten oft nicht möglich. Das Ziel der geriatrischen Behandlung ist daher eine Restitutio ad optimum.

Bei rezidivierenden Stürzen ist eine multifaktorielle Intervention am wirksamsten, z.B. eine Verbesserung der Kraft und des Gleichgewichts durch Training/Physiotherapie, die Verordnung eines Gehhilfsmittels, die Beseitigung von Stolperquellen im Haushalt, besseres Schuhwerk und eine ausreichende Nahrungs- und Flüssigkeitszufuhr. Je mehr dieser Faktoren verbessert werden können, desto größer wird die Chance auf eine Verhinderung von Stürzen sein (Tinetti et al. 1994).

3.4.1 Kompensation und Adaptation statt Heilung

Können Erkrankungen nicht mehr geheilt werden, dann bestehen andere Möglichkeiten.

- **Kompensation:** Verlorene Fähigkeiten können durch andere Leistungen kompensiert werden. Reicht die Kraft in den Beinen zum Treppensteigen nicht mehr aus, werden die Arme eingesetzt (der alte Mensch „zieht“ sich die Treppe hoch).
- **Adaptation:** Der Lebensraum kann an die noch vorhandenen Fähigkeiten angepasst werden (z.B. Einbau eines Treppenlifts). Zur Adaptation zählt auch die Hilfsmittelversorgung.

3.4.2 Behandlungswünsche alter Menschen

Angesichts der nicht umkehrbaren Veränderungen des Organismus alter Menschen verändern sich die Therapiewünsche. Statt einer Restitutio ad integrum werden z.B. oft genannt:

- Rückkehr in die häusliche Umgebung: Selbstbestimmtheit wiedererlangen
- Verbesserung der Selbstständigkeit, Vermeidung von Abhängigkeit: „niemandem zur Last fallen“
- Verbesserung von Kraft und Beweglichkeit: Aktionsradius und Unabhängigkeit wiedergewinnen
- Linderung von Schmerzen

Eine Verlängerung des Lebens oder eine völlige Gesundung werden eher selten genannt. Auch hier ist zu sehen, dass für diese Therapieziele außer dem Mediziner noch andere Berufsgruppen nötig sein können, z.B. Physiotherapeuten.

Hinter diesen Wünschen stecken zwei Punkte, die in dieser Abstraktion selten genannt werden:

- Selbstbestimmtheit erhalten
- Würde, Akzeptanz und Anerkennung erhalten

3.4.3 Einflüsse auf die Therapie im Alter

Wenn die körperlichen Leistungen nicht mehr für alle Ziele im Leben ausreichen, passt der alte Mensch seinen Erwartungshorizont an die Möglichkeiten an. Der Wunsch, selbst zum Einkaufen zu gehen, wird verlassen, und man hält sich überwiegend in der Wohnung auf. Der Wunsch nach Teilhabe an Außenaktivitäten geht zurück.

Dies unterliegt natürlich auch den Vorbildern (z.B. Eltern) und wird von den Möglichkeiten im „sozialen Raum“ beeinflusst. Bei einem barrierefreien Zugang zu Einkaufsmöglichkeiten wird der Wunsch nach Außenaktivitäten länger aufrechterhalten werden, als wenn dies nicht der Fall ist.

Weitere wichtige Ursachen für einen sozialen Rückzug können eine nicht erkannte Demenz (➤ Kap. 9) oder eine Depression (➤ Kap. 18) sein. Die Berücksichtigung dieser Faktoren und eine psychologische Betreuung und ggf. Psychotherapie können im Alter von großer Bedeutung sein.

INTERPROFESSIONELLES TEAM

Das interprofessionelle Team kann im ambulanten Bereich sehr umfassend verstanden werden. Durch gemeinsame Anstrengung gelingt es am ehesten, das selbstbestimmte Leben des alten Menschen so lange wie möglich aufrechtzuerhalten. Dem Hausarzt kommt dabei eine Lotsenfunktion zu.

Der zunehmende Rückzug des alten Menschen auf seine unmittelbare Umgebung ist daher kein Naturgesetz, sondern hängt von den vorhandenen Gegebenheiten ab. Je individueller die Hilfemöglichkeiten sind, desto weniger muss sich der alte Mensch in eine institutionalisierte Versorgung einfügen und desto selbstbestimmter kann er auch im Alter noch leben. Dabei sind der Hausarzt und die ambulante Pflege bzw. das therapeutische Team in einer Klinik nicht die einzigen Faktoren. Angehörige, die Möglichkeit sich Nahrungsmittel ins Haus liefern zu lassen, Menübringdienste oder hilfsbereite Nachbarn können das Leben des alten Menschen in seinen vier Wänden unterstützen (➤ Abb. 3.3). Letztlich sind auch die Gesellschaft (z.B. barrierefreie Wege) oder die Krankenkassen gefordert, die z.B. mehr Therapie- oder Teilhabeleistungen übernehmen könnten.

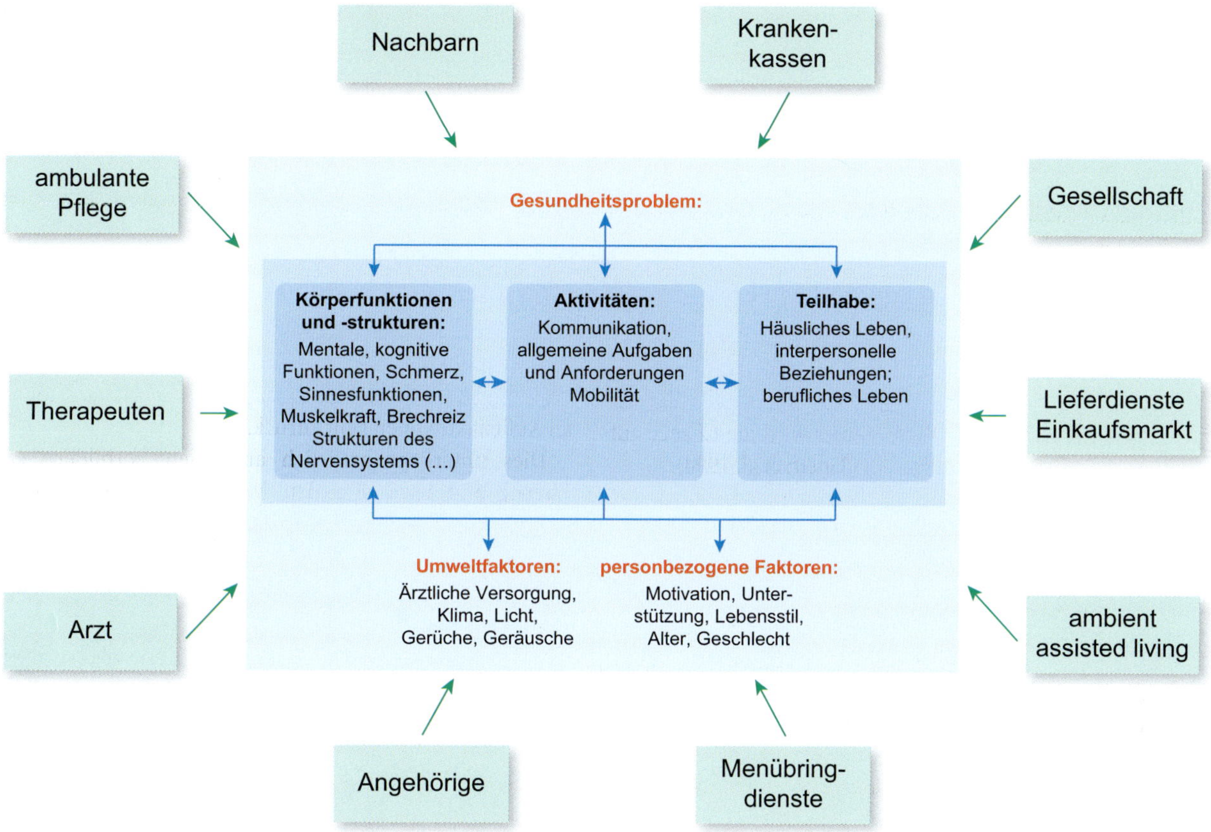

Abb. 3.3 Einige Einflüsse auf die Lebenssituation des alten Menschen [L231]

LITERATUR

Hager K. Stürze und kognitive Einbußen – zwei geriatrische „Giganten". Editorial. Dtsch Arztebl 2015; 112(7): 101–102.

Tinetti ME, Baker DI, McAvay G, et al. A multifactorial intervention to reduce the risk of falling among elderly people living in the community. New Engl J Med 1994; 331: 821–827.

KAPITEL

4 Therapieren oder nicht?

Klaus Hager

Kernaussagen

- Je älter ein Patient wird, desto spärlicher wird die Evidenz für ärztliche Entscheidungen.
- Selbst hochaltrige Menschen können noch von invasiven Maßnahmen profitieren. Die Entscheidung dazu muss individuell getroffen werden.
- Je gebrechlicher ein alter Patient ist, desto größer wird sein Risiko.
- Idealerweise sollten Entscheidungen für oder gegen eine invasive Diagnostik oder Therapie zusammen mit dem Patienten, seinen Angehörigen und, wenn möglich, im therapeutischen Team (z. B. Geriater-Chirurg-Pflege/Therapeut und Hausarzteinschätzung) getroffen werden.

4.1 Problemstellung

FALLBEISPIEL

Eine 89-jährige, aber biologisch jünger wirkende, schlanke, zuletzt immobil gewordene Patientin ohne kognitive Defizite, jedoch mit ausgeprägter Multimorbidität, die bislang allein zu Hause lebt, war wegen starker Schmerzen in der linken Hüfte zunehmend pflegebedürftig geworden. In der Beckenübersichtsaufnahme zeigt sich im Bereich der linken Hüfte eine Luxation der Pfanne der dortigen TEP mit konsekutivem Abgleiten des Kopfes (➤ Abb. 4.1). Kontralateral bestand ebenfalls eine TEP mit massiven periartikulären Verkalkungen sowie eine starke Gonarthrose links. Die Schmerzen waren mit Morphingaben nur unzureichend einzustellen. Die Patienten war dadurch rollstuhl- bzw. bettgebunden geworden.
Nach diversen Gesprächen entschloss sich die Patientin doch zu einer Operation. Die Pfanne wurde refixiert, und es wurde auch eine Kniegelenkendoprothese eingebaut. Die Patientin war danach nahezu schmerzfrei und konnte eine Woche nach Rückverlegung in die Geriatrie wieder am hohen Wagen laufen (➤ Abb. 4.2).

Je älter und multimorbider ein Patient ist, desto größer wird die Unsicherheit, ob noch eine eingreifende diagnostische Maßnahme oder eine Therapie durchgeführt werden sollte. Die Evidenz wird im hohen Alter immer spärlicher. Dies liegt u. a. daran, dass Studien hochaltrige Patienten nicht einschließen bzw. sogar ausschließen. Das führt dazu, dass man notgedrungen die Ergebnisse von jüngeren Patienten auf alte Menschen übertragen muss.

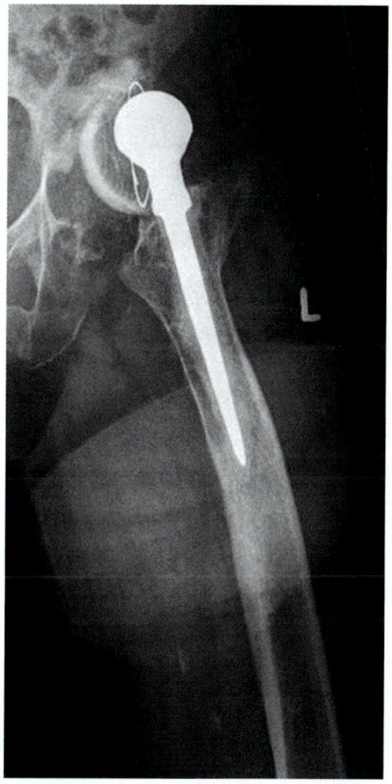

Abb. 4.1 Luxierte Totalendoprothese (TEP) bei der 89-jährigen Patientin aus dem Fallbeispiel [P334]

Dadurch wird die persönliche Erfahrung bzw. die Einstellung des behandelnden Arztes immer wichtiger und nimmt zunehmend Einfluss auf die Therapieentscheidung (➤ Abb. 4.3).

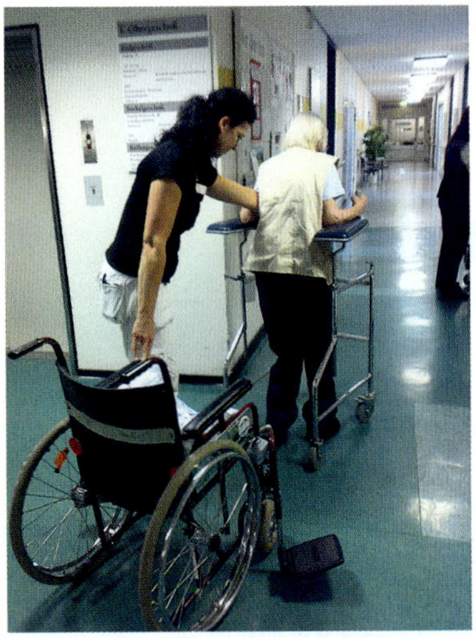

Abb. 4.2 Dieselbe Patientin 1 Woche nach Rückkehr in die geriatrische Klinik [P334]

CAVE
Ein tradiertes Altersbild, eigene Erfahrungen im familiären Umfeld und negative persönliche Einstellungen gegenüber dem alten Menschen können die Entscheidungen des Arztes beeinflussen. Im Spannungsfeld zwischen „invasiv" und „zuwartend" wird es immer wieder dazu kommen, dass man einen alten Menschen über- bzw. untertherapiert.

4.2 Altersdiskriminierung bei Diagnostik und Therapie?

Eine fiktive Gesprächssituation mit einem alten Menschen in der Praxis könnte sein: *„Herr Doktor, meine Beine sind dick."* – *„Das ist Wasser."* – *„Woher kommt das?"* – *„Vom Herzen."* – *„Was kann man dagegen tun?"* – *„Ich verschreibe Ihnen mal ein wassertreibendes Medikament."*

Was wäre beim jungen Menschen möglicherweise anders? Die Häufigkeit der Herzinsuffizienz beim alten Menschen ist hoch (bei 80- bis 90-Jährigen ca. 70 %). Es ist aus der Erfahrung des Arztes also sehr wahrscheinlich, dass bei beidseitigen Unterschenkelödemen eine rechtsführende Herzinsuffizienz vorliegt. Eine weitere Diagnostik wird daher nicht als unbedingt nötig angesehen. Bei einem jungen Menschen würden periphere Ödeme hingegen als ungewöhnlich und abklärungsbedürftig empfunden, und es würde vermutlich eine Überweisung zum Kardiologen bzw. auch Nephrologen angestrebt.

Diese unterschiedlichen Verfahrensweisen werden gelegentlich als Altersdiskriminierung („ageism") angesehen. Solche scheinbar altersdiskriminierenden Entscheidungen können sein:

- Keine Diagnostik aufgrund des Alters
- Keine Impfung aufgrund des hohen Alters
- Keine aufwendige Therapie aufgrund des Alters
- Keine Verlegung auf die Intensivstation
- Keine Reanimation bzw. baldiger Abbruch
- Palliative Vorgehensweise bei einer potenziell kurablen Erkrankung
- Keine Krankenhauseinweisung
- Keine Überweisung zu Fachspezialisten

Die genannten Entscheidungen können jedoch auch gut reflektiert (dokumentiert?) und durchaus angemessen sein. Letztlich kommt es auf die individuelle Einschätzung an.

4.3 Die Patientensicht

Der (mutmaßliche) Patientenwille ist entscheidend. Dabei ist zu bedenken, dass die Einschätzung des Patienten von der seines Arztes erheblich abweichen kann! Etwa die Hälfte der alten Menschen schätzt ihr Alter bis zu 10 Jahre jünger ein. Dadurch kann es zu einer Diskrepanz in der Selbsteinschätzung des Patienten und der Einschätzung des Arztes kommen. Selbst eine schwere Herzinsuffizienz, bei der es für den Arzt offensichtlich ist, dass die Lebenserwartung auf Monate begrenzt ist, wird von alten Menschen nicht so eingeschätzt (Klindworth et al. 2015).

Alte Menschen verfügen teilweise über Vorsorgevollmachten, sodass sich der Arzt einem weiteren „Mitspieler", dem Bevollmächtigen, gegenübersieht, der vielleicht ganz andere Ansichten vertritt. Zum Glück kommt es nur selten vor, dass man eine Ethikberatung oder gar ein Gericht anrufen muss, um eine Entscheidung zu fällen.

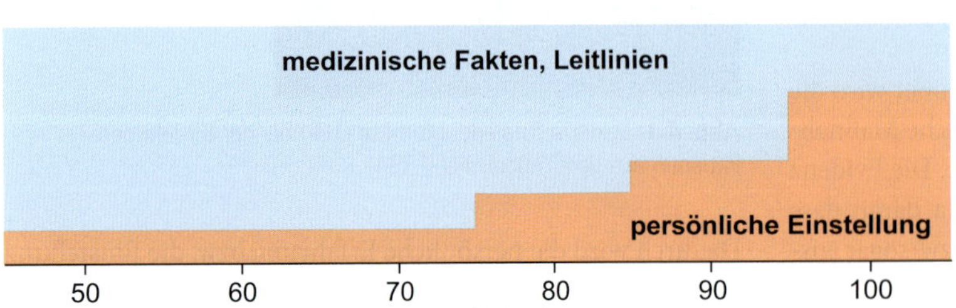

Abb. 4.3 Hypothetische Darstellung des Einflusses der persönlichen Einstellung von Ärzten bei medizinischen Entscheidungen im hohen Lebensalter der Patienten [L231]

4.4 Ferne Lebenserwartung

Die verbleibende oder ferne Lebenserwartung des alten Menschen sinkt natürlich mit zunehmendem Alter. Die statistische verbleibende Lebenserwartung einer 80-jährigen Frau liegt bei 9,3, die für einen gleichaltrigen Mann bei 7,8 Jahre (➤ Abb. 4.4). Dabei ist zu bedenken, dass die verbleibende Lebenserwartung von 25 % der gesündesten 80-jährigen Frauen noch deutlich darüber liegt, etwa bei 13 Jahren. Ein Therapieverzicht lediglich aufgrund des kalendarischen Alters ist daher nicht gerechtfertigt. Ein Mensch ist nicht zu alt, aber vielleicht zu krank bzw. zu gebrechlich, um operiert zu werden. Das kalendarische Alter allein ist keine Kontraindikation.

4.5 Einschätzung der Prognose für invasive Maßnahmen

Das kalendarische Alter allein sollte, wie erwähnt, kein Grund für oder gegen eine Therapie/Operation sein. Daher sollte nach weiteren Kriterien gesucht werden. Ideal wäre es, wenn das biologische Alter eines Patienten exakt bestimmbar wäre. Dies ist jedoch nicht möglich. Das (geriatrische) Assessment bietet hier eine Möglichkeit. So besitzt der Barthel-Index eine prognostische Bedeutung. Ein niedriger Barthel-Index bei Aufnahme in eine geriatrische Klinik ist beispielsweise mit einem höheren Risiko des Versterbens oder einer häufigeren Heimaufnahme korreliert.

Für die Frage der Möglichkeit einer Chemotherapie im höheren Alter wurde beispielsweise eine Vielzahl von Assessment-Indizes getestet. Letztlich erlaubt aber derzeit kein Assessment eine wirklich exakte prognostische Vorhersage.

Für die Onkologie wurde daher ein Entscheidungsweg unter Einbeziehung des Geriaters vorgeschlagen. Dies entspricht auch dem Vorgehen in geriatrischen Kliniken, bei dem die Therapieplanung wöchentlich im Rahmen von Teamprozessen erfolgt (➤ Abb. 4.5).

INTERPROFESSIONELLES TEAM

Die prognostische Einschätzung, z. B. für die Rückkehr in die gewohnten Lebensumstände oder für invasive Maßnahmen beim alten Menschen, lässt sich am sichersten im Teamsetting mit den medizinischen Spezialisten sowie den Therapeuten erarbeiten.

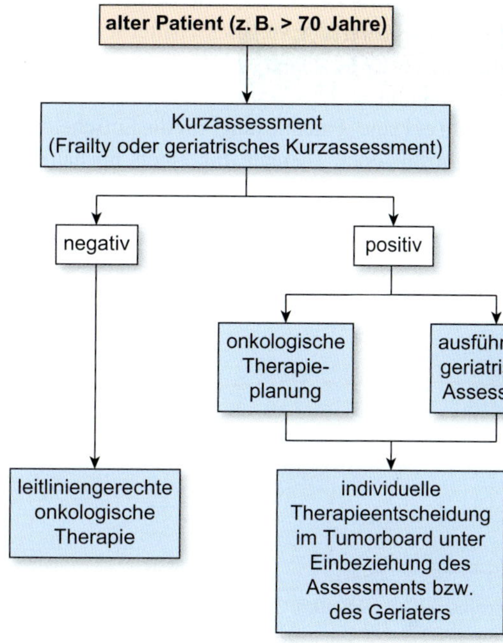

Abb. 4.5 Mögliche Zusammenarbeit zwischen Onkologie und Geriatrie (mod. nach Extermann 2012) [L231]

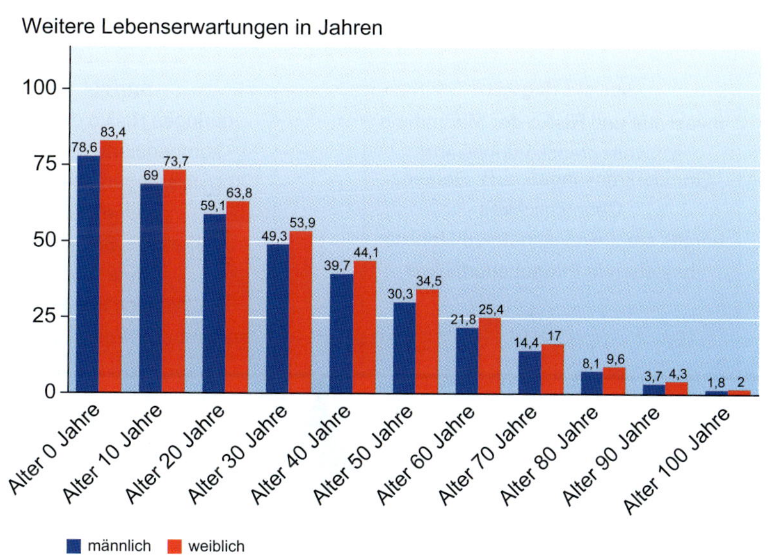

Abb. 4.4 Ferne bzw. verbleibende Lebenserwartung in Abhängigkeit vom Alter (Statistisches Bundesamt, Sterbetafel 2017/2019) [L231]

4.6 Wann ist eine palliative Situation erreicht?

Im Gegensatz zu jungen Tumorpatienten ist es bei alten Patienten schwieriger, den Zeitpunkt zu erkennen, bei dem eine palliative Situation erreicht ist. Dies liegt zum einen daran, dass behebbare Ursachen wie eine Exsikkose oder eine Medikamentenüberdosierung einen scheinbar moribunden Zustand auslösen können. Dieser könnte vielleicht durch einfache Maßnahmen wie die Gabe einer Infusion oder das Absetzen eines Medikaments wieder behoben werden. Hinzu kommt, dass chronische Leiden wie eine Demenz noch mit einer langen Lebenserwartung vergesellschaftet sein können. Hohes kalendarisches Alter allein ist keine schnell zum Tode führende Erkrankung.

Letztlich gibt es keine „Patentlösung" für die Entscheidung, ob eine Diagnostik oder Therapie für einen hochaltrigen Patienten noch sinnvoll ist. Es muss immer individuell entschieden werden. Funktionelle Kriterien (z. B. Frailty) sind dabei aussagekräftiger als das bloße kalendarische Alter (➤ Abb. 4.6, ➤ Abb. 4.7)

FALLBEISPIEL

Wie hätte im Fallbeispiel in ➤ Kap. 4.1 die Argumentation aussehen können?

- Gegen die Operation sprachen das kalendarische Alter (das aber kein gewichtiges Argument ist), die Multimorbidität, die eher komplizierte Operation sowie die schwere Gonarthrose links.
- Für die Operation sprach, dass die Patientin biologisch jünger wirkte, geistig klar war und bis vor Kurzem noch allein und selbstständig leben konnte. Sie war schlank, aber bislang nicht wirklich gebrechlich. Ihre statistische Lebenserwartung lag noch bei ca. 4–5 Jahren.
- Wäre die Operation nicht erfolgt, hätten Immobilität, Übersiedelung in eine Pflegeeinrichtung sowie chronische Schmerzen gedroht.

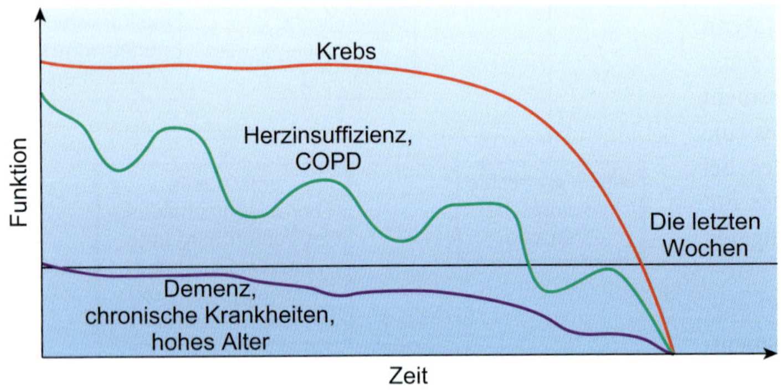

Abb. 4.6 Funktioneller Status bei verschiedenen Patientengruppen zum Lebensende hin [L231]

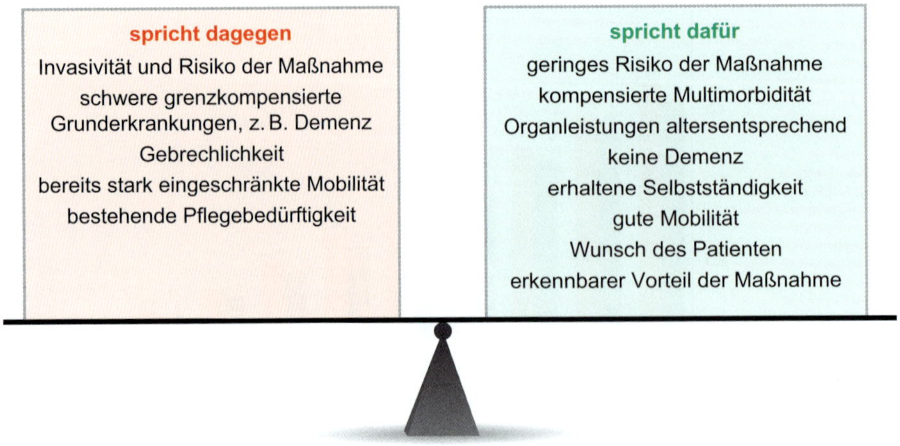

Abb. 4.7 Einige Argumente gegen oder für die Durchführung einer invasiven Maßnahme beim alten Menschen [L231]

EVIDENZ

Bei 400 Patienten über 75 Jahren (durchschnittliches Alter 80 Jahre) bewirkten Statine über 6 Jahre ein signifikant besseres Überleben (Strandberg et al. 2008).

Das britische National Institute for Health and Care Excellence (NICE) empfiehlt, dass jeder Patient mit einer 10-prozentigen Wahrscheinlichkeit für die Entwicklung einer Herzerkrankung in den nächsten 10 Jahren ein Statin einnehmen sollte. Das NICE schränkt allerdings ein, dass zwar in Anbetracht der Häufigkeit von kardiovaskulären Erkrankungen im hohen Alter allen Menschen in dieser Altersgruppe eine Statintherapie angeboten werden sollte, die Evidenz dafür aber streng genommen nicht gesichert sei (NICE 2016).

Ein weiterer wichtiger Faktor für die ärztliche Entscheidung ist die Evidenz der Wirksamkeit einer medizinischen Maßnahme für die betreffende Altersgruppe. So wird etwa die Gabe von Statinen beim hochaltrigen Menschen immer wieder hinterfragt.

Somit kann die Statintherapie beim alten Menschen grundsätzlich von zwei Seiten betrachtet werden: Man kann sie mit der Begründung ablehnen, dass es kaum belastbare Untersuchungen gibt, oder man befürwortet sie und folgt den Leitlinien für jüngere Patienten. Es bleibt auch hier eine sehr individuelle Entscheidung.

LITERATUR

Extermann M. Integrating a geriatric evaluation in the clinical setting. Semin Radiat Oncol 2012; 22(4): 272–276.

Klindworth K, Oster P, Hager K, et al. Living with and dying from advanced heart failure: Understanding the needs of older patients at the end of life. BMC Geriatrics 2015; 15: 125.

NICE – National Institute for Health and Care Excellence. Cardiovascular disease: Risk assessment and reduction, including lipid modification. Clinical guideline CG181/2016 (last update); www.nice.org.uk/guidance/cg181 (letzter Zugriff: 22.1.2021).

Strandberg TE, Pitkala KH, Tilvis RS. Statin treatment is associated with clearly reduced mortality risk of cardiovascular patients aged 75 years and older. J Gerontol A Biol Sci Med Sci 2008; 63(2): 213–214.s

KAPITEL

5

Klaus Hager

Assessment: Messen in der Geriatrie

Kernaussagen

- Das geriatrische Assessment ist ein wichtiges Verfahren, um die relevanten physischen, psychischen und sozialen Eigenschaften eines alten Menschen strukturiert abzubilden.
- Kein Assessment umfasst tatsächlich alle Einflussfaktoren auf das Leben des alten Menschen.
- Das Assessment unterstützt die Erfahrung des Arztes, es ersetzt sie jedoch nicht.
- Ein Assessmentergebnis kann wichtigen Entscheidungen nicht als alleiniges Kriterium zugrunde gelegt werden.

5.1 Definition

Das geriatrische Assessment soll die relevanten Eigenschaften des alten Menschen in physischer, psychischer und sozialer Hinsicht abbilden. Je älter, multimorbider und fragiler der Patient ist, desto sinnvoller ist ein geriatrisches Assessment.

Das geriatrische Assessment ergänzt die medizinische bzw. körperliche Untersuchung um weitere Aspekte wie z. B. die Selbstständigkeit im Alltag, die Mobilität, die Stimmung oder die Kognition. Es ist daher multidimensional.

Durch das Assessment lassen sich vor allem die Ebenen der ICF (Körperstruktur und -funktionen, Aktivitäten und Teilhabe) erfassen, durch das Sozialassessment auch die Kontextfaktoren.

Das Assessment ist keine genuin geriatrische Methode. Jeder Arzt führt letztlich regelmäßig Assessments durch, z. B. die Bestimmung des C-reaktiven Proteins oder die Thorax-Röntgenaufnahme zur Kontrolle des Therapieerfolgs bei einer Pneumonie. Dieses „Assessment“ bezieht sich rein auf den pathophysiologischen Bereich. Das Assessment des Geriaters fragt darüber hinaus danach, ob der Patient mit Lungenentzündung selbstständig ist, ob er gehen kann oder ob seine geistige Leistung beeinträchtigt ist.

Wichtig dabei ist, dass das Assessment mit wissenschaftlichen Instrumenten erfolgt, die **valide** und **reliabel** sind, also das messen, was sie sollen, und die auch bei weiteren Anwendungen bei anderen Personen bzw. mit anderen Untersuchern zu ähnlichen Resultaten führen.

Mittlerweile gibt es in der Geriatrie eine unübersehbare Zahl an Assessment-Instrumenten, von denen allerdings nur eine kleine Zahl Eingang in die tägliche Praxis gefunden hat. Einige davon werden nachfolgend dargestellt.

CAVE

Jedes Assessment hat seinen „Messbereich". Die Messgenauigkeit nimmt ab, wenn die Patienten in der Nähe des maximalen Ergebnisses („Deckeneffekt") oder in der Nähe des minimalen Ergebnisses („Bodeneffekt") eingeordnet werden.

Im Therapieprozess findet das geriatrische Assessment seinen Platz in der wöchentlichen Therapieevaluation und -planung (➤ Abb. 5.1). Bei Aufnahme wird ein erstes geriatrisches Assessment durchgeführt. Für die wöchentlichen Teambesprechungen werden dann aktuelle Befunde bzw. ein Reassessment erhoben, die in die neuerliche Therapieplanung eingehen. Das Reassessment kann auch weniger formal, z. B. lediglich als Bericht der Therapeuten, einfließen.

5.2 Arten des Assessments

Prinzipiell lassen sich verschiedene Arten des geriatrischen Assessments unterscheiden (➤ Tab. 5.1):

- **Screening-Instrumente** versuchen mit einem Test möglichst viele Lebensbereiche des alten Menschen zu erfassen. Das bekannteste Instrument ist das *Geriatrische*

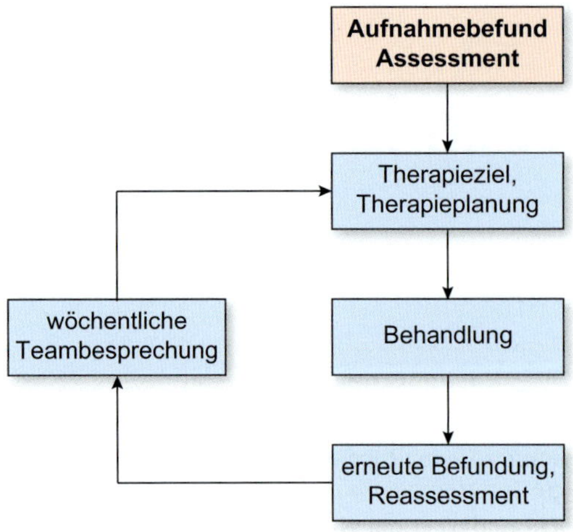

Abb. 5.1 Stellenwert des Assessments im Therapieprozess [L231]

Tab. 5.1 Einige Beispiele für Assessment-Tests in der Geriatrie

Instrument	Messinhalt
Screening	
Geriatrisches Screening nach Lachs	Breites Spektrum an Eigenschaften
ISAR (Identification of Seniors at Risk)	Erkennen von Patienten in der Notaufnahme, die eine geriatrische (Mit-)Behandlung benötigen
Confusion Assessment Method (CAM)	Delirscreening
Geriatrisches Basisassessment	
Barthel-Index	Aktivitäten des täglichen Lebens (ADL)
Mini-Mental-Status-Test (MMST)	Kognition
Timed „Up & Go"-Test (TUG)	Mobilität
Geriatrische Depressionsskala	Stimmung
Soziale Situation nach Nikolaus (SoS)	Sozialassessment
Weiterführende Tests (z. B. Kognition)	
Uhrzeichentest	Kognition: räumlich visuelle Leistungen, Handlungsplanung
CERAD	Altersentsprechende kognitive Leistungen
TFDD (Test zur Früherkennung von Demenzen mit Depressionsabgrenzung)	Test zur frühen Erkennung einer Demenz und zum Ausschluss einer Depression
Trail Making Test	Konzentration, räumlich visuelle Leistungen
Alzheimer's Disease Assessment Scale (ADAS)	Verschiedene Domänen der Kognition

Screening nach Lachs, mit dem beispielsweise nach Hören, Sehen, Selbstständigkeit, Stimmung und sozialen Umständen gefragt wird. Das *ISAR-Screening* soll Risikopatienten im Alter in der Notaufnahme identifizieren. Bei erkennbaren Problemen kann dann weiter untersucht werden.

- Das **Geriatrische Basisassessment (GBA)** kommt in geriatrischen Kliniken zur Anwendung. Es werden mehrere Skalen eingesetzt, um beispielsweise Aktivitäten des täglichen Lebens (ADL), Stimmung, Kognition, Mobilität und soziale Bedingungen zu erfassen. Informationen zum geriatrischen Assessment in der Hausarztpraxis finden sich in ➤ Kap. 6.
- **Spezialisierte Assessment-Instrumente** werden im Bedarfsfall verwendet, um in einzelnen Bereichen weitere Informationen zu gewinnen. So kann die Kognition mit dem *Mini-Mental-Status-Test* im Rahmen des Basisassessments geprüft werden. Bei Einschränkungen oder zur Präzisierung können dann weitere Tests erfolgen (z. B. Uhrentest, DemTect, CERAD, ADAScog usw.).

5.3 Warum Assessments?

Im krankheitszentrierten Arzt-Patient-Kontakt mit geriatrischen Patienten werden wesentliche Probleme oft nicht aufgedeckt. Der Gesamtzustand lässt sich mit der bloßen medizinischen Diagnose einer Krankheit nicht adäquat beschreiben, vor allem dann nicht, wenn multiple Erkrankungen und multiple alltagsfunktionelle Einschränkungen vorliegen. Vorteile des geriatrischen Assessments sind daher:

- Charakterisierung des Patienten über die rein medizinischen Befunde hinaus
- Standardisierte Befunderhebung
- Mittel zur Entscheidungsfindung
- Voraussetzung („Checkliste") für die Therapieplanung
- Standardisierte Dokumentation
- Interne und externe Therapiekontrolle, Mittel der Qualitätssicherung
- Vergleichbarkeit mit anderen Einrichtungen
- Argumentationshilfe gegenüber den Kostenträgern
- Forderung an die eigene Professionalität
- Forderung der Kostenträger

Im Rahmen von Rehabilitationsanträgen kann von den Kostenträgern beispielsweise ein Barthel-Index angefordert werden. Das Assessment kann dabei als Kriterium für Entscheidungen oder für die Zuteilung von medizinischen Leistungen herangezogen werden, z. B. für die Genehmigung einer Rehabilitationsbehandlung. Letzteres ist allerdings nicht gerechtfertigt, da die Sensitivität und Spezifität von Assessments für eine Prognosestellung nicht ausreicht und immer der gesamte Kontext bedacht werden muss.

Ein wichtiger Grund für die Erstellung eines Assessments ist allerdings ganz profan. Im Rahmen der finanziell lukrativen Prozedur der geriatrischen Frührehabilitation (OPS 8–550.1 oder 8–550.2) wird ein geriatrisches Basisassessment (GBA) als eine der Bedingungen für die Abrechnung gefordert. Das GBA muss derzeit innerhalb von 2 Tagen nach Aufnahme erfolgen, das erste Assessment dokumentiert den Behandlungsbeginn. Zu Beginn der Behandlung ist in mindestens vier Bereichen, zum Abschluss der Behandlung in mindestens zwei Bereichen ein Assessment nötig.

5.4 Beispiele für das Assessment

Das Basisassessment in der Geriatrie kann in vielen Bereichen durchgeführt werden. Besonders wichtig ist es natürlich in denjenigen Bereichen, die für den alten Menschen entscheidend sein können:

- Selbstständigkeit, Aktivitäten des täglichen Lebens (ADL)
- Instrumentelle Aktivitäten des täglichen Lebens (IADL)
- Mobilität, Sturzrisiko, Kraft
- Kognition
- Stimmung
- Ernährung
- Soziales Umfeld

5.4.1 Aktivitäten des täglichen Lebens

Für die Aktivitäten des täglichen Lebens (engl. „activities of daily living", ADL) werden vor allem der **Barthel-Index** oder der **Funktionale Unabhängigkeitsindex (FIM)** verwendet.

Es muss damit gerechnet werden, dass die Patienten in einer geriatrischen Klinik bei Aufnahme ca. 40 Punkte im Barthel-Index aufweisen und im Rahmen der Therapie ein Zugewinn von 15–20 Punkten erreicht werden kann.

Der Barthel-Index soll nach dem Hamburger Einstufungsmanual beurteilt werden. Bei wechselnder Tagesform des Patienten ist die niedrigere Einstufung zu wählen. Auch dann, wenn lediglich Aufsicht oder verbale Unterstützung nötig ist, ist nur die zweithöchste Punktzahl zu wählen.

5.4.2 Instrumentelle Aktivitäten des täglichen Lebens (IADL)

Für die instrumentellen Aktivitäten des täglichen Lebens wird beispielsweise der Index von Lawton und Brody (1969) angewendet. Die instrumentellen Aktivitäten gehen über die ADLs im engeren Sinne (Waschen, Anziehen …) hinaus und fragen nach der Fähigkeit zu kochen, einzukaufen, zu telefonieren, den Haushalt zu bestellen oder Verkehrsmittel zu benutzen. Da es für IADLs viele Hilfemöglichkeiten gibt (z. B. Essen auf Rädern, Einkaufshilfe …), sind Defizite in diesem Bereich für die Rückkehr nach Hause nicht so entscheidend, weshalb die IADLs im Rahmen des Basisassessments seltener angewendet werden.

5.4.3 Mobilität

Hierfür bietet sich beispielsweise der sog. **Timed „Up & Go"-Test** von Podsiadlo und Richardson (1991) an. Der Patient wird gebeten, von einem Stuhl aufzustehen, 3 m zu gehen, umzudrehen und sich wieder hinzusetzen. Er kann dabei sein gewohntes Gehhilfsmittel benutzen. Gemessen wird die dafür benötigte Zeit bzw. ob der Patient den Test durchführen kann oder nicht und ob er eine Gehhilfe benötigt (➤ Tab. 5.2).

Etwa die Hälfte der Patienten in einer geriatrischen Klinik kann den Test bei Aufnahme nicht ausführen. Wenn der Test bewältigt werden kann, dann liegen die Zeiten im Mittel um 20–25 Sekunden.

Weitere Tests sind der Tandemstand oder Tandemgang, der Chair-Rising-Test oder der Tinetti-Test.

Tab. 5.2 Auswertung des Timed „Up & Go"-Tests

Benötigte Zeit [Sekunden]	Beurteilung
< 10	Alltagsmobilität uneingeschränkt
11–19	Geringe Mobilitätseinschränkung
20–29	Abklärungsbedürftige, funktionell relevante Mobilitätseinschränkung
> 30	Ausgeprägte Mobilitätseinschränkung, i. d. R. Interventions-/Hilfsmittelbedarf

5.4.4 Kognition

Ein weltweit verbreitetes Verfahren zur Beurteilung der Kognition ist der von Folstein et al (1975) publizierte **Mini Mental Status Test (MMST)** bzw. die **Mini-Mental-Status-Examination (MMSE)**. Auf der Grundlage von MMST-Resultaten lassen sich die Schweregrade einer Alzheimer-Erkrankung unterscheiden (➤ Kap. 10.3). Es muss damit gerechnet werden, dass etwa 50 % der Patienten in einer geriatrischen Klinik weniger als 26 Punkte erreichen, also kognitiv eingeschränkt sind.

Andere Tests zum Erkennen kognitiver Einbußen sind z. B. der **MoCA-Test** (Montreal Cognitive Assessment), der **TFDD** (Test zur Früherkennung der Demenz mit Depressionsabgrenzung) oder der **DemTect**. Der Uhrentest als alleiniger Kurztest ist nicht ausreichend.

5.4.5 Stimmung

Am häufigsten wird die erstmals von Yesavage et al. (1983) veröffentlichte **Geriatrische Depressionsskala (GDS)** verwendet (➤ Abb. 5.2).

Geriatrische Depressions-Skala (GDS)

(Yesavage JA et al., 1983: J psychiatr Res 39, 37-49, zit aus dem Freiburger Taschenführer zum Geriatrischen Assessment)

Name, Vorname: ....

Geb. Datum: .... Datum der Untersuchung: ....

		ja	nein
1.	Sind Sie grundsätzlich mit Ihrem Leben zufrieden?	O	□
2.	Haben Sie viele Ihrer Tätigkeiten und Interessen aufgegeben?	□	O
3.	Haben Sie das Gefühl, Ihr Leben sei leer?	□	O
4.	Ist Ihnen oft langweilig?	□	O
5.	Sind Sie meistens guter Laune?	O	□
6.	Befürchten Sie, dass Ihnen etwas Schlimmes zustoßen könnte?	□	O
7.	Fühlen Sie sich meistens glücklich?	O	□
8.	Fühlen Sie sich oft hilflos?	□	O
9.	Sind Sie lieber zu Hause statt auszugehen und etwas zu unternehmen?	□	O
10.	Haben Sie das Gefühl, mit dem Gedächtnis mehr Schwierigkeiten zu haben als andere Leute?	□	O
11.	Finden Sie es sei schön, am Leben zu sein?	O	□
12.	Haben Sie im Moment das Gefühl, wertlos zu sein?	□	O
13.	Fühlen Sie sich noch kraftvoll?	O	□
14.	Finden Sie, Ihre Lage sei hoffnungslos?	□	O
15.	Haben Sie das Gefühl, dass es den meisten Leuten Ihres Alters besser geht als Ihnen?	□	O
	zusammen		

Gezählt wird die Anzahl der Antworten in □ mit je 1 Punkt.

0–5	Punkte:	normal
6–10	Punkte:	leichte oder mittelschwere Depression
11–15	Punkte:	schwere Depression

Cave: Bei erheblicher geistiger Leistungseinschränkung ist der Test nicht auswertbar.

Abb. 5.2 Geriatrische Depressionsskala (GDS) [F508]

CAVE

Die GDS ist bei schwer dementen oder aphasischen Personen nicht anwendbar. Es kann auch Situationen geben, in der die Fragen kaum gestellt werden können, z. B. in einem psychischen Ausnahmezustand. Einige der 15 Fragen sind hinsichtlich ihrer Wertigkeit als Depressionsindikator für alte Menschen schwierig einzuschätzen.

Wenn z. B. ein stark gehbehinderter Patient gefragt wird, ob er lieber zu Hause bleibt oder lieber ausgeht, dann kann die Wahl, zu Hause bleiben zu wollen, eine Folge der körperlichen Einschränkung sein und muss nicht unbedingt auf eine mögliche Depression hinweisen.

Auswertung:
- 0–5 Punkte: unauffällig
- ≥ 6 Punkte: depressive Störung wahrscheinlich

Wenn ein Patient ≥ 6 Punkte aufweist, so sollte weiter eruiert werden, ob eine behandlungsbedürftige Störung vorliegt. In einer geriatrischen Klinik muss damit gerechnet werden, dass etwa ein Viertel der Patienten bei Aufnahme 6 und mehr Punkte erreicht.

5.4.6 Ernährung

Ein häufig verwendetes Instrument ist das **Mini Nutritional Assessment (MNA®)**, das von der Firma Nestlé zur Verfügung gestellt wird und im Internet zugänglich ist. Es umfasst einen Screening-Teil mit sechs Fragen, in dem 14 Punkte erreicht werden können. Werden nur 11 Punkte oder weniger errechnet, dann werden auch die restlichen Fragen erhoben. Der Gesamt-Index hat maximal 30 Punkte.

Auswertung:
- 17–23,5 Punkte: Risikobereich für Unterernährung
- < 17 Punkte: schlechter Ernährungszustand

Weitere Parameter zur Prüfung des Ernährungszustands sind das Gewicht, der Body-Mass-Index, der Wadenumfang, die Hautfaltendicke oder Laborwerte (z. B. Albuminkonzentration). In Studien wird als Kriterium für eine Mangelernährung auch ein Mangel an Vitaminen oder Eiweiß herangezogen.

Bei alten Krankenhauspatienten kann man je nach Kriterium bei bis zu 50 % der Patienten eine Mangelernährung diagnostizieren.

5.4.7 Soziales Umfeld

Ein Instrument zur Erfassung der sozialen Situation wurde 1994 von Nikolaus und Mitarbeitern veröffentlicht. Gefragt wird darin nach sozialen Kontakten und Unterstützung, sozialen Aktivitäten, nach Wohn- und ökonomischen Verhältnissen.

5.5 Grenzen des Assessments

Kein Assessment erfasst tatsächlich alle Bedingungen eines multimorbiden alten Patienten. Nicht alles, was man messen kann, ist auch für die Behandlung sinnvoll. Die Dokumentation muss Struktur und Therapieprozess abbilden. Jede Assessmentskala besitzt ihren Mess- und Anwendungsbereich. So eignet sich der Barthel-Index zur Abbildung von Verbesserungen in der Geriatrie relativ gut, da die Patienten etwa mit einer Punktezahl von 40 zur Aufnahme kommen, sodass wenig Decken- oder Bodeneffekte auftreten. Nur ein Assessment, das tatsächlich benötigt und im Therapieprozess verwendet wird, ist sinnvoll. Ein Assessment ist, wie schon mehrfach erwähnt, kein exaktes Kriterium für individuelle Therapieentscheidungen. Einzelitems sind manchmal entscheidender als der Gesamtwert. Das Assessment ersetzt nicht die Erfahrung der Behandler, es ist aber eine wertvolle Hilfe, mit der man den Therapieplan in den Teambesprechungen überprüfen bzw. neu gestalten kann.

5.6 Wer führt das Assessment durch?

Das Assessment kann delegiert werden. Wichtig dabei ist, dass die damit beauftragten Teammitglieder in der Durchführung geschult sind und unterschiedliche Personen zu ähnlichen Ergebnissen kommen.

In der Arztpraxis können die Assessments von geschulten MFAs erhoben werden. Der Arzt bewertet und bespricht die Ergebnisse dann mit dem Patienten (➤ Kap. 6).

INTERPROFESSIONELLES TEAM

Die einzelnen Teammitglieder führen ihre Assessments durch und bringen die Ergebnisse dann in die Teambesprechung ein. Das GBA ist daher ein multiprofessionelles Assessment.

5.7 Assessment als Prognoseinstrument

Mit dem geriatrischen Assessment lässt sich die Prognose besser einschätzen als beispielsweise nach kalendarischem Alter oder Geschlecht. Das Assessment wird daher zunehmend auch als Instrument für die Prognose (z. B. Operabilität) verwendet. Eine genaue Vorhersage lässt sich aber nicht erreichen. Im besten Fall liegt die Vorhersagesicherheit bei ca. 70 %.

Dennoch ist das Assessment ein wertvolles Mittel, um Risikopatienten zu erkennen. Die Entscheidung, beispielsweise zu einer Operation, sollte dann im Teamsetting getroffen werden (➤ Abb. 5.3).

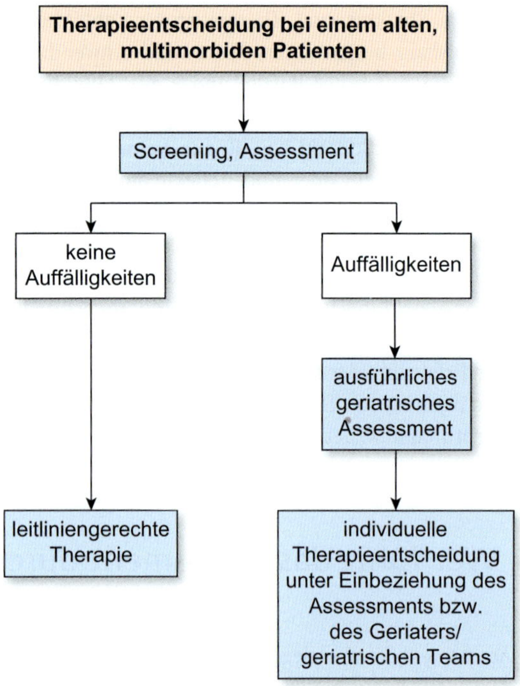

Abb. 5.3 Stellenwert des Assessments im Rahmen von Therapieentscheidungen bei gebrechlichen alten Menschen [L231]

LEITLINIEN

- Deutsche Gesellschaft für Psychiatrie und Psychotherapie, Psychosomatik und Nervenheilkunde e.V. (DGPPPN) et al. (Hrsg.). S3-Leitlinie Demenzen. AWMF-Register-Nr. 038-013, Stand: 19.11.20

  https://else4.de/bvc
- Weiterführende Informationen zu einer Reihe von Assessment-Tests finden sich z. B. unter:

  https://else4.de/ntg

KAPITEL

6 Geriatrisches Assessment in der Hausarztpraxis

Olaf Krause

Kernaussagen

- Ein geriatrisches Basisassessment (GBA) hilft, geriatrisch „vulnerable“ Patienten aus der großen Masse älterer hausärztlicher Patienten zu identifizieren.
- Wichtige Zielgruppen/Aufgaben für ein hausärztliches Assessment sind:
  1. Patienten mit beginnender Frailty (➤ Kap. 17) oder körperlicher Einschränkung
  2. nach Krankenhausaufenthalt
  3. bei lebensverändernden Situationen (z. B. Verlust des Ehepartners)
  4. zur Therapieüberprüfung und Verlaufsbeurteilung
- Das stationäre geriatrische Assessment ist für die Hausarztpraxis wenig geeignet.
- Der Barthel-Index ist für selbstständig lebende Patienten wenig geeignet.
- In der Praxis ist der „Get up and Go“-Test zur Beurteilung der Mobilität zweckmäßig.
- Die Frage nach Stürzen in den letzten 6 Monaten ist sehr wichtig.
- Kurze kognitive Tests (MMST und Uhrentest) sind zum Ausschluss einer mäßigen bis schweren kognitiven Störung hilfreich.
- Die Fremdanamnese (Ehepartner, Kinder) hat eine hohe Wertigkeit und deckt Handlungsbedarf auf (vor allem bei V. a. ein demenzielles Syndrom).
- Ein Medikamentenreview sollte Bestandteil eines geriatrischen Assessments sein.
- Die „spezialisierte geriatrische Diagnostik“ ist seit 2016 neu im EBM enthalten. Spezialisierte geriatrische Vertragsärzte und Geriatrische Institutsambulanzen (GIA) können eine erweiterte Diagnostik und ggf. Therapieplanung anbieten.
- Das MAGIC-Assessment ist zum Einsatz in der Hausarztpraxis gut geeignet.

6.1 Wozu dient das Assessment beim Hausarzt?

DEFINITION

Das geriatrische Basisassessment ermöglicht es dem Hausarzt, vorhandene Defizite, aber auch Ressourcen bei älteren Patienten zu identifizieren. Dies ist Grundlage für ggf. weitere Schritte in der Diagnostik (z. B. bei eingeschränkter Kognition) und Behandlung (wie Ergotherapie, Ernährungsberatung).

Hausärztlich betreute ältere Patienten stellen eine große heterogene Gruppe dar, die Menschen mit vollständiger Teilnahme am Alltagsleben („fitte“ Senioren) bis hin zu komplett pflegebedürftigen Menschen im Heim umfasst. Eine Multimorbidität ist bei alten hausärztlichen Patienten häufig zu finden. Daher liegt der Fokus bei diesen Patienten nicht mehr auf einer „krankheitsorientierten“ Sichtweise, sondern auf den funktionell körperlichen und psychischen Folgen der Erkrankungen.

Dem GBA kommt die Aufgabe zu, aus der Gruppe der zu Hause lebenden Patienten diejenigen „herauszufiltern“, bei denen die Selbstständigkeit und funktionale Teilhabe am Alltagsleben bedroht ist. Bei folgenden vier Gruppen ist die Identifizierung sog. vulnerabler Patienten besonders wichtig (Junius-Walker und Krause 2016):

- Ältere Patienten nach Entlassung aus dem Krankenhaus
- Ältere Menschen mit Frailty
- Patienten mit Einschränkungen der Alltagsaktivitäten (z. B. Gangstörung und Handschwäche nach Apoplex)
- Patienten nach lebensverändernden Situationen (Verlust des Ehepartners, Umzug ins Heim)

PATIENTENINFO

Das GBA profitiert sehr von der Anwesenheit eines nahen Angehörigen. Die Fremdanamnese liefert dann z. B. Informationen zu Stürzen, nachlassender Gedächtnisleistung und Alltagsgewohnheiten. Wichtig sind auch der Impfpass und alle aktuell eingenommenen Medikamente (➤ Kap. 9), die manchmal nicht dem in der Praxis geführten Medikationsplan entsprechen.

6.2 Vorgaben zum hausärztlich-geriatrischen Basisassessment

Das hausärztlich-geriatrische Basisassessment (GBA) ist im Einheitlichen Bewertungsmaßstab (EBM) unter der Ziffer 03360 (113 Punkte, aktueller Stand 11/2020 12,42 Euro entsprechend) zu finden. Die Leistungsinhalte sind in ➤ Box 6.1 aufgeführt.

Zusätzlich kann seit 2016 im Rahmen der sog. spezialisierten geriatrischen Diagnostik ein „weiterführendes geriatrisches Assessment" (EBM Ziffer 30984; 871 Punkte, Stand 5/2020 ca. 95 Euro) abgerechnet werden. Hierfür bedarf es jedoch eines dazu berechtigten Arztes in der Praxis, der über die Weiterbildung „Geriatrie" verfügt oder aber über eine „geriatrische Qualifikation" (gemäß Anlage 1 zu § 1 der Vereinbarung nach § 118a SGB V). Das erweiterte Assessment sieht einen Umfang von 60 min und die Einbindung von anderen Berufsgruppen wie Physiotherapeuten, Ergotherapeuten oder Logopäden vor (ausführlich dazu: www.kbv.de).

Die Patienten würden dann von ihrem Hausarzt an einen Arzt mit der Befähigung zur spezialisierten geriatrischen Diagnostik oder auch an eine geriatrische Institutsambulanz eines Krankenhauses überwiesen werden. Folgende Patienten kämen dafür infrage:

- Höheres Lebensalter (> 70 Jahre)
- **Zwei geriatrische Syndrome** oder **ein Syndrom** und ein Pflegegrad

Folgende **Syndrome** werden genannt:

- Mobilitätsstörung inkl. Fallneigung und Altersschwindel
- Kognitive oder emotionale Beeinträchtigung
- Frailty-Syndrom (Gewichtsverlust, Erschöpfung, muskuläre Schwäche, verminderte Ganggeschwindigkeit, eingeschränkte körperliche Aktivität)
- Dysphagie
- Inkontinenz(en)
- Chronisches Schmerzsyndrom (therapierefraktär)

BOX 6.1

Leistungsinhalte Hausärztlich-geriatrisches Basisassessment im EBM (KBV 2020)

Obligate Leistungsinhalte

- Persönlicher Arzt-Patient-Kontakt
- Erhebung organbezogener und übergreifender motorischer, emotioneller und kognitiver Funktionseinschränkungen
- Beurteilung der Selbstversorgungsfähigkeiten mittels standardisierter, wissenschaftlich validierter Testverfahren (z. B. Barthel-Index, IADL nach Lawton/Brody, geriatrisches Screening nach Lachs)
- Beurteilung der Mobilität und Sturzgefahr durch standardisierte Testverfahren (z. B. Timed „Up & Go", Tandem-Stand)

Fakultative Leistungsinhalte

- Beurteilung von Hirnleistungsstörungen mittels standardisierter Testverfahren (z. B. MMST)
- Anleitung zur Anpassung des familiären und häuslichen Umfelds an die ggf. vorhandene Fähigkeits- und Funktionsstörung
- Anleitung zur Anpassung des Wohnraums
- Abstimmung mit dem mitbehandelnden Arzt

FALLBEISPIEL

Ein 84-jähriger Mann kommt nach vorn gebeugt und mit „schlurfendem" Gang in das Sprechzimmer des Hausarztes. Die Tochter begleitet ihn. Ihr Vater sei zweimal in den letzten 4 Wochen gestürzt und habe stark abgenommen. In seiner eigenen Wohnung käme er nach dem Tod der Ehefrau aber „einigermaßen zurecht". Im MAGIC-Assessment (➤ Kap. 6.4) werden vier vorhandene Probleme identifiziert: Leistungsfähigkeit, Stürze, Depressivität, soziales Umfeld. Es werden ambulante Physiotherapie, Psychotherapie (beim Praxispartner) und ein Sturzpräventionskurs angemeldet. Zudem soll der Patient sich zur Diagnostik (Labor, Abdomensonografie) erneut in der Praxis vorstellen. Außerdem meldet sich der Hausarzt zu einem Hausbesuch an, um z. B. nach Stolperfallen in der häuslichen Umgebung zu schauen.

6.3 Was ist gut geeignet für das GBA? Und was nicht?

6.3.1 Beispiele für Assessment-Instrumente

Die Effektivität des stationären geriatrischen Assessments (sog. CGA, ➤ Kap. 5) ist eindeutig belegt. Dieses CGA lässt sich jedoch nicht „1 : 1" in den ambulanten Bereich übertragen:

- Der **Barthel-Index (BI)** wurde im stationären Bereich bei neurologischen Patienten mit deutlichen Funktionseinschränkungen (Hemiplegie, Schluckstörung) entwickelt. Zur Einstufung der Funktionalität bei zu Hause lebenden hausärztlichen Patienten ist er daher weniger geeignet, da diese Patienten häufig einen BI im oberen Bereich aufweisen. Eine Differenzierung bzw. Identifizierung gefährdeter Patienten im hausärztlichen Bereich ist daher kaum möglich.
- Der **MMST** lässt sich in der Praxis anwenden, um sicher eine fortgeschrittene kognitive Störung auszuschließen. Für das Erkennen von leichten kognitiven Störungen („mild cognitive impairment", ➤ Kap. 10) ist er nicht zu empfehlen. In diesem Falle wäre eine erweiterte kognitive Testung sinnvoll. Der MMST ist auch zur **Testung der Fahreignung** älterer Menschen **nicht aussagekräftig** (Hollis et al. 2015).
- Auch der **Uhrentest** kann in der Praxis nur zum Ausschluss einer vorhandenen Demenz eingesetzt werden, für leichte kognitive Defizite ist er nicht geeignet.
- Der **Timed „Up & Go"-Test (TUG)** ist in der Praxis nicht besser zur Beurteilung der Mobilität bzw. der Sturzgefahr geeignet als der einfache „Get up and Go-Test". Beim „Get up and Go-Test" wird der Patient beim Aufstehen und kurzen Gehen einfach nur beobachtet. Die **Frage** nach **Stürzen in den letzten 6 Monaten** hat eine gute Vorhersagekraft und sollte immer Teil eines GBA sein.

EVIDENZ

Die etablierten Messinstrumente aus dem stationären geriatrischen Assessment (BI, TUG, MMST) sind für die Hausarztpraxis nur bedingt geeignet. Zur Beurteilung der Mobilität sind einfache Tests wie der „Get up and Go-Test" und die Frage nach Stürzen genauso effektiv. Als einfaches, aber valides Instrument steht das MAGIC-Assessment zur Verfügung (Junius-Walker und Krause 2016; ➤ Kap. 6.3.2).

6.3.2 MAGIC-Assessment

Speziell für den hausärztlichen Bereich wurde das MAGIC (**Ma**nageable **G**eriatr**ic**) Assessment entwickelt und validiert (Barkhausen et al. 2015; Junius-Walker et al. 2016; ➤ Abb. 6.1, ➤ Abb. 6.2, ➤ Abb. 6.3). Es kann in ca. **10 min** durchgeführt und auch an eine Medizinische Fachangestellte (MFA) delegiert werden.

Link

Das **MAGIC-Assessment (Version 2016)** ist als Download kostenlos erhältlich unter:

https://else4.de/3ho

Zusätzlich wird bei jedem „MAGIC" die **Prüfung des Medikamentenplans** empfohlen.

INTERPROFESSIONELLES TEAM

Der Hausarzt kann die Durchführung eines GBA teilweise an eine MFA delegieren. Wichtig ist ein ambulantes Netzwerk mit Ergo- und Physiotherapie, sozialen Diensten und ggf. weiteren Fachspezialisten (Neurologe, [Geronto-]Psychiater). Auch die Zusammenarbeit mit einem niedergelassenen Facharzt mit geriatrischer Zusatzbezeichnung und einer GIA ist möglich. Nicht unerwähnt bleiben soll der gute hausärztliche Kontakt zu einer geriatrischen Akutklinik bei akuter Verschlechterung (z. B. Infekt, Delir) eines Patienten.

Patientenname:

Datum:

Medizinische Hochschule Hannover

Universitätsmedizin Göttingen UMG

Problem vorhanden

1. Leistungsfähigkeit

Während der letzten zwei Wochen:
Hatten Sie aufgrund Ihres Gesundheitszustandes oder Ihrer Stimmung Schwierigkeiten, Ihre alltäglichen Arbeiten innerhalb und außerhalb des Hauses zu erledigen?

□	□	□	□	□
überhaupt keine Schwierigkeiten	wenig Schwierigkeiten	einige Schwierigkeiten	viele Schwierigkeiten	habe nichts geschafft

Problem vorhanden: 0

2. Sehen

2.1	Haben Sie Probleme mit dem Erkennen von Zeitungsschrift, auch mit Brille?	□ ja	□ nein
2.2	Haben Sie Probleme, Personen auf der anderen Straßenseite zu erkennen, auch mit Brille?	□ ja	□ nein

mind. 1 Antwort grau triggert

Problem vorhanden: 0

3. Hören

3.	Fällt es Ihnen schwer, Gespräche zu verstehen (ggf. auch mit Hörgerät)?	□ ja	□ nein

Problem vorhanden: 0

4. Stürze

4.	Sind Sie in den letzten 6 Monaten gestürzt? Wie oft sind Sie gestürzt?	□ nicht gestürzt oder nur 1-mal	□ 2-mal oder mehr

Problem vorhanden: 0

Abb. 6.1 MAGIC-Assessment: Punkte 1–4 [T926]

Patientenname:

Datum:

Medizinische Hochschule Hannover

Universitätsmedizin Göttingen UMG

Problem vorhanden

5 . Harninkontinenz

5.6	Sind beim Husten, Niesen, Lachen, Laufen oder Bücken schon einmal Tropfen aus der Blase abgegangen?					
		□ nie	□ selten	□ manchmal	□ oft	□ immer
5.7	Kommt es vor, dass Sie die Toilette nicht mehr rechtzeitig erreichen können?					
		□ nie	□ selten	□ manchmal	□ oft	□ immer

mind. 1 Antwort grau triggert

6. Depressivität

6.1	Haben Sie sich in den letzten 4 Wochen oft niedergeschlagen, deprimiert oder hoffnungslos gefühlt?	□ *ja*	□ nein
6.2	Hatten Sie in den letzten 4 Wochen weniger Interesse oder Freude daran, etwas zu unternehmen?	□ *ja*	□ nein

mind. 1 Antwort grau triggert

7. Soziales Umfeld

7.1	Haben Sie jemanden, der sich im Notfall um Sie kümmert, z.B. bei Sturz?	□ ja	□ nein	□ fraglich
7.2	Haben Sie jemanden, auf den Sie sich verlassen und dem Sie sich anvertrauen können?	□ ja	□ nein	□ fraglich

mind. 1 Antwort grau triggert

Abb. 6.2 MAGIC-Assessment: Punkte 5–7 [T926]

Patientenname:

Datum:

Medizinische Hochschule Hannover
UNIVERSITÄTSMEDIZIN GÖTTINGEN UMG

Problem vorhanden

8. Impfschutz

Nun folgen Fragen zu Ihren Impfungen. Falls Sie Ihr Impfbuch dabei haben, bitte ich Sie, es mir zu geben. Sonst bitte ich Sie, sich so gut es geht zu erinnern.

8.0 Impfbuch dabei: **ja** **nein**

8.1	Sind Sie innerhalb des letzten Jahres gegen **Grippe** (Influenza) geimpft worden?	□ ja	□ nein	□ weiß nicht
8.2	Sind Sie in den vergangenen 10 Jahren gegen **Wundstarrkrampf** (Tetanus) geimpft worden?	□ ja	□ nein	□ weiß nicht
8.3	Sind Sie in den vergangenen 10 Jahren gegen **Diphtherie** geimpft worden?	□ ja	□ nein	□ weiß nicht

mind. 1 Antwort grau triggert

9. Orientierungstest zur räumlichen Wahrnehmung

1. Geben Sie dem Patienten die letzte Seite des Fragebogens (vorgezeichneter Kreis).

2. Geben Sie dem Patienten folgende Anweisungen:

„Dies soll eine Uhr sein. Ich möchte Sie bitten, in diese Uhr die fehlenden Ziffern/ Zahlen zu schreiben. Zeichnen Sie danach die Uhrzeit „10 nach 11“ ein“.

3. Sie können die Anweisung wiederholen, bevor der Test begonnen wird, während des Testes jedoch nicht mehr.

4. Bewerten Sie die angefertigte Zeichnung gemäß der Kriterien (Score) im Anhang.

Der Patient lehnt ab

Score:

□	□	□	□	□	□
1	**2**	**3**	**4**	**5**	**6**

Abb. 6.3 MAGIC-Assessment: Punkte 8 (Impfschutz) und 9 (Uhrentest) [T926]

LITERATUR

Barkhausen T, Junius-Walker U, Hummers-Pradier E et al. "It's MAGIC" – development of a manageable geriatric assessment for general practice use. BMC Fam Pract 2015; 16: 4.

Hollis AM, Duncanson H, Kapust LR et al. Validity of the Mini-Mental State Examination and the Montreal Cognitive Assessment in the prediction of driving test outcome. J Am Geriatr Soc 2015; 63(5): 988–992.

Junius-Walker U, Krause O. Geriatrisches Assessment – Welche Tests eignen sich für die Hausarztpraxis? Dtsch Med Wochenschr 2016; 141(03): 165–169.

Junius-Walker U, Daether-Kracke N, Krause O. It's MAGIC – Einfaches geriatrisches Basisassessment für die Hausarztpraxis validiert. Z Allgemeinmed 2016; 92(4): 169–175.

KBV – Kassenärztliche Bundesvereinigung. Online-Version EBM, Stand 5/2020; www.kbv.de/html/online-ebm.php (letzter Zugriff: 22.1.2021).

KAPITEL

7

Olaf Krause

Notfälle und Rettungsdienst

Kernaussagen

Notfälle bei älteren Menschen …

- … können sich im Vergleich zu Jüngeren zum Teil sehr atypisch präsentieren.
- … machen im Rettungsdienst einen großen Teil der Einsätze aus.
- … sind typischerweise: **S**chlaganfall, **A**kute Verwirrtheit, **M**yokardinfarkt, **S**türze, **S**epsis (Merke: **SAMS[S]**).
- … erfordern ein hohes Maß an Empathie.
- … sind unabhängig vom Alter der Patienten zu betrachten: Alter allein sollte nicht handlungsweisend sein! Dies betrifft z. B. Reanimationen bzw. das Für und Wider einer Aufnahme auf die Intensivstation.
- … sind oft auch Stürze. Es besteht die Gefahr, Frakturformen zu unterschätzen.
- … erfordern häufig eine Fremdanamnese.
- Vertraute Personen (Ehefrau, Kinder, Nachbar) können ängstliche oder verwirrte Patienten begleiten.
- Vollständige Medikamentenpläne sind wichtig, ggf. Medikamente direkt mitnehmen. Die Frage nach Allergien und Blutverdünnern gehört dazu.
- Brille und Hörhilfen beim Transport aufsetzen.
- Eine Patientenverfügung und Vorsorgevollmacht sind wichtige Informationen für die (weitere) Behandlung.
- Wichtiges erfragen und nichts in der Wohnung vergessen: **ABBA-TO-GO** (**A**lle Medikamente, **B**rille, **B**lutverdünner, **A**llergien, **T**elefonnummer[n], **O**rdner mit Dokumenten [Patientenverfügung], **G**ebiss, **O**hr [Hörgerät]).
- … erfordern eine sorgfältige Übergabe in der Notaufnahme (Situation vor Ort, welche Medikamente wurden gegeben).
- Bei schwierigen ethischen Entscheidungen (Abbruch der Reanimation) ist ein kurzes gemeinsames Nachdenken hilfreich („30 seconds to think"); nach dem Einsatz ist dann eine Nachbesprechung mit allen Beteiligten notwendig.

7.1 Problemstellung und typische Erkrankungen

FALLBEISPIEL

83-jähriger Mann mit Atemnot

Die Rettungsleitstelle meldet „Atemnot"; ein Rettungswagen und ein Notarzt werden zeitgleich alarmiert. In einem Altenheim (Bereich Kurzzeitpflege) ringt ein 83-jähriger Mann in seinem Bett liegend nach Luft; es besteht eine Lippenzyanose, Hände und Füße sind bläulich und kalt. Die Sprache des Mannes ist kaum verständlich; auf Nachfrage berichtet er von Rückenschmerzen und Auswurf. Die Altenpflegerin kennt den Patienten kaum, da er erst vor 1 Woche aus dem Krankenhaus in die Kurzzeitpflege gekommen ist. Laut Arztbrief, der vorliegt, sei er dort wegen einer Pneumonie behandelt worden; als weitere Diagnose ist „Demenz" genannt. Der Blutdruck ist auf 220/100 mmHg erhöht, die Sauerstoffsättigung liegt bei 78 %, die Atemfrequenz beträgt 18/min, die Temperatur ist subfebril mit 37,7 °C und der BZ im Stix mit 274 mg% erhöht. Beim Auskultieren der Lunge finden sich basal betonte feuchte Rasselgeräusche. Unter der Arbeitsdiagnose Lungenödem erfolgt eine pragmatische Therapie mit 2 Hüben Nitro s.l.,

40 mg Furosemid i. v. und 2,5 g Novaminsulfon gegen die Schmerzen in die laufende Infusion. Darunter kommt es zur klinischen Besserung: Die Sauerstoffsättigung liegt bei 92 % unter 4 Litern Sauerstoff über die Nasensonde. Der Transport ins Krankenhaus wird vorbereitet. Es bleibt aber unklar, ob es eine Patientenverfügung gibt. Die Tochter des Patienten ist im Besitz einer Vorsorgevollmacht. Im Bett des Patienten liegen die Hörgeräte unter der Decke, die dann zum Transport noch eingesetzt werden. Im Rettungswagen ist dann eine Kommunikation gut möglich. Der Patient äußert gegenüber dem Notarzt, dass er „nicht an eine Beatmungsmaschine möchte“. In der Notaufnahme zeigt sich dann im Röntgenbild ein Lungenödem mit V. a. eine einseitige Pneumonie.

Der geschilderte Fall ist typisch: Der alte Mensch stellt im Rettungsdienst eher die Regel als die Ausnahme dar. Der Notfall ist auch schwieriger abzugrenzen, da vor allem viele vorbestehende Erkrankungen (Multimorbidität) und häufig auch die eingeschränkte Anamnese (bei Demenz oder defektem Hörgerät) die Situation erschweren. Mittlerweile betrifft die Mehrzahl aller Einsätze im Rettungsdienst über 65-jährige Menschen, Tendenz steigend. Somit sind Notfalleinsätze bei geriatrischen Patienten viel häufiger als z. B. bei pädiatrischen. Bei anderen typischen Notfalleinsätzen, z. B. ein 40-jähriger Mann mit akutem Brustschmerz und V. a. Hinterwandmyokardinfarkt, ist das Handeln in Leitlinien eindeutig geregelt und jedem im Rettungsdienst klar. Aber bei alten Menschen liegen häufig mehrere Symptome (wie Fieber, Verwirrtheit, Beinschwäche etc.) gleichzeitig vor, die eine klare Diagnose auf den ersten Blick nicht zulassen.

Dazu ein weiteres Beispiel: Einmal kam ein über 90-jähriger Patient aus dem Altenheim mit akuter Verwirrtheit in unsere Notaufnahme. Die Diagnose lautete schließlich: akuter Myokardinfarkt mit begleitendem Delir! Auch ist nicht gleich klar, welcher Fachrichtung ein Patient vorgestellt werden soll (Neurologie – Innere Medizin – Unfallchirurgie). Alle diese Punkte erschweren die zügige und problemlose Versorgung alter Notfallpatienten.

Zudem sollte im Rettungsdienst nicht allein auf das **kalendarische Alter** der Patienten fokussiert werden. Gerade bei schwierigen Entscheidungen, wie z. B. der Beginn oder Abbruch einer Reanimation, sind viele weitere Aspekte mit zu berücksichtigen (bekannte Krebserkrankung, starke Pflegebedürftigkeit, Demenz etc.). Auch im Rahmen der COVID-19-Pandemie in 2020 haben mehrere Fachgesellschaften wie die Deutsche Gesellschaft für Geriatrie (DGG) und die Deutsche Interdisziplinäre Vereinigung für Intensiv- und Notfallmedizin (DIVI) darauf hingewiesen, dass eine starre Altersgrenze (z. B. > 80 Jahre) nicht das Kriterium sein kann, an dem man sich angesichts knapper Ressourcen bei der Entscheidung z. B. über den Verzicht auf eine Beatmung orientiert.

Link

Die Empfehlungen sind zusammengefasst unter:

https://else4.de/10b

MERKE

Das Alter allein ist kein Argument für oder gegen eine Behandlung wie z. B. den Beginn oder Abbruch einer Reanimation.

Es können in diesem Kapitel nicht alle möglichen Erkrankungen aufgeführt werden. Aus meiner klinischen Erfahrung sind jedoch folgende Symptome bzw. Erkrankungen im Rettungsdienst bei älteren Menschen besonders wichtig:

- **Schlaganfall:** Im Jahr 2018 betrug der Anteil der 80- bis 89-Jährigen im Berliner Schlaganfall-Register 28,0 %, bei den über 90-Jährigen 6,5 % (Ärztekammer 2018). Somit sind etwa ein Drittel aller Patienten beim Schlaganfall über 80 Jahre alt. Der Schlaganfall im Alter verläuft häufiger atypisch, d. h. die klassische Hemiparese und Sprachstörung fehlen oder sind aufgrund vorbestehender Erkrankungen (kognitive Einschränkung, Morbus Parkinson) kaum zu differenzieren. Durch die erweiterten Möglichkeiten der Gefäßeröffnung im Gehirn (interventionelle Thrombektomie) können auch sehr alte Schlaganfallpatienten optimal behandelt werden. Die direkte Anmeldung auf einer Stroke Unit ist immer sinnvoll. Wichtig ist auch, im Rettungsdienst bei V. a. Schlaganfall nie die **Blutzuckermessung** zu vergessen! Eine Hypoglykämie kann nämlich die Symptome eines Schlaganfalls mit z. B. einer Parese vortäuschen. Auch kann es durch die Hypoglykämie bereits zum zerebralen Krampfanfall gekommen sein, der auch zu einer vorübergehenden Parese (sog. Todd-Parese) führen kann.
- **Akute Verwirrtheit:** Diese kann sich innerhalb kurzer Zeit (Stunden bis wenige Tage) entwickeln und im Laufe des Tagesverlaufes schwanken. Die Ursachen für dieses **delirante Syndrom** (➤ Kap. 11) sind vielfältig (Exsikkose, Hyponatriämie, Infekt, Medikamente). Der Patient kann von sehr aktiv mit zum Teil auftretender Aggressivität bis Apathie alle Bewusstseinszustände zeigen. Meist besteht zusätzlich eine kognitive Störung (schleppende Sprache, Gedächtnis vermindert, Desorientierung, Halluzinationen). Somit ist die Abgrenzung zum akuten Schlaganfall manchmal schwierig.
- **Myokardinfarkt:** Auch hier können atypische Symptome und nicht die klassischen Brustschmerzen möglich sein, gerade bei Frauen im hohen Alter (Bauchschmerzen,

Übelkeit). Bei jeglichen Formen von Bauch-, Rücken- oder starken Halsschmerzen sollte eher großzügig ein 12-Kanal-EKG angefertigt werden.

- **Stürze:** Diese sind im Alter sehr häufig (➤ Kap. 12) und führen häufig zu entsprechenden Frakturen (➤ Kap. 13). Es liegen auch öfter Frakturen vor, die auf den ersten Blick nicht zu erkennen sind (z. B. Beckenfrakturen). Im Zweifelsfall sollte von einer Fraktur ausgegangen werden. Eine suffiziente Analgesie ist wichtig. Der Sturzmechanismus und die Auffindesituation müssen unbedingt notiert und in der Notaufnahme weitergeben werden. Bei mutmaßlicher längerer Liegezeit am Boden („Liegetrauma") muss direkt präklinisch mit einer Infusionstherapie begonnen werden, da die Gefahr der Rhabdomyolyse (Zerfall von Skelettmuskulatur durch Trauma) und des akuten Nierenversagens besteht. Dieses sog. **Liegetrauma** ist häufig zu finden und darf nicht unterschätzt werden (➤ Abb. 7.1).
- **Sepsis:** Häufig ist der Einsatzgrund bei alten Menschen Atemnot, ggf. auch verbunden mit Fieber. Der Übergang von einer Infektion (meist bronchopulmonal und urogenital bedingt) hin zur Sepsis ist fließend. Hier kann der **quickSOFA-Score** („sequential organ failure assessment") (Weis et al. 2017) hilfreich sein, der aus drei einfachen klinischen Kriterien besteht:
  1. Atemfrequenz ≥ 22/min
  2. Bewusstseinstrübung
  3. Systolischer Blutdruck ≤ 100 mmHg

  Wenn zwei Kriterien erfüllt sind, wird der qSOFA-Score positiv, und es ist von einer Sepsis auszugehen. Fieber wird explizit nicht mit aufgeführt, da es häufig als Leitsymptom bei älteren Patienten mit Sepsis nicht auftritt.

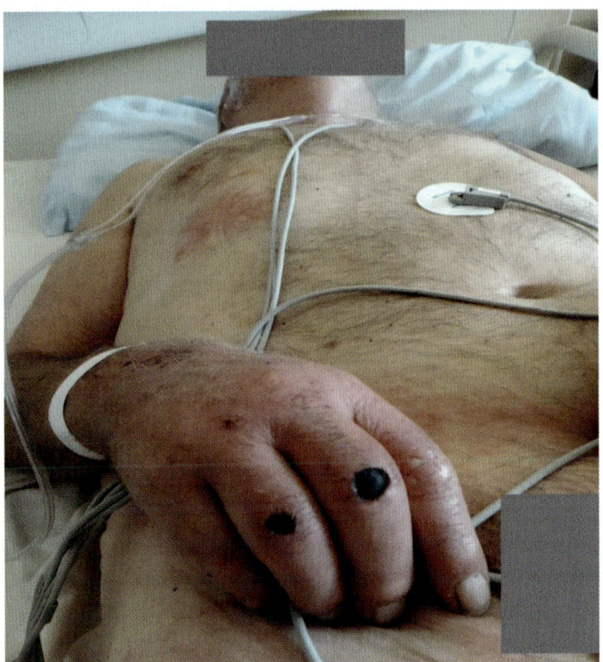

Abb. 7.1 Liegetrauma: Der 86-jährige Patient ist beim Waldspaziergang gestürzt und lag stundenlang auf dem Waldboden. An den Fingern sind Drucknekrosen durch das Liegen zu sehen. Es kam zum akuten Nierenversagen und zu einer Rhabdomyolyse, außerdem entwickelte der Patient ein Delir. [O245]

Diese fünf wichtigen klinischen Syndrome kann man sich anhand der Anfangsbuchstaben **S-A-M-S-(S)** mit einer Eselsbrücke (das Sams aus den Kinderbüchern von Paul Maar) gut merken.

CAVE
Der Notfall im Alter kann sich atypisch präsentieren!

7.2 In der Wohnung – nichts vergessen

Wie man bei einem Rettungsdiensteinsatz in der Wohnung des älteren Menschen auftritt und vorgeht ist von großer Wichtigkeit. Die Wohnung bzw. das Haus werden zügig und professionell betreten, ein „Hereinstürmen" sollte vermieden werden. Wichtig ist unbedingt die **namentliche Vorstellung** („Mein Name ist Lisa Müller, ich bin Notfallsanitäterin beim Roten Kreuz"). Erst dann sollten alle diagnostischen Schritte eingeleitet und (wichtig!) immer erläutert werden („Ich messe jetzt Ihren Blutdruck", „wir schreiben ein EKG").

Zudem ist bei alten Menschen eine **allgemeinverständliche Sprache** hilfreich. Die Äußerung „Sie kriegen jetzt eine Viggo und eine Jonosteril" wird kaum ein Patient oder Angehöriger verstehen. Besser ist: „Sie bekommen von mir eine Infusionskanüle und einen Tropf für Ihren Kreislauf." Wie erwähnt, sollten alle rettungsdienstlichen Maßnahmen stets von **Empathie** begleitet sein! Der Patient wird selbstverständlich gesiezt; ein Satz wie „Opa, jetzt kommt die Trage" gehört sich nicht. Auch die häufig verwendete Wir-Form („Wir stehen jetzt mal auf") sollte unterbleiben. Besser ist die Formulierung: „Ich helfe Ihnen jetzt beim Aufstehen!" Bei kognitiv eingeschränkten Patienten sollten nicht zu viele Dinge gleichzeitig gemacht und erklärt werden. Auch das „Wettstechen" an beiden Armen (gleichzeitiger Versuch der Anlage einer Venenkanüle an beiden Armen) gehört sich nicht.

Falls ein Patient nicht gut hören kann bzw. das Hörgerät nicht funktioniert, hilft ein einfacher Trick: Man spricht mit deutlich tieferer Stimmlage, dies wird von älteren Menschen häufig besser verstanden. Zur Not kann man dem Patienten auch ein Stethoskop aufsetzen und leise in die Membran sprechen.

PRAXISTIPP
Bei Schwerhörigkeit mit tieferer Stimme sprechen. Falls das nicht hilft, dem Patienten ein Stethoskop aufsetzen und beginnend mit leiser Stimme in die Membran sprechen.

Die Frage nach einem **Medikamentenplan** ist im Alter extrem wichtig, ebenso natürlich nach **Allergien**. Falls kein aktueller Medikamentenplan vorliegt, ruhig alle Medikamentenpackungen in einer Tüte mitnehmen. Bei den Medikamenten sollte immer auch nach **Blutverdünnern** gefragt werden, da dies für Entscheidungen im Krankenhaus (Blutungsgefahr bei Operation, Lysetherapie) weitreichende Konsequenzen hat.

PRAXISTIPP

Eine Seite/Lasche (mit Medikamentennamen etc.) an der Medikamentenpackung abreißen und mitnehmen, dann ist das Medikament bekannt. Dadurch wird es auch handlicher, und der Patient findet nach der Entlassung alle Medikamentenpackungen wieder zu Hause vor.

Ebenso sollte nach Patientenverfügung, Vorsorgevollmacht und ggf. gesetzlicher Betreuung gefragt bzw. das entsprechende Dokument mitgenommen werden. In der Wohnung muss immer geprüft werden, dass nichts vergessen wird (→ Fallbeispiel): Hörgerät, Gebiss und Brille! Das Vergessen dieser Gegenstände kann im Verlauf schwerwiegende Folgen haben und z. B. ein Delir mit verursachen (➤ Abb. 7.2).

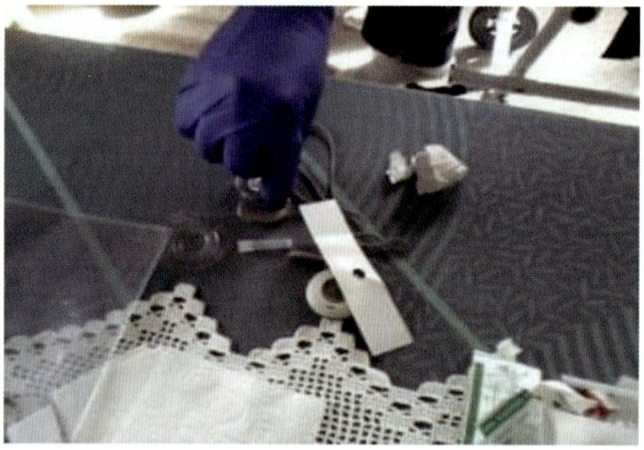

Abb. 7.2 Hörgerät in der Wohnung beinahe vergessen! Das Hörgerät (sichtbar unter dem blauen Handschuh) lag versteckt unter Tupfer und Pflasterpackung auf dem Tisch. Nebenbefundlich: Notrufknopf, der sich auch nicht am Patienten befand. [P335]

Mittlerweile setzt sich auch die **Notfalldose** (www.notfalldose.de) immer mehr durch. In dieser kleinen, meist grün-weißen Dose befinden sich der Medikamentenplan und wichtige Telefonnummern etc. Die Notfalldose soll im Kühlschrank in der Kühlschranktür stehen. Gern beim Einsatz in der Wohnung danach fragen. In ➤ Abb. 7.3 ist noch einmal aufgeführt, an was man in der Wohnung beim Patienten alles denken sollte. Auch hier kann ein Merkwort helfen: **ABBA-TO-GO** (Anfangsbuchstaben in ➤ Abb. 7.3).

7.3 Im Rettungswagen

Die Fahrt im Rettungswagen auf der Liege ist gerade für einen älteren Menschen eine besondere und meist auch belastende Situation. Neben den vielen Fragen (Was habe ich? Was passiert gleich im Krankenhaus?) ist die Fahrt teils auch einfach unbequem und laut. Wichtig ist im Rettungswagen die **empathische Kommunikation** mit dem Patienten. Die Dokumentation einzelner Details sollte dabei zweitrangig zur psychosozialen Patientenbetreuung stehen. Es gilt also: **„Reden statt schreiben."** Zudem gilt es, den Patienten fortlaufend klinisch zu beobachten und seine diagnostischen Parameter (Blutdruck, Puls, Sauerstoffsättigung etc.) kritisch zu bewerten. Ein Angehöriger (ggf. auch der Nachbar) darf den Transport begleiten, da dies besonders bei kognitiv eingeschränkten Patienten hilfreich sein kann. Die häufige Reevaluation nach dem bekannten ABCDE-Schema hilft den Überblick zu behalten, die Vorgehensweise zu prüfen und ggf. anzupassen. Folgende Hinweise für den Umgang mit alten Menschen im RTW seien stichwortartig genannt:

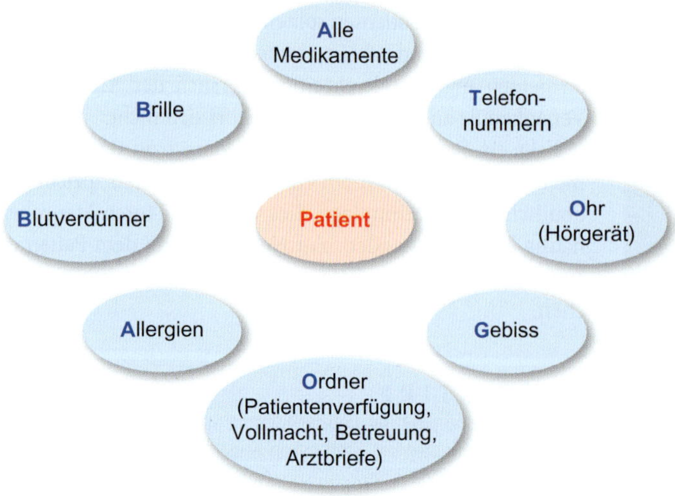

Abb. 7.3 Worauf in der Wohnung geachtet werden sollte: ABBA-TO-GO hilft [P335]

- Ruhiger, empathischer Umgang und Respekt vor dem alten Menschen.
- „Sie“ statt „wir“ (➤ Kap. 7.2), d. h.: „Ich helfe Ihnen beim Aussteigen“ statt „Wir steigen jetzt mal aus“. Kindliche Sprache vermeiden.
- Auch Smalltalk mit dem älteren Menschen kann die Situation erleichtern („Wie heißt denn Ihr Hausarzt? Das Krankenhaus, in das wir fahren, kenne ich gut. Da habe ich auch schon gearbeitet …“).
- Bei Halluzinationen („da sind fremde Männer in meinem Zimmer“) diese nicht als absurd abtun, sondern beruhigend darauf eingehen („die wollen Ihnen nichts tun“).
- Sedativa möglichst vermeiden. Gerade bei Benzodiazepinen (z. B. Diazepam, Midazolam) besteht die Gefahr einer paradoxen Reaktion.
- Möglichst immer leichte Oberkörperhochlagerung (Besserung der Atmung, Schutz vor Aspiration).
- Im RTW gehören die Brille auf die Nase und das Hörgerät ins Ohr.
- Gebiss vorerst im Mund lassen, bei kritischen Patienten (Maskenbeatmung, drohende Intubation) rechtzeitig entfernen.
- Kritische Indikationsstellung für die endotracheale Intubation (Aspirationsgefahr, tracheale Enge durch Struma (➤ Abb. 7.4), anatomische Verhältnisse ggf. verändert durch Voroperation bzw. Deformitäten der Halswirbelsäule).
- Eine intravenöse Polypharmazie auch im RTW vermeiden, nur gezielte Medikamente bei klarer Indikation.
- Analgetika eher großzügig geben, gerade bei Frakturen oder Frakturverdacht.
- Parasympatholytika (wie Atropin), die im Alter viele mögliche Nebenwirkungen (Verwirrtheit, Glaukom) haben, eher meiden.

Vor dem Aussteigen und der Übergabe in der Notaufnahme wird noch einmal gecheckt, ob alles vorliegt (Medikamentenplan, Patientenverfügung) etc., z. B. nach dem **ABBA-TO-GO**-Schema.

PATIENTENINFO

Ältere Patienten bedürfen während eines Rettungseinsatzes einer engmaschigen psychosozialen Betreuung; das gilt ggf. auch für die Angehörigen, die häufig ebenfalls sehr aufgeregt und verängstigt sind. Wichtig sind eine ruhige Sprache und Zuwendung, da die Emotionalität bei kognitiv eingeschränkten oder verwirrten Patienten häufig erhalten ist bzw. sogar verstärkt wird. Eine Verharmlosung der Situation („Das wird schon wieder!“) sollte eher vermieden werden. Die Sprache muss allgemeinverständlich und altersgerecht sein.

Angehörige sollten aufgefordert werden, den Patienten zu beruhigen und für ihn da zu sein. Wichtig ist präzise Information, was mit dem Patienten geschieht und in welches Krankenhaus er gebracht wird. Wichtige Telefonnummern (z. B. Tochter als Ansprechperson) sollten notiert werden. Falls ein wichtiger Gegenstand vergessen wurde, kann man Angehörige auffordern, diesen nachzubringen (z. B. Patientenverfügung, Batterien für Hörgerät o. Ä.).

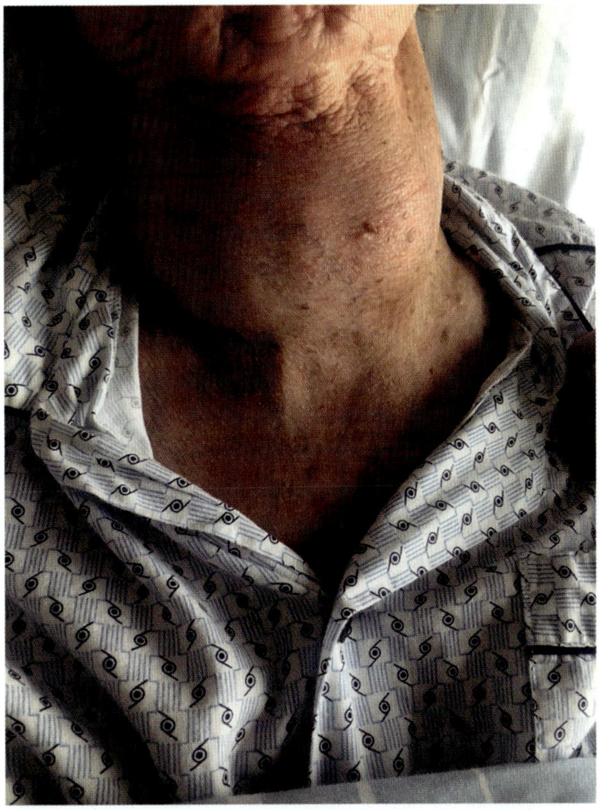

Abb. 7.4 Riesige Struma: Die Patientin kam mit Luftnot in die Notaufnahme. Die Patientin wünschte keine weitere Diagnostik bzw. OP ihrer Struma. [P335]

Falls eine Operation wahrscheinlich ist (z. B. bei proximaler Femurfraktur), kann der Rettungsdienst bereits darauf hinweisen, dass es wichtig wäre, wenn nach der OP Angehörige ins Krankenhaus kommen und für den Patienten da sein könnten (Delirprophylaxe vgl. ➤ Kap. 11.5).

7.4 Übergabe in der Notaufnahme

FALLBEISPIEL

82-jährige Frau mit Schwindel und Sturz

Die Nachricht an die Rettungskräfte lautet „Sturz“. Die Rettungssanitäter finden eine 82-jährige Frau, die in der eigenen Wohnung lebt, vor dem Waschbecken im Badezimmer auf dem Bauch liegend vor. Ein Nachbar hatte einen Hilfeschrei gehört, die Tür mit einem ihm anvertrauten Schlüssel geöffnet und die Rettungskräfte alarmiert. Die ältere Dame ist wach und reagiert auf Ansprache, ist jedoch zu Zeit und Ort nicht orientiert. Der Glasgow Coma Score (GCS) liegt bei 14/15 Punkten; ihr Blutdruck ist auf 80 mmHg systolisch reduziert, der Puls auf 105/min erhöht. Temperatur und Blutzucker sind normal. Es ist unklar, wie lange die Patientin so im Badezimmer gelegen hat. Im Body-Check finden sich rechtsseitig

Prellungen an Schläfe, Schulter und Hüfte. Weitere Information zur Patientin wie z. B. ihr Medikamentenplan ist nicht aufzufinden; es bleibt auch unklar, ob eine Patientenverfügung besteht. Im Rettungswagen fällt eine Bradykardie von 40/min auf. Im 12-Kanal-EKG zeigt sich der V. a. auf einen AV-Block III° mit einer Frequenz von 35/min. Die Patientin erhält einen venösen Zugang und Elektrolytlösung. Auf die Gabe von Medikamenten bzw. eine externe Schrittmacher-Stimulation wird verzichtet und die Patientin bei kurzem Transportweg direkt ohne Notarzt-Nachforderung in die Notaufnahme gebracht.
Es zeigen sich ein akutes Nierenversagen und eine Rhabdomyolyse durch den Sturz, der AV-Block III° ist am ehestens durch die Einnahme eines Betablockers (Bisoprolol) in Kombination mit Clonidin bedingt. Die Patientin wird mehrere Tage intensivmedizinisch behandelt und dann in die Akutgeriatrie verlegt. Nach langsamer Mobilisierung ist sie mit einem Rollator sicher unterwegs. Das Langzeit-EKG zeigt nach Auslass von Bisoprolol und Clonidin einen normofrequenten Sinusrhythmus ohne Pausen oder AV-Blockierungen, sodass die Patientin in einem guten Zustand wieder in die eigene Wohnung entlassen werden kann.

Das Fallbeispiel zeigt, dass viele wichtige Informationen vom Rettungsdienst in der Notaufnahme an das Pflegepersonal bzw. an den Arzt übergeben werden müssen. Leider fehlen für die Weitergabe all dieser Informationen oft die nötige Zeit und Ruhe. Daher sollte, sofern möglich, auch die Übergabe in einem ruhigen Rahmen (und nicht, wie oftmals leider üblich, auf dem Flur) erfolgen. Die Übergabe ist neben dem sorgfältig ausgefüllten **Rettungsdienstprotokoll** gerade bei alten Menschen der letzte und nochmals sehr wichtige Aspekt in der Rettungskette. Folgende Punkte sollten dabei erwähnt werden:

- **Situation ganz am Anfang** beim Eintreffen der ersten Rettungskräfte (RTW zuerst vor Ort): Welche Symptome? Wie ging es weiter (Notarzteinsatzfahrzeug [NEF] nachgefordert etc.)?
- **Aspekt des Wohnens:** lebt allein, mit Partner/Angehörigen; im Pflegeheim. Auch wichtig: Angehörige sind ebenfalls pflegebedürftig (ggf. Hausarzt und/oder Sozialdienst informieren).
- Vitalwerte: Was war die Verdachtsdiagnose? Welche Maßnahmen (z. B. Medikamente etc.) sind vor Ort erfolgt?
- Bei Stürzen: Sturzhergang (Höhe, Bewusstlosigkeit, GCS etc.).
- RTW: Wie verlief der Transport?
- Gab es Besonderheiten? z. B. Bildung eines Paravasats durch die Infusion, Wechsel der Infusionskanüle? Verwirrtheit? Paradoxe oder andere Reaktion auf Medikamente?
- Hinweis auf noch eintreffende Ehepartner bzw. Angehörige (z. B. Ehemann kommt nach, bringt Patientenverfügung/Medikamente mit).
- **Checkliste ABBA-TO-GO**: Wurden alle wichtigen Sachen mitgenommen? Was wurde vergessen?

Wichtig ist dann in der Notaufnahme für das weiterbehandelnde Team das Erkennen von geriatrischen Hochrisikopatienten, da diese Patienten ein hohes Risiko für weitere Komplikationen im Krankenhaus haben (z. B. Stürze, Delir, Pneumonie durch Schluckstörung). Hierzu kann das Notaufnahme-Screening **ISAR (Identification of Seniors at Risk)** benutzt werden (Thiem et al. 2012). Dabei werden sechs kurze Fragen gestellt, z. B. zum Hilfebedarf, zu sensorischen und kognitiven Einschränkungen sowie zur Anzahl der Medikamente. Bei ≥ 2 positiven Antworten ist von einem geriatrischen Patienten mit erhöhtem Risiko auszugehen, und es wird empfohlen, einen Geriater in die Behandlung einzubeziehen. Man geht davon aus, dass etwa ein Viertel aller älteren Menschen bereits bei Aufnahme ins Krankenhaus ein Delir aufweist (Frühwald et al. 2014); insofern kann auch bereits in der Notaufnahme ein Delir-Screening sinnvoll sein. Hierfür könnte vom Pflegepersonal z. B. die *Nursing Delirium Screening Scale* (Nu-DESC) eingesetzt werden (Luetz et al. 2008).

PRAXISTIPP

Das Notaufnahme-Screening ISAR ist frei erhältlich unter:

https://else4.de/y5t

7.5 Ethische Aspekte

Einsätze im Rettungsdienst stellen alle beteiligten Rettungskräfte immer wieder vor schwierige ethische Entscheidungen. Hierzu ein kurzes Fallbeispiel:

FALLBEISPIEL

Ein im Pflegeheim lebender 91-jähriger Mann mit Demenz, der mit dem Rollator aber noch mobil ist, stürzt eine Treppe hinunter und liegt mit einem schweren offenen Schädel-Hirn-Trauma (GCS 4 Punkte) in einer Blutlache auf dem Boden. Soll eine maximale Therapie mit Intubation und Beatmung begonnen werden?

Solche schwierigen Entscheidungen können nur im Team getroffen werden, auch wenn der Notarzt häufig das Handeln vorgibt. Hilfreich kann eine kurze Pause sein („30 seconds to think"), in der alle Beteiligten kurz aussprechen, was sie gerade denken, und ihre Einschätzung abgeben. Dann wird gemeinsam eine Entscheidung gefällt.

Nach der Versorgung und Übergabe im Krankenhaus sollte immer eine Nachbesprechung erfolgen und allen Beteiligten Zeit gegeben werden, ihre Gedanken über das Geschehene zu äußern und zu verarbeiten. Der Beginn eines solchen Nachgesprächs läuft dann nach der Frage: „Was lief gut bei diesem Einsatz? Was lief nicht so gut?". Und als Konsequenz daraus dann: „Was können wir beim nächsten Mal beim nächsten Patienten besser machen?"

LITERATUR

Ärztekammer Berlin. Berliner Schlaganfallregister, Auswertung 2018; www.aerztekammer-berlin.de (letzter Zugriff: 22.1.2021).

Frühwald T, Weissenberger-Leduc M, Jagsch C et al. Delir – eine interdisziplinäre Herausforderung. Z Gerontol Geriatr 2014; 47: 425–440.

Luetz A, Radtke FM, Franck M et al. Die Nursing Delirium Screening Scale (Nu-DESC) – Richtlinienkonforme Übersetzung für den deutschsprachigen Raum. Anästhesiologie · Intensivmedizin 2008; 43(2): 98–102.

Thiem U, Greuel HW, Reingräner A et al. Positionspapier zur Identifizierung geriatrischer Patienten in Notaufnahmen in Deutschland. Z Gerontol Geriatr 2012; 45: 310–314.

Weis S, Dickmann P, Mathias W et al. Sepsis 2017: Eine neue Definition führt zu neuen Konzepten. Dtsch Arztebl 2017; 114(29–30): A-1424/B-1196/C-1170; www.aerzteblatt.de/archiv/192597/Sepsis-2017-Eine-neue-Definition-fuehrt-zu-neuen-Konzepten (letzter Zugriff: 22.1.2021).

KAPITEL

8 Palliativversorgung

Nils Schneider

Kernaussagen

- Erkrankungen des Kreislaufsystems sind die häufigste Todesursache in Deutschland und gewinnen im höheren Lebensalter weiter zunehmend an Bedeutung.
- Patienten mit nichtonkologischen Erkrankungen haben in der letzten Lebensphase oft ähnliche Symptome und Probleme wie Krebspatienten.
- Ein strukturiertes Assessment ist wichtig für die Erfassung und Beurteilung von Symptomen und die Verlaufskontrolle.
- Bei belastenden Symptomen sollte auch in der palliativen Situation geprüft werden, ob eine kausale Behandlung möglich und sinnvoll ist.
- Mehrfache ungeplante Krankenhauseinweisungen können ein Anhaltspunkt für einen nicht gedeckten palliativmedizinischen Versorgungsbedarf sein.
- Die meisten älteren Menschen können im Rahmen der allgemeinen Palliativversorgung vor allem durch Hausärzte betreut werden, während ein kleiner Teil eine spezialisierte Versorgung benötigt (z. B. Palliativstation, Palliativdienst).
- Eine frühzeitig einsetzende Palliativversorgung trägt dazu bei, die Lebensqualität der Betroffenen zu verbessern.

8.1 Definition und Problemstellung

DEFINITION

Palliativversorgung verfolgt das Ziel, die Lebensqualität sowohl von Patienten mit einer lebensbedrohenden Erkrankung als auch deren Angehörigen zu verbessern oder zu erhalten. Dies erfolgt durch Prävention und Linderung von Leiden, durch frühzeitiges Erkennen und Behandeln von Problemen im physischen, psychischen, sozialen und spirituellen Bereich. Die Begriffe Palliativmedizin und Palliativversorgung können synonym verwendet werden. Im Sinne des englischsprachigen „Palliative Care" sind sie Oberbegriffe für alle Aktivitäten zur Verbesserung der Lebensqualität bei Menschen mit nicht heilbaren, lebensbedrohlichen onkologischen oder nichtonkologischen Erkrankungen. Besonders wichtig ist der interdisziplinäre und multiprofessionelle Charakter dieses Versorgungsbereichs.

2018 verstarben in Deutschland rund 950.000 Menschen. Wie in den Vorjahren waren Erkrankungen des Kreislaufsystems (ca. 36 %) und Krebserkrankungen (ca. 25 %) die häufigsten Todesursachen, wobei mit zunehmendem Lebensalter Herz-Kreislauf-Erkrankungen weiter an Bedeutung gewinnen (➤ Abb. 8.1).

Die letzte Lebensphase der Menschen ist heterogen und verläuft sehr unterschiedlich (➤ Abb. 8.2). Chronische Erkrankungen, die über viele Jahre mehr oder weniger stabil waren, können sich verschlechtern und neue Erkrankungen hinzutreten, und das soziale Netz kann sich ändern (z. B. Umzug in ein Altenpflegeheim, Tod des Lebenspartners, Wegzug der Kinder). In der Literatur werden unterschiedliche Verlaufsmuster der letzten Lebensphase beschrieben, die sich so oder zumindest ähnlich in der Praxis oftmals wiederfinden:

- Stetige Progression einer Erkrankung mit typischerweise recht klar umschriebener terminaler Phase (Sterbephase); dieses Verlaufsmuster zeigt sich oftmals bei z. B. unheilbaren Krebserkrankungen.
- Kontinuierlicher Abbau der Funktionalität mit wiederholt auftretenden Episoden akuter, notfallmäßiger Verschlechterung und intermittierenden Phasen der Erholung, anzutreffen z. B. bei nichtmalignen Organerkrankungen (Herzinsuffizienz, COPD, terminale Niereninsuffizienz u. a.).
- Lang andauernder, eher schleichender Abbau körperlicher und kognitiver Funktionen, typischerweise zu beobachten bei gebrechlichen alten Menschen (Frailty).

Gerade bei längeren Verläufen und nichtonkologischen Erkrankungen ist im Versorgungsalltag mitunter schwierig zu erkennen, ob und wann eine palliativmedizinisch relevante Situation vorliegt und welche Handlungskonsequenzen sich daraus ergeben.

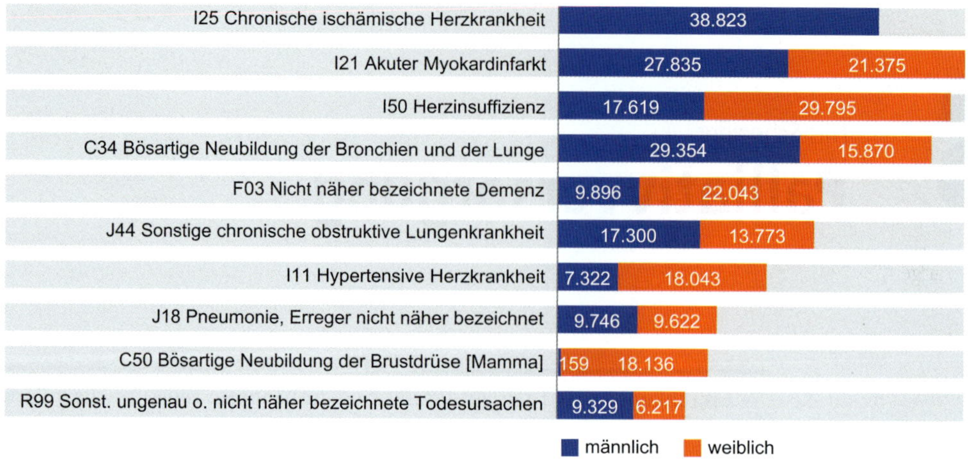

Abb. 8.1 Häufigste Todesursachen in Deutschland 2018 (Statistisches Bundesamt 2020) [L231]

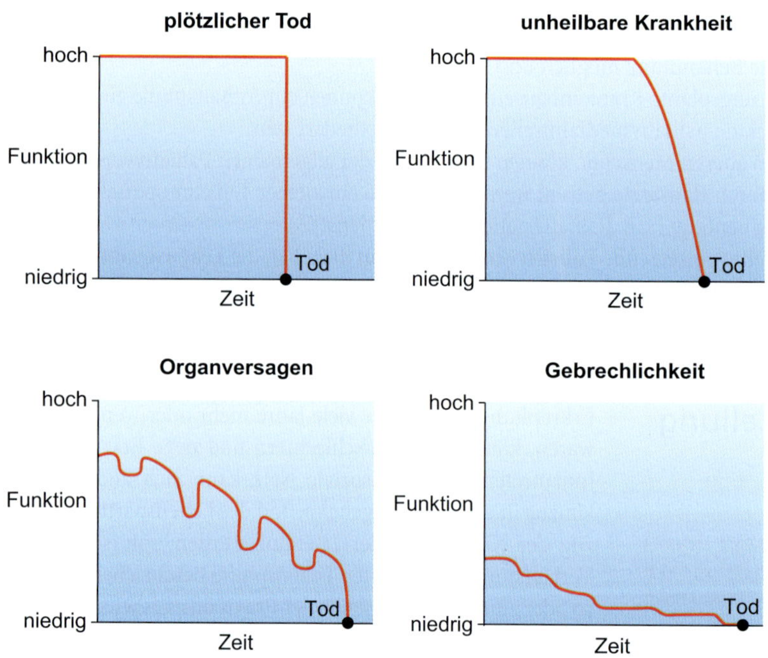

Abb. 8.2 Exemplarische Verlaufsmuster bei unterschiedlichen Erkrankungen in der letzten Lebensphase (Lunney et al. 2003) [L231]

8.2 Palliativsituation erkennen und erste Schritte

FALLBEISPIEL

Herr K., 82 Jahre

Der Patient lebt mit seiner Ehefrau in einer eigenen Wohnung. Beide versorgen sich selbstständig, sind mobil und sozial gut eingebunden. Als wesentliche Vorerkrankungen bestehen bei Herrn K. ein arterieller Hypertonus, ein oral eingestellter Diabetes mellitus, eine Koxarthrose und eine koronare Herzkrankheit (NYHA II–III). In den letzten Wochen hat Herr K. hartnäckigen Husten bekommen, einhergehend mit Abgeschlagenheit. Als auch Brustschmerzen hinzukommen, geht er auf Drängen seiner Ehefrau zum Hausarzt.

Im Röntgen-Thorax zeigt sich eine pulmonale Raumforderung. Die weiteren Untersuchungen im Krankenhaus ergeben die Diagnose eines nichtkleinzelligen Bronchialkarzinoms mit mediastinalen Lymphknotenmetastasen, Pleurainfiltration und Metastasierung in der kontralateralen Lungenhälfte. In der Zusammenschau des ausgedehnten Befunds, der Begleiterkrankungen und des Patientenwunsches fällt die Entscheidung für ein Vorgehen, das die Leidenslinderung als primäres Behandlungsziel definiert. Das Angebot einer Strahlentherapie bei zunehmender Schmerzsymptomatik lehnt Herr K. ab. Herr K. wird nach Hause entlassen, wo er durch einen ambulanten Pflegedienst und den Hausarzt betreut wird. Die Symptome lassen sich zunächst medikamentös gut lindern (orale Opioide fest und bei Bedarf, später Umstellung auf transdermale Applikation, Benzodiazepine nach Bedarf bei Luftnot und Angstattacken, Sauerstoffheimtherapie). Im Verlauf kommt es zu mehrfachen Krisensituationen mit Schmerz- und Luftnotattacken nachts, sodass der Hausarzt eine Verordnung für spezialisierte ambulante Palliativversorgung (SAPV) ausstellt und einen örtlichen Palliativdienst einschaltet. Das Hauptaugenmerk liegt auf der Sicherstellung einer 24-Stunden-Erreichbarkeit für den Patienten. Nach 5 Wochen verstirbt Herr K. an einem Samstagabend in seiner Wohnung.

Frau R., 91 Jahre

Die Patientin wohnt in einer betreuten Seniorenwohnanlage. Sie ist alleinstehend, ihr Mann ist vor 26 Jahren gestorben, sie hat keine Kinder. Frau R. ist nahezu blind, aber sie kommt in ihrem Apartment mit Rollator einigermaßen zurecht und nimmt auch an sozialen Aktivitäten teil (Musikkreis, gemeinsame Mahlzeiten). Der Pflegedienst unterstützt die Patientin beim Anziehen, beim Waschen und bei der Medikamenteneinnahme. Seit vielen Jahren hat sie einen unkomplizierten Diabetes mellitus, eine ausgeprägte Osteoporose und einen stark schwankenden Blutdruck. Im letzten Jahr kam es zu vier ungeplanten Krankenhauseinweisungen aufgrund von hypertensiven Krisen und Brustschmerzen, die jeweils nachts oder am Wochenende auftraten, weshalb der Pflegedienst den ärztlichen Notdienst oder Rettungsdienst verständigte. Im Krankenhaus wurde jedes Mal ein Herzinfarkt ausgeschlossen, auf eine invasive Diagnostik verzichtet und die Medikation umgestellt.
Der Hausarzt besucht Frau R. alle 3–4 Wochen, wobei sie zuletzt mehrfach in der Praxis angerufen und um kurzfristige Hausbesuche gebeten hat, vor allem aufgrund von Schwindel. Zudem ist sie im letzten ½ Jahr dreimal gestürzt (ohne Fraktur). Der Hausarzt kennt Frau R., seit sie vor mittlerweile 7 Jahren in die Wohnanlage gezogen ist, und beobachtet eine Verschlechterung ihres Gesundheitszustands im letzten Jahr. Er fühlt sich einerseits etwas hilflos, da er keine konkreten Handlungsoptionen sieht, findet andererseits aber, dass Frau R.s Zustand in Anbetracht ihres hohen Alters insgesamt eigentlich noch einigermaßen zufriedenstellend ist.

Hilfestellung beim Erkennen einer Palliativsituation bietet z. B. das *Supportive and Palliative Care Indicators Tool* (SPICT.

PRAXISTIPP

Das *Supportive and Palliative Care Indicators Tool* (SPICT) ist verfügbar unter:

https://else4.de/yx6

Bei SPICT handelt es sich um einen einseitigen Bogen, der auf einfache Weise **Indikatoren** nennt, die auf einen Bedarf an Palliativversorgung bei Patienten mit einer oder mehreren chronisch progredienten Erkrankungen hindeuten können:

- Mehrfache ungeplante Krankenhauseinweisungen
- Reduzierter Allgemeinzustand oder zunehmende Verschlechterung (Patient verbringt > 50 % des Tages liegend oder sitzend); Verbesserung ist unwahrscheinlich
- Pflegende Angehörige benötigen (zunehmend) Unterstützung/Entlastung
- Progredienter Gewichtsverlust; persistierendes Untergewicht; geringe Muskelmasse
- Anhaltende belastende Symptome trotz optimaler Therapie der zugrunde liegenden Erkrankung(en)
- Patient oder Angehörige signalisieren den Wunsch nach palliativer Versorgung und/oder Therapiebegrenzung/-abbruch

Liegen ein oder mehrere dieser Kriterien vor, sollte der konkrete Handlungs- und Versorgungsbedarf ermittelt werden. Dazu gehören u. a. folgende Maßnahmen:

- Klärung der Therapieziele und weitere Planung mit dem Patienten und der Familie
- Überprüfung der bestehenden Therapie (z. B. Medikamentenreview)
- Durchführung eines palliativmedizinischen Basisassessments zur strukturierten Erfassung und Beurteilung von Symptomen und Problemen
- Überprüfen, ob spezialisierte Palliativversorgung erforderlich ist (z. B. Verordnung von spezialisierter ambulanter Palliativversorgung; Muster 63: www.kbv.de/html/palliativversorgung.php)

Für ein strukturiertes Basisassessment stehen unterschiedliche standardisierte Instrumente zur Verfügung.

PRAXISTIPP

Für den Einstieg, aber auch zur Verlaufskontrolle bietet sich z. B. MIDOS (➤ Abb. 8.3) an:

https://else4.de/wfc

Das Assessment ist einfach und schnell durchzuführen, kann eigen- oder fremdanamnestisch erfolgen und gibt Aufschluss darüber, in welchen Bereichen vordringlicher Handlungsbedarf besteht (Intensität von Schmerzen, Luftnot, Übelkeit und anderen Symptomen, Allgemeinbefinden).

Minimales Dokumentationssystem MIDOS zu belastenden Symptomen
© Klinik für Palliativmedizin, Universitätsklinikum Bonn, D-53127 Bonn
Email: palliativmedizin@ukbonn.de

Sehr geehrte Patientin, sehr geehrter Patient, Sie kennen Ihre Situation selber am besten. Darum bitten wir Sie, diesen Bogen sorgfältig auszufüllen und die Aussagen so anzukreuzen, wie Sie sie im Augenblick bei sich wahrnehmen. Vielen Dank für Ihre Mitarbeit!	Name Datum

M1. Bitte kreuzen Sie an, wie stark heute Ihre Beschwerden sind.

Schmerz	□ keine	□ leichte	□ mittlere	□ starke Schmerzen
Übelkeit	□ keine	□ leichte	□ mittlere	□ starke Schmerzen
Erbrechen	□ keine	□ leichte	□ mittlere	□ starke Schmerzen
Luftnot	□ keine	□ leichte	□ mittlere	□ starke Schmerzen
Verstopfung	□ keine	□ leichte	□ mittlere	□ starke Schmerzen
Schwäche	□ keine	□ leichte	□ mittlere	□ starke Schmerzen
Appetitmangel	□ keine	□ leichte	□ mittlere	□ starke Schmerzen
Müdigkeit	□ keine	□ leichte	□ mittlere	□ starke Schmerzen
Depressivität	□ keine	□ leichte	□ mittlere	□ starke Schmerzen
Angst	□ keine	□ leichte	□ mittlere	□ starke Schmerzen
Andere:	□ keine	□ leichte	□ mittlere	□ starke Schmerzen
Andere:	□ keine	□ leichte	□ mittlere	□ starke Schmerzen

M2. Bitte kreuzen Sie an, wie Sie sich heute fühlen:

sehr schlecht	□ schlecht	□ mittel	□ gut	□ sehr gut

Befinden

M4. Selbsterfassung nicht möglich wegen:

Sprachproblemen	□ Schwäche	□ kognitiven Störungen	□ Patient lehnt ab

Abb. 8.3 MIDOS²-Fragebogen [H156-001, L231]

INTERPROFESSIONELLES TEAM

Die meisten Menschen können im Rahmen der allgemeinen Palliativversorgung betreut werden. Sie umfasst:

- Behandlung von Symptomen niedriger bis mittlerer Komplexität (physisch, psychisch, sozial und spirituell)
- Kommunikation
- Therapiezielfindung
- Koordination der Versorgung
- Einbeziehung von spezialisierter Palliativversorgung, wenn indiziert. Dies ist bei ca. 10–20 % der Menschen im letzten Lebensjahr erforderlich und kann z. B. stationär auf einer Palliativstation oder ambulant durch einen Palliativdienst (SAPV) erfolgen.

EVIDENZ

Patienten können bei Vorliegen einer unheilbaren, fortschreitenden Erkrankung von einer frühzeitig einsetzenden Palliativversorgung profitieren, auch parallel zu tumor- oder organspezifischen Therapien. Eine randomisierte kontrollierte Studie bei Patienten mit Bronchialkarzinomen und gastrointestinalen Tumoren deutet darauf hin, dass eine frühzeitige Integration von Palliativversorgung in onkologische Behandlungskonzepte bereits kurz nach der Diagnosestellung („early integration") die Lebensqualität verbessert (Temel et al. 2017).

8.3 Symptome und ihre Behandlung

LEITLINIEN

Leitlinienprogramm Onkologie (Deutsche Krebsgesellschaft, Deutsche Krebshilfe, AWMF): Palliativmedizin für Patienten mit einer nicht heilbaren Krebserkrankung, Langversion 2.1, 2020, AWMF-Registernummer 128-001OL

https://else4.de/y56

Zu den häufigsten Symptomen in der Palliativversorgung zählen:

- Schmerzen
- Luftnot
- Angst, Unruhe, Verwirrtheit

- Übelkeit, Erbrechen
- Verstopfung, Durchfall
- Erschöpfung, Schlafstörungen

Patienten mit nichtonkologischen Erkrankungen können gleichermaßen betroffen sein wie Patienten mit Krebserkrankungen. Auch in der Palliativversorgung sollte, wenn möglich, geklärt werden, ob eine behebbare Ursache vorliegt (➤ Box 8.1) und eine kausale Behandlung möglich, sinnvoll und gewünscht ist.

BOX 8.1

Verwirrtheit: Potenziell kausal therapierbare Ursachen

- Zerebrale Metastasen, Meningeosis carcinomatosa
- Medikamentennebenwirkungen (z. B. Steroide, Anticholinergika)
- Andere Probleme wie Harnverhalt, Schmerzen, Hyperkalzämie, Exsikkose, Hyponatriämie

➤ Tab. 8.1 stellt ausgewählte Behandlungsansätze bei häufigen in der Palliativsituation auftretenden Symptomen vor.

Für die **Schmerztherapie** gelten einige einfach anzuwendende Grundregeln:

- Das Stufenschema der WHO bietet eine gute Orientierung, wobei je nach Schmerzintensität die ersten Stufen übersprungen werden können.
- Die Kombination eines Opioids mit einem Nichtopioid-Analgetikum ist oft sinnvoll.
- Nichtsteroidale Antiphlogistika (NSAR) sollten bei älteren Patienten nur sehr eingeschränkt eingesetzt werden (Nieren-, Leber- oder Herzversagen). Besser verträgliche Stufe-I-Analgetika sind Paracetamol und Metamizol.

Tab. 8.1 Ausgewählte Symptome und Behandlungsansätze in der Palliativversorgung

Symptom	Behandlungsansätze (Beispiele)
Angst und Unruhe	• Nichtmedikamentös: ruhige Umgebung, Kommunikation • Medikamentös: Lorazepam, Midazolam
Atemnot	• Nichtmedikamentös: Ruhe bewahren und ausstrahlen, Kommunikation, Lagerungsmaßnahmen, Fenster öffnen • Medikamentös: Morphin, Lorazepam, Midazolam
Übelkeit und Erbrechen	• Nichtmedikamentös: kleine Mahlzeiten, ablenkende Verfahren, Vermeidung von starkem Essensgeruch, angenehme Atmosphäre • Medikamentös: Absetzen verzichtbarer Medikamente, Prophylaxe (Antiemese bei Chemotherapie, Opioidtherapie), Auswahl des Antiemetikums nach wahrscheinlicher Ursache (z. B. funktionelle Obstruktion: Metoclopramid; metabolische Ursache: Haloperidol; erhöhter intrakranieller Druck: Dexamethason, Dimenhydrinat)

- Als Stufe-III-Opioide der ersten Wahl sind nach Leitlinienempfehlung Morphin, Oxycodon und Hydromorphon anzusehen.
- Zusätzlich zur Dauertherapie mit einem retardierten Präparat sollte eine Bedarfsmedikation (nicht retardiert) für Schmerzspitzen verordnet werden.
- Die bevorzugte Applikationsform ist oral. Andere Applikationsformen (transdermal, subkutan, intravenös, rektal) sind Alternativen, falls eine orale Medikamenteneinnahme nicht möglich ist. Die in der Praxis viel verwendete transdermale Applikation ist oft nicht indiziert und gerade bei älteren Patienten risikoreich (schlechte Steuerung, schwankende Resorption, Gefahr der Überdosierung).

INTERPROFESSIONELLES TEAM

Die Behandlung von Palliativpatienten erfolgt am besten im Team. Dabei haben Pflegekräfte, Sozialarbeiter, Physiotherapeuten, Psychologen, Seelsorger und Ehrenamtliche einen hohen Stellenwert. Allerdings müssen die Möglichkeiten zur Einbeziehung und Zusammenarbeit in jedem Einzelfall individuell geprüft werden und richten sich nach der jeweiligen Verfügbarkeit im Krankenhaus und in der Versorgungsregion. Besonders im ambulanten Bereich und außerhalb der Ballungszentren bestehen diesbezüglich erhebliche regionale Unterschiede.

PATIENTENINFO

Der Wegweiser Hospiz- und Palliativmedizin bietet eine frei zugängliche Suchfunktion für Hospize, Palliativstationen, Hospizdienste und Palliativdienste:

https://else4.de/764

LITERATUR

Afshar K, Müller-Mundt G, Schneider N. Wie können Patienten mit chronisch fortschreitenden nicht-onkologischen Erkrankungen erkannt werden, bei denen eine Palliativversorgung sinnvoll ist? Z Palliativmedizin 2016; 17: 133–138.

Bausewein C, Roller S, Voltz R. Leitfaden Palliative Care – Palliativmedizin und Hospizbegleitung. 6. A. München: Urban & Fischer 2018.

Deutsche Gesellschaft für Palliativmedizin. Dokumentationshilfen. Palliativmedizinisches Basisassessment; www.dgpalliativmedizin.de/category/5-neu-ops-8-98e-dokumentationshilfen.html (letzter Zugriff: 22.1.2021).

Lunney JR, Lynn J, Foley DS, et al. Patterns of functional decline at the end of life. JAMA 2003; 289: 2387–2392.

Temel JS, Greer JA, El-Jawahri A, et al. Effects of early integrated palliative care in patients with lung and GI cancer: A randomized clinical trial. J Clin Oncol 2017; 35(8): 834–841.

KAPITEL

9 Medikamente

Olaf Krause

Kernaussagen

- Der ältere Organismus reagiert verändert, häufig empfindlicher, auf Medikamente.
- Die Erhebung **aller** eingenommenen Medikamente ist der Schlüssel zur adäquaten Beurteilung und Therapie.
- Zusätzlich eingenommene Arzneimittel (frei verkäufliche „OTC", auch pflanzliche Wirkstoffe und Nahrungsergänzungsmittel) sind aktiv zu erfragen.
- Doppelverordnungen sind unbedingt zu vermeiden.
- Polypharmazie (≥ 5 Medikamente) ist häufig und betrifft vor allem alte Menschen, besonders in geriatrischen Kliniken und in Heimen.
- Potenziell inadäquate Medikamente (PIM) sind (möglichst) zu meiden.
- Ein regelmäßiges Medikamentenreview ist für ältere Menschen wichtig, z. B. alle 6 Monate und nach Entlassung aus dem Krankenhaus.
- Listen zur Bewertung der Medikamente (PRISCUS, FORTA) sind hilfreich.
- „Start low, go slow" ist das Grundprinzip der geriatrischen Pharmakotherapie.
- Das Absetzen von Medikamenten ist möglich, bedarf aber einer guten Kommunikation zwischen Arzt und Patient/Angehörigen.
- Für das Absetzen („Deprescribing") von Medikamenten (z. B. Neuroleptika) existieren hilfreiche Leitlinien und Hinweise.

9.1 Arzneimittel im Alter: Was ist anders?

Der Umgang mit der Pharmakotherapie älterer Menschen ist ein zentraler Bestandteil der Geriatrie. Durch eine veränderte Pharmakokinetik (u. a. eingeschränkte Nierenfunktion) und Pharmakodynamik reagieren alte Menschen auf Arzneimittel anders als junge Menschen. Häufig sind geriatrische Patienten dabei von einer sog. Polypharmazie betroffen.

DEFINITION

Unter **Polypharmazie** versteht man die tägliche und dauerhafte Einnahme von 5 oder mehr Arzneimitteln. Dabei werden alle verschriebenen Wirkstoffe gezählt (Dauer- und Bedarfsmedikation), aber auch alle frei verkäuflichen Präparate. Dies sind häufig Schmerzmedikamente, Vitamine und Schlafmedikamente. Die frei erhältlichen Arzneimittel werden auch als OTC-Medikamente („over-the-counter drugs") bezeichnet.

FALLBEISPIEL

Polypharmazie

Ein 79-jähriger Mann stellt sich in der Praxis vor. Er habe immer „Schwindel" und taumele hin und her, außerdem sei der Mund „immer trocken". Vorerkrankungen: Vorhofflimmern, Diabetes mellitus Typ 2, KHK mit Z. n. Stentimplantation, Z. n. Kolon-Ca, Z. n. Nieren-Tbc. Medikation:

- Metoprolol 95 mg 1-0-1
- Ramipril 5 mg/HCT 25 mg 1-0-1
- Amiodaron 200 mg 1-0-0
- Moxonidin 0,4 mg 1-0-1
- ASS 100 mg 1-0-0
- Doxazosin 0,4 mg 0-0-1
- Torasemid 10 mg 1/2-0-0
- Metformin 500 mg 1-0-1
- Bedarfsmedikation: Ibuprofen 600 mg
- OTC: Weißdorn-Kps. 1-0-1

Vorschlag für den Patienten: Es werden dauerhaft 10 Medikamente plus Ibuprofen bei Bedarf eingenommen. Der Blutdruck beträgt im Stehen 105/60 mmHg. Somit scheint es gerade im Stehen zu einer Hypotonie zu kommen. Der Patient soll daher Kompressionsstrümpfe tragen. HCT wird abends abgesetzt und die Moxonidin-Dosis halbiert. Die Kombination von HCT mit einem Schleifendiuretikum (Torasemid) bezeichnet man als „sequenzielle Nephronblockade", die bei alten Menschen möglichst vermieden werden sollte. Insofern wäre ein kompletter Auslass von HCT oder Torasemid sinnvoll. Auf Ibuprofen als Bedarfsmedikament soll wegen ASS in der Dauermedikation verzichtet werden (Alternative: Paracetamol oder Novaminsulfon). Nach 2 Wochen geht es dem Patienten besser, er kann mit seinem Enkel wieder Spaziergänge machen. Im Verlauf sollte noch die Antikoagulation bei Vorhofflimmern besprochen werden.

So wie im Fallbeispiel ist es häufig: Ein älterer Mensch mit vielen Vorerkrankungen trifft auf eine Vielzahl an Medikamenten, die untereinander und mit den Erkrankungen des Patienten in Interaktion treten. Bei geriatrischen Patienten muss daher unbedingt die Wechselwirkung bzw. synergistische Wirkung (**„drug-drug interaction"**) zwischen verschiedenen Medikamenten (→ Fallbeispiel) beachtet werden.
Gängige „**drug-drug interactions**" sind:
- Erhöhte Blutungsgefahr unter NSAR und ASS
- Niereninsuffizienz unter Kombination von NSAR, ACE-Hemmer und HCT
- Blutung unter Thrombozytenhemmer und Antikoagulans (➤ Abb. 9.1)
- Sturzgefahr unter Benzodiazepinen und Neuroleptika

Ebenso findet man im Alter **„drug-disease interactions"**, d. h., ein Medikament verschlechtert eine vorbestehende Erkrankung. Beispiele:

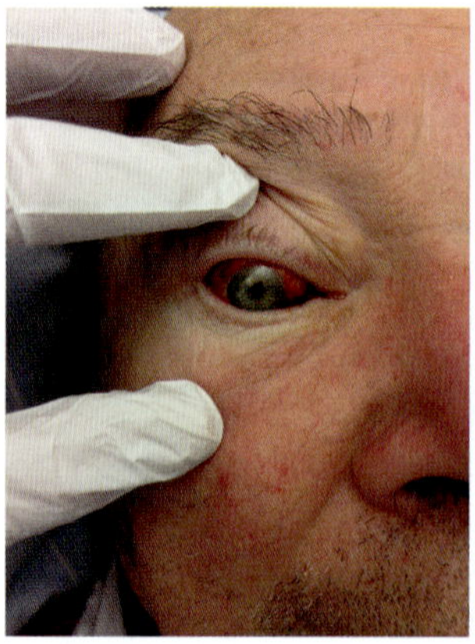

Abb. 9.1 87-jähriger Patienten mit Einblutung ins Auge unter ASS, Clopidogrel und einem direkten oralem Antikoagulans (DOAK). Vorher war die Implantation eines Drug-eluting-Stents bei akutem Koronarsyndrom erfolgt, gleichzeitig lag Vorhofflimmern vor. [P335]

Tab. 9.1 Häufige UAW und deren Auslöser (modifiziert und ergänzt nach Wehling und Burkhardt 2013)

Häufige Auslöser	UAW
Kardiovaskuläre Medikamente	Orthostatische Hypotension, Stürze, Obstipation, QT-Zeit-Verlängerung
Diuretika (z. B. HCT)	Elektrolytstörungen, ↓ Nierenfunktion, Delir (über Hyponatriämie)
Antidiabetika	Hypoglykämie, Sturz
Antibiotika	Allergie, Durchfall, Delir, QT-Zeit-Verlängerung
Analgetika (NSAR)	↓ Nierenfunktion, ↑ Blutung
Antikoagulanzien	↑ Blutung

- Rigor unter Neuroleptika beim Parkinson-Syndrom
- Kognitive Verschlechterung bei Demenz unter Therapie mit Antidepressiva (anticholinerge Wirkung)
- Verschlechterung einer orthostatischen Dysregulation durch Diuretika und Kombination mehrerer Antihypertensiva (→ Fallbeispiel)
- Verschlechterung einer Harninkontinenz unter Cholinesterasehemmern (zur Behandlung einer Demenz)

Im Alter ist die **Pharmakokinetik** nahezu immer beeinträchtigt, u. a. durch:
- eine verminderte glomeruläre Filtrationsrate (ausführlich ➤ Kap. 35),
- eine eingeschränkte Leberclearance,
- ein altersbedingt erniedrigtes Serum-Albumin,
- eine reduzierte Muskelmasse und ein reduzierter Wasseranteil im Körper,
- ein dadurch relativ erhöhter Fettanteil mit längerer Wirkung lipophiler Medikamente (z. B. Diazepam).

Auch die **Pharmakodynamik** ist oft anders im Alter; als Beispiele seien genannt:
- Gesteigerte Empfindlichkeit gegenüber Benzodiazepinen (Tagesmüdigkeit, Stürze), aber auch paradoxe Reaktionen
- Verstärkte Wirkung von Betablockern (Bradykardie, Hypotonie)
- Müdigkeit oder Verwirrtheit unter Opioiden

Die sog. unerwünschten Arzneimittelwirkungen (UAW) spielen eine große Rolle bei geriatrischen Patienten und können Ursache für eine Krankenhausaufnahme sein. Die Häufigkeit wird in Studien unterschiedlich angegeben. Es ist jedoch davon auszugehen, dass mindestens 10 % aller Aufnahmen von geriatrischen Patienten direkt auf eine UAW zurückzuführen sind. Die häufigsten Auslöser und häufigsten UAW sind in ➤ Tab. 9.1 aufgeführt.

Beim Einsatz der genannten Medikamentengruppen im Alter müssen daher die möglichen UAW bedacht werden.

Praxistipp Auch nach Medikamenten fragen, die vom Ehepartner oder auch Freunden/Nachbarn eingenommen werden (beliebt: NSAR, Antihypertensiva, Diuretika, Schlafmedikamente). Diese Frage bringt manchmal erstaunliche zusätzliche Arzneimittel ans Licht. Dies verdeutlicht noch einmal die Wichtigkeit der Medikamentenanamnese. Patient und Angehörige müssen gründlich nach allen Arzneimitteln befragt werden.

PATIENTENINFO

Patient und Angehörige müssen ermutigt werden, alle eingenommenen Arzneimittel anzugeben. Ein aktueller Medikationsplan (Bundesmedikationsplan) ist wichtig, trotzdem muss immer abgeglichen werden:

- Werden die Medikamente auch tatsächlich so genommen?
- Was wird zusätzlich eingenommen?

Die Sicherstellung der richtigen Einnahme (vor dem Essen, im Sitzen/Stehen etc.) ist ebenfalls bedeutsam. Die Praktikabilität muss geprüft werden, z. B. ob eine Tablette aus dem Blister gedrückt werden kann.

Beim Absetzen von Medikamenten wäre eine Aufklärung des Patienten über mögliche klinische Symptome (z. B. Beinödeme nach Absetzen von Diuretika; Stimmungstief nach Auslass von Antidepressiva) wünschenswert.

9.2 Polypharmazie, PIM und Negativliste

Eine Polypharmazie ist schon bei unabhängig und in der eigenen Wohnung lebenden älteren Menschen häufig; von diesen nimmt etwa ein Drittel der über 65-Jährigen 5 oder mehr Arzneimittel ein (Moßhammer et al. 2016), bei geriatrischen Klinikpatienten (➤ Abb. 9.2) sind es häufig um die 70 % (eigene Daten). Auch bei Pflegeheimbewohnern nehmen etwa 70 % so viele Medikamente ein. Die Risiken einer Polypharmazie sind gut bekannt: verminderte Compliance, vermehrte Stürze, häufigeres Delir, mehr UAW und sogar eine Unterversorgung mit wichtigen Medikamenten (Moßhammer et al. 2016). Dieses Phänomen kann wie folgt zustande kommen: Bei einem Patienten, der bereits 14 Arzneimittel einnimmt, „scheut" der behandelnde Arzt, z. B. noch ein Medikament gegen Osteoporose anzusetzen.

In der Geriatrie sind auch die sog. **potenziell inadäquaten Medikamente (PIM)** bedeutsam, bei denen in summa mehr Nebenwirkungen als Nutzen für den Patienten auftreten können. Die PIM sind für den deutschen Sprachraum in der PRISCUS-Liste (→ Leitlinie – Listen – Links) und international in der Beers-Liste aufgeführt. Die **PRISCUS-Liste** ist eine sog. Negativliste, die Arzneimittel mit potenziellen Nebenwirkungen aufführt; es werden aber Therapiealternativen genannt. Zu den PIM gehören z. B. einige Benzodiazepine, trizyklische Antidepressiva, einige Urologika und Antihypertensiva (Clonidin, Doxazosin). Als UAW von PIM seien genannt: Stürze, Hypotension, Mundtrockenheit und Gedächtnisstörungen. Ungefähr 20–25 % der älteren Patienten bekommen ein PIM (Moßhammer et al. 2016). PIM sind dabei ein Risikofaktor für eine Krankenhausaufnahme. Manche Medikamente der PRISCUS-Liste erscheinen veraltet, bei anderen Medikamenten beginnt die potenziell inadäquate Wirkung erst bei einer höheren Dosis (z. B. bei Oxazepam ab 60 mg). Insofern gibt es auch Kritik an der Liste. Generell sollten PIM gemieden oder es sollte auf eine empfohlene Dosis reduziert werden (z. B. Zolpidem auf max. 5 mg/Tag).

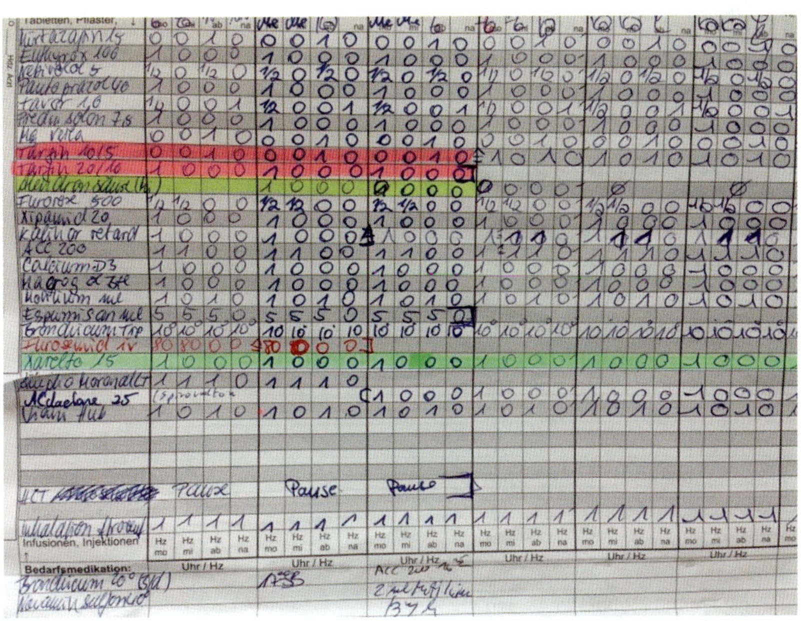

Abb. 9.2 Ausgeprägte Polypharmazie (23 Arzneimittel) bei einer alten Patientin mit Leber- und Nierensuffizienz (Cor pulmonale mit Leberstauung) [P335]

EVIDENZ

Eine Polypharmazie ist z. B. als Risikofaktor für Stürze und das Auftreten eines Delirs bekannt; der Gebrauch von PIM geht mit einem erhöhten Risiko für eine Krankenhausaufnahme einher. Eine Übersichtsarbeit aus dem Jahr 2014 zeigte jedoch, dass eine Polypharmazie bei ambulanten Patienten nicht eindeutig als Risikofaktor für verschiedene Outcomes wie Stürze, Hospitalisierung und Mortalität bewertet werden kann (Fried et al. 2014). Daher hat dem Arzt bei der Behandlung alter, multimorbider Patienten die Folgen einer inadäquaten Pharmakotherapie häufig vor Augen, es bleibt aber unbekannt, ob eine Verringerung der Medikamente bzw. von PIM klinische Outcomes wirklich und nachhaltig verbessern kann.

9.3 Positivliste (FORTA), weitere Entscheidungshilfen

Eine Positivliste fasst Medikamente zusammen, die für den älteren Menschen als medizinisch sinnvoll erachtet werden, z. B. ACE-Hemmer bei arterieller Hypertonie.

Eine solche Liste ist die **FORTA-Liste** (FORTA: „**f**it **f**or **t**he **a**ged"). Darin werden Medikamente in Bezug auf Indikationen (Herzinsuffizienz, Hypertonie) in die Kategorien A, B, C und D eingeteilt.

- Kategorie A wäre für den älteren Menschen gut geeignet und durch größere Studien untersucht, z. B. ACE-Hemmer und langwirksame Kalziumantagonisten bei arterieller Hypertonie.
- Kategorie B enthält eingeschränkt geeignete Medikamente, weil z. B. die Compliance schlechter ist oder im Alter häufiger Nebenwirkungen auftreten. Das trifft z. B. für Diuretika und Betablocker bei arterieller Hypertonie im Alter zu.
- Kategorie C weist ein ungünstiges Verhältnis zwischen Nutzen und Risiko für den älteren Patienten auf (wie Digoxin bei Herzinsuffizienz).
- Die Kategorie D sollte immer vermieden werden (Benzodiazepine; Verapamil bei arterieller Hypertonie).

Das Anwenden der FORTA-Liste auf einer geriatrischen Station kann das Medikamentenregime sicherer gestalten. Die FORTA-Liste ist auch als App verfügbar.

Des Weiteren gibt es in englischer Sprache die **START/STOPP-Kriterien** aus Irland, die eine Negativliste (STOPP) und zusätzlich Positivempfehlungen beinhalten.

Ein weiteres Instrument zur Beurteilung einer (Multi-)Medikation im Alter ist der auch in deutscher Sprache erhältliche *Medication Appropiateness Index* (MAI) (Hausärztliche Leitlinie Multimedikation 2014). In 10 Leitfragen wird dabei nach der Indikation, der Therapiedauer etc. eines Medikaments gefragt. Ziel ist es, eine unnötige Medikation zu erkennen und die Anwendungssicherheit der Medikation zu erhöhen. Somit kann man zwei Arten von Instrumenten unterscheiden:

- Medikamentenübergreifende Entscheidungshilfen (wie MAI)
- Medikamentenspezifische Entscheidungshilfen: PRISCUS-Liste, FORTA-Liste, START/STOPP-Kriterien

Beim alten, multimorbiden Patienten können diese Entscheidungshilfen oder auch ein elektronisches Medikamentenverordnungssystem dem behandelnden Arzt eine gute Hilfe erweisen. Trotzdem bleibt es bei vielen Patienten eine individuelle Entscheidung, ob der Patient von einem Arzneimittel mehr Nutzen oder Schaden zu erwarten hat. Bei geriatrischen Patienten muss daher eine kritische Abwägung erfolgen. So muss z. B. bei Statinen geklärt werden, ob der statistische prognostische positive Effekt die möglichen Nebenwirkungen überwiegt (sog. „time to benefit"). Nützlich für die hausärztliche Medizin ist auch die „Hausärztliche Leitlinie Multimedikation" (→ Leitlinie – Listen – Links), die wichtige Empfehlungen zusammenfasst.

Ein weiterer, ganz praktischer Aspekt bei der Pharmakotherapie ist in ➤ Abb. 9.3 zu sehen. Bitte schauen Sie die Medikamente durch und überlegen Sie, welches Problem sich darin verbirgt.

Medikamentenempfehlung
bei Entlassung

Präparat	Einheit	morgens	mittags	abends	nachts
HCT 12,5	mg	1	-	-	-
Opipram 50	mg	-	-	1	-
Verapamil 120 ret.	mg	1	-	1	-
Beta Acetyldigoxin 0,1	mg	1	-	-	-
Artovastatin 20	mg	-	-	1	-
Metformin 1.000	mg	1	-	1	-
Apixaban 5	mg	1	-	1	-
Hydromorphon 2	mg	1	-	-	-
Alendronsäure 70	mg	1	-	-	-
Cholecalciferol 20.000	I.E.	1	-	-	-
Macrogol Btl.	mg	1	-	-	-
Sitagliptin und Metformin 64,24/1000	mg	1	-	1	-

Abb. 9.3 Entlassungsmedikation im klassischen Arztbrief, Polypharmazie mit 12 Medikamenten und 13 Wirkstoffen [L231]

Sicher haben Sie es herausgefunden: Es liegt eine **Doppelverordnung** vor. Das Antidiabetikum Metformin ist zweimal verordnet worden (Zeile 6 und 12). Dadurch wird die Tageshöchstdosis (max. 3.000 mg) überschritten.

Die wichtigsten Empfehlen zur geriatrischen Pharmakotherapie sind abschließend in ➤ Box 9.1 für Sie zusammengefasst.

BOX 9.1

Empfehlungen zur Pharmakotherapie älterer Menschen (mod. und ergänzt nach Reuben et al. 2015; Wehling und Burkhardt 2019)

- Nach **allen** eingenommenen Medikamenten fragen (auch an OTC denken).
- Werden Medikamente des Ehepartners oder der Nachbarn eingenommen?
- Nach **Medikamentenallergien** bzw. -unverträglichkeiten fragen.
- „Time to benefit“ bedenken (z. B. Statine).
- **Vorsicht bei zentral wirksamen Medikamenten** (Benzodiazepine, Neuroleptika, Antidepressiva, zentral wirksame Antihypertensiva).
- Mit anderen verordnenden Fachspezialisten (Neurologen, Psychiater) kommunizieren.
- **Regelmäßiges Medikamentenreview**, vor allem beim Ansetzen eines neuen Medikaments und nach Entlassung aus dem Krankenhaus.
- **Doppelverordnungen** erkennen und vermeiden.
- Nebenwirkungen und Wechselwirkungen beachten.
- Bei Verschlechterung an eine Nebenwirkung denken.
- Praktikabilität bei alten Menschen bedenken (Augentropfen, Dosierspray).
- Mit niedriger Dosis beginnen, langsam steigern: **start low, go slow**.

9.4 Absetzen („Deprescribing“) von Medikamenten

Das Absetzen von Medikamenten bei alten Menschen gehört bei vielen Ärzte sowohl in der Praxis als auch im Krankenhaus zur täglichen Routine. Die UAW „leiten“ den Arzt dabei. Ein klares Beispiel hierfür wäre eine Patientin, die mit HCT therapiert und wegen einer Exsikkose und Hyponatriämie ins Krankenhaus eingeliefert wird. Hier würde man natürlich die Vormedikation absetzen oder umstellen, da eine bekannte UAW von HCT eine Hyponatriämie ist. Häufig fragen jedoch Patienten an, ob man von den vielen Medikamenten „nicht mal was weglassen kann“.

Das geplante Absetzen von Medikamenten im Rahmen einer Überprüfung aller Medikamente muss dem Patienten und auch seinen Angehörigen immer gut kommuniziert werden, denn das Absetzen könnte als fehlende ärztliche Zuwendung oder gar als ärztlicher Nihilismus missverstanden werden. Es ist zeitintensiv und bedarf stets auch der Aufklärung über das Auftreten möglicher Symptome nach Absetzen des jeweiligen Medikaments. Hilfreich kann dabei der nur in Englisch verfügbare **Medstopper** sein (→ Praxistipp), der die Dauer der Absetzphase und die Nebenwirkungen auflistet, die nach dem Absetzen eines bestimmten Medikaments auftreten können.

PRAXISTIPP

- PRISCUS-Liste: (erster Treffer bei Eingabe von „Priscus“ in eine Suchmaschine)
  https://else4.de/r5o
- FORTA: (oder „FORTA“ als Suchbegriff eingeben, erster Treffer), auch als App erhältlich
  https://else4.de/xaa
- Medstopper (Absetzhilfe für Medikamente):
  https://else4.de/cdw
- Absetzen von Neuroleptika bei Demenzpatienten:
  https://else4.de/jsj

Bei Psychopharmaka wie Neuroleptika und Antidepressiva sollte immer auch an die Möglichkeit des Absetzens gedacht werden (Hager et al. 2019). Gerade bei Demenzpatienten, die Neuroleptika einnehmen, sollte nach 6 Monaten ein Absetzversuch unternommen werden. Ein hilfreiches Absetzschema ist von den Herausgebern dieses Buches veröffentlicht worden (→ Praxistipp). Als Faustregel gilt: Alle 1–2 Wochen die Dosis um 25–50 % reduzieren. Wenn ein Patient nach einem Delir z. B. 100 mg Quetiapin pro Tag erhält und wieder orientiert ist, die Dosis auf 75 mg reduzieren, nach einer weiteren Woche auf 50 mg usw. Das Grundprinzip „Start low, go slow“ gilt also genauso, nur quasi umgekehrt.

INTERPROFESSIONELLES TEAM

Sowohl im hausärztlichen als auch im stationären Bereich existieren Modellprojekte zum interprofessionellen Medikationscheck. Dabei kooperieren ein Arzt und ein Apotheker, im Krankenhausbereich auch als „Tandemvisite" bezeichnet. Im ambulanten Bereich kann auch eine Medizinische Fachangestellte oder ein Case Manager/ambulanter Pflegedienst einbezogen werden. Besonders vulnerabel für UAW sind Heimbewohner; hier ist unbedingt eine vermehrte Teamarbeit (z. B. Bereichsleitung – Arzt – Apotheker) zu fordern.

Leitlinien

Hausärztliche Leitlinie Multimedikation; Stand: 12/2020

https://else4.de/lom

LITERATUR

Fried TR, O'Leary J, Towle V, et al. Health outcomes associated with polypharmacy in community dwelling older adults: a systematic review. J Am Geriatr Soc 2014;62: 2261–2272.

Hager K, Temps T, Krause O. Antidementiva, Antidepressiva und Neuroleptika bei alten Patienten absetzen – Wann möglich, wann nicht? Med Klin Intensivmed Notfmed 2019; 114: 463–469.

Moßhammer D, Haumann H, Mörike K, et al. Polypharmacy – an upward trend with unpredictable effects. Dtsch Arztebl Int 2016; 113: 627–633.

Reuben DB, Herr KA, Pascala JT, et al. Appropriate prescribing, drug interactions, and adverse events. In: Geriatrics At Your Fingertips. 17th edn. New York: The American Geriatrics Society 2015, pp. 16–18.

Wehling M, Burkhardt H. Arzneitherapie für Ältere. 5. A. Berlin, Heidelberg: Springer 2019.

KAPITEL

10 Demenz

Klaus Hager

Kernaussagen

- Die Demenz ist ein vor allem im höheren Alter häufig auftretendes Syndrom, das klinisch, unterstützt durch einfache Tests, ohne apparative Hilfe diagnostiziert wird.
- Je geringer die Defizite sind, desto problematischer ist die Diagnose. Hier helfen eine erweiterte neuropsychologische Testung oder eine Verlaufskontrolle in 6–12 Monaten.
- Nach der Syndromdiagnose Demenz sollten die Ursache und der Schweregrad geklärt werden, da sich die Therapie danach richtet.
- Bei der Erstdiagnostik sind eine Blutentnahme sowie eine zerebrale Schnittbildgebung (z. B. cMRT) wichtig.
- Bei der Alzheimer-Demenz erfolgt die medikamentöse Behandlung der Merkfähigkeits- und der sonstigen kognitiven Defizite mit Cholinesterasehemmern bzw. mit Memantin.
- Sehr wichtig ist auch ein geduldiges und verständnisvolles Umfeld.

10.1 Definition

Demenz bezeichnet ein Syndrom, bei dem es zu Einschränkungen der geistigen Leistungsfähigkeit und/oder der Persönlichkeit gekommen ist, sodass der Alltag nur noch mit Einschränkungen bewältigt werden kann.

Die 2016 aktualisierte Leitlinie Demenzen fasst den momentanen Kenntnisstand zusammen. Darin wird gefordert, dass eine frühzeitige syndromale und ätiologische Diagnostik zu ermöglichen sei. Damit sind die Diagnostik des Demenz-Syndroms und die Bestimmung der verursachenden Krankheit gemeint.

FALLBEISPIEL

Ein 54-jähriger Mann stellt sich mit seit 4 Jahren bestehenden kognitiven Defiziten vor, aufgrund derer er auch seine herausgehobene berufliche Stellung verlor. Die Ehefrau berichtet von Merkfähigkeits- und Handlungsplanungsstörungen. Eine familiäre Vorbelastung ist nicht bekannt.

Im DemTect können von den 10 Worten nur zwei Worte unmittelbar reproduziert werden. Bei der verzögerten Abfrage wird kein Wort mehr erinnert (➤ Abb. 10.1). Im Mini-Mental-Status-Test (MMST) können die Fragen zur zeitlichen Orientierung nicht mehr beantwortet werden. In der Liquorpunktion sind das Tau-Protein sowie das Phospho-Tau erhöht, das 1–42 Beta-Amyloid sowie die Amyloid-Ratio hingegen liegen im Normbereich. Aufgrund der erheblichen Auswirkungen für das weitere Leben des Patienten sowie seiner Lebenspartnerin wird noch ein Amyloid-PET mit Florbetaben zur Bestätigung durchgeführt, das eine erhebliche Ansammlung von Amyloid im Gehirn des Patienten nachweist (➤ Abb. 10.2). Somit ist mit sehr hoher Wahrscheinlichkeit von einer Alzheimer-Demenz auszugehen.

Eine Therapie mit einem Cholinesterasehemmer wird eingeleitet und der Patient in sechs Monaten zu einer Kontrolle einbestellt.

10.2 Häufigkeit

In Deutschland wird derzeit mit 1,2 Mio. Demenzerkrankten gerechnet, wobei dies die Situation sogar noch unterschätzen kann, da initiale Krankheitsstadien oft nicht erfasst werden.

Die Häufigkeit der Demenz steigt mit dem Lebensalter an. In der Altersgruppe der 60- bis 65-Jährigen liegt die Häufigkeit noch bei unter einem Prozent. Bei den 80- bis 85-Jährigen hingegen liegt sie bei zirka 12 % bzw. in der gesamten Gruppe der über 80-Jährigen bei etwa 20 %.

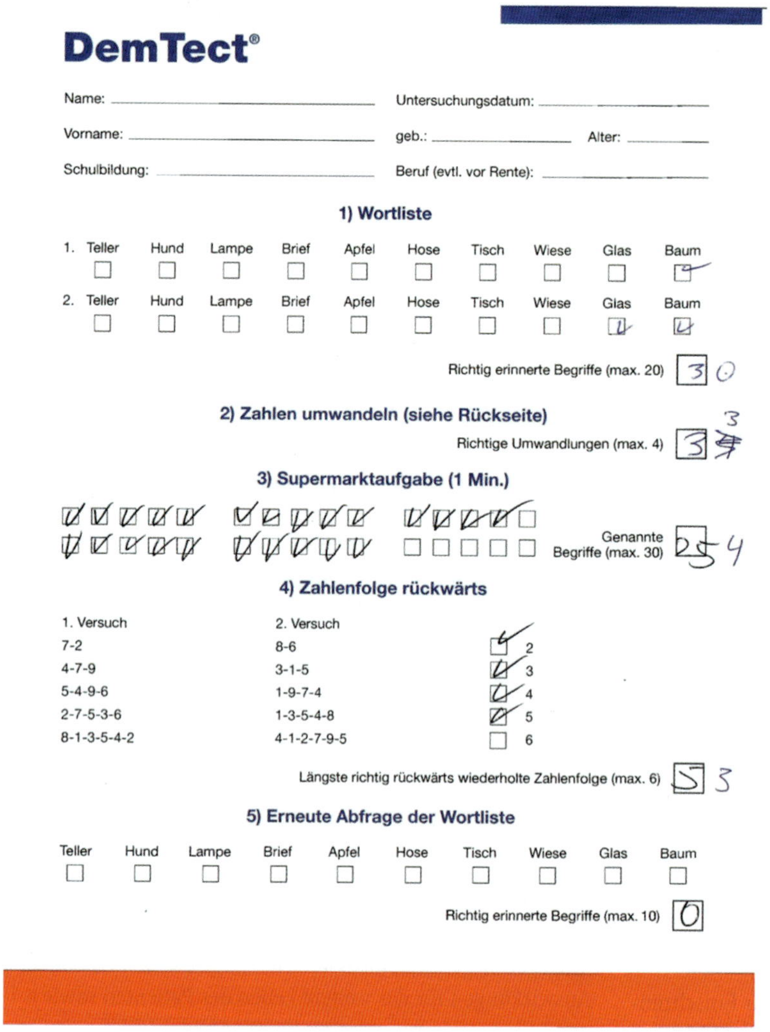

DemTect®

Name: Untersuchungsdatum:
Vorname: geb.: Alter:
Schulbildung: Beruf (evtl. vor Rente):

1) Wortliste

1.	Teller	Hund	Lampe	Brief	Apfel	Hose	Tisch	Wiese	Glas	Baum
2.	Teller	Hund	Lampe	Brief	Apfel	Hose	Tisch	Wiese	Glas	Baum

Richtig erinnerte Begriffe (max. 20) 3 0

2) Zahlen umwandeln (siehe Rückseite)

Richtige Umwandlungen (max. 4) 3 3

3) Supermarktaufgabe (1 Min.)

Genannte Begriffe (max. 30) 25 4

4) Zahlenfolge rückwärts

1. Versuch	2. Versuch	
7-2	8-6	2
4-7-9	3-1-5	3
5-4-9-6	1-9-7-4	4
2-7-5-3-6	1-3-5-4-8	5
8-1-3-5-4-2	4-1-2-7-9-5	6

Längste richtig rückwärts wiederholte Zahlenfolge (max. 6) 5 3

5) Erneute Abfrage der Wortliste

Teller Hund Lampe Brief Apfel Hose Tisch Wiese Glas Baum

Richtig erinnerte Begriffe (max. 10) 0

Abb. 10.1 DemTect-Ergebnis des Patienten [F819-002]

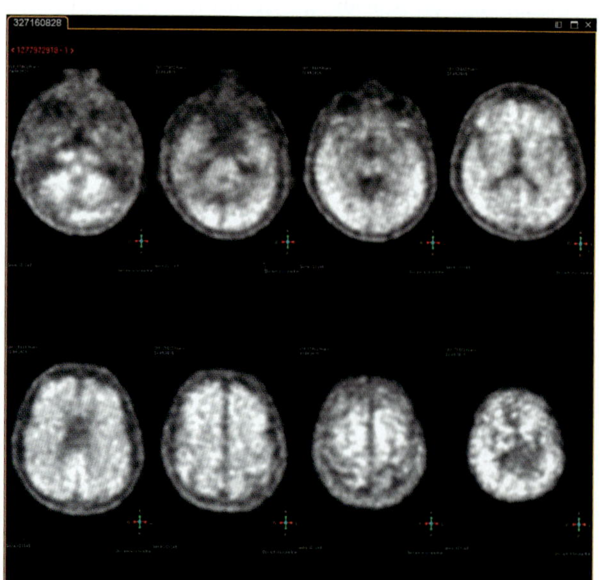

Abb. 10.2 Amyloid-PET des Patienten [P334]

Die Zahl der Demenzerkrankten wird durch die Zunahme des Anteils alter Menschen in Deutschland in Zukunft stark ansteigen. Die Häufigkeit der Demenzerkrankten in einer Altersgruppe scheint allerdings in den Industrienationen gering rückläufig zu sein. Als Gründe hierfür könnten die bessere Behandlung vaskulärer Risikofaktoren, die höhere Vorbildung der älteren Mitbürger sowie der bessere Gesundheitsstatus diskutiert werden.

Die Demenz ist eine „teure“ Erkrankung, vor allem durch die Kosten für die Pflege und die Pflegeheimbetreuung in den schweren Krankheitsstadien.

10.3 Schweregrade kognitiver Beeinträchtigungen im Alter

Nicht jedes Nachlassen der geistigen Leistungsfähigkeit im Alter muss eine Demenz sein. Differenzialdiagnostisch kann man an mehrere Ursachen denken:

- Subjektive kognitive Einbußen
- Altersbedingtes Nachlassen der Kognition
- Geringe geistige Einbußen, Mild Cognitive Impairment (MCI)
- Prodromale Demenz (positive Biomarker, jedoch noch keine kognitiven Einbußen)
- Leichte bzw. initiale, mittelschwere und schwere Demenz (Schweregradeinteilung ➤ Tab. 10.1)

Mit zunehmendem Alter bleiben die erfahrungsbasierten, sog. „kristallinen" Leistungen (z. B. Sprachschatz) relativ gut erhalten, während die auf Geschwindigkeit und Abstraktion basierenden „fluiden" Leistung bereits ab dem mittleren Lebensalter abnehmen. Um ein Nachlassen der Leistungsfähigkeit im Rahmen des „normalen" Alterns von einem darüber hinausgehenden Prozess unterscheiden zu können, sind Tests von Vorteil, die eine Vergleichsgruppe gesunder Probanden vorweisen können (z. B. CERAD plus).

Die Einteilung in leichte, mittelschwere oder schwere Demenz kann beispielsweise mit dem Mini-Mental-Status-Test (MMST, ➤ Kap. 5.4.4) erfolgen. Für die Alzheimer-Demenz ist die Unterteilung in ➤ Tab. 10.1 geläufig (S3-Leitlinie Demenzen), die auch therapeutische Konsequenzen hat.

Tab. 10.1 Schweregrade der Alzheimer-Erkrankung auf der Basis von MMST-Resultaten

MMST-Score	Schweregrad
20–26	Leichte Alzheimer-Erkrankung
10–19	Moderate/mittelschwere Alzheimer-Erkrankung
> 10	Schwere Alzheimer-Erkrankung

PATIENTENINFO

Nicht jedes Nachlassen der geistigen Leistungsfähigkeit im Alter muss Anzeichen für eine Demenz sein. Im höheren Alter kann es durchaus „normal" sein, wenn man „mal etwas" vergisst oder einem z. B. Wörter nicht mehr so schnell einfallen.

10.4 Leichte kognitive Defizite (Mild Cognitive Impairment, MCI)

In der Gruppe der Patienten mit milden kognitiven Beeinträchtigungen bestehen zwar kognitive Defizite, die über die Altersnorm hinausgehen, die aber noch keine Probleme im Alltag darstellen und nicht den Schweregrad einer Demenz aufweisen. Kriterien für das MCI sind:

- Klagen des Patienten über Einbußen
- Bestätigung z. B. durch den Lebenspartner
- In Tests nachweisbare kognitive Einbußen, die über die Altersnorm hinausgehen
- Keine Beeinträchtigung der Alltagsfunktionen

Ist lediglich das Kurzzeitgedächtnis betroffen, liegt ein **amnestisches MCI** (aMCI) vor.

Ein Teil der MCI-Patienten konvertiert im Verlauf in eine Demenz. Daher sollten die MCI-Patienten weiter betreut und z. B. in Abständen von ca. 6–12 Monaten erneut gesehen werden. Die Konversionsrate beträgt ca. 10 % pro Jahr. Ein großer Teil der MCI-Patienten bleibt aber auf einem „stabilen" Niveau.

10.5 Symptome der Demenz

Das häufigste Symptom der Demenz sind Merkfähigkeits- oder Kurzzeitgedächtnisstörungen. Jedoch können auch alle anderen höheren geistigen Funktionen oder auch die Persönlichkeit betroffen sein. Die Defizite können folgende Bereiche betreffen:

- Gedächtnis, vor allem die Merkfähigkeit für kurz Zurückliegendes, Kurzzeitgedächtnis
- Wortfindung
- Handlungsplanung (sog. Praxie)
- Logisches, abstraktes Denken
- Urteils- und Kritikfähigkeit
- Krankheitseinsicht
- Räumliche Orientierung
- Schnelligkeit der Informationsverarbeitung

Verlauf

Von den ersten Anzeichen einer demenziellen Entwicklung bis zum Tod dauert es im Mittel ca. 10 Jahre. Schnellere und langsamere Verläufe sind natürlich möglich.

Der MMST sinkt bei einer Alzheimer-Krankheit typischerweise um 1–3 Punkte pro Jahr. Aber auch hier sind schnellere und langsamere Verläufe möglich.

INTERPROFESSIONELLES TEAM

Das gesamte Team (Hausarztpraxis, Geriatrie, Pflegeheim) muss im Umgang mit dem Demenzkranken und dessen Krankheitsverlauf vertraut sein. Die Kommunikation mit einem Demenzkranken erfordert von Arzt, Pflege und Therapeuten eine stadiengerechte Herangehensweise. Ein Demenzkranker im Initialstadium kann in der Therapie noch anspruchsvolle geistige Leistungen vollbringen, im fortgeschrittenen Stadium kann beispielsweise aber auch noch Biografiearbeit oder gemeinsames Singen möglich sein.

PATIENTENINFO

Hilfreicher Rat für pflegende Angehörige zum Umgang mit dementen Menschen findet sich auf der Internetseite des Zentrums für Qualität in der Pflege:

https://else4.de/omr

10.6 Diagnostik des Demenzsyndroms

Die Diagnostik eines Demenzsyndroms sollte nur auf Wunsch des Patienten erfolgen. Ein Screening auf kognitive Defizite mit automatisch daran anschließender Diagnostik ist, ohne dass der Patient dies wünscht, nicht sinnvoll.

Die Diagnose eines Demenzsyndroms erfolgt klinisch aufgrund der in ➤ Abb. 10.3 aufgeführten Kriterien, ggf. unterstützt durch eine kurze kognitive Testung zur Objektivierung der Defizite. Die Testung ist vor allem dann nötig, wenn die klinischen Symptome keine ausreichende Sicherheit geben. Die **Fremdanamnese** ist besonders wichtig, da Demenzkranke gegenüber ihren eigenen Defiziten nicht selten unkritisch sind.

Die Frage nach einem Demenzsyndrom ist vor allem in Anfangsstadien nicht immer leicht zu beantworten. Bei Unsicherheit oder geringen kognitiven Defiziten (MCI) sollte eine Verlaufstestung geplant werden. Bestätigt sich der Demenzverdacht nicht, sollte nach anderen Ursachen für die Klagen des Patienten gefahndet werden.

PRAXISTIPP

Ob die Bewältigung der Alltagsaktivitäten bereits eingeschränkt ist, lässt sich mitunter nur schwer beurteilen. Hier kann es helfen, den Lebenspartner zu fragen: *„Können Sie Ihren Lebenspartner eine Woche lang allein lassen?"*

Eine schwere Demenz verändert aber auch die Symptome sonstiger Erkrankungen. Symptome werden weniger konkret oder überhaupt nicht angegeben, sodass auf die nonverbale Kommunikation geachtet werden muss. Bei schwerer Demenz kann es vorkommen, dass sich beispielsweise Schmerzen nur durch Unruhe bemerkbar machen.

CAVE

Die Symptomatik weiterer Erkrankungen (z. B. Angina pectoris, Bauchschmerz) kann sich bei Demenzpatienten verändern und sehr unspezifisch sein.

10.7 Kognitive Tests

Kognitive Tests unterstützen lediglich die klinische Diagnose. Häufig verwendete Tests sind:

- Mini-Mental-Status-Test (MMST)
- DemTect
- Uhrentest
- Montreal Cognitive Assessment (MoCA)
- Consortium to Establish a Registry for Alzheimer's Disease (CERAD)

Der **CERAD-Test** beinhaltet Informationen zu Ergebnissen eines Vergleichskollektivs hinsichtlich Alter, Geschlecht und Vorbildung und eignet sich beispielsweise dazu, die Leistungen im Vergleich zu einer „Altersnorm" einzuordnen.

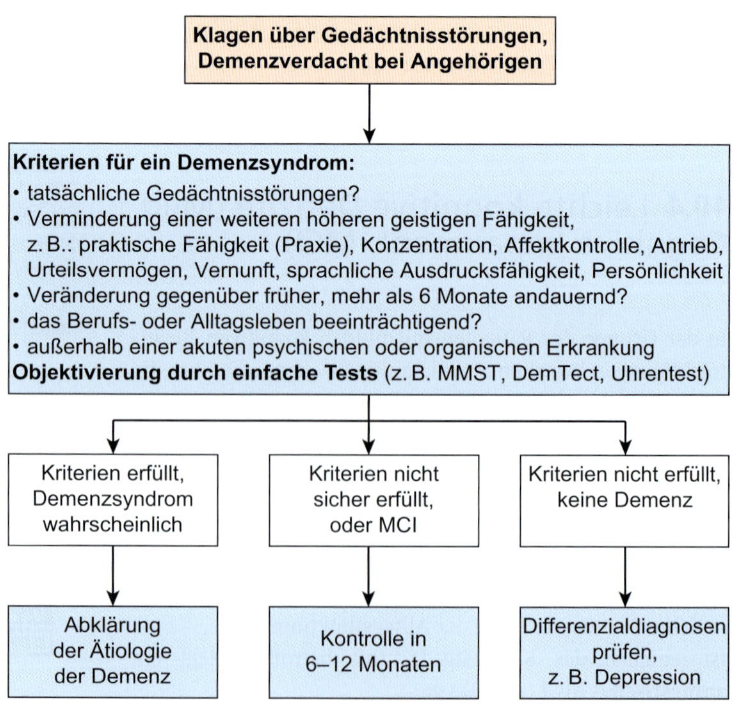

Abb. 10.3 Schematischer Ablauf der Diagnostik bei Klagen über Gedächtnisstörungen [L231]

Der **MoCA-Test** (➤ Abb. 10.4) prüft, ähnlich wie der MMST, verschiedene Domänen (z. B. Merkfähigkeit, Orientierung, räumlich visuelle Leistungen, Abstraktion). Er ist kostenlos im Internet zugänglich und liegt in mehr als 30 Sprachen vor (www.mocatest.org/).

10.8 Diagnostik der Demenzart

Für die Artdiagnostik (➤ Abb. 10.5) müssen weitere Befunde erhoben werden, insbesondere eine Blutentnahme sowie eine zerebrale Schnittbildgebung (cMRT oder cCT).

Im Rahmen der Basisdiagnostik werden folgende Serum- bzw. Plasmauntersuchungen empfohlen (S3-Leitlinie Demenzen): Blutbild, Elektrolyte (Na, K, Ca), Nüchternblutzucker, TSH, Blutsenkung oder CRP, GOT, GGT, Kreatinin, Harnstoff, Vitamin B_{12}.

Eine zerebrale Bildgebung ist wichtig. Dabei ist das MRT zu bevorzugen, da sich vaskuläre Schäden sowie die Hippocampi damit besser bewerten lassen. Wenn der Demenzpatient beispielsweise nicht lange genug ruhig liegen kann, ist natürlich auch ein cCT ausreichend. Regelmäßige MRTs im Verlauf sind dagegen nicht sinnvoll. Bei langjährig bestehender, typisch sich entwickelnder und mittlerweile schwerer Demenz kann auf ein cMRT/cCT auch verzichtet werden. Ein normales MRT schließt eine Alzheimer-Demenz nicht aus.

Eine Liquorpunktion ist beispielsweise bei jungen Patienten, bei Patienten mit ungewöhnlichem oder schnellem Verlauf sinnvoll. Sie erlaubt es, z. B. entzündliche Ursachen bzw. für eine Alzheimer-Krankheit wegweisende Proteine zu erkennen. Dabei werden das Tau-Protein bzw. das Phospho-Tau als Marker für Nervenzerfall und das 1–42-Beta-Amyloid als Marker für die Amyloidgenese bestimmt. Die Befunde sind nicht immer eindeutig zu interpretieren und sollten immer vor dem Hintergrund der sonstigen Befunde gesehen werden. Die kombinierte Bestimmung der Parameter

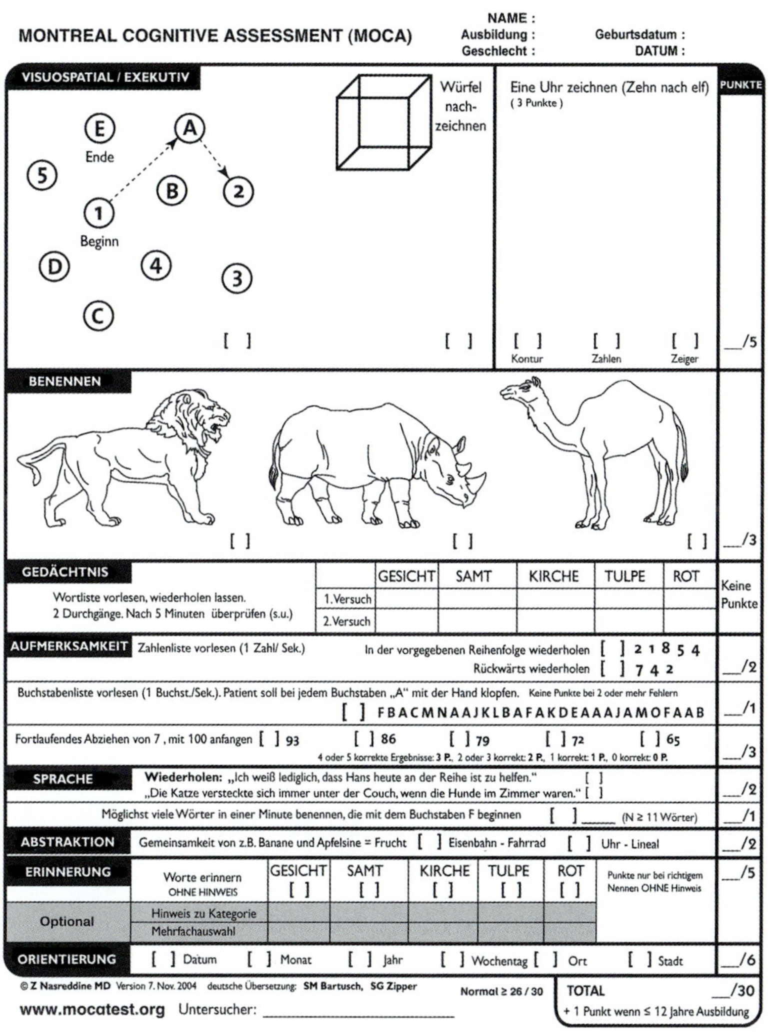
MONTREAL COGNITIVE ASSESSMENT (MOCA)
NAME :
Ausbildung :
Geschlecht :
Geburtsdatum :
DATUM :

VISUOSPATIAL / EXEKUTIV

[ ]
Würfel nachzeichnen [ ]
Eine Uhr zeichnen (Zehn nach elf) (3 Punkte)
[ ] Kontur [ ] Zahlen [ ] Zeiger
PUNKTE __/5

BENENNEN
[ ] [ ] [ ] __/3

GEDÄCHTNIS
Wortliste vorlesen, wiederholen lassen.
2 Durchgänge. Nach 5 Minuten überprüfen (s.u.)

	GESICHT	SAMT	KIRCHE	TULPE	ROT
1.Versuch					
2.Versuch					

Keine Punkte

AUFMERKSAMKEIT Zahlenliste vorlesen (1 Zahl/ Sek.)
In der vorgegebenen Reihenfolge wiederholen [ ] 2 1 8 5 4
Rückwärts wiederholen [ ] 7 4 2 __/2

Buchstabenliste vorlesen (1 Buchst./Sek.). Patient soll bei jedem Buchstaben „A“ mit der Hand klopfen. Keine Punkte bei 2 oder mehr Fehlern
[ ] F B A C M N A A J K L B A F A K D E A A A J A M O F A A B __/1

Fortlaufendes Abziehen von 7 , mit 100 anfangen [ ] 93 [ ] 86 [ ] 79 [ ] 72 [ ] 65
4 oder 5 korrekte Ergebnisse: **3 P.**, 2 oder 3 korrekt: **2 P.**, 1 korrekt: **1 P.**, 0 korrekt: **0 P.** __/3

SPRACHE
Wiederholen: „Ich weiß lediglich, dass Hans heute an der Reihe ist zu helfen.“ [ ]
„Die Katze versteckte sich immer unter der Couch, wenn die Hunde im Zimmer waren.“ [ ] __/2
Möglichst viele Wörter in einer Minute benennen, die mit dem Buchstaben F beginnen [ ] ____ (N ≥ 11 Wörter) __/1

ABSTRAKTION
Gemeinsamkeit von z.B. Banane und Apfelsine = Frucht [ ] Eisenbahn - Fahrrad [ ] Uhr - Lineal __/2

ERINNERUNG

Worte erinnern OHNE HINWEIS	GESICHT [ ]	SAMT [ ]	KIRCHE [ ]	TULPE [ ]	ROT [ ]	Punkte nur bei richtigem Nennen OHNE Hinweis
Optional: Hinweis zu Kategorie						
Optional: Mehrfachauswahl						

__/5

ORIENTIERUNG
[ ] Datum [ ] Monat [ ] Jahr [ ] Wochentag [ ] Ort [ ] Stadt __/6

© Z Nasreddine MD Version 7. Nov. 2004 deutsche Übersetzung: **SM Bartusch, SG Zipper**
Normal ≥ 26 / 30
TOTAL __/30
+ 1 Punkt wenn ≤ 12 Jahre Ausbildung
www.mocatest.org Untersucher: ____________

Abb. 10.4 Das Montreal Cognitive Assessment (Copyright Z. Nasreddine MD. Reproduced with permission. It is mandatory to follow the online MoCA© Training and Certification Program to administer and score the MoCA©. Copies are available at www.mocatest.org). [X363]

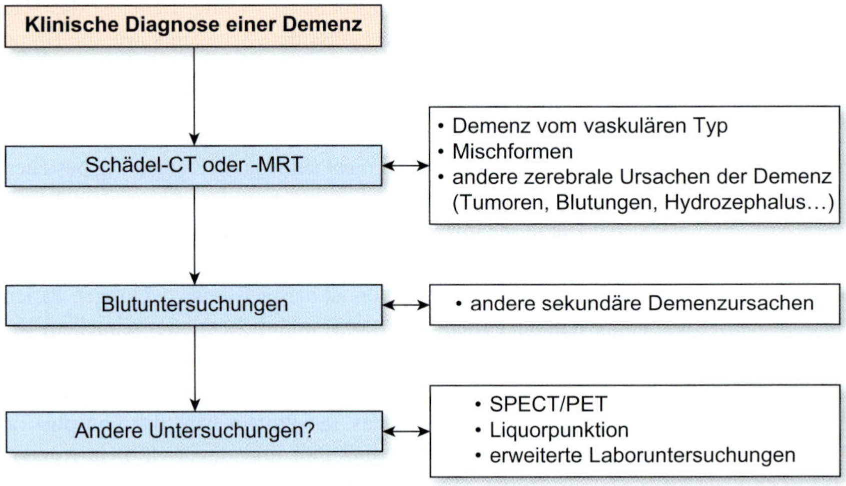

Abb. 10.5 Artdiagnostik des Demenzsyndroms [L231]

1–42-Beta-Amyloid sowie Gesamt-Tau bzw. Phospho-Tau ist der Bestimmung nur eines einzelnen Parameters überlegen (S3-Leitlinie Demenzen 2016).

Funktionelle Untersuchungen (z. B. SPECT oder PET) bleiben speziellen Fragestellungen vorbehalten, ebenso das EEG (z. B. Creutzfeldt-Jakob-Krankheit) oder die Karotisdiagnostik.

Auch das seit Kurzem verfügbare Amyloid-PET kann zur Diagnosesicherung beitragen. Bei Demenz kann ein positiver Amyloid-PET-Befund auf eine zugrunde liegende Alzheimer-Krankheit hindeuten, während ein negativer Amyloid-PET-Befund gegen eine Alzheimer-Krankheit spricht (Leitlinie Demenzen 2016).

10.9 Ursachen des Demenzsyndroms

Hinter einem demenziellen Syndrom verbergen sich ätiologisch vier große Krankheitsgruppen (➤ Box 10.1), von denen die primär degenerativen Demenzformen, zu denen die Alzheimer-Demenz (AD) zählt, die mit Abstand größte Gruppe darstellen. Weitere Demenzen aufgrund einer Neurodegeneration sind die frontotemporale Demenz (FTD), die Lewy-Körper-Demenz („Lewy body dementia", LBD) oder die Demenz bei Morbus Parkinson. Zu den noch selteneren Ursachen zählen z. B. die Chorea Huntington, das Steele-Richardson-Olszewski-Syndrom oder die progressive supranukleäre Ophthalmoplegie. Die vaskulär bedingte Demenz, Mischformen und sekundäre Demenzen bilden die anderen drei großen Ursachengruppen.

Die Gruppe der sekundären Demenzen umfasst u. a. zerebrale Raumforderungen (z. B. Hirntumor, Hirnabszess, Hydrozephalus, chronisch subdurales Hämatom), unbehandelte endokrine Störungen (z. B. Hypothyreose), Stoffwechselstörungen, Vitaminmangel (z. B. Vitamin B_{12}), Elektrolytstörungen (Hyponatriämie) oder Infektionen.

BOX 10.1

Einteilung und Ursachen demenzieller Syndrome

- **Primär degenerative Demenzen**
  - Alzheimer-Demenz (AD)
  - Frontotemporale Demenz
  - Lewy-Körper-Demenz
  - Demenz bei Parkinson-Krankheit
  - Andere
- **Vaskuläre Demenzen:**
  - Mikroangiopathie (subkortikale arteriosklerotische Enzephalopathie, SAE)
  - Multiple Hirninfarkte (Multiinfarktdemenz)
  - Strategische Einzelinfarkte (z. B. im Thalamus)
  - Andere
- Mischformen
- **Sekundäre Demenzen:**
  - Zerebrale Raumforderungen
  - Endokrine Störungen, Stoffwechsel-/Elektrolytstörungen
  - Vitaminmangel
  - Infektionen
  - Andere

CAVE

Behandelbare Demenzursachen wie eine schwere Hypothyreose sollten ebenso erkannt werden wie eine schwere Depression („Pseudodemenz") oder ein Delir.

10.10 Therapie

Prinzipiell sollten Begleitkrankheiten so gut wie möglich eingestellt sein, z. B. kardiovaskuläre Risikofaktoren. Die Behandlung vaskulärer Risikofaktoren, die zu weiteren vaskulären Schädigungen führen, ist bei der vaskulären Demenz zu empfehlen (Leitlinie Demenzen 2016), jedoch auch insgesamt als Maßnahme zur Prävention der Demenz sinnvoll.

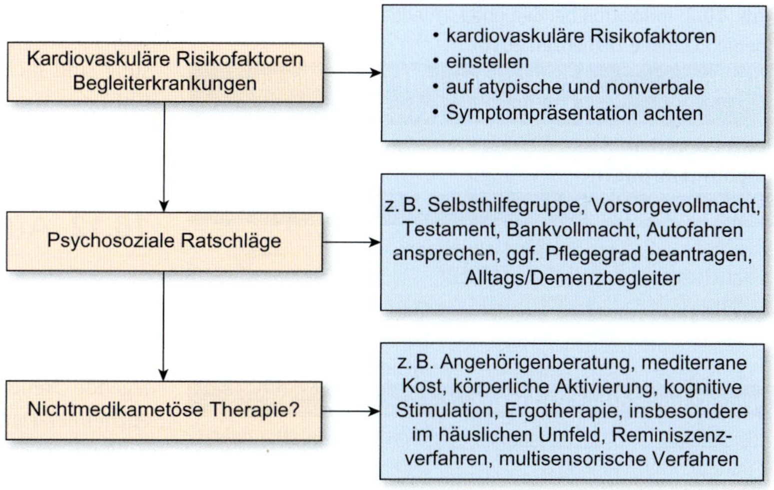

Abb. 10.6 Nichtmedikamentöse Therapie der Demenz [L231]

Eine Empfehlung zu den Zielwerten für eine Blutdruckeinstellung kann aufgrund unterschiedlicher Studienergebnisse jedoch nicht gegeben werden.

Weiterhin muss die Therapie der Demenz stadiengerecht erfolgen. Während bei einer initialen oder subklinischen Demenz depressive Episoden im Vordergrund stehen können, ist in einem schweren Stadium herausforderndes Verhalten wie Aggressivität oder eine Hinlauftendenz möglich. Die sog. Antidementiva sind einem mittelschweren Stadium vorbehalten, in dem die Merkfähigkeitsstörungen im Vordergrund stehen. Bei herausforderndem Verhalten lässt sich der Einsatz von Neuroleptika (z. B. Risperidon, Quetiapin) leider oft nicht vermeiden.

Schließlich sind immer auch nichtmedikamentöse Maßnahmen (➤ Abb. 10.6) zu bedenken, wie die Einrichtung einer Vorsorgevollmacht, die Beantragung eines Pflegegrades, später ggf. eine Tagespflege zur Entlastung der Angehörigen oder der Übergang in ein Pflegeheim. Wichtig sind auch die Schulung und Unterstützung der Angehörigen.

PATIENTENINFO

Die Demenz ist eine „Familienkrankheit", die alle Familienmitglieder berührt und die vor allem den gesunden Familienmitgliedern viel Geduld und Flexibilität abverlangt.

10.11 Antidementiva

Kognitionsverbessernde Antidementiva sind in Deutschland nur für die Alzheimer-Demenz zugelassen. Eine Ausnahme bilden die Rivastigmin-Kapseln, die auch für die Demenz bei Parkinson-Erkrankung zugelassen sind.

Cholinesterasehemmer (ChEI) sind in Hinsicht auf die Fähigkeit zur Verrichtung von Alltagsaktivitäten, auf die Besserung kognitiver Funktionen sowie den ärztlichen Gesamteindruck bei leichter bis mittelschwerer Alzheimer-Demenz wirksam; eine Behandlung wird daher empfohlen (Leitlinie Demenzen 2016). Bei leichtgradiger Alzheimer-Demenz ist eine Wirksamkeit von **Memantin** übrigens nicht belegt.

- Cholinesterasehemmer (ChEI):
  - Donepezil
  - Rivastigmin
  - Galantamin
- NMDA-Rezeptor-Blocker: Memantin

Die Cholinesterasehemmer werden langsam gesteigert (z. B. Donepezil 5 mg für 4 Wochen, dann auf 10 mg 1 × 1 steigern), möglichst bis zur maximal verträglichen Dosis (Donepezil 10 mg 1 × 1/Tag, Rivastigmin Kps. mindestens 2 × 3 mg, Galantamin mindestens 16 mg retard 1 × 1/Tag, Memantin 20 mg 1 × 1/Tag).

Da sich die Therapie nach der jeweiligen Demenzursache richtet, ist es nötig, eine Arbeitshypothese hinsichtlich der Demenzursache aufzustellen. In der Neufassung der Leitlinie Demenzen werden außerhalb der Zulassungssituation eine Reihe von Möglichkeiten genannt, die erwogen werden können (➤ Tab. 10.2).

Die Verbesserung im MMST liegt unter Gabe von ChEI im Mittel bei weniger als 1 Punkt und wird daher von den Angehörigen wie auch vom behandelnden Arzt kaum wahrgenommen. Das Wirkungsmaximum tritt nach 6–12 Wochen ein, sodass man die Wirksamkeit nicht schon nach Einnahme der ersten Tabletten beurteilen kann. Nach etwa einem ¾ Jahr sinkt die kognitive Leistung wieder unter das Ausgangsniveau. Die Wirkung kann bei einigen Patienten aber auch sehr viel stärker ausfallen.

EVIDENZ

Es liegt derzeit keine Evidenz für die medikamentöse und nichtmedikamentöse Verhinderung des Übergangs von einem MCI in eine Demenz vor (S3-Leitlinie Demenzen).

Tab. 10.2 Indikation bei den unterschiedlichen Demenzarten (gemäß Leitlinie Demenzen 2016)

Diagnose	Zugelassene Medikation	Off-Label oder zu erwägen
Mild Cognitive Impairment (MCI)	–	–
Alzheimer-Demenz		
• leicht bis mittelschwer	Cholinesterasehemmer (ChEI)	–
• moderat bis schwer	Memantin	ChEI oder Kombination von Donepezil und Memantin (Off-Label-Use)
Demenz bei Morbus Parkinson		
• leicht bis mittelschwer	Rivastigmin Kps.	Rivastigmin-Pflaster oder Donepezil (Off-Label-Use)
• schwer	–	–
Lewy-Körper-Demenz	–	Donepezil, Rivastigmin, Memantin (Off-Label-Use)
Frontotemporale Demenz	–	symptomatisch (z. B. Neuroleptika, SSRIs)
Vaskuläre Demenz	–	vaskuläre Risikofaktoren einstellen, ChEI oder Memantin erwägen
Mischformen	–	ggf. Versuch wie bei Alzheimer-Demenz

ChEI können abrupt abgesetzt oder auch ausgeschlichen werden. Beim Absetzen der ChEI ist im Verlauf der nächsten 3 Monate mit einer spürbaren Verschlechterung zu rechnen. Gründe für das Absetzen der ChEI können der Wunsch des Patienten bzw. seines Bevollmächtigten sein, ebenso eine schwere Demenz mit vorwiegender Pflegebedürftigkeit. Eine beobachtete Verschlechterung unter der laufenden Medikation, ein bestimmter Wert im MMST oder eine Heimeinweisung sind nicht zwangsläufig Gründe für das Absetzen der ChEI.

10.12 Ausblick

Die sog. Antidementiva (ChEI und Memantin) wurden in den 1990er-Jahren zugelassen. Seither gab es keine grundlegende Neuerung in der medikamentösen Therapie der Alzheimer-Demenz, abgesehen vielleicht von galenischen Zubereitungen. Die bisherigen Studien zur Immunisierung (aktiv und passiv) erbrachten keine Verbesserungen. Es sind permanent Studien in der Durchführung (derzeit z. B. Beta-Sekretase-Hemmer für die Alzheimer-Demenz, passive Immunisierung gegen Tau-Protein). Eine passive Immunisierung mit dem Antikörper Aducanumab befindet sich in den USA derzeit im Zulassungsprozess. Hinsichtlich der Diagnostik finden zurzeit beispielsweise Studien zum Tau-PET statt.

Leitlinien

S3-Leitline „Demenzen". AWMF-Registernummer 038-013, Stand: 1/2016

https://else4.de/305

KAPITEL

11

Olaf Krause

Delir

Kernaussagen

- Das Delir ist eine akute Störung der Aufmerksamkeit und Orientierung.
- Ein Delir ist häufig bei alten, multimorbiden Menschen.
- Es gibt ein hyperaktives und ein hypoaktives Delir; Mischformen sind häufig.
- Das hypoaktive Delir kann schnell übersehen bzw. verkannt werden.
- Ein Delirscreening (Nu-DESC, DOS) ist sinnvoll.
- Typische Risikofaktoren bzw. Ursachen sind: Demenz, (anticholinerge) Medikamente, Operationen, Exsikkose, Infekte und Hyponatriämie.
- Auch das An- oder Absetzen von Medikamenten kann ein Delir auslösen.
- Die Mortalität beim Delir ist erhöht; ein Delir ist ein medizinischer Notfall.
- Die Einbeziehung von Angehörigen und Bezugspersonen ist sehr wichtig.
- Delirante Patienten sollten tagsüber aktiviert werden („guter Besuch macht müde"), um den Tag-Nacht-Rhythmus zu fördern bzw. wiederherzustellen.
- Eine Behandlung des Delirs kann nur im Team (Pflege, Ärzte, Alltagsbegleiter) gelingen.
- Eine Pharmakotherapie des Delirs stellt nur eine nachgeordnete Therapie dar.
- Nach einem Delir können kognitive Einschränkungen verbleiben.
- Der Prophylaxe eines Delirs kommt immense Bedeutung zu.
- Die Diagnose delirantes Syndrom bzw. Delir sollte im Arztbrief erwähnt werden.

11.1 Definition

DEFINITION

„Bei akutem Fieber, Lungenentzündung … beobachtete ich, dass die Patienten…mit den Händen in der Luft herumfuchteln, auf der Bettdecke Flusen zupfen und Spreu von der Wand pflücken. Alle diese Zeichen sind ungünstig, im Grund tödlich."

Hippokrates (460–377 v. Chr.)

Diese wohl erste und zeitlose Beschreibung eines Delirs kennzeichnet auch die hohe Mortalität. Das lateinische Wort „delirare" bedeutet „wahnsinnig sein" bzw. „de lira ire" steht für „aus der Spur geraten". Das Delir (oder auch das delirante Syndrom) ist eine akute Störung der Aufmerksamkeit und der Orientierung. Der Begriff „delirantes Syndrom" macht es deutlich: Das Delir ist keine eigenständige Erkrankung, sondern ein Syndrom mit vielfältigen Ursachen.

Häufig werden zur Diagnose des Delirs die Kriterien des amerikanischen Klassifikationssystems **DSM-5** *(Diagnostic and Statistical Manual of Mental Disorders)* herangezogen:

- Störung der Aufmerksamkeit und des Bewusstseins.
- Die Entwicklung der Störung dauert kurze Zeit (Stunden bis wenige Tage), und es kommt zu einer Fluktuation im Tagesverlauf.
- Zusätzlich kognitive Störung (Sprache, Gedächtnis, Orientierung, Wahrnehmung).
- Eine andere Ursache als Erklärung ist nicht gegeben.
- Anamnese, Klinik und Labor weisen auf Ursachen eines Delirs hin (z. B. Infekt, Hyponatriämie, Medikamentenentzug).

11.2 Häufigkeit, Formen und Folgen

Ein Delir ist, gerade bei hospitalisierten, geriatrischen Patienten, häufig. Man geht davon aus, dass bei Aufnahme ins Krankenhaus 25 % der alten, multimorbiden Patienten ein

Delir aufweisen (Frühwald et al. 2014). Auf geriatrischen Stationen ist das Delir häufig (25 % der Patienten), es kommt aber auch auf orthopädischen und allgemein-internistischen Stationen häufig vor (Inouye et al. 2014). Besonders betroffen sind auch alte Menschen nach Herz- und Hüftoperationen sowie auf der Intensivstation. Sehr häufig wird das Delir bei Palliativpatienten beobachtet.

Die Sterblichkeit ist beim Delir deutlich erhöht; so wird die 1-Jahres-Mortalität mit 35–40 % angegeben (Frühwald et al. 2014). Mögliche Ursachen für das Versterben im Delir sind: Sturz mit Verletzung, Aspiration, Pneumonie, andere Infekte, maligne Herzrhythmusstörungen (ggf. getriggert durch eine QT-Zeit-Verlängerung im EKG).

Drei Formen des Delirs können unterschieden werden:

- **Hyperaktives Delir:** Unruhe, Erregung, Halluzination, Aggression
- **Hypoaktives Delir:** Lethargie, Somnolenz, fehlende Kontaktaufnahme
- **Mischform** aus hyper- und hypoaktiver Form: häufig bei alten Menschen

Während die hyperaktive Form (klassisches Beispiel: Patient schreit und rüttelt am Bettgitter) häufig schnell auffällt, können hypoaktive Formen (Beispiel: „der Patient ist heute so schläfrig") leicht übersehen werden. Das Delir fluktuiert häufig im Tagesverlauf, d. h., der Patient ist tagsüber munter und freundlich zugewandt, nachts kommt es jedoch zu Halluzinationen und Unruhe.

VIDEO 11.1

https://else4.de/k3l

Patientin im hypoaktiven Delir. Achten Sie bitte auf die Haltung der Patientin und was sie berichtet. Die Patientin hatte unter einem Harnwegsinfekt eine Verwirrtheit und gleichzeitige Apathie/Immobilität. Nach 3 Tagen komplette Remission.

Die Dauer eines Delirs ist sehr unterschiedlich, es kann nur wenige Tage, aber auch wochenlang andauern. Eine Prognose bezüglich der Dauer sollte nach Ansicht des Autors daher gegenüber Angehörigen nicht abgegeben werden. In vielen Fällen kommt es zur kompletten Rückbildung der Symptome des Delirs. Es können aber auch Folgen bestehen bleiben, z. B. eine eingeschränkte Kognition (→ Fallbeispiel). Eine weitere ambulante kognitive Testung sollte dann im Verlauf empfohlen werden.

FALLBEISPIEL

Postoperatives Delir

Ein 81-jähriger Mann kommt nach elektiver Implantation einer Hüft-TEP aus der Unfallchirurgie auf die akutgeriatrische Station. Die Operation war komplikationslos, nach der OP trat jedoch Fieber im Rahmen eines Harnwegsinfekts auf. Der Patient macht auf den ersten Blick einen „guten Eindruck", ist leicht gebräunt und scherzt mit der Krankenschwester. Im ärztlichen Gespräch ist er aber unsicher, „wo er gelandet ist" und stellt die gleichen Fragen immer wieder. Er ist kaum aufmerksam und lässt sich sehr schnell ablenken. Im MMST erreicht er 21 von 30 Punkten (leicht eingeschränkt), ein Delirscreening (DOS, s. u.) zeigt 5 Punkte an (≥ 3 Punkte Delirverdacht). In der Nacht ist er sehr unruhig und „wandert" über die Station. Aufgrund des Infekts hatte der Patient Ciprofloxacin erhalten; zusammen mit dem Amiodaron aus der Vormedikation ist die korrigierte QT-Zeit im EKG auf 530 ms verlängert. Die vorgesehene niedrig dosierte Gabe eines atypischen Neuroleptikums (Quetiapin) kann daher nicht durchgeführt werden. Ciprofloxacin wird abgesetzt, die QT_c-Zeit reduziert sich auf 430 ms. Der Patient erhält Unterstützung von seiner Ehefrau und Tochter, die ihn tagsüber mit dem Rollstuhl umherfahren. Außerdem kommt eine „Alltagsbegleiterin" der Klinik und kümmert sich um den Patienten. Zur Nacht erhält der Patient Quetiapin in sehr niedriger Dosis. Nach 1 Woche ist das Delir überstanden. Folgende Ursachen scheinen das Delir „getriggert" zu haben: Operation, Harnwegsinfekt, ggf. auch das Medikament Ciprofloxacin. Bei Entlassung ist der MMST niedrig-normal mit 24/30 Punkten, eine ambulante Testung im Verlauf wird empfohlen.

PRAXISTIPP

Häufig werden die Patienten im Delir z. B. auf eine Station übernommen, der vorherige Zustand (vorbestehende Demenz?) ist nicht bekannt. Daher ist auch hier das Gespräch mit den Angehörigen wichtig. Ob ein Delir komplett überwunden ist, kann daher auch die folgende Frage an die Angehörigen klären: Ist Ihr Mann/Frau/Vater wieder so, wie Sie ihn vorher (z. B. vor der OP) gekannt haben?

11.3 Diagnose und Ursachen

Die Diagnose des Delirs wird klinisch gestellt (→ Definition), ergänzt durch z. B. einen Test wie die *Confusion Assessment Method* (CAM) (➤ Kap. 11.4). Manchmal kann sie auch erst retrospektiv nach klinischer Besserung gestellt werden. Technische Untersuchungen (z. B. CT des Kopfes, EEG) und Laborchemie (CRP? Serum-Natrium? Nierenwerte? Blutbild?) können nur andere Erkrankungen ausschließen (z. B. Hirnblutung oder Krampfanfall) oder eine mögliche Ursache aufzeigen (z. B. Hyponatriämie).

Die Pathophysiologie des Delirs ist sehr komplex und noch nicht ausreichend geklärt (Inouye et al. 2014). Eine zentrale Rolle scheinen jedoch Acetylcholin und Dopamin zuzukommen; ein Mangel an Acetylcholin scheint ein wichtiger Faktor der Entstehung zu sein. Die Ursachen, die zu einem

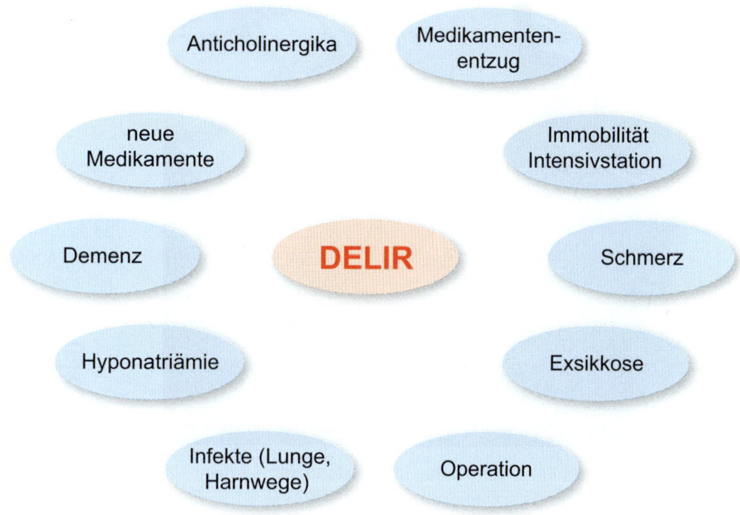
Anticholinergika
Medikamenten-entzug
neue Medikamente
Immobilität Intensivstation
Demenz
DELIR
Schmerz
Hyponatriämie
Exsikkose
Infekte (Lunge, Harnwege)
Operation

Abb. 11.1 Häufige Ursachen eines Delirs [P335]

Ungleichgewicht der zentralen Neurotransmitter und damit zum Delir führen, sind vielfältig (➤ Abb. 11.1).
Als weitere Ursachen seien z. B. genannt: Hypoglykämie, Hyperthyreose, Harnverhalt. Ein hohes Risiko haben Medikamente, vor allem Medikamente mit einer anticholinergen Wirkung. Allein das An- oder Absetzen eines Medikaments kann bei alten Menschen ein Delir auslösen (Beispiel aus der eigenen Klinik: Delir nach 10 mg Oxycodon bei Hüftschmerzen). Folgende Medikamente mit delirogenem Potenzial (mod. nach Frühwald et al. 2014) seien genannt:

- Antibiotika (vor allem Chinolone, → Fallbeispiel)
- Analgetika (Opioide hohes Risiko, NSAR auch möglich)
- Antihypertensiva (Alphablocker, Betablocker)
- Diuretika (z. B. Hyponatriämie unter Thiaziddiuretika)
- Benzodiazepine (Entzug, aber auch bei erstmaliger Gabe)
- Parasympatholytika (Atropin, Butylscopolamin [Buscopan], Tolterodin [Detrusitol])
- Parkinson-Medikamente (dopaminerge Wirkung z. B. von L-Dopa)
- Steroide (vor allem bei hoher Dosis)

11.4 Therapie des Delirs

Das Wichtigste vorweg: Eine rein medikamentöse Therapie deliranter Patienten ist ohne gesicherten Nutzen und muss daher vermieden werden!

EVIDENZ

In einer Übersichtsarbeit mit 19 Studien zeigte der Einsatz von Antipsychotika (gemeint sind vor allem Neuroleptika) beim Delir keinen Nutzen, d. h., die Gabe von Antipsychotika hatte keinen Einfluss auf die Liegedauer, die Dauer des Delirs und die Sterblichkeit (Neufeld et al. 2016).

Daher sollen beim Erkennen eines Delirs zur Therapie möglichst viele **allgemeine Maßnahmen** ausgeschöpft werden:

- Behandlung der Ursache (Infekt, Exsikkose, Hyponatriämie, neues Medikament wieder absetzen)
- Sicherung einer ausreichenden Flüssigkeits- und Nahrungsaufnahme (häufiges Anreichen eines Getränks, Infusionen werden häufig nicht toleriert)
- Sehr gute pflegerische Versorgung und Zuwendung (Info an alle Pflegekräfte im Heim oder auf der Station: „Dieser Patient hat ein Delir und braucht viel Zuwendung“)
- „Heranholen“ der Angehörigen (alle Ressourcen in der Familie aktivieren, nicht nur die der Ehepartner)
- Einbeziehung von Alltagsbegleitern oder Besuchsdienst
- Schaffung einer ruhigen Atmosphäre im Zimmer, tagsüber wach/beschäftigt halten
- Stürze vermeiden
- Im Team eine Fixierung vermeiden

Aufgrund der hohen Komplikations- und Sterblichkeitsrate darf das Delir als medizinischer Notfall bezeichnet werden. Eine wichtige Erstmaßnahme ist immer auch das Einbeziehen der Angehörigen, die fast immer eine Beruhigung z. B. bei Aggressivität und Halluzinationen erreichen können.

PATIENTENINFO

- **Beim Delir:** Patienten brauchen während eines Delirs viel Zuwendung. Dies betrifft vor allem die Pflege, am besten ergänzt durch sog. „Alltagsbegleiter" oder „grüne Damen" im Krankenhaus. Angehörige müssen über den Zustand genau informiert werden. Häufige Fragen betreffen die Dauer, Prognose und Gefährdung für den Patienten. Eine Verharmlosung des Delirs sollte auf jeden Fall vermieden werden. Angehörige sollten aufgefordert werden, den Patienten häufig zu besuchen, tagsüber zu beschäftigen („guter Besuch macht müde") und oft Getränke anzubieten. Wichtig sind eine ruhige Sprache und Zuwendung; die Emotionalität von Patienten während des Delirs ist häufig erhalten bzw. sogar verstärkt. Schwierig für Angehörige und Pflegekräfte ist der Umgang mit Aggressivität (➤ Abb. 11.2).

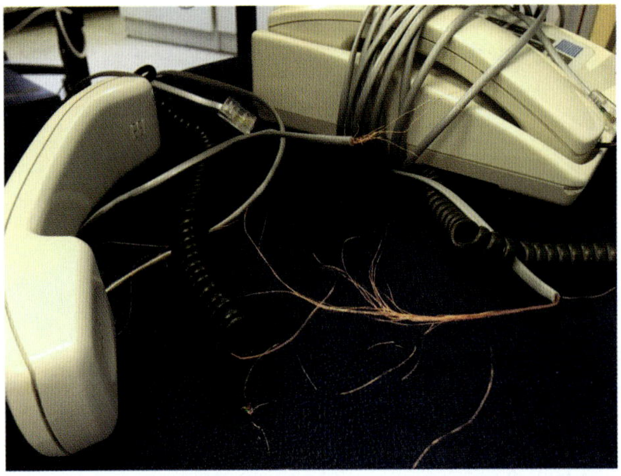

Abb. 11.2 Zerrissenes Kabel von Telefon und Telefonhörer – Patient mit hyperaktivem Delir und kurzzeitiger Aggressivität [P335]

Aber auch hier können **Angehörige und feste Bezugspersonen** (z. B. Pflegekräfte) den Patienten beruhigen helfen. Häufige Wechsel im betreuenden Personal sollten vermieden werden.

- **Vor dem Delir:** Bei delirgefährdeten Patienten kann schon vor einer geplanten OP darauf hingewirkt werden, dass nach der OP Angehörige „in Bereitschaft" sind, um im Falle eines Delirs für den Patienten da zu sein.
- **Nach dem Delir:** Patienten erleben ein Delir **immer** als angstbesetzt und bedrohlich. Einige Patienten sind unsicher nach einem stattgehabten Delir, was sie z. B. gesagt und getan haben, einige schämen sich. Hier ist nochmals ein ärztliches Gespräch wichtig. In einigen Fällen müssen Patienten und vor allem Angehörige darauf hingewiesen werden, dass nach einem Delir eine kognitive Einschränkung zurückbleiben kann. Die Diagnose Delir sollte stets im Arztbrief aufgeführt werden; Angehörige und Patienten sollten vor einer erneuten Narkose/OP bzw. bei erneuter Krankenhausaufnahme auf das stattgehabte Delir hinweisen.

Eine **medikamentöse Therapie** sollte nur als letzte Möglichkeit eingesetzt werden. Dies lässt sich im Alltag jedoch häufig nicht vermeiden, gerade wenn psychotische und ängstliche Symptome im Vordergrund stehen. Alle eingesetzten typischen und atypischen Neuroleptika (NL) bergen immer das Risiko eines Parkinsonoids und einer Verlängerung der QT-Zeit im EKG. Dies ist unbedingt zu beachten. Bei allen Medikamenten (Neuroleptika, Benzodiazepine) zur Therapie des Delirs gilt erneut: **„Start low, go slow"**, d. h. mit niedriger Dosis starten und langsam steigern. Folgende Medikamente können z. B. eingesetzt werden (mod. nach Frühwald et al. 2014):

- Haloperidol (typisches NL): 0,5–1,0 mg p. o. alle 6 h (Höchstdosis 2 mg); häufig extrapyramidale Symptome. **Cave**: Eine intravenöse Gabe darf nur unter Monitorkontrolle erfolgen.
- Risperidon (atypisches NL): 0,5–1,0 mg/Tag
- Quetiapin (atypisches NL): 25–50 mg/Tag, Einsatz auch bei Parkinson-Krankheit eher möglich. **Praxistipp:** Mit 6,25 oder 12,5 mg beginnen (z. B. 0-0-6,25–12,5 mg), jedoch keine Bruchrille in der Tablette (problematisch bei Blisterung durch Apotheke bei Heimpatienten).
- Lorazepam (Benzodiazepin): 0,5–1,0 mg p. o. bei Bedarf. **Cave:** Sedierung, paradoxe Reaktion.

Leitlinien

S3-Leitlinie „Analgesie, Sedierung und Delirmanagement in der Intensivmedizin". AWMF-Registernummer 001-012. Stand: 8/2015

https://else4.de/6v8

In einem Kapitel davon wird der geriatrische Patient adressiert. Zudem gibt es eine aktuelle Leitlinie zum Delir aus neurologischer Sicht:

https://else4.de/xhr

11.5 Screening und Prophylaxe

Das Delir, vor allem die hypoaktive Form, kann schnell übersehen oder verkannt werden. Daher ist ein Screening besonders wichtig. Folgende Screening-Instrumente, die in deutscher Sprache erhältlich sind, können zum Einsatz kommen:

- *Delirium Observation Screening Scale* (DOS), ➤ Tab. 11.1: Einsatz durch die Pflege, z. B. beim Stationsdurchgang einmal pro Schicht
- *Nursing Delirium Screening Scale* (Nu-DESC): durch Pflegepersonal

Zur Diagnosesicherung können dann die DSM-5-Kriterien (➤ Kap. 11.1) und die sog. *Confusion Assessment Method* (CAM) eingesetzt werden. Die CAM existiert auch in einer Form für Intensivpatienten (CAM-ICU). Sie weist eine hohe Sensitivität und Spezifität für die Diagnose eines Delirs auf. Der MMST ist zum Delirscreening nicht geeignet.

Schwierig bei der Diagnose eines Delirs kann manchmal die Abgrenzung zu einer (ggf. vorbestehenden) Demenz sein. Kennzeichnend für das Delir sind der akute Beginn, begleitende vegetative Zeichen (Schwitzen, Tachykardie) und die ausgeprägte Schwankung im Tagesverlauf.

Tab. 11.1 Delirium Observation Screening Scale (DOS-Skala) (nach Frühwald et al. 2014; Hasemann et al. 2007)

Beobachtungen des Patienten durch die Pflegeperson		Punkte		
		nein	ja	fraglich
1	Nickt während des Gesprächs ein	0	1	–
2	Wird durch Reize der Umgebung schnell abgelenkt	0	1	–
3	Bleibt aufmerksam im Gespräch oder in der Handlung	1	0	–
4	Beendet begonnene Fragen oder Antworten nicht	0	1	–
5	Gibt unpassende Antworten auf Fragen	0	1	–
6	Reagiert verlangsamt auf Aufträge	0	1	–
7	Denkt, irgendwo anders zu sein	0	1	–
8	Erkennt die Tageszeit	1	0	–
9	Erinnert sich an kürzliche Ereignisse	1	0	–
10	Nestelt, ist ruhelos, unordentlich und nachlässig	0	1	–
11	Zieht an Infusion, an Sonde, an Katheter etc.	0	1	–
12	Reagiert unerwartet emotional	0	1	–
13	Sieht, hört oder riecht Dinge, die nicht vorhanden sind	0	1	–
≥ 3 Punkte: Delirverdacht, < 3 Punkte: kein Delir				

PRAXISTIPP

Sehr gute Schweizer Homepage des Basler Demenz-Delir-Programms mit Screening-Instrumenten wie DOS und CAM:

https://else4.de/u5c

Da ein Delir schwierig zu beeinflussen ist, kommt der Prophylaxe eine sehr große Bedeutung zu. Besonders gefährdet sind alte, multimorbide Menschen, vor allem mit Polypharmazie, nach operativen Eingriffen und vorbestehender Demenz.

EVIDENZ

Die schwerwiegenden Folgen eines Delirs sind eindeutig belegt: **erhöhte Mortalität**, vermehrte Pflegeabhängigkeit und häufigere Verlegung ins Pflegeheim. Die bei geriatrischen Patienten häufige **Hyponatriämie** (auch bei milder Form) ist ein Risikofaktor für das Delir (Zieschang et al. 2016). Für eine oftmals eingesetzte **antipsychotische Pharmakotherapie** beim Delir ist **kein Nutzen** für den Patienten nachgewiesen (Neufeld et al. 2016).

Folgende **präventive Maßnahmen** erscheinen sinnvoll:

- Ruhige Umgebung, Vermeiden von häufigen Stationswechseln/Verlegungen
- Ausreichend Trinken und Nahrung, passende Zahnprothese
- Feste Bezugsperson im Stationsalltag, auch perioperativ, Alltagsbegleiterinnen einsetzen
- Anästhesie und OP-Dauer altersgerecht einplanen (wenn möglich, Regionalanästhesie bevorzugen)
- Einbeziehung/Information der Angehörigen (Angehörige sind willkommen)
- Schlafhygiene
- Seh- und Hörhilfen (funktionsfähig!) benutzen, auch perioperativ (→ Praxistipp)
- Vollständiger Medikamentenplan (➤ Kap. 8), ggf. anticholinerge Medikamente reduzieren/absetzen
- Schmerzen vermeiden
- Auf Urinausscheidung achten, aber Dauerkatheter möglichst vermeiden

PRAXISTIPP

Häufig werden Brille und Hörgerät im Krankenhaus nicht aufgesetzt, die Kommunikation, Lesen und Orientierung der Patienten sind eingeschränkt. So kann ein Delir getriggert werden. Auch perioperativ (auf dem Weg zum OP, im Aufwachraum) sind Brille und Hörgerät wichtig. Mittlerweile existieren spezielle kleine Boxen (**Anti-Delir-Box**), die am Bettende befestigt werden und in die Brille, Hörgerät und ggf. ein Instrument zum Delirscreening (wie Nu-DESC) während der OP deponiert werden. So geht nichts verloren, und postoperativ kann gleich ein Delirscreening durchgeführt werden.

LITERATUR

Frühwald T, Weissenberger-Leduc M, Jagsch C et al. Delir – eine interdisziplinäre Herausforderung. Z Gerontol Geriatr 2014; 47: 425–440.

Hasemann W, Kressig R, Ermini-Fünfschilling D, et al. Delirium: Screening, assessment and diagnosis. Pflege 2007; 20(4): 191–204.

Inouye SK, Westendorp RG, Saczynski JS. Delirium in elderly people. Lancet 2014; 383: 911–922.

Neufeld KJ, Yue J, Robinson TN, et al. Antipsychotic medication for prevention and treatment of delirium in hospitalized adults: A systematic review and meta-analysis. J Am Geriatr Soc 2016; 64(4): 705–714.

Zieschang T, Wolf M, Vellappallil T, et al. The association of hyponatremia, risk of confusional state, and mortality – a prospective controlled longitudinal study in older patients. Dtsch Arztebl Int 2016; 113: 855–862.

KAPITEL

12 Stürze

Meiken Brecht

Kernaussagen

- Stürze älterer Menschen sind häufig und meist multifaktoriell ausgelöst.
- Gangstörungen entstehen bei zahlreichen Erkrankungen bzw. Syndromen und führen zu Stürzen.
- Bestimmte Medikamente (z. B. Psychopharmaka, Antihypertensiva, Diuretika) steigern das Sturzrisiko.
- Oftmals werden Stürze nicht berichtet (hohe Dunkelziffer).
- Stürze haben häufig gravierende Folgen (z. B. Frakturen mit bleibender Funktionseinschränkung).
- Stürze führen zu funktionellem Niedergang (häufig Vermeidung von Bewegung aus Angst vor weiteren Stürzen) und haben oft psychosoziale Folgen (z. B. Entscheidung zur Aufgabe der häuslichen Selbstständigkeit und zum Umzug in eine Heimeinrichtung).
- Screening und individuell angepasste Interventionen sind effektive Maßnahmen.

12.1 Definition, Häufigkeit und Folgen

DEFINITION

Als Sturz wird ein Ereignis definiert, bei dem eine Person unbeabsichtigt auf dem Boden oder einer tieferen Ebene zu liegen kommt (WHO 2007).

Stürze und Sturzfolgen sind in der Altersmedizin ein bedeutendes pflegerisches, medizinisches und soziales Problem. Sie können dauerhafte und schwerwiegende körperliche wie auch psychosoziale Einschränkungen nach sich ziehen. Die **Häufigkeit** von Stürzen nimmt mit dem Alter und dem Grad der Gebrechlichkeit (Frailty) zu:

- > 70-Jährige: 32–42 %
- 80- bis 89-Jährige: 40–50 %
- 90- bis 99-Jährige: > 50 % mit mindestens einem Sturz pro Jahr

Die meisten Sturzereignisse verlaufen ohne gravierende Folgen. Es ist von einer hohen Dunkelziffer nicht berichteter Stürze auszugehen, sodass die Häufigkeitsangaben in der Literatur stark schwanken.

Etwa 20–30 % der Stürze führen zu kleineren Verletzungen wie Hautabschürfungen und Hämatomen, oft auch zu einem Anprall des Kopfes, ca. 10 % haben einen Krankenhausaufenthalt zur Folge. Etwa 5 % der Stürze führen zu Frakturen (am häufigsten betroffen sind proximales Femur, Becken, Wirbelkörper oder distaler Radius). Nicht nur das Sturzrisiko, sondern auch die Wahrscheinlichkeit, bei einem Sturz eine Fraktur zu erleiden, steigt mit dem Alter.

Die **hüftnahe Fraktur** kann individuell und gesamtgesellschaftlich gesehen als die folgenschwerste Fraktur des Alters gelten. Nach Daten der Deutschen Gesellschaft für Unfallchirurgie kommt es in Deutschland pro Jahr zu etwa 160.000 hüftgelenknahen Frakturen bei den > 75-Jährigen. Fast 90 % dieser Frakturen sind ursächlich auf einen Sturz zurückzuführen. Bewohner von Langzeitpflegeeinrichtungen haben ein besonders stark erhöhtes Sturzrisiko – bis zu 50 % der Patienten/Bewohner stürzen mindestens einmal im Jahr (WHO 2007). In Akutgeriatrien ist von etwa 9–10 Stürzen pro 1.000 Patiententage auszugehen, wobei die Zahlen in unterschiedlichen Fachausrichtungen stark variieren. Bestimmte Erkrankungen und daraus resultierende Gangstörungen (z. B. bei Parkinson-Syndrom, Halbseitenlähmung, Spinalkanalstenose, aber auch bei Demenz) gehen mit noch höheren Sturzquoten einher.

Durch die Folgen von Stürzen bzw. die Angst vor weiteren Sturzereignissen können Personen in ihrer Selbstständigkeit eingeschränkt sein und eine dauerhafte Verminderung der Lebensqualität erfahren. **Psychosoziale Auswirkungen** können z. B. erhöhte Sturzangst, Vermeidung von Aktivitäten und damit Einschränkungen der sozialen Teilhabe sein. Sturzbedingte Frakturen führen nicht selten durch die Verschlechterung der Mobilität zu Einschränkungen der Aktivitäten des täglichen Lebens (ADLs) bis hin zur Entscheidung, die häusliche Selbstständigkeit aufzugeben und in eine Senioreneinrichtung zu ziehen. Nach einer hüftnahen Femurfraktur erreicht nur etwa die Hälfte der Patienten wieder den zuvor bestehenden Grad an Selbstständigkeit und Gehfähigkeit.

FALLBEISPIEL

Frau R. (87) wird mit dem RTW in die Notaufnahme gebracht, nachdem sie zu Hause den Hausnotruf betätigt hatte. Sie leide seit einigen Tagen unter Diarrhöen. Wenn Stuhldrang einsetze, müsse sie sehr schnell zur Toilette, „damit kein Malheur passiert". Gegessen und getrunken habe sie eher wenig, der Appetit sei schon länger schlecht. Beim Aufstehen leide sie oft unter Schwindel. Beim Versuch, schnell ins Badezimmer zu gelangen, sei sie über die Teppichkante im Flur gestolpert und ohne Bewusstseinsverlust auf die rechte Körperseite gefallen. Seither bestehen Schmerzen in der rechten Hüfte. Die Patientin ist deutlich untergewichtig, die Muskulatur schmächtig. Sie wirkt exsikkiert. Ihre Angaben zum Sturzhergang und zum zeitlichen Ablauf wechseln. Fremdanamnestisch ist über die Schwiegertochter zu erfahren, dass die Patientin im letzten Jahr bereits mehrfach gestürzt war. Nicht immer habe sie daran gedacht, den Notruf zu betätigen, und deshalb auch schon mal längere Zeit hilflos in der Wohnung gelegen. Die Familie rede ihr seit Monaten zu, in eine Pflegeeinrichtung zu ziehen, was die Patientin bisher strikt ablehnt.

12.2 Ursachen

Die genaue **Erhebung der Sturzanamnese** ist bedeutsam, um mögliche behebbare Risiken auch für weitere Stürze zu erkennen.

- Synkopen verursachen mit 5–10 % ebenso wie rein extrinsische Sturzrisiken (aus äußerem Anlass wie z. B. Glatteis) mit 5–10 % nur einen kleinen Teil der Stürze. Obwohl der synkopale Sturz nur einen kleinen Anteil ausmacht, sollte in der Anamnese sorgfältig danach gefragt werden und dann entsprechende Diagnostik eingeleitet werden. Eine ungezielte Synkopendiagnostik bei allen älteren Sturzpatienten ist jedoch nicht zu empfehlen.
- Der überwiegende Anteil (> 80 %) sind sog. lokomotorische Stürze, die aufgrund einer multifaktoriell bedingten Gangstörung mit im Alter grenzkompensierter posturaler Kontrolle durch das Zusammenwirken situativer, exogener, iatrogener und/oder endogener Faktoren auftreten.
- Stürze im Alter sind meist nicht monokausal zu erklären, sondern sind multifaktoriell bedingt als kombiniertes Resultat von verschiedenen Erkrankungen und deren neuromuskulären Folgen sowie altersphysiologischen Veränderungen zu verstehen.

In der Praxis ist die Implementierung eines Screening-Instruments zur Erfassung des individuellen Sturzrisikos bei über 65-jährigen Patienten zu empfehlen. Ein vorangegangener Sturz gilt als einer der stärksten Prädiktoren für weitere Stürze. Angelehnt an die *Clinical Practice Guideline* der American Geriatrics Society (AGS/BGS, → Leitlinien-Kasten) empfiehlt sich der in ➤ Abb. 12.1 dargestellte Algorithmus zur Abklärung von Sturzursachen und Sturzrisikofaktoren sowie zur Einleitung eines individuell zugeschnittenen Interventionsprogramms.

12.3 Risikofaktoren

Aus der geriatrietypischen Multimorbidität und der daraus resultierenden Beeinträchtigung funktioneller Fähigkeiten, einhergehend mit Sarkopenie (➤ Kap. 18) und Frailty (➤ Kap. 17) sowie einer erhöhten Vulnerabilität gegenüber exogenen Einflüssen wie z. B. Arzneimittelinteraktionen (➤ Kap. 9), ergibt sich eine Vielzahl von Faktoren, die das individuelle Sturzrisiko beeinflussen (➤ Tab. 12.1).

Ein besonderer Zusammenhang besteht zwischen körperlicher Gebrechlichkeit und dem Risiko zu stürzen. Hochaltrige Menschen mit Merkmalen von Frailty werden oft mit Medikamenten aus mehreren Substanzgruppen behandelt. Sie sind daher prädisponiert für unerwünschte Arzneimittelwirkungen, die das Sturzrisiko weiter erhöhen können. Die Verordnung von **„fall risk increasing drugs" (FRIDs)** ist daher besonders kritisch zu hinterfragen. Dazu gehören neben psychotropen Medikamenten alle Arzneimittel zur Behandlung kardiovaskulärer Erkrankungen. Die gesamte Medikation ist unter Abwägung der im Einzelfall vorliegenden Behandlungserfordernisse regelmäßig auf Möglichkeiten des Absetzens oder der Dosisreduktion zu überprüfen. Ein hohes Risiko für Stürze haben Patienten, die eine Kombinationstherapie aus Psychopharmaka und kreislaufwirksamen Medikamenten erhalten (z. B. niederpotente Neuroleptika oder Benzodiazepine in Kombination mit Diuretika).

PATIENTENINFO

Viele, jedoch nicht alle Risikofaktoren für Stürze im Alter sind positiv beeinflussbar. Zur Vorbeugung sind die Aufrechterhaltung einer bestmöglichen körperlichen Fitness sowie eine ausgewogene Ernährung mit Vermeidung von Gewichtsabnahme und Muskelabbau bereits ab dem mittleren Erwachsenenalter grundlegend wichtig. Übungsprogramme sind effektiv, wenn sie auf Dauer umgesetzt werden. Die Medikation (rezept- und nicht rezeptpflichtig) sollte regelmäßig zusammen mit dem behandelnden Arzt auf Möglichkeiten des Absetzens und der Dosisreduktion überprüft werden.

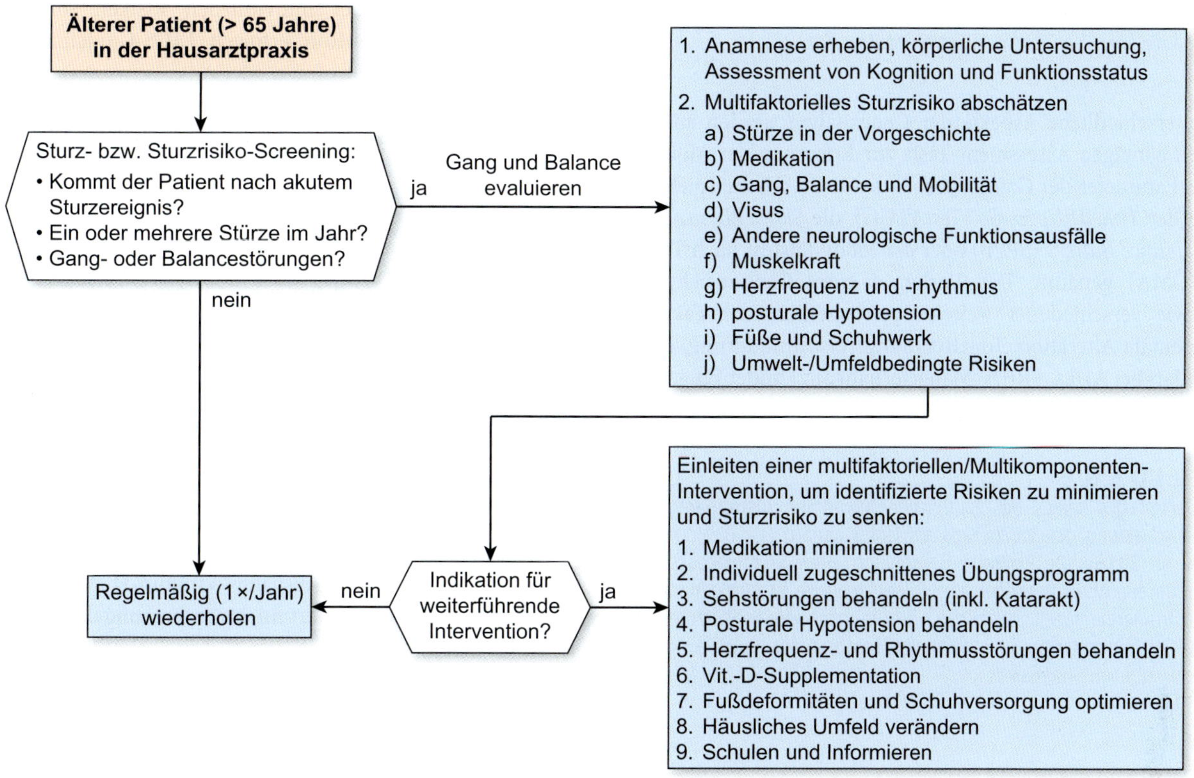

Abb. 12.1 Algorithmus zur Abklärung von Stürzen/Risikofaktoren [L231]

Tab. 12.1 Sturzrisikofaktoren (mod. nach Expertenstandard Sturzprophylaxe in der Pflege 2013)

Personenbezogene Faktoren	• Beeinträchtigungen funktioneller Fähigkeiten, Einschränkungen im ADL-Bereich • Einschränkung der Gehfähigkeit und/oder Balance • Depression • Gesundheitsstörungen, die mit Schwindel, kurzzeitigem Bewusstseinsverlust oder ausgeprägter körperlicher Schwäche einhergehen • Kognitive Beeinträchtigung (akut und/oder chronisch) • Kontinenzprobleme • Visusminderung • Sturzangst („fear of falling") • Stürze in der Vorgeschichte
Medikamentenbezogene Faktoren	• Antihypertensiva • Psychotrope Medikamente • Polypharmazie
Umgebungsbezogene Faktoren	• Freiheitsentziehende Maßnahmen • Gefahren in der Umgebung (z. B. Hindernisse auf dem Boden, geringe Beleuchtung, schwache Kontraste) • Inadäquates Schuhwerk

12.4 Assessment-Methoden

Da Geh- und Balancestörungen ein erhöhtes Sturzrisiko begründen, ist die genaue Beobachtung vorliegender Gangunsicherheiten wichtig. Folgende Punkte geben entscheidende Hinweise auf das individuelle Sturzrisiko:

- Eine deutlich reduzierte Gehgeschwindigkeit
- Asymmetrien im Gangbild
- Eine verkürzte Schrittlänge bei breitbasigem Gangbild
- Verminderte Fußabhebung vom Boden
- Erschwerte Kompensation bei Wegfall der visuellen Kontrolle
- Unsachgemäßer Einsatz von Hilfsmitteln (z. B. nicht festgestellte Bremsen bei Rollator-Nutzung)
- Sturzangst, Angabe von Schwindel

CAVE

Viele Patienten beklagen „Schwindel" als Leitsymptom bei objektiv erhöhter Sturzgefahr. Oft sind damit sehr unspezifische Symptome gemeint, die von einem Dreh- oder Schwankgefühl bis zu allgemeiner Unsicherheit, Benommenheit oder Angst reichen. Hier gilt es, die Symptomatik durch gezielte Fragen zum zeitlichen Verlauf, zur Art des Schwindels, auslösenden oder modulierenden Faktoren und begleitenden Beschwerden diagnostisch einzuordnen, z. B.

Herz-Kreislauf-Erkrankungen (➢ Kap. 27), Exsikkose und Hyponatriämie (➢ Kap. 24) sowie Schwindel (➢ Kap. 22).

Unterschiedliche Aspekte der Ganganalyse werden auch in den gängigen Assessment-Tests zur Erfassung der Mobilität als Parameter der Gangsicherheit bewertet. Als Beispiele seien der *Timed „Up & Go"-Test* (TUG), die *Short Physical Performance Battery* (SPPB) oder der Mobilitätstest nach Tinetti (POMA) genannt. Das Vorliegen einer Gangunsicherheit sowie verschiedener weiterer prädisponierender Faktoren (mentale Alteration, Toilettendrang, Visusminderung, Hilfebedarf bei ADLs, FRIDs, Mangelernährung) findet Eingang in Skalen wie STRATIFY oder Morse Fall Scale.

EVIDENZ

Derzeit gilt keines der zahlreichen bekannten Instrumente zur Einschätzung des Sturzrisikos als Goldstandard (s. z. B. Hopewell et al. 2018). Die klinische Beurteilung eines Sturzrisikos durch erfahrene Altersmediziner oder Pflegefachleute ist den genannten Instrumenten meist ebenbürtig. Ein vorangegangenes Sturzereignis gilt als einer der aussagekräftigsten Faktoren zur Beurteilung des individuellen Sturzrisikos.

12.5 Prävention

CAVE

Mit zunehmendem Alter können sich Sturzrisiken addieren oder sich – im Sinne eines Teufelskreises – gegenseitig potenzieren. Daher kommt der Sturzprophylaxe hohe Bedeutung zu. Aus juristischer Sicht kann dabei ein Konflikt zwischen dem Selbstbestimmungsrecht des Patienten und seinem Recht auf körperliche Unversehrtheit entstehen. Zwangsmaßnahmen wie eine Fixierung steigern die Sturzgefahr eher, als sie zu senken, und sind daher abzulehnen.

Es besteht ein besonderer Zusammenhang zwischen körperlicher Gebrechlichkeit und dem Risiko zu stürzen. Die in ➢ Kap. 16 genannten Empfehlungen zur Prävention von Gebrechlichkeit besitzen auch im Hinblick auf das Sturzrisiko Gültigkeit, um – im Wortsinn – „Hinfälligkeit" zu vermeiden.

PATIENTENINFO

Die Bereitschaft zur Teilnahme an Maßnahmen zur Sturzprophylaxe ist von diversen personenbezogenen Faktoren abhängig. Es gibt nicht wenige ältere Menschen, die – obwohl objektiv sturzgefährdet – sich selbst nicht als Sturzrisikopatienten einstufen. Diese Zielgruppe ist oft eher für Angebote zum Thema „Erfolgreiches Älterwerden" empfänglich als für das Thema „Sturzprävention". Zu den Aufgaben des behandelnden Arztes gehört daher auch, Sturzpatienten in geeigneter Weise zu schulen und zu informieren und ein individuell zugeschnittenes Übungsprogramm einzuleiten.

Nach Identifikation der individuellen Risiken soll eine **multimodale Intervention** erfolgen (AGS-Guidelines, → Leitlinien-Kasten):

- An erster Stelle steht die kritische Überprüfung und nach Möglichkeit Reduktion der bestehenden Medikation (FRIDs). Insbesondere eine zu straffe antihypertensive Therapie und eine zu straffe BZ-Einstellung sollten beim alten Menschen vermieden werden.
- Beeinträchtigende Sehstörungen wie z. B. eine Katarakt sollten optimal behandelt werden.
- Herzfrequenz- und Rhythmusstörungen sollten z. B. durch eine Schrittmacher-Implantation und Optimierung der frequenzwirksamen Medikation behandelt werden.
- Einer posturalen Hypotension kann durch Medikationsüberprüfung, Verhaltensregeln oder ggf. Kompressionstherapie entgegengewirkt werden.
- Eine Supplementation mit Vitamin D hat sich vor allem in Untersuchungen von Seniorenheimbewohnern bzw. bei Personen mit niedrigen Ausgangs-Vitamin-D_3-Werten im Serum als positiv korreliert mit einer Senkung der Sturzrate erwiesen.
- Vorhandene Fußdeformitäten (z. B. Hallux valgus) sollten behandelt und die Schuh- und Einlagenversorgung optimiert werden.
- Das häusliche Umfeld sollte auf potenzielle Stolperquellen wie Schwellen und Teppiche, aber auch hinsichtlich der Beleuchtung und des Hilfsmittelbedarfs überprüft werden. Da nicht wenige Stürze beim nächtlichen Toilettengang auftreten, können Sturzrisiken z. B. durch bewegungsmeldergesteuerte verbesserte Lichtverhältnisse im Flur und das Anbringen von Haltegriffen und einer WC-Sitzerhöhung im Bad wirksam minimiert werden.
- Zur optimalen Hilfsmittelversorgung in der Häuslichkeit ist es auch ratsam, begleitende Dienste wie die Wohnraumberatung kommunaler Dienste oder mobile Ergotherapie hinzuziehen.

CAVE

Sturzrisikopatienten weisen häufig ein ambivalentes Verhältnis zur Hilfsmittelnutzung und zur Akzeptanz empfohlener Interventionen, insbesondere auch eines regelmäßigen Kraft-, Ausdauer- und Balancetrainings, auf. Zudem beeinflussen körperliche Abbauprozesse und Sturzangst die Mobilität und damit die Bereitschaft zur Teilnahme.

Entsprechend sind intensive Schulung und verständliche Information erforderlich. Hier hat sich die Behandlung im multimodalen Ansatz durch ein geriatrisches Team bewährt.

PRAXISTIPP

Falls Prevention Intervention Factsheets;

https://else4.de/d9k

Grundsätzlich werden Formen des **Kombinationstrainings** zur Sturzprophylaxe empfohlen, die neben einem Kraft- und Balancetraining auch geistige Anforderungen und ein Kompetenztraining beinhalten. Gut untersuchte Übungsmaßnahmen sind z. B. Tai-Chi oder Tanzen. Zur Verbesserung der Kompetenzen im Umgang mit Hilfsmitteln ist auch ein spezifisches Rollator-Trainingsprogramm hilfreich. Weitere studienbelegt effektive Programme sind z. B. das *Falls Management Exercise Programme* (FaME oder PSI) oder *Lifestyle-Integrated Functional Exercise* (LiFE).

EVIDENZ

Mittlerweile wurden viele verschiedene Interventionsprogramme zur Reduktion des Sturzrisikos untersucht. In einem Cochrane-Review von 2018 konnte jedoch keine Empfehlung für eine bestimmte Maßnahme als Goldstandard gegeben werden. Die inkonsistente Datenlage mit zum Teil widersprüchlichen Ergebnissen lässt sich zum einen auf unterschiedliche Studiendesigns, zum anderen aber auch auf die sehr heterogene Studienpopulation und die Komplexität der sturzbegünstigenden Faktoren zurückführen. Möglicherweise besteht in Abhängigkeit von dem bei Beginn bestehenden Grad der Hilfebedürftigkeit sogar eine höhere Sturzgefahr durch ein Trainingsprogramm. Ein Interventionsprogramm sollte daher immer individuell auf die Bedürfnisse des Patienten zugeschnitten sein (Hopewell et al. 2018).

Auch einem gesundheitsbewussten Lebensstil kommt eine große Bedeutung zu: Zur Verhinderung von Frailty und Sarkopenie als sturzbegünstigenden Faktoren sind eine ausgewogene Ernährung und die Verhinderung von Kraft- und Gewichtsabnahme essenziell.

INTERPROFESSIONELLES TEAM

Der bestmögliche Erhalt der Mobilität und Gangsicherheit als Voraussetzung für eine möglichst geringe Sturzgefahr ist eine Aufgabe, die sich am besten im Zusammenwirken von Ärzten, Pflegefachkräften sowie Physio- und Ergotherapeuten, möglichst unter Einbezug der Angehörigen, bewältigen lässt. Aus der Einschätzung im geriatrischen Team, ergänzt durch die Ergebnisse des geriatrischen Assessments, kann ein individuell wirksames Übungsprogramm abgeleitet werden.

Leitlinien

- Expertenstandard Sturzprophylaxe in der Pflege (1. Aktualisierung 2013):

  https://else4.de/jzg
- AGS/BGS Clinical Practice Guideline 2010. Prevention of Falls in Older Persons:

  https://else4.de/rzv
- Schoberer D. Evidenzbasierte Leitlinie Sturzprävention. ProCare 2018; 23: 42:

  https://else4.de/arw

LITERATUR

Cameron ID, Dyer SM, Panagoda C, et al. Interventions for preventing falls in older people in care facilities and hospitals. Cochrane Database Syst Rev 2018; 9: CD005465.

Falls Prevention Intervention Factsheets; www.profound.eu.com (letzter Zugriff: 22.1.2021).

Hopewell S, Adedire O, Copsey BJ, et al. Multifactorial and multiple component interventions for preventing falls in older people living in the community. Cochrane Database Syst Rev 2018; 7: CD012221.

Summary of the Updated American Geriatrics Society/British Geriatrics Society ClinicalPractice Guideline for Prevention of Falls in Older Persons 2010. J Am Geriatr Soc 2011; 59(1): 148–157.

KAPITEL

13 Frakturen im Alter

Marcus Örgel und Maximilian Petri

Kernaussagen

- Hauptursachen sind Stürze (niedrigenergetische Traumata) bei Alltagsaktivitäten in Kombination mit vorbestehender Osteoporose.
- Die häufigsten Frakturentitäten sind proximale Humerus- und Femurfrakturen sowie Wirbelkörper- und distale Radiusfrakturen.
- Ergänzend sollten, präventiv zur kurativen Frakturtherapie, eine Osteoporosetherapie und eine Sturzprophylaxe durchgeführt werden.
- Nicht jeder Frakturtyp erfordert eine Operation.
- Indikationsstellung zur operativen Versorgung unter sorgfältiger Abwägung von Nutzen und Risiken unter Einbeziehung der Vorstellung des Patienten bzw. seiner Angehörigen.
- Reduktion der Kurz- und Langzeitmortalität durch frühzeitiges orthogeriatrisches Co-Management.

13.1 Definition

Ein **Knochenbruch** oder eine **Fraktur** (lat. „frangere": brechen) ist eine Unterbrechung der Kontinuität eines Knochens unter Bildung zweier oder mehrerer Bruchstücke (Fragmente) mit oder ohne Verschiebung (Dislokation).

Grundsätzlich ist anzumerken, dass der ältere Bevölkerungsanteil unserer Gesellschaft an Osteoporose leidet und somit über eine deutlich herabgesetzte Knochenqualität verfügt. Im höheren Lebensalter kommt es häufig bei üblichen Alltagsaktivitäten aus dem Stehen, Gehen oder Sitzen (niedrigenergetische Traumata) zu Stürzen mit Verletzungen, die zu einer Aggravation der bereits bestehenden Komorbiditäten führen können.

Die häufigsten Frakturentitäten sind die des proximalen Femurs, der Wirbelsäule, des distalen Unterarms und des proximalen Oberarms.

CAVE

Sichere Frakturzeichen:
- Dislokation (Achsfehlstellung, Stufenbildung, offene Frakturen, Diastasen)
- Abnorme/pathologische Beweglichkeit
- Krepitationen

Unsichere Frakturzeichen:
- Schmerz (Dolor)
- Schwellung (Tumor)
- Rötung (Rubor)
- Wärme (Calor)
- Eingeschränkte Beweglichkeit (Functio laesa)

13.1.1 Epidemiologie

Von 2000–2014 kam es in der Bundesrepublik Deutschland zu einem Anstieg der osteoporosebedingten Frakturen um mehr als 300 %.

Grundlegende Arbeiten zur Epidemiologie von osteoporoseassoziierten Frakturen haben gezeigt, dass für ältere Patienten, die bereits einmal eine Fraktur hatten, eine deutlich erhöhte Wahrscheinlichkeit für weitere Frakturen besteht.

Im o. g. Zeitraum nahmen auch Frakturen im Bereich der Lendenwirbelsäule (LWS) und des Beckens um mehr als 50 %, Frakturen des Unterarms um mehr als 35 % und Frakturen des Femurs um mehr als 20 % zu. Dabei ist anzumerken, dass die Femurfrakturen mit 92.825 im Jahr 2000 und 110.625 im Jahr 2014 die höchste Fallzahl ausmachen. Auch für die Zukunft ist insgesamt eine steigende Tendenz der Fallzahlen für Knochenbrüche zu erwarten.

13.2 Proximale Femurfrakturen

Die zwei häufigsten Frakturtypen des proximalen Femurs sind die Schenkelhalsfraktur und die pertrochantäre Femurfraktur. Ursächlich ist meistens ein Sturz auf die Seite, gefolgt von immobilisierenden Schmerzen der betroffenen Extremität.

Bei der **Inspektion** zeigt sich u. a. neben Prellmarken und einem Hämatom die betroffene untere Extremität typischerweise außenrotiert und verkürzt. In der **klinischen Untersuchung** sind Leistendruckschmerz, Trochanterklopf- sowie Bewegungs-, Stauchungs- und Rotationsschmerz typisch. Die anschließende **Röntgendiagnostik** sollte in zwei Ebenen, Becken a. p. & Hüfte (rechts oder links) axial erfolgen. Bei Verdacht auf eine Begleitverletzung des Beckens oder Beschwerdepersistenz nach initial unauffälliger Bildgebung sollte ergänzend eine Computertomografie (CT) des Beckens durchgeführt werden.

Die Einteilung der Schenkelhalsfraktur erfolgt nach **Pauwels** und **Garden**. Pauwels (➤ Abb. 13.1) beschreibt die Dislokationstendenz anhand der Steilheit der Frakturline zur Horizontalen: Je steiler die Frakturline im Vergleich zur Horizontalen ist, desto instabiler ist die Fraktur. Es werden drei Typen unterschieden.

Garden (➤ Abb. 13.2) unterscheidet nach dem Dislokationsgrad vier Typen der Schenkelhalsfraktur. Garden I und II beschreiben die Dislokation in der Frontalebene, die Typen III und IV zusätzlich eine Rotationskomponente des distalen Hauptfragments. Je höher der Dislokationsgrad, desto höher ist das Risiko für eine Hüftkopfnekrose.

Die **Therapieentscheidung** für ein operatives oder konservatives Vorgehen richtet sich zum einen nach dem Frakturtyp und zum anderen nach der Mobilität sowie bereits zuvor bestehenden koxarthrotischen Beschwerden. Zur Auswahl steht neben der konservativen Therapie (gelegentlich bei multimorbiden Patienten mit undislozierten Frakturen) die operative Versorgung. Je nach Frakturentität kommen hier gelenkerhaltende Osteosynthesen wie die kanülierte Schraubenosteosynthese oder die dynamische Hüftschraube (DHS) oder Gelenkersatzoperationen mittels uni- oder bipolarer Prothese oder Totalendoprothese (TEP) zum Einsatz. Nach Implantation einer Endoprothese ist unmittelbar postoperativ in der Regel die schmerzadaptierte Vollbelastung möglich. Bei Verwendung einer gelenkerhaltenden Osteosynthese wird bei jüngeren Patienten mit guter Koordination postoperativ eine Teilbelastung mit 15 kg an Unterarmgehstützen für ca. 6 Wochen empfohlen.

Im geriatrischen Patientenkollektiv ist aufgrund der Komorbidität und schlechter Koordination eine solche Teilbelastung zumeist nicht umsetzbar und hätte somit trotz Operation eine weitere Immobilisation zur Folge. Die Konsequenzen einer Immobilisation sind schwerwiegend (Pneumonie, thrombembolische Komplikationen, Dekubiti, Muskelatrophie) und für einen Großteil der Morbidität und Mortalität der proximalen Femurfrakturen verantwortlich. Daher werden diese geriatrischen Patienten – trotz im Vergleich zur jüngeren Population schlechterer Knochensubstanz und unter Inkaufnahme eines potenziellen Implantatversagens – zur schmerzadaptierten Vollbelastung freigegeben, um die schwerwiegenden Konsequenzen einer Immobilisation zu vermeiden.

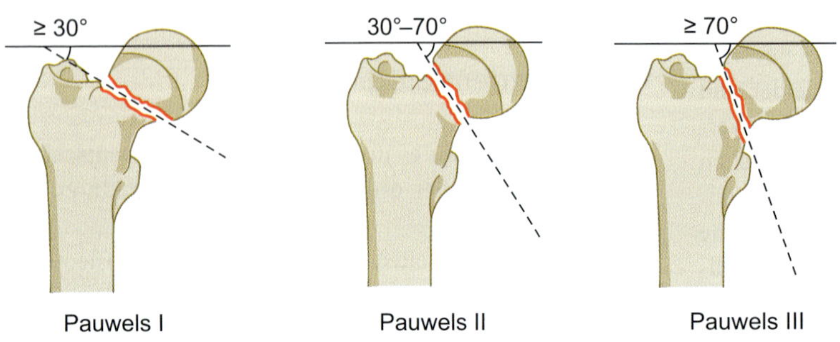

Abb. 13.1 Einteilung der Schenkelhalsfrakturen nach Pauwels (1935) [L231]

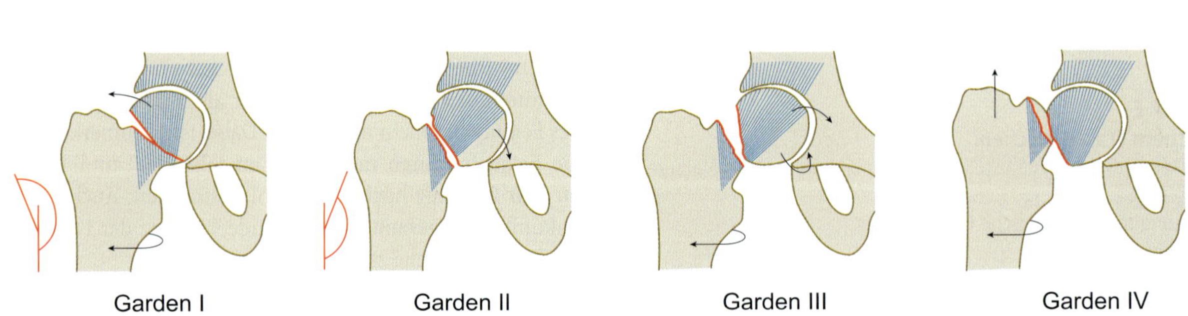

Abb. 13.2 Einteilung der Schenkelhalsfrakturen nach Garden (1961) [L231]

CAVE

- Bei Stürzen auf die Seite sollte an Begleitverletzungen des Beckens gedacht werden.
- Bei jeder klinischen Untersuchung sollten angrenzende Gelenke mituntersucht werden.
- Bei einer Teilbelastung ist stets an eine Thromboembolieprophylaxe zur Vermeidung thromboembolischer Komplikationen zu denken.
- Ziel jeder Operation ist die raschestmögliche Wiederherstellung der bestmöglichen Mobilität des Patienten.

13.3 Wirbelkörperfrakturen

Wirbelkörperfrakturen im Alter haben oft eine multikausale Genese. Häufig besteht eine Kombination aus Vitamin-D- und Kalziummangel, degenerativen Veränderungen sowie Bagatelltraumata und Fehlhaltung und dem damit einhergehenden Muskelabbau und der daraus resultierenden Reduktion des Aktivitätsniveaus. Weiterhin kommt es infolge der Fehlhaltungen (u. a. Kyphose) zu Fehlbelastungen, die häufig zu einer vor der Wirbelsäule verlaufenden vertikalen Kraftachse und somit zu Kraftmaxima im Bereich der dorsalen und ventralen Wirbelkörperanteile führen. Dies erhöht die Frakturanfälligkeit durch die damit verbundene Schwächung der weniger belasteten Deck- und Grundplattenbereiche in Kombination mit einer osteoporotisch bedingten Verminderung der Knochenqualität. Typischerweise wird somit auch die Morphologie der frakturierten Wirbelkörper – in Form von Fisch- und Keilwirbeln – sowie der Vertebra plana bestimmt. Die Osteoporose stellt hierbei einen der wichtigsten frakturbegünstigenden Prädiktoren dar.

Häufig stellen sich die Patienten mit akut auftretenden bzw. rasch in der Intensität steigenden Rückenschmerzen ohne adäquates Trauma in der Praxis oder im Krankenhaus vor. Hier ist die **Anamnese** entscheidend, um mögliche Prädiktoren – u. a. Ernährungsmangelzustände und genetische Prädispositionen –oder Hinweise für eine bereits bestehende Osteoporose zu erfassen. Anschließend folgt eine ausführliche **klinische Untersuchung** zur Evaluierung des neurologischen Status, der Frakturhöhe und des bestehenden Schmerzniveaus. Für Letzteres eignet sich die Visuelle Analogskala (VAS). Hieran sollte sich als **Basisdiagnostikum** die konventionelle radiologische Bildgebung in zwei Ebenen anschließen. Bei unklaren radiologischen Ergebnissen ist die Durchführung einer Magnetresonanztomografie (MRT) oder bei Kontraindikationen einer CT empfohlen. Die MRT ermöglicht es, zwischen alten und frischen Frakturen zu unterscheiden. Außerdem lassen sich damit Zwei- oder Mehretagenverletzungen (➤ Abb. 13.3) erkennen, ein entscheidendes Kriterium für das weitere Therapieprozedere.

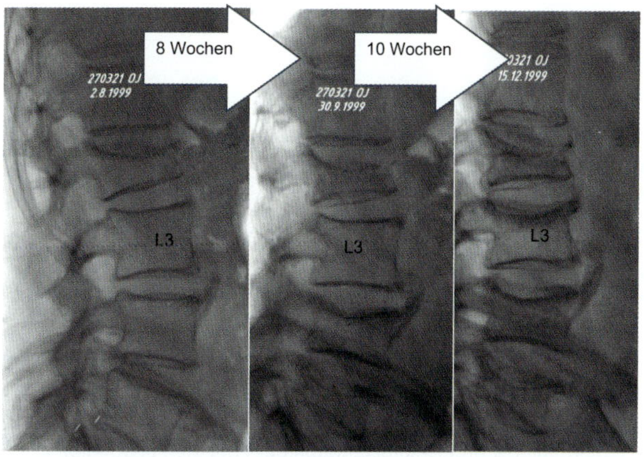

Abb. 13.3 Patient 78 Jahre, männlich. Sekundäre Anschlusswirbelkörperfrakturen L4, L5 bei primärer Fraktur des dritten Lendenwirbelkörpers bei Osteoporose [P981]

Ergänzend sollte die Knochendichte mittels DEXA-Methode gemessen werden. Folglich kann zum einen eine antiosteoporotische Therapie (➤ Kap. 26.1) eingeleitet und zum anderen ebenfalls die ggf. erforderliche richtige operative Strategie geplant werden. Die **Klassifikation** der Wirbelkörperfrakturen erfolgt nach Magerl et al., die in aufsteigender Verletzungsschwere drei Typen unterscheidet: Kompressionsverletzungen (Typ A), Flexions-Distraktionsverletzungen (Typ B) und Rotationsverletzungen (Typ C). Zudem erfolgt eine Unterteilung in weitere Subtypen.

PATIENTENINFO

Auf eine ausreichende Osteoporoseprophylaxe durch ausgewogene Ernährung und körperliche Aktivität, ggf. mit medikamentöser Unterstützung durch Einnahme von Vitamin-D- und Kalziumpräparaten, ist zu achten.

Bei den meisten Wirbelkörperfrakturen ist primär ein **konservatives Therapieverfahren** indiziert. Ausnahmen bilden instabile Verletzungen oder solche, bei denen neurologische Auffälligkeiten bestehen. Inhalt der konservativen Therapie sollten Analgesie unter Berücksichtigung der Nebenwirkungen, Physiotherapie, Rückenschule und radiologische Verlaufskontrollen nach 1, 2, 4 und 6 Wochen im Stehen sein, um eine frühzeitige Nachsinterung und Fehlstellung der Wirbelkörperfraktur zu erkennen und ggf. das Therapieregime hinsichtlich einer Operation zu ändern. Indikationen zur operativen Therapie sind persistierende immobilisierende Schmerzen unter adäquater Analgesie und/oder zunehmende Wirbelkörpersinterung oder -destruktionen. Die gängigen Operationstechniken sind die minimalinvasive Vertebroplastie und Kyphoplastie (➤ Abb. 13.4a–c) sowie die dorsale und/oder ventrale Stabilisierung.

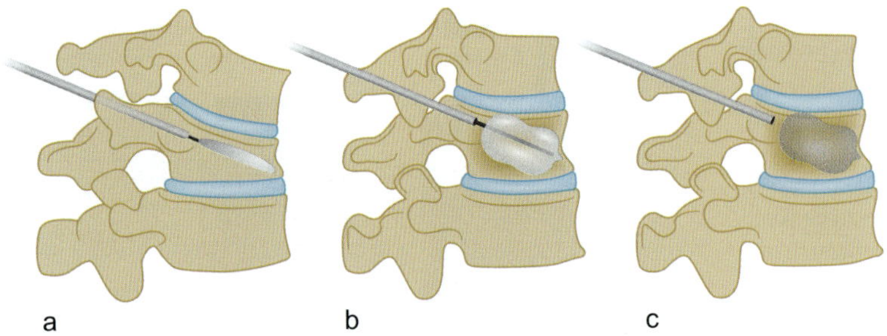

Abb. 13.4 Kyphoplastie sowie dorsale und/oder ventrale Stabilisierung [L231]:
a) Einbringen eines „Ballons" in den Wirbelkörper
b) Dilatation des „Ballons" und gewünschte Wirbelkörperaufrichtung, ggf. ergänzend Zementaugmentation
c) Entfernung des Instrumentariums unter Belassen des „Ballons"

CAVE

- Primär konservative Therapie unter Berücksichtigung der Frakturmorphologie und Gesamtsituation des Patienten anstreben.
- Suffiziente Analgesie (nach WHO-Stufenschema) unter Beachtung von Wechselwirkungen mit der bereits bestehenden Medikation zur Erhaltung der Mobilität.
- Bei Versagen der konservativen Therapie bestehen minimalinvasive operative Therapieoptionen wie z. B. die Kyphoplastie.

13.4 Frakturen des proximalen Humerus

Die proximale Humerusfraktur ist eine häufige Verletzung der älteren Bevölkerung mit steigender Inzidenz. Der Unfallmechanismus ist in der Regel der Sturz auf den ausgestreckten Arm oder direkt auf die Schulter bei angelegtem Arm, gefolgt von immobilisierenden Schmerzen der betroffenen oberen Extremität.

Bei der **Inspektion** zeigt sich meist ein flächiges Hämatom; ggf. ist der Oberarm diskret kranialisiert (verkürzt). In der **klinischen Untersuchung** imponieren neben lokalem Druckschmerz immobilisierende Schmerzen beim Bewegungsversuch. Weiterhin ist die Sensomotorik der betroffenen oberen Extremität zu überprüfen. Hieran schließt sich die bildgebende **Diagnostik** an. Es sollten Röntgenbilder im a.-p.- und axialen Strahlengang bzw. die sog. Y-Aufnahme der Scapula angefertigt werden. Ergänzend kann auch noch eine Computertomografie durchgeführt werden, um eine detailliertere dreidimensionale Frakturdarstellung zu erhalten.

Es gibt unterschiedliche Klassifikationen zur Beschreibung der Frakturmorphologie. Weltweit am gängigsten ist die **Klassifikation** nach Neer, die auf der Viersegmenteinteilung basiert. Daran orientiert sich auch das **Therapie**regime unter Berücksichtigung der Gesamtsituation des Patienten. Im Vordergrund stehen eine frühe und schnelle Mobilisation sowie Schmerzfreiheit. Die konservative Therapie sieht eine Ruhigstellung im Gilchrist-Verband (➤ Abb. 13.5) bzw. der Schultertasche und ein vorgegebenes Therapiekonzept mit zunächst passiven Pendelübungen und im Verlauf Steigerung der Belastungsintensität sowie regelmäßigen Röntgenkontrollen vor. Bei dieser Ruhigstellung im Gilchrist-Verband ist immer auch die Gefahr der „Einsteifung" des Gelenks zu beachten! Operativ können Endoprothesen, Schrauben- und Plattenosteosynthesen sowie Kirschner-Drähte und Marknägel zur Anwendung kommen. Aktuell wird in der Literatur lebhaft diskutiert, ob eine primäre Schulterprothesen-Implantation einen Vorteil in der Therapie darstellt. Wie die bisher durchgeführten Studien in älteren Patientenkollektiven jedoch zeigen, haben sowohl winkelstabile Plattenosteosynthesen als auch Hemiendoprothesen hinsichtlich des klinischen Ergebnisses gegenüber einem konservativen Vorgehen keinen wesentlichen Vorteil, aber eine deutlich höhere Komplikationsrate (Olerud et al. 2011; Fjalestad et al. 2011). Daher ist es wichtig, gemeinsam mit dem Patienten unter Berücksichtigung aller Faktoren eine Entscheidung für eine Therapie im Sinne des Patienten zu treffen.

CAVE

- Therapieziel sollte nicht die Wiederherstellung einer möglichst guten Röntgenanatomie, sondern Schmerzfreiheit und eine für den Patienten akzeptable Beweglichkeit sein.
- Bei den meisten Frakturtypen besteht zwischen Operation und konservativer Therapie kein signifikanter Unterschied im klinischen Ergebnis, aber eine höhere Komplikationsrate der Operation.

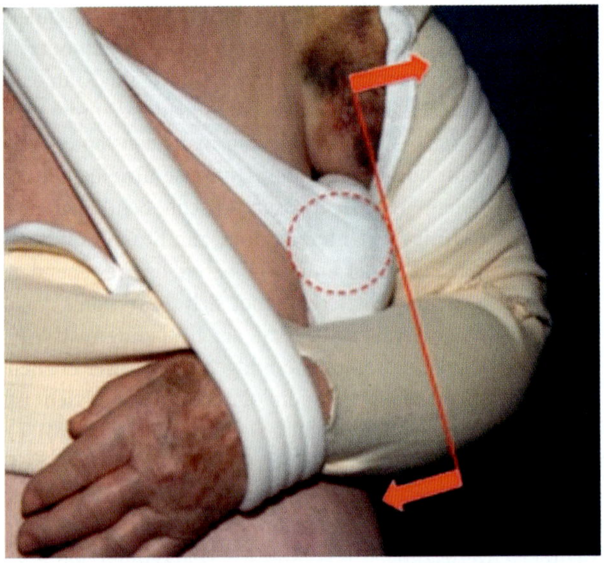

Abb. 13.5 Biomechanisches Prinzip der proximalen Rolle bei Schafttranslation: Durch die Schwerkraft des Arms kommt es über das Hypomochlion der Rolle (z. B. elastische Bindenrolle) zu einer Translation des proximalen Endes des distalen Hauptfragments nach lateral (Krettek und Wiebking 2011) [F741-004]

EVIDENZ

Skandinavische Arbeitsgruppen (u. a. Olerud et al. 2011) verglichen in prospektiven randomisierten Studien die konservative Therapie mit operativen Therapien der dislozierten proximalen Humerusfraktur und konnten zeigen, dass auch Patienten mit höhergradig dislozierten Frakturen von einer Osteosynthese oder Hemiendoprothese gegenüber der konservativen Therapie nicht signifikant profitierten. In den operativen Gruppen zeigte sich jedoch eine signifikant erhöhte Rate (30 %) an ungeplanten Operationen.

13.5 Distale Radiusfrakturen

Die distale Radiusfraktur ist die häufigste Fraktur des erwachsenen Menschen. Zugrunde liegt häufig ein Sturz auf den ausgestreckten Arm. Je nach Stellung des Handgelenks während des Traumas ergeben sich zwei Frakturtypen: die Extensionsfraktur (Colles-Fraktur: 90 %) und die Flexionsfraktur (Smith-Fraktur: 10 %).

Bei der **Inspektion** zeigt sich neben üblichen Verletzungszeichen wie Schwellung, Hämatom etc. ggf. eine sog. Fourchette-Stellung (Extensionsverletzung) oder Bajonettstellung (Flexionsverletzung). In der klinischen Untersuchung ist auf Hinweise für Begleitverletzungen des Carpus zu achten, z. B. eine Läsion des skapholunären Bandes (SL-Bandläsion) oder eine Verletzung des triangulären fibrokartilaginären Komplexes (TFCC; Discus triangularis).

In der bildgebenden **Diagnostik** ist eine a.-p. und eine streng seitliche Röntgenaufnahme des Handgelenks erforderlich. Zur detailreicheren Frakturdarstellung und -ausbreitung kann ergänzend eine CT des Handgelenks angefertigt werden. Des Weiteren kann selten bei V. a. auf Verletzungen des intrinsischen karpalen Bandapparats oder des TFCC eine MRT indiziert sein.

Die **AO-Klassifikation** geht auf M. E. Müller zurück und unterscheidet A-, B- und C-Frakturen. Je nach Frakturmorphologie wird ein konservatives oder operatives **Therapieverfahren** gewählt:

- Die operative Versorgung reicht von der minimalinvasiven Kirschner-Draht-Spickung und dem Fixateur externe bis zur offenen Reposition und zumeist palmaren Plattenosteosynthese.
- Ein konservatives Prozedere ist bei Frakturen ohne Dislokation bzw. bei eingestauchten und reponierten Frakturen ohne Redislokationstendenz, also formal stabilen Frakturen, indiziert. Es sieht vor, mittels „Mädchenfänger" im Aushang durch Anhängen eines Gewichts (ca. 2 kg) an den betroffenen Arm zunächst einen Längszug zu erzeugen (➤ Abb. 13.6).

Hierbei sollten die Patienten versuchen zu entspannen. Diese Position wird für einige Minuten beibehalten, sodass über Ligamentotaxis bereits eine erste passive Reposition erfolgt. Nach durchgeführter Bruchspaltanästhesie wird das geschlossene Repositionsmanöver unter Bildwandlerkontrolle (mobiles Röntgengerät, sog. C-Bogen) durchgeführt (➤ Abb. 13.6). Nach zufriedenstellender Reposition wird ein gespaltener Unterarm-Repositionsgips angelegt. Des Weiteren ist eine radiologische Kontrolle in zwei Ebenen nach Reposition indiziert. Am Folgetag sollte eine Gipskontrolle zum Ausschluss gipsassoziierter Beschwerden erfolgen. Die Therapiedauer im Gips beträgt üblicherweise 4 Wochen. Röntgenkontrollen in zwei Ebenen sind nach 4, 7, 14, 21 und 28 Tagen indiziert, um sekundäre Dislokationen rechtzeitig zu identifizieren und ggf. einen Verfahrenswechsel einzuleiten.

Auch hier gilt, wie bei allen Therapieentscheidungen, gemeinsam mit dem Patienten unter Berücksichtigung insbesondere des individuellen Risikoprofils und Anspruchsniveaus eine Entscheidung im Sinne des Patienten zu treffen.

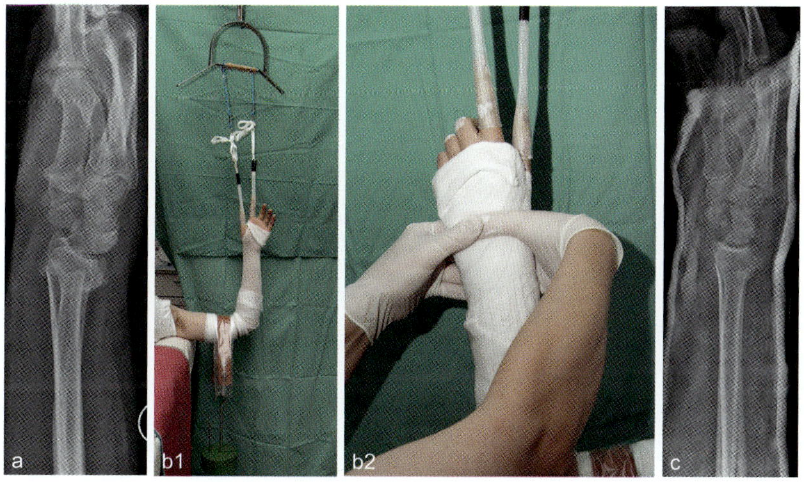

Abb. 13.6 Geschlossene Reposition [T927]
a) Distale Radiusfraktur mit nach dorsal dislozierter Gelenkfläche (Extensionsverletzung);
b1 und b2) Unterarm im Gipsaushang mit anschließendem Repositionsmanöver
c) Distale Radiusfraktur nach Reposition und Anlage eines Unterarm-Repositionsspaltgipses

EVIDENZ

Für die Therapie der distalen Radiusfraktur ließ sich in sieben Cochrane-Reviews für eine Vielzahl konservativer und operativer Behandlungsmaßnahmen keine Überlegenheit einzelner Methoden nachweisen. Nach einer operativen Therapie konnte eine verbesserte Wiederherstellung der knöchernen Form und günstigere radiologische Resultate erzielt werden. Es zeigte sich jedoch kein funktioneller Vorteil.

13.6 Interdisziplinäres Management

INTERPROFESSIONELLES TEAM

Die Behandlung von Frakturen im Alter erfolgt am wirksamsten multifaktoriell und im interprofessionellen Team. Dabei haben Osteoporoseprophylaxe sowie Kraft-, Atem- und Ausdauertraining durch Physiotherapie einen hohen Stellenwert. Insbesondere sollte so früh wie möglich ein orthogeriatrisches Co-Management (auch Alterstraumatologie genannt), im Sinne eines gerontotraumatologischen Zentrums (feste Einbindung eines Geriaters in die Betreuung der stationären traumatologischen Patienten) erfolgen. Dadurch lässt sich sowohl die Kurz- und Langzeitzeitmortalität reduzieren als auch das Patientenoutcome bei einer diskret längeren Liegedauer verbessern.

EVIDENZ

Mit Bezug auf die in ➤ Kap. 13.1.1 präsentierten epidemiologischen Daten gewinnt die interdisziplinäre Patientenversorgung der über 65-Jährigen zunehmend an Bedeutung. Rapp et al. (2020) konnten in einer retrospektiven Beobachtungsstudie mit 58.000 Patienten mit Hüftfrakturen zeigen, dass die 30-Tage Mortalität bei orthogeriatrisch behandelten Patienten im Vergleich zu den Patienten ohne orthogeriatrisches Co-Management signifikant reduziert werden konnte. Zu ähnlichen Ergebnisse kommen Moyet et al. (2019) in ihrem systematischen Review: Je früher die interdisziplinäre bzw. orthogeriatrische Mitbehandlung erfolgte, desto besser war das Patientenoutcome.

LITERATUR

Fjalestad T, Hole MØ, Hovden IA, et al. Surgical treatment with an angular stable plate for complex displaced proximal humeral fractures in elderly patients: A randomized controlled trial. J Orthop Trauma 2011; 26: 98– 106.

Krettek C, Wiebking U. Proximale Humerusfraktur: Ist die winkelstabile Plattenosteosynthese der konservativen Behandlung überlegen? Unfallchirurg 2011; 114(12): 1059–1067.

Longo UG, Loppini M, Denaro L, et al. Conservative management of patients with an osteoporotic vertebral fracture: A review of the literature. J Bone Joint Surg 2012; 94(2): 152–157.

Magerl F, Aebi M, Gertzbein SD, et al. A comprehensive classification of thoracic and lumbar injuries. Eur Spine J 1994; 3(4): 184–201.

Moyet J, Deschasse G, Marquant B, et al. Which is the optimal orthogeriatric care model to prevent mortality of elderly subjects post hip fractures? A systematic review and meta-analysis based on current clinical practice. Int Orthop 2019; 43: 1449–1454.

Olerud P, Ahrengart L, Ponzer S, et al. Hemiarthroplasty versus nonoperative treatment of displaced 4-part proximal humeral fractures in elderly patients: A randomized controlled trial. J Shoulder Elbow Surg 2011; 20(7): 1025–1033.

Rapp K, Becker C, Todd C, et al. The association between orthogeriatric co-management and mortality following hip fracture. An observational study of 58,000 patients from 8,218 hospitals. Dtsch Arztebl Int 2020; 117: 53–59.

KAPITEL

14 Harninkontinenz

Wolfgang Kauffels und Johannes Heck

Kernaussagen

- Harninkontinenz im hohen Alter ist meistens multikausal bedingt.
- Harninkontinenz beeinflusst die alltägliche Lebensführung erheblich.
- Die Anamnese von Begleiterkrankungen, Trink- und Miktionsverhalten, sozialen Lebensumständen und Medikation beeinflusst den Therapieerfolg.
- Schon eine Aufklärung über die Funktion der Harnblase kann hilfreich sein.
- Grunderkrankungen sind in die Therapie einzubeziehen, z. B. Diabetes mellitus, Morbus Parkinson.
- Die optimale Therapie geriatrischer Patienten ist nur interdisziplinär sinnvoll.
- Blasenspezifische Medikation nicht ex juvantibus und nicht ohne kausale Diagnostik verordnen.
- Primär konservative und nichtmedikamentöse Therapie versuchen.
- Therapie der drei Schritte bevorzugen: Verhalten, Medikamente, Operation.
- Einbindung von Angehörigen unterstützt die Verhaltensänderung.

14.1 Einleitung

FALLBEISPIEL

Ein 78-jähriger, sportlich aktiver Rentner stellt sich beim Urologen vor. Er berichtet, dass er seit etwa ½ Jahr den Urin nicht mehr halten könne. Dies sei für ihn, vor allem aber auch für seine Lebenspartnerin, ein großes Problem. Nachts müsse er in 1- bis 2-stündlichen Abständen zur Toilette und könne deshalb nicht mehr durchschlafen. Er fühle sich müde und unausgeruht. Bis auf eine arterielle Hypertonie, die mit Ramipril gut eingestellt sei, lägen keine Begleiterkrankungen vor. Seit mehreren Jahren nehme er Tamsulosin und Finasterid zur Behandlung seiner vergrößerten Prostata ein. Dies habe bislang gut geholfen, in den letzten Monaten habe die Wirkung der Medikamente aber deutlich nachgelassen, und es sei zu ungewollten Urinabgängen gekommen. Der Patient schämt sich für seine Inkontinenz und befürchtet, dass die Anlage eines Dauerkatheters erforderlich sei. Er möchte weiterhin sexuell aktiv sein können.

Der Urologe führt nach Abschluss der Anamnese eine körperliche Untersuchung inkl. digital-rektaler Tastuntersuchung, eine Ultraschalluntersuchung von Nieren und Harnblase inkl. Restharnbestimmung, einen transrektalen Ultraschall der Prostata, einen Urinstatus sowie eine Bestimmung des prostataspezifischen Antigens (PSA) durch. Zusammenfassend ergibt sich die Diagnose einer Dranginkontinenz auf dem Boden eines benignen Prostatasyndroms. Aufgrund der großen Restharnmenge von 160 ml kommt ein Einsatz von Anticholinergika nicht infrage. Der Urologe rät seinem Patienten zur operativen Entfernung der Prostata in Form einer TUR-P (transurethrale Resektion der Prostata) in Spinalanästhesie.

Kontinenz gehört zu den intellektuellen Leistungen, die außer beim Menschen nur bei Hund und Katze ausgeprägt und bekannt sind. Reduzierte mentale Leistungen im Alter beeinträchtigen daher die Kontinenz. Inkontinenz ist eine der häufigsten Ursachen für die Aufnahme in ein Pflegeheim. Die Versorgung im gewohnten sozialen Umfeld ist erschwert, da die häusliche Betreuung für das familiäre Umfeld in den meisten Fällen zu belastend ist. Nicht selten ziehen sich inkontinente Menschen aus Schamgefühl aus dem gesellschaftlichen Leben zurück.

INTERPROFESSIONELLES TEAM

Geriatrische Patienten sind in hohem Maße vulnerabel, in den meisten Fällen multimorbide und deutlich älter als 80 Jahre. Für die Versorgung älterer Patienten mit Harninkontinenz gibt es kein Patentrezept. Hilfreich ist daher eine interdisziplinäre Zusammenarbeit von Hausärzten, Urologen/Gynäkologen und Neurologen.

Die Therapie inkontinenter Patienten muss neben der Behebung der körperlichen Dysfunktion auch die psychische und soziale Belastung berücksichtigen. Der Therapieerfolg ist dabei in erheblichem Maße von der Mitarbeit der betroffenen Patienten abhängig. Darüber hinaus ist zusätzlich eine kontinuierliche Unterstützung durch Lebenspartner, Familienangehörige und externes Pflegepersonal notwendig.

Die Entscheidung, ob ein konservativer oder operativer Behandlungsansatz oder sogar eine Harnblasendrainage indiziert ist, muss anhand der individuellen Besonderheiten der Patienten festgelegt werden. Besonderer Beachtung bedürfen die Ätiologie der Restharnbildung, das Ausmaß der klinischen Symptomatik, der absolute Restharnwert mit seiner Relation zur gesamten Blasenkapazität, das Vorliegen von Harnwegsinfektionen oder einer Stauung der oberen Harnwege. Ebenso sollten patientenspezifische Komorbiditäten, die soziale Situation und persönliche Präferenzen berücksichtigt werden.

Leitlinien

Die Einteilung dieses Kapitels orientiert sich an der aktuellen Fassung der S2e-Leitlinie der AG Inkontinenz der Deutschen Gesellschaft für Geriatrie (DGG):
S2e-Leitlinie Harninkontinenz bei geriatrischen Patienten, Diagnostik und Therapie. AWMF-Registernummer 084-001, Stand: 1/2019

https://else4.de/1wu

Ungeachtet der Tatsache, dass manche invasiven Diagnose- oder Operationsverfahren in der täglichen Praxis bei geriatrischen Patienten nur in Ausnahmefällen zur Anwendung kommen dürften, wurden für die Erstellung der Leitlinie bewusst alle Standardverfahren in Diagnostik und Therapie der Harninkontinenz auf ihren Stellenwert und ihre Anwendbarkeit in der Geriatrie geprüft.

14.2 Diagnostik

CAVE

Bei älteren Patienten ist Harninkontinenz weniger ein solitäres Symptom, sondern eher Teil eines „geriatrischen Syndroms". Risikofaktoren wie (inadäquate) Polypharmazie, Einschränkung der Kognition und verminderte Mobilität können eine Inkontinenz auslösen oder verschlimmern. Dieser Zusammenhang muss bei der Basisdiagnostik berücksichtigt werden.

Ziel der Basisdiagnostik ist es, das Ausmaß der Harninkontinenz zu beurteilen und differenzialdiagnostische Hinweise für die im Vordergrund stehende Form der Harninkontinenz zu erhalten (➤ Tab. 14.1). Komorbiditäten und Medikamenteneinnahme müssen gezielt miterfasst werden, ebenso das Ausmaß der individuellen Belastung, der Leidensdruck und die Lebenssituation.

Tab. 14.1 Formen der Harninkontinenz

Form	Beispiele
Belastungsinkontinenz (Stressinkontinenz)	Harnabgang beim Aufstehen, Pressen, Husten, Lachen
Dranginkontinenz	Ständiger Harndrang trotz wenig gefüllter Blase, z. B. überaktive Blase
Mischinkontinenz	Kombination aus Belastungs- und Dranginkontinenz
Überlaufinkontinenz	Keine vollständige Blasenentleerung möglich, Restharn
Reflexinkontinenz	Neurogene Ursachen, z. B. Querschnittlähmung
Extraurethrale Inkontinenz	Andere Ursachen, z. B. Urinfisteln nach Geburten, Operationen, Bestrahlung

Beim alten Menschen liegen oft Kombinationen aus verschiedenen Ursachen vor. Bei einer schweren Demenz kann die Harnblasenentleerung nicht mehr inhibiert werden, sodass eine Reflexinkontinenz auftreten kann.

14.2.1 Anamnese

Harninkontinenz ist für die Betroffenen meistens ein Tabuthema und wird daher oft verschwiegen. Bei der Anamnese sollte gezielt nach Beschwerden im Bereich der Harnblase gefragt werden: Miktionsfrequenz am Tag und in der Nacht, Harnverlustmenge, Häufigkeit, Dysurie und Trinkmenge. Die Medikamentenanamnese erfasst unerwünschte Arzneimittelwirkungen (UAW), welche die Funktion des Harnblasendetrusors und des Sphinkters sowie deren zentralnervöse Steuerung nachteilig beeinflussen. Eine Übersicht über Medikamente bzw. Wirkstoffklassen, die als UAW eine Harninkontinenz hervorrufen können, gibt ➤ Tab. 14.2.
Die gynäkologische Anamnese erfragt Anzahl und Art der Geburten. Erkrankungen mit potenzieller Auswirkung auf den unteren Harntrakt sind z. B. Diabetes mellitus, Z. n. Schlaganfall, Arteriosklerose, Morbus Parkinson, Enzephalitiden, Rückenmarkläsionen, Demenz, Z. n. Radiotherapie, Depression und andere psychische Erkrankungen.

Tab. 14.2 Wirkstoffklassen mit Harninkontinenz als möglicher UAW

Wirkstoffklasse	Form der Harninkontinenz
α_2-Adrenozeptor-Agonisten (z. B. Clonidin, Methyldopa)	Überlaufinkontinenz (durch Kontraktion des Blasenhalses und konsekutiver Harnretention)
α_1-Adrenozeptor-Antagonisten (z. B. Doxazosin, Terazosin)	Stressinkontinenz (durch Reduktion des Blasenauslasswiderstands)
ACE-Hemmer/AT_1-Rezeptor-Antagonisten	Stressinkontinenz (durch Reduktion des Sphinktertonus der Urethra; bei ACE-Hemmern zusätzlich: trockener Husten als charakteristische UAW → abdominale Druckerhöhung → Stressinkontinenz)
Anticholinergika bzw. Medikamente mit anticholinerger Wirkkomponente (z. B. H_1-Antihistaminika der 1. Generation)	Überlaufinkontinenz (durch Reduktion der Detrusorkontraktilität)
Antidepressiva (z. B. TZA, SSRI [vor allem Sertralin], Venlafaxin)	Dranginkontinenz, Überlaufinkontinenz
Antiparkinsonmittel	Überlaufinkontinenz
Antipsychotika: • 1. Generation: Chlorpromazin, Chlorprothixen, Fluphenazin Haloperidol, Pimozid, Thioridazin • 2. Generation: Clozapin, Olanzapin, Risperidon	Stressinkontinenz (vermutlich durch Blockade zentraler Dopaminrezeptoren und peripherer α_1-Adrenozeptoren)
Benzodiazepine (z. B. Lorazepam, Diazepam)	Stressinkontinenz (vermutlich durch Muskelrelaxation und dämpfende Effekte im ZNS)
Kalziumkanalblocker	Überlaufinkontinenz (durch Reduktion der Kontraktilität der Blasenmuskulatur mit konsekutiver Harnretention)
Diuretika (z. B. HCT, Furosemid)	Dranginkontinenz (durch Erhöhung der Urinproduktion in den Nieren)
Hormonersatztherapie (Östrogene ± Gestagene)	Stressinkontinenz, Dranginkontinenz, Mischinkontinenz
Opioid-Analgetika (z. B. Morphin, Oxycodon)	Überlaufinkontinenz

14.2.2 Körperliche Untersuchung und Labordiagnostik

Die vollständige körperliche Untersuchung (inkl. digital-rektaler Tastuntersuchung) wird ergänzt durch die Einschätzung der mentalen und körperlichen **Leistungsfähigkeit.** Im Hinblick auf therapeutische Optionen muss geprüft werden, in welchem Umfang der Patient physiotherapeutische oder verhaltenstherapeutische Maßnahmen umsetzen kann.

Störungen der Sensibilität in den Dermatomen S2–S5 (sog. Reithosengebiet) können Hinweise für neurogene Läsionen sein, die mittels spezieller Reflexprüfungen abzuklären sind.

Harnwegsinfektionen können eine überaktive Blase mit Pollakisurie, Nykturie und Drangsymptomatik bzw. Dranginkontinenz vortäuschen oder verstärken. Zum **Ausschluss einer Harnwegsinfektion** gehört obligat eine Urinanalyse mittels Teststreifen, bei pathologischem Befund zusätzlich eine bakteriologische Untersuchung mittels Urinkultur.

PATIENTENINFO

Ein **Miktionstagebuch** ermöglicht die Verifizierung der Miktionsfrequenz, des Miktionsvolumens und der Häufigkeit des Harnverlusts. Das Ausfüllen des Miktionstagebuchs ist bei geriatrischen Patienten oft nur mithilfe von Angehörigen bzw. medizinischem Personal möglich. Sinnvollerweise sollten an 2–3 Tagen über jeweils 24 h neben den blasenspezifischen Parametern der Vorlagenverbrauch, die Trinkmenge und der Schlaf-Wach-Rhythmus protokolliert werden. Das Miktionsprotokoll dient als Basis für das Toilettentraining.

14.2.3 Erweiterte Diagnostik

Bei etwa einem Drittel der älteren Patienten ist die Kontraktionsfähigkeit des Detrusors eingeschränkt, was zu einer erhöhten Restharnmenge führen kann. Infolgedessen ist das Infektionsrisiko erhöht, einhergehend mit einer gesteigerten Miktionsfrequenz. Daher ist eine **sonografische Restharnbestimmung** obligat, insbesondere vor und während der anticholinergen Therapie einer Drangsymptomatik.

Eine erweiterte Diagnostik ist notwendig vor Operationen, bei nicht eindeutig klassifizierbarer Harninkontinenz, neurogener Blasenentleerungsstörung und Therapieresistenz:

- Obligat ist die sonografische Abklärung des oberen und unteren Harntrakts mit Restharnkontrolle.
- Ein **Ausscheidungsurogramm** hilft bei der Abklärung von Ursachen der Harnstauung der oberen Harnwege.
- Die **Harnblasen- und Harnröhrenspiegelung** als fakultative Untersuchungsmethode bestätigt nichtinvasiv erhobene Befunde in der Harnblase wie Blasensteine, Blasentumoren und Blasendivertikel.
- Mithilfe einer **urodynamischen Untersuchung** können insbesondere neurogene Blasenfunktionsstörungen objektiviert werden.
- Zur Darstellung von Pathologien im Bereich der Prostata kann beim Mann ein **transrektaler Ultraschall** durchgeführt werden.

14.2.4 Darmfunktionsstörungen im Kontext der Harninkontinenz

Blasenentleerungsstörungen und Harninkontinenz sind nicht selten mit einer Darmfunktionsstörung vergesellschaftet. Stuhlverhärtungen im Rektum können zu einer erschwerten Blasenentleerung führen, die Blasenkapazität verkleinern und somit eine Inkontinenzsymptomatik provozieren oder verstärken. Eine chronische Obstipation wird häufig durch eine verringerte Trinkmenge und Immobilität noch verstärkt. Ständiges Pressen bei der Stuhlentleerung kann darüber hinaus den Beckenboden schwächen.

CAVE

Bei gleichzeitig bestehender Harn- und Stuhlinkontinenz ist an eine neurologische Genese zu denken und eine neurologische Untersuchung indiziert.

Bei einer Harninkontinenz sollte daher auch geprüft werden, ob gleichzeitig Darmfunktionsstörungen vorliegen. Eine spezifische Stuhlanamnese gibt Aufschluss über Stuhlfrequenz, -inkontinenz und Entleerungsbeschwerden einhergehend mit Defäkationsschmerzen. Die Veränderung der Vorwarnzeit gibt Hinweise auf neurologische Ursachen. Mittels rektaler Untersuchung erfolgt die Beurteilung des analen Sphinktertonus und der Rektumampulle, einhergehend mit der Überprüfung der Beckenbodenkontraktilität. Perianale Hautirritationen können Zeichen für ständiges Stuhlschmieren sein.

14.3 Operative Therapie

Prinzipiell gelten für Operationen bei geriatrischen Patienten die gleichen Grundsätze wie bei der Versorgung nichtgeriatrischer Patienten. Es sollten möglichst wenig invasive Verfahren gewählt werden, komplexe rekonstruktive Eingriffe können aber in Einzelfällen sinnvoll sein. Dabei soll das zu wählende operative Verfahren individuell auf den Patienten abgestimmt werden. Kognitive und physische Ressourcen, Leidensdruck, Voroperationen, Vorerkrankungen sowie insbesondere die Medikamentenanamnese müssen in die OP-Planung einbezogen werden. Die Erläuterung von Alternativtherapien ist obligat.

CAVE

Im Vorfeld operativer Eingriffe ist der kardiopulmonale Zustand hinsichtlich des Narkoserisikos zu prüfen.

Der Operateur sollte über eine ausreichende operative Erfahrung verfügen, alternative Therapiestrategien beherrschen und vertraut in der Behandlung von Komorbiditäten bei geriatrischen Patienten sein. Hochtechnisierte operative Methoden wie z. B. Blasenschrittmacher bei der sakralen Neuromodulation sind für geriatrische Patienten eher nicht geeignet und sollten in Anbetracht von Komplexität und Schweregrad des Eingriffs nicht routinemäßig durchgeführt werden. Eine fistelbedingte Inkontinenz kann bei kardiovaskulärer Operabilität, hohem Leidensdruck oder bei geringer Akzeptanz konservativer Therapiemaßnahmen (z. B. Harnblasendauerdrainage, Vorlagenversorgung) durch operativen Fistelverschluss behandelt werden.

Bei Männern mit Überlaufinkontinenz infolge eines benignen Prostatasyndroms (BPS) kommen – auch im höheren Lebensalter – operative bzw. interventionelle Therapieverfahren in Betracht. Diese können in der Regel minimalinvasiv, teilweise sogar ambulant durchgeführt werden. Operatives Standardverfahren zur Behandlung des BPS ist nach wie vor die transurethrale Resektion der Prostata (TUR-P). Bei der TUR-P sind sowohl perioperative (Blutverlust mit Transfusionspflichtigkeit, kardiovaskuläre Komplikationen infolge der Einschwemmung von Irrigationsflüssigkeit [sog. TUR-Syndrom]) als auch postoperative Komplikationen (retrograde Ejakulation, erektile Dysfunktion, Harninkontinenz) zu bedenken.

INTERPROFESSIONELLES TEAM

Zur Auswahl eines im individuellen Fall geeigneten operativen/interventionellen Verfahrens zur Behandlung des BPS ist eine fachärztliche urologische Vorstellung angezeigt.

14.4 Medikamentöse Therapie

CAVE

Bei geriatrischen Patienten sollte der Fokus auf UAW liegen:

- Antidepressiva (Duloxetin) wirken als Blasenblocker, Anwendung nur nach sorgfältiger Indikationsstellung.
- Anticholinergika beeinträchtigen die Kognition und erhöhen das Sturzrisiko, insbesondere bei hochbetagten Patienten.
- Die Muskarinrezeptor-Antagonisten Fesoterodin (Toviaz®) und Trospiumchlorid (Spasmex®) sind eine Option für die Therapie der überaktiven Blase, da sie kaum die Blut-Hirn-Schranke überwinden.

Mit Arzneimitteln sind drei Inkontinenzformen in unterschiedlichem Umfang therapierbar:

- Überaktive Blase: orale Therapie mit Anticholinergika (Syn. Antimuskarinika) und/oder Mirabegron, GAG-Ersatz (Glykosaminoglykan) als Instillationsbehandlung, Botulinumtoxin als intravesikale Injektionsbehandlung
- Leichte bis mittelschwere Belastungsinkontinenz der Frau: Duloxetin
- Chronische Harnretention: Cholinergika bzw. Parasympathomimetika; α_1-Adrenozeptor-Antagonisten und 5α-Reduktase-Inhibitoren bei Vorliegen eines BPS

Eine symptomatische Therapie aller Harninkontinenzformen ist mit der Gabe des synthetischen antidiuretischen Hormons DDAVP denkbar.

14.4.1 Medikamentöse Therapie der überaktiven Blase

Anticholinergika

Anticholinergika werden chemisch in die tertiären Amine Darifenacin (z. B. Emselex®), Oxybutynin (z. B. Dridase®), Propiverin (z. B. Mictionorm®), Solifenacin (z. B. Vesicur®) sowie Tolterodin (z. B. Detrusitol®) und das quartäre Amin Trospiumchlorid (z. B. Spasmex®) eingeteilt. Bei vielen Anticholinergika existieren Einmal-Darreichungsformen (z. B. Oxybutynin, Darifenacin und Solifenacin). Oxybutynin ist als transdermale Applikationsform erhältlich (z. B. Kentera®).

Alle Anticholinergika reduzieren die Detrusorkontraktilität. Es kommt zu einer urodynamisch messbaren Abnahme des maximalen Detrusordrucks und zu einer Zunahme der funktionellen Blasenkapazität, infolgedessen zu einer Besserung der Drangsymptomatik mit Verlängerung der Miktionsintervalle, Linderung des imperativen Harndrangs und Verringerung der Inkontinenzepisoden. Die Reduktion der Detrusorkontraktilität geht allerdings mit der Gefahr der Restharnbildung einher, die mit Pollakisurie und Nykturie eine Drangsymptomatik imitieren kann. Restharnkontrollen unter anticholinerger Therapie sind daher empfehlenswert. Dies gilt besonders für betagte Patienten. Die anticholinerge Therapie stellt bei der idiopathischen überaktiven Blase eine Dauertherapie dar.

Die parasympatholytischen Nebenwirkungen der Anticholinergika und Kontraindikationen für ihre Anwendung sind in ➤ Tab. 14.3 zusammengefasst.

Tab. 14.3 Anticholinergika: Nebenwirkungen und Kontraindikationen

Betroffenes System	Nebenwirkungen	Kontraindikationen
Auge	Mydriasis, Augeninnendruckerhöhung	Engwinkelglaukom
Gastrointestinaltrakt	Mundtrockenheit, Übelkeit, Obstipation	Mechanische Stenosen des Magen-Darm-Trakts
Urogenitaltrakt	Restharn	Restharnbildung
Herz-Kreislauf-System	Tachykardien	Herzrhythmusstörungen
Zentrales Nervensystem	Unruhe, Verwirrtheit, Delir	Myasthenia gravis, Unruhe, Verwirrtheit

Die objektiv harmlose, jedoch subjektiv belastende Mundtrockenheit hat sich bei geriatrischen Patienten als therapielimitierend erwiesen. Bei Anwendung des „Oxybutynin-Pflasters" wird die Leberpassage durch den sog. First-Pass-Effekt umgangen. Damit wird das Freiwerden von Mundtrockenheit induzierenden Metaboliten des Oxybutynins verhindert. Das Oxybutynin-Pflaster wird 2 × pro Woche auf die Haut von Bauch, Hüfte oder Oberschenkel geklebt. Häufigste Nebenwirkung sind lokale Hautirritationen an der Pflasterkontaktstelle. Keine Erfahrungen liegen bisher über die Inzidenz dieser Nebenwirkung an der Haut älterer Menschen vor.

CAVE

Anticholinergika penetrieren abhängig von ihrer Lipophilie in unterschiedlichem Ausmaß über die Blut-Hirn-Schranke hinweg in das ZNS. Hinsichtlich der besonders bei geriatrischen Patienten relevanten ZNS-Nebenwirkungen ist das Risiko für delirante Zustände, Halluzinationen, Gedächtnisverlust und parkinsonoide Symptome erhöht. Da die Plasmaspiegel von Oxybutynin nach oraler Resorption bei älteren Personen mehr als doppelt so hoch sind wie bei jüngeren, ist hier besonders auf eine Dosisanpassung zu achten. Der Stellenwert der medikamentösen anticholinergen Therapie speziell in der Geriatrie ist unklar.

Mirabegron

Mirabegron ist ein β_3-Adrenozeptor-Agonist, der die Detrusorrelaxation verbessert und dadurch Symptome einer überaktiven Blase wie Miktionsfrequenz und Drangepisoden reduzieren kann. Eine klinisch relevante Limitation des Einsatzes von Mirabegron im geriatrischen Patientenkollektiv ergibt sich aus der blutdrucksteigernden Wirkung der Substanz. Mirabegron ist bei Vorliegen einer nicht eingestellten arteriellen Hypertonie (systolischer Blutdruck ≥ 180 mmHg und/oder diastolischer Blutdruck ≥ 110 mmHg) kontraindiziert. Vor und während der Therapie mit Mirabegron sollte der Blutdruck kontrolliert werden. Weitere UAW von Mirabegron stellen Harnwegsinfektionen, Kopfschmerzen und Nasopharyngitis dar. Im Vergleich zu Anticholinergika kommt es unter Mirabegron seltener zu einem UAW-bedingten Therapieabbruch. Mirabegron ist damit eine Alternative zu Anticholinergika in der Erstlinientherapie der überaktiven Blase. Bei unzureichender Wirkung kann Mirabegron auch mit Anticholinergika (z. B. Solifenacin) kombiniert werden. Die Nebenwirkungsrate einer auf beiden Seiten niedrig dosierten Kombinationstherapie liegt dabei unter der einer hoch dosierten Monotherapie.

Bei eingeschränkter Leber- und Nierenfunktion sowie bei Komedikation mit starken Hemmstoffen des Cytochrom-P_{450}-Isoenzyms (CYP) 3A (z. B. Itraconazol, Clarithromycin) ist eine Dosisanpassung von Mirabegron erforderlich. Für das genaue Vorgehen im individuellen Fall wird auf die Fachinformation von Mirabegron verwiesen. Darüber hinaus ist Mirabegron ein Hemmstoff von CYP2D6 und P-Glykoprotein (P-gp), sodass Arzneimittelinteraktionen mit CYP2D6- (z. B. Metoprolol, Imipramin) und P-gp-Substraten (z. B. Digoxin) zu beachten sind.

Instillationsbehandlung mit Glykosaminoglykan-Ersatz

Glykosaminoglykane bilden eine Schutzschicht an der Innenfläche der Harnblase gegen Bakterien, Salzkristalle und andere Reizstoffe, die im Harn vorkommen können. Bei Fehlen dieser Schutzschicht kann es leichter zu rezidivierenden Harnwegsinfektionen kommen. Die transurethrale Instillation einer Natrium-Hyaluronat-Lösung kann die körpereigene Glykosaminoglykanschicht vorübergehend ersetzen.

Eine fehlerhafte Glykosaminoglykanschicht führt zu einer erhöhten Permeabilität von Kaliumionen, die vor allem schnell leitende Muskelfasern der Blasenwand irritieren. Zusätzlich entsteht eine Vasokonstriktion, sodass über die fehlende Durchblutung eine Wiederherstellung des normalen Milieus nicht stattfinden kann. Diese Mechanismen führen zu Schmerz und Drangsymptomen.

Therapeutisch liegen Hyaluronsäure und Chondroitinsulfat bzw. die Kombination von beiden Substanzen in verschiedenen Konzentrationen für die Harnblaseninstillation vor. Alle Substanzen besitzen den Status von Medizinprodukten, sind jedoch nicht erstattungsfähig. Empfohlen werden wöchentliche Instillationen über 6–8 Wochen. Eine Instillationstherapie mit Glykosaminoglykanen bei der überaktiven Blase stellt ein Reserveverfahren mit begrenzter Invasivität dar, das im Einzelfall bei Therapieversagen oder Nichtanwendbarkeit aller nichtinvasiven Therapieansätze in der Geriatrie zum Einsatz kommen kann. Die Kosten für die Instillation werden von den gesetzlichen Krankenkassen nicht erstattet.

Botulinumtoxin als intravesikale Injektionstherapie

Das Neurotoxin Botulinumtoxin verhindert die Freisetzung von Acetylcholin an der neuromuskulären Endplatte. Durch diese sog. Chemodenervierung kommt es zu einer 3–6 Monate anhaltenden Reduktion der Detrusorkontraktilität bei gleichzeitiger Erhöhung der Harnspeicherungszeit. Danach führen neu aussprossende Axone zu einem Wirkverlust, der eine Reinjektion nach einem individuellen Intervall erforderlich macht. Die Anwendung von Botulinumtoxin als Injektion in den Detrusor im Rahmen einer Zystoskopie in Narkose oder Lokalanästhesie ist zugelassen für die neurogene überaktive Blase bei multipler Sklerose oder Querschnittssyndrom.

CAVE

Die häufigste UAW der Methode ist die Restharnbildung, die etwa 3–6 Monate anhält. Sie erfordert den vorübergehenden Katheterismus bzw. die Harnblasendrainage. Die Häufigkeit wird mit 4–22 % bei der idiopathischen überaktiven Blase angegeben. Risikofaktoren sind ein Restharn von über 100 ml vor der Behandlung und eine injizierte Menge von mehr als 100 MU („mouse units") Botulinumtoxin.

Die Injektion von Botulinumtoxin in den Detrusor stellt eine hochwirksame interventionelle Maßnahme mit begrenzter Invasivität bei therapierefraktärer überaktiver Blase dar. Vorteilhaft ist die fehlende Nebenwirkung im ZNS. Im Einzelfall kann sie als Reserveverfahren bei geriatrischen Patienten in Erwägung gezogen werden.

14.4.2 Medikamentöse Therapie der Belastungsinkontinenz

Duloxetin

Duloxetin (Yentreve®) ist ein SNRI, der auch α-adrenerg und anticholinerg wirksam ist. Die Substanz ist in den USA ausschließlich als Antidepressivum, in Europa darüber hinaus auch zur Therapie der mittelschweren und schweren Belastungsinkontinenz der Frau zugelassen. Beachtet werden muss die ausschleichende Beendigung der Medikation. Die Kombination von Duloxetin mit Beckenbodentraining kann der alleinigen medikamentösen Therapie überlegen sein. Neben zentralnervösen und anticholinergen UAW klagen rund 20 % der Patientinnen über Übelkeit; bei einem Viertel der Betroffenen führt dies zum Therapieabbruch. Duloxetin kann aufgrund seiner noradrenergen Wirkkomponente zu Blutdruckanstiegen bis hin zu hypertensiven Entgleisungen führen. Bei Patientinnen mit bekanntem Bluthochdruck und/oder anderen kardiovaskulären Erkrankungen sollte eine regelmäßige Überwachung des Blutdrucks erfolgen, besonders während des ersten Behandlungsmonats. Duloxetin kann die Thrombozytenfunktion beeinträchtigen, was ein erhöhtes Blutungsrisiko nach sich zieht. Dies ist klinisch besonders relevant bei Komedikation mit Antikoagulanzien (z. B. Phenprocoumon, Rivaroxaban, Dabigatran etc.), Thrombozytenaggregationshemmern (z. B. ASS, Clopidogrel etc.) und anderen Medikamenten, welche die Thrombozytenfunktion beeinflussen (z. B. NSAR).

Duloxetin ist wirksam in der Reduktion von Inkontinenzepisoden bei mittelschwerer Belastungsinkontinenz funktionell nicht eingeschränkter, gesunder Frauen im Alter zwischen 20 und 85 Jahren. Daten für multimorbide, hochbetagte Patientinnen liegen nicht vor. Bei ausgewählten geriatrischen Patientinnen kann ein kritisch begleiteter Behandlungsversuch gerechtfertigt sein, bevor ein operativer Eingriff in Erwägung gezogen wird. Dieser sollte, wenn möglich, mit physiotherapeutischen Maßnahmen kombiniert werden. Bei Inoperabilität oder Ablehnung einer Operation kann durch die Gabe von Duloxetin versucht werden, eine Reduktion der Inkontinenzepisoden zu erzielen.

α-Sympathomimetika

Die Behandlung mit α-Sympathomimetika soll zu einer Tonisierung der glatten Muskulatur im Bereich des Blasenhalses führen. Zu dieser Substanzgruppe gehören Ephedrin, Phenylpropanolamin und Midodrin. In Deutschland ist nur Midodrin als Einzelsubstanz im Handel, besitzt jedoch keine Zulassung für die Indikation Harninkontinenz. Limitierender Faktor dieser Therapie ist die Nebenwirkungsrate mit Tachykardien, Arrhythmien, der Auslösung von Angina-pectoris-Anfällen sowie Hyperglykämien. Kontraindiziert ist die Substanzgruppe bei Patienten mit arterieller Hypertonie, KHK, tachykarden Herzrhythmusstörungen, Herzinfarkt, Hyperthyreose, Niereninsuffizienz und Engwinkelglaukom. Damit spielen α-Sympathomimetika im geriatrischen Alltag wegen des geringen therapeutischen Effekts und des Nebenwirkungsprofils keine Rolle.

14.4.3 Medikamentöse Therapie der obstruktiven Überlaufinkontinenz

Bei einer obstruktiven Genese ist primäres Behandlungsziel die Senkung des zur Dekompensation führenden subvesikalen Auslasswiderstands. Nach der Erstversorgung durch Entlastung der Harnblase durch intermittierenden Einmalkatheterismus oder Dauerableitung mittels Harnblasenkatheter steht die operative Sanierung im Vordergrund. Eine medikamentöse Therapie kann erfahrungsgemäß in diesem Dekompensationsstadium nicht mehr zu einer Normalisierung der subvesikalen Abflussverhältnisse führen. Wird bei Männern eine obstruktive Überlaufinkontinenz durch ein BPS verursacht, kann eine medikamentöse Senkung des Blasenauslasswiderstands mit α_1-Adrenozeptor-Antagonisten und/oder 5α-Reduktase-Inhibitoren versucht werden.

Cholinester und Cholinesterasehemmer bei Detrusorhypotonie und -atonie

Mögliche Ursachen für eine Detrusorhypotonie sind altersbedingte Umbauvorgänge der Harnblase, neurogene Schäden, z. B. bei der diabetischen Zystopathie oder einer intestinalen Polyneuropathie, sowie Nebenwirkungen einer Pharmakotherapie mit Medikamenten, welche die Detrusorkontraktilität herabsetzen und eine Restharnbildung begünstigen. Hierzu gehören Anticholinergika, Antidepressiva, Opioid-Analgetika, Antipsychotika, Muskelrelaxanzien, Kalziumkanalblocker und Antiparkinsonmittel. Die Primärtherapie besteht im Absetzen oder in der Dosisreduktion der Medikation.

Bei einer primär detrusorbedingten Hypo- bzw. Akontraktilität, einer inkompletten peripheren Denervierung der Harnblase oder bei der Unmöglichkeit des Absetzens einer die Detrusorkontraktilität negativ beeinflussenden Medikation kann versucht werden, die Restaktivität der Detrusormuskulatur durch eine Pharmakotherapie zu stimulieren. Hierfür stehen der Cholinester Bethanechol (Myocholine®, 4–8 Tbl. à 25 mg/Tag) und der Cholinesterasehemmer Distigminbromid (Ubretid®, 1 Tbl. à 5 mg/Tag) für die orale Therapie zur Verfügung. Wegen der geringen oralen Resorptionsrate ist der therapeutische Effekt meist nur gering, die Einnahme sollte nüchtern erfolgen. Untersuchungen zum Einsatz von Parasympathomimetika zur Behandlung der chronischen Harnretention bei geriatrischen Patienten liegen nicht vor. Nebenwirkungen der Substanzgruppe sind Übelkeit, Speichelfluss, Magen-Darm-Krämpfe, Durchfälle und die Auslösung von Drangsymptomen an der Harnblase. Wegen Kontraindikationen wie Asthma bronchiale, Myokardinfarkt, dekompensierte Herzinsuffizienz, Hyperthyreose, Ulcus ventriculi, Epilepsie und Morbus Parkinson ist die Einsatzmöglichkeit der Substanzgruppe bei geriatrischen Patienten sehr eingeschränkt.

DDAVP

Synthetische Analoga des antidiuretischen Hormons (Syn.: Vasopressin) wie DDAVP werden in der Therapie des Diabetes insipidus, der kindlichen Enuresis oder des nächtlichen Polyurie-Syndroms eingesetzt. Seit 2017 ist DDAVP auch zur symptomatischen Behandlung einer Nykturie von Erwachsenen „ohne erkennbare Ursache" zugelassen. Die artifiziell erzeugte Antidiurese führt zu einer Wasserretention mit der Gefahr der hypotonen Hyperhydratation und Hyponatriämie, die besonders bei kardiovaskulär vorbelasteten geriatrischen Patienten vitalen Charakter annehmen kann. Der Einsatz von DDAVP sollte daher unter regelmäßiger Kontrolle von Körpergewicht und Serum-Natrium erfolgen. Die geschlechtsspezifische Dosierung von DDAVP ist zu beachten.

α_1-Adrenozeptor-Antagonisten

α_1-Adrenozeptor-Antagonisten (Alfuzosin, Doxazosin, Silodosin, Tamsulosin, Terazosin) stellen die am häufigsten verordnete Wirkstoffgruppe zur medikamentösen Behandlung des BPS dar. α_1-Adrenozeptor-Antagonisten führen im Bereich des Blasenhalses und der Prostata zu einer glattmuskulären Relaxation, wodurch der Blasenauslasswiderstand verringert wird und sich der maximale Harnfluss erhöht. Sie können somit einer chronischen Harnretention im Rahmen eines BPS mit konsekutiver Überlaufinkontinenz entgegenwirken. Ein Vorteil der α_1-Adrenozeptor-Antagonisten ist ihr schneller Wirkungseintritt innerhalb weniger Tage und ihre insgesamt gute Verträglichkeit. Aufgrund ihrer vasodilatierenden Wirkung kann es jedoch – vor allem bei älteren und kardiovaskulär vorbelasteten Patienten – zu einer orthostatischen Hypotonie kommen. Eine orthostatische Hypotonie tritt am häufigsten unter Therapie mit Doxazosin und Terazosin auf, seltener unter Alfuzosin und Tamsulosin, und am seltensten unter Silodosin. Weitere UAW von α_1-Adrenozeptor-Antagonisten sind Schwäche, Schwindel, Palpitationen, Kopfschmerzen, Infektionen des oberen Respirationstrakts (Rhinitis, Sinusitis, Pharyngitis), gastrointestinale Symptome (Obstipation, Diarrhö, Appetitlosigkeit) und abnorme Ejakulationen (retrograde Ejakulation, Anejakulation). Im Vergleich zu keiner BPS-Behandlung, einer Therapie mit anderen α_1-Adrenozeptor-Antagonisten (Alfuzosin, Doxazosin, Terazosin) und einer Behandlung mit 5α-Reduktase-Inhibitoren (Dutasterid, Finasterid) wurde in einer Kohortenstudie aus den USA für Tamsulosin ein moderat erhöhtes Risiko für die Neudiagnose einer Demenz nach Erstverschreibung berichtet. Am ehesten ist von einem substanzspezifischen Effekt und keinem Klasseneffekt aller α_1-Adrenozeptor-Antagonisten auszugehen. Für eine abschließende Bewertung dieses Ergebnisses ist die vorliegende Evidenz aber zu gering.

INTERPROFESSIONELLES TEAM

Ist eine Kataraktoperation geplant, sollte der behandelnde Augenarzt über die Einnahme von α_1-Adrenozeptor-Antagonisten informiert werden, da diese Wirkstoffgruppe im Verdacht steht, intraoperativ ein „Floppy-Iris-Syndrom" auszulösen. α_1-Adrenozeptor-Antagonisten sollten 14 Tage vor einer Katarakt-OP abgesetzt werden.

Hervorzuheben sind die günstigen metabolischen Eigenschaften der α_1-Adrenozeptor-Antagonisten: Sie beeinflussen den Glukosestoffwechsel positiv und senken die Triglyzerid- und LDL-Werte.

Die für geriatrische Patienten relevanteste UAW der α_1-Adrenozeptor-Antagonisten ist die orthostatische Hypotonie mit assoziiertem Sturzrisiko. α_1-Adrenozeptor-Antagonisten sollten daher einschleichend dosiert werden.

α_1-Adrenozeptor-Antagonisten wirken rein symptomatisch und haben keinen Einfluss auf das Progressionsrisiko eines BPS.

5α-Reduktase-Inhibitoren

Im Gegensatz zu α_1-Adrenozeptor-Antagonisten können 5α-Reduktase-Inhibitoren (Dutasterid, Finasterid) den Krankheitsprogress des BPS verlangsamen. 5α-Reduktase-Inhibitoren sollten vor allem bei Männern mit moderater bis schwerer BPS-Symptomatik bei erhöhtem Progressionsrisiko und einem Prostatavolumen >40 ml eingesetzt werden. 5α-Reduktase-Inhibitoren hemmen die Umwandlung von Testosteron in Dihydrotestosteron und rufen dadurch eine Apoptose epithelialer Prostatazellen hervor. Dies führt zu einer Reduktion des Prostatavolumens in der Größenordnung von ca. 20 %, der PSA-Wert (prostataspezifisches Antigen) wird ungefähr halbiert. Zu beachten ist der langsame Wirkungseintritt im Bereich mehrerer Monate. 5α-Reduktase-Inhibitoren werden zunehmend mit α_1-Adrenozeptor-Antagonisten kombiniert, da sich hierdurch synergistische Effekte ergeben (schnelle Symptomlinderung durch α_1-Adrenozeptor-Antagonisten, langfristige Progressionshemmung durch 5α-Reduktase-Inhibitoren).

Obwohl 5α-Reduktase-Inhibitoren insgesamt als gut verträglich gelten, können sie klinisch relevante Störungen der Sexualfunktion hervorrufen: verminderte Libido, erektile Dysfunktion, Ejakulationsstörungen. Patienten sollten darüber aufgeklärt werden, dass diese Störwirkungen bei langfristiger Einnahme u. U. irreversibel sein können, d. h. auch nach Absetzen der 5α-Reduktase-Inhibitoren persistieren. Zusätzlich können in diesem Kontext eine genitale Gefühlstaubheit, Hodenschmerzen, mnestische Störungen und depressive Symptome bis hin zu suizidalen Gedanken auftreten. 5α-Reduktase-Inhibitoren scheinen mit einem erhöhten Risiko der Neudiagnose einer Demenz assoziiert zu sein. Bei bis zu 2 % der mit 5α-Reduktase-Inhibitoren behandelten Patienten kann eine Gynäkomastie auftreten, das Risiko für die Entwicklung eines Mammakarzinoms ist aber nicht erhöht. Die Einnahme von Finasterid ist dosisabhängig mit dem Risiko einer Osteoporose assoziiert. Kommt es unter Therapie mit einem 5α-Reduktase-Inhibitor zu einem kontinuierlichen Anstieg des PSA-Wertes, so sollte die Entwicklung eines Prostatakarzinoms ausgeschlossen werden.

14.5 Verhaltensintervention

Verhaltensinterventionen wurden speziell für gebrechliche ältere Menschen mit kognitiven und körperlichen Einschränkungen entwickelt. Sie gehören zu den primären Interventionen bei Vorliegen einer Harninkontinenz bei geriatrischen Patienten. Mit ihrer Hilfe werden noch vorhandene Fähigkeiten genutzt, neue Verhaltensmuster zu erlernen und deren Durchführung bei den Aktivitäten des täglichen Lebens (ADL) zu berücksichtigen.

Variablen der Verhaltensveränderung:

- Toilettentraining steht im Vordergrund der Verhaltensschulung.
- Feste Zeitpunkte für den Gang zur Toilette einhalten.
- Regelmäßiges Fragen nach dem Verspüren von Harndrang ist wichtig.

- Flüssigkeitsmanagement.
- Reduzierung des Kaffeekonsums.
- Vermeidung von Obstipation durch Stuhlregulierung.

14.5.1 Toilettentraining

Unter dem Begriff Toilettentraining sind verschiedene Verhaltensprogramme zusammengefasst. Sie werden hauptsächlich bei geriatrischen Patienten angewendet und verlangen die aktive Beteiligung der Pflegenden (Angehörige, Partner, Pflegekräfte). Erlernt werden festgelegte und individuelle Entleerungszeiten durch pflegeabhängig angebotenen Toilettengang und patientenabhängiges Blasentraining. Dazu gehören auch die gezielte Blasenentleerung durch das Anbieten von Toilettenhilfsmitteln wie Steckbecken, Urinflasche oder Toilettenstuhl.

14.5.2 Flüssigkeitsmanagement und Kaffeekonsum

In der Geriatrie ist die Empfehlung einer Flüssigkeitsrestriktion wegen der veränderten Verteilungsvolumina und der häufig vorhandenen Multimorbidität und Polymedikation nicht empfehlenswert. Sie sollte nur individuell und unter engmaschiger Kontrolle verordnet werden. Der Zusammenhang zwischen Koffeingenuss und Harninkontinenz ist nicht eindeutig geklärt. Untersuchungen an geriatrischen Patienten liegen nicht vor. Unterschiedlichen Studien zufolge wird einerseits ein Zusammenhang zwischen Koffeinzufuhr und der Häufigkeit von Harninkontinenz negiert, andererseits eine Zunahme der Dranginkontinenz bei hohem Koffeingenuss festgestellt. Patientinnen mit überaktiver Blase sollte auf jeden Fall zu einer Reduktion der Koffeinzufuhr geraten werden.

14.6 Physiotherapie bei Inkontinenz

Die Physiotherapie spielt im Rahmen der konservativen Therapie eine bedeutende Rolle. Das muskuläre Beckenbodentraining steht dabei weniger im Vordergrund. Entscheidend ist die Veränderung des alltäglichen Verhaltens, die zur Mobilisierung noch vorhandener zerebraler Leistungsreserven führt. Physiotherapeutische Interventionen werden vornehmlich zur Behandlung der Belastungsinkontinenz und seltener zur Behandlung der Dranginkontinenz eingesetzt. Fast alle Behandlungsmethoden sind nichtinvasiv und selten mit unerwünschten Wirkungen verbunden. Sie können immer in Kombination mit anderen Therapieverfahren angewendet werden. Die meisten physiotherapeutischen Interventionen erfordern die aktive Teilnahme der Patienten, eine ausdauernde Motivation und eine ausreichende kognitive Leistungsfähigkeit.

14.6.1 Physiotherapeutische Interventionen

- **Beckenbodentraining** kräftigt durch die wiederholte willkürliche Anspannung die periurethralen und bei der Frau die perivaginalen Muskeln. Der M. sphincter urethrae externus und der M. levator ani erfüllen eine wichtige Funktion für die Kontinenz. Allerdings sind die spezifischen Effekte nicht vollständig geklärt. Bei Frauen mit leichter oder mittelschwerer Belastungsinkontinenz konnte allein durch das Erlernen der Beckenbodenkontrolle eine Verbesserung der Symptomatik innerhalb von 1 Woche erreicht werden. Beckenbodentraining ist Therapie der ersten Wahl bei der Behandlung von Belastungs- und/oder gemischter Harninkontinenz. Entscheidend für den Therapieerfolg sind die Fähigkeit und der Wille zur Kooperation seitens der Patienten. Gezielte physiotherapeutische Anleitung und Kontrolle des Trainingseffekts sowie die Kombination des Beckenbodentrainings mit anderen Maßnahmen wie Trinkmengenregulation und körperlicher wie geistiger Aktivierung sind sinnvoll.
- **Biofeedbackmethoden** vermitteln den Patienten mithilfe elektronischer oder mechanischer EMG-Messmethoden Informationen über die Aktivität des eigenen Beckenbodens. Es bestehen uneinheitliche Angaben über Dauer und Häufigkeit der einzelnen Übungseinheiten und des Trainingsprogramms. Studien zufolge gibt es keinen signifikanten Unterschied zwischen Beckenbodengymnastik mit und ohne Biofeedback. Wegen des apparativen Aufwands und der erhöhten visuellen und feinmotorischen Anforderungen an die Nutzer spielt Biofeedbacktraining im Vergleich mit anderen, nichtapparativen Methoden bei geriatrischen Patienten eine untergeordnete Rolle.
- Die Therapie mit **Vaginalkonen** führt infolge häufiger Kontraktionen des Beckenbodens zu dessen Kräftigung und nachfolgend zur Reduktion der Inkontinenz. Vorteilhaft sind der individualisierte Therapieablauf und ein geringer zeitlicher Bedarf. Nachteilig ist die Abhängigkeit der Methode von der individuellen Scheidenanatomie, den vaginalen Schleimhautverhältnissen sowie vom manuellen Geschick der Anwenderin. Bei geriatrischen Patienten haben invasive Methoden wie Vaginalkonen wegen der erhöhten manuellen Anforderungen einen untergeordneten Stellenwert.
- **Elektrostimulation** mit nichtimplantierten Elektroden führt zur Kontraktion des M. levator ani, der externen urethralen und analen Sphinkteren in Kombination mit einer reflektorischen Hemmung des Harnblasendetrusors. Die Elektrostimulation erfolgt deshalb nicht nur bei der Behandlung der Belastungs-, sondern auch bei der

Dranginkontinenz. Sie sollte möglichst in Kombination mit einem aktiven Beckenbodentraining erfolgen. Als primäres Verfahren (passive Elektrostimulation) sollte sie nur bei geriatrischen Patienten Anwendung finden, die aktives Beckenbodentraining primär nicht durchführen können.

- Die **Magnetstimulationstherapie** erreicht durch fokussierte pulsierende Magnetfelder eine externe Stimulation der Beckenbodenmuskulatur mit einem positiven Effekt auf eine Belastungsinkontinenz bzw. eine überaktive Blase.

14.6.2 Hilfsmittel zur Inkontinenzversorgung

Hilfsmittel zur Inkontinenzversorgung werden eingeteilt in körpernahe Hilfsmittel (aufsaugend: Vorlagen, Schutzhosen), körperferne Hilfsmittel (Urinflaschen, Betteinlagen, Steckbecken) und Hilfsmittel zur Umgebungsanpassung. Indiziert ist eine Hilfsmittelversorgung als vorübergehende Maßnahme zur Unterstützung anderer Therapieformen oder als Dauerversorgung bei Therapieversagen sowie bei Ablehnung oder Undurchführbarkeit von Behandlungsalternativen.

14.7 Psychosomatische Aspekte

CAVE

Folgen der Inkontinenz bei geriatrischen Patienten:
- Intellektueller Abbau
- Immobilität
- Instabilität
- Isolation

Randomisierte Studien zu psychosomatischen Zusammenhängen der Inkontinenz sind rar. Dennoch gibt es Hinweise auf psychische Ursachen der Inkontinenz. Bei Menschen, die in ein Pflegeheim einzogen, stieg die Prävalenz der Harninkontinenz in 6 Monaten signifikant an. Die neu aufgetretene Inkontinenz wird mit dem Nachlassen der physischen und mentalen Fähigkeiten assoziiert.

Die Ergebnisse aus Fallsammlungen lassen sich in drei Themenbereiche einordnen:
- Zusammenhang zwischen Harninkontinenz und psychosomatischen Konflikten
- Vergleich psychosomatischer Konflikte in Abhängigkeit von der Inkontinenzform
- Vergleich objektivierbarer Inkontinenz mit nicht objektivierbaren Symptomen

Im Zusammenhang mit gynäkologischen Untersuchungen ergeben sich häufig psychosomatische Aspekte bei Miktionsstörungen und Symptomen des unteren Harntrakts. Im Vergleich von inkontinenten Frauen mit gesunden Frauen wurden zwar keine speziellen psychosomatischen Einflüsse festgestellt. Vermutet wird jedoch, dass die Ausprägung psychischer Konflikte weniger von einer manifesten Inkontinenz als vielmehr von der jeweiligen Persönlichkeitsstruktur abhängt.

Psychologische Tests bei Patientinnen mit überaktiver Blase fanden ein höheres Maß von inneren Konflikten als bei Patientinnen mit Belastungsinkontinenz oder gemischter Inkontinenz. Depressionen wurde bei keiner der beiden Gruppen diagnostiziert. Jedoch wurde bei den Patientinnen mit überaktiver Blase häufiger Irritabilität und Hypochondrie beobachtet.

Testuntersuchungen bei Frauen mit nicht objektivierbarer postoperativer Belastungsinkontinenz wiesen im Vergleich mit postoperativ kontinenten Frauen einen höheren Grad an neurotischen Störungen und Depression auf.

Fazit und Empfehlung

Psychische bzw. psychosomatische Konflikte können im Zusammenhang mit Symptomen einer Harninkontinenz stehen. Im Vergleich mit der Belastungsinkontinenz gilt dies besonders für die überaktive Blase der Frau. Eine schlüssige Aussage über den Zusammenhang zwischen psychischen Konflikten und einer postoperativ persistierenden Harninkontinenz erscheint wegen der komplexen Situation, unklarer Primärdiagnostik und der Beeinflussung der Ergebnisse der psychischen Tests durch eine postoperativ nicht zufriedenstellende Situation nicht möglich. Eine psychosomatische Genese mit der Einleitung einer spezialisierten Diagnostik und Therapie sollte dann erwogen werden, wenn sich bei der Abklärung einer überaktiven Blase der Frau die berichteten Symptome nicht in Einklang mit den objektiven Untersuchungsergebnissen bringen lassen oder mit der Standardtherapie keine ausreichende Verbesserung erreicht werden kann.

LITERATUR

Becher KF, Madersbacher S, Michel MC. Beeinflussen Medikamente gegen das benigne Prostatasyndrom Stimmung oder Kognition? Urologe 2019; 58: 248–253.

Panesar K. Drug-induced urinary incontinence. US Pharm 2014; 39(8): 24–29.

Schöb DS, Reichelt AC, Gross AJ set al. Neue operative Techniken zur Therapie des benignen Prostatasyndroms. Urologe 2020; 59: 347–358.

Strauss A, Strauss C. Belastungsharninkontinenz. In: Strauss A., Jonat W, Diedrich K (Hrsg.). Behandlungspfade in Gynäkologie und Geburtshilfe. Berlin, Heidelberg: Springer 2013, S. 209–213.

Wiedemann A, Becher K, Bojack B et al. Harninkontinenz bei geriatrischen Patienten: Medikamentöse Therapie. Akt Urol 2019; 50: 424–440.

KAPITEL

15 Infektionen

Klaus Hager

Kernaussagen

- Die häufigsten Infektionen im Alter betreffen Harnwege, Bronchien, Lunge und Haut.
- Inzidenz und Prävalenz sind vor allem im Krankenhaus und Pflegeheim sehr hoch.
- Bei raschen Änderungen des Gesundheitszustands eines alten Menschen sollten Infektionen als Ursache immer mit in die Differenzialdiagnose einbezogen werden.
- Die wichtigsten Risiken sind Multimorbidität und Immobilität des Patienten, nicht sein kalendarisches Alter.
- Eine alternsabhängige Verminderung der Immunität trägt ebenfalls zur Risikoerhöhung bei.
- Das klinische Bild bei Infektionen im Alter kann verändert und mit atypischen, abgeschwächten, organfernen oder funktionellen Symptomen verknüpft sein.
- Die beste Prävention ist ein möglichst langes Aufrechterhalten von Mobilität und Selbstständigkeit sowie die Bewahrung guter Lebensbedingungen (Ernährung, Hygiene).

15.1 Problemstellung

FALLBEISPIEL

Der Ehemann einer 87-jährigen, ca. 35 kg schweren Patientin überrollte ihren linken Fuß mit dem Auto. Es kam zu einer offenen Wunde am Fußrücken, die ambulant versorgt wurde. Drei Wochen später wurde die Patientin mit einem Abszess am Unterschenkel in einer chirurgischen Abteilung aufgenommen und der Abszess gespalten. Wegen Wundheilungsstörungen wurde sie dann vom Hausarzt in die Akutgeriatrie eingewiesen. Das CRP war bei Aufnahme mäßig auf 7,9 mg/dl erhöht, die Leukozytenkonzentration gering auf 11,1 Tsd./µl. Die Patientin äußerte Rückenschmerzen. Im Röntgen von Brust- und Lendenwirbelsäule zeigte sich eine Unschärfe der Wirbelkörperabschlussplatten von BWK 10 und 11. In dem wegen Verdacht auf eine Spondylodiszitis durchgeführten MRT fand sich dann eine multisegmentale Spondylodiszitis (➤ Abb. 15.1). Der Keimnachweis gelang über Blutkulturen (*Staphylococcus aureus*). Eine testgerechte Antibiose erfolgte anfänglich intravenös, später oral. Zunächst kam es zu einer zunehmenden Schwäche in beiden Beinen sowie einer abnehmenden Rumpfkontrolle im Sinne einer proximal betonten Paraparese. Im Verlauf bildeten sich die neurologischen Ausfälle kontinuierlich zurück, sodass die Patientin schließlich am Rollator wieder mobil nach Hause entlassen werden konnte.

Infektionen im Alter verursachen ca. ein Drittel der Todesfälle in einer geriatrischen Population und etwa 30 % der Todesfälle weltweit. Sie sind damit nach den kardiovaskulären und den malignen Erkrankungen die dritthäufigste Todesursache betagter Menschen.

Die eingeschränkte Kompensationsfähigkeit des alten Organismus geht einher mit einem erhöhten Risiko, an einer Infektion zu versterben. Dies hat sich in der COVID-19-Pandemie wieder eindrücklich gezeigt. Der überwiegende Teil der daran verstorbenen Patienten ist über 70 Jahre alt (➤ Abb. 15.2).

Selbst scheinbar harmlose Infekte können zu einer tödlichen Bedrohung für den alten Menschen werden. Und selbst eine überstandene Infektion kann die Kraft, Mobilität und Selbstständigkeit derart schwächen, dass der alte Patient die Schwelle zurück zum Leben in der eigenen Wohnung nicht mehr überschreiten kann. Bei ambulant erworbenen Pneumonien liegt das Überleben bei über 75-Jährigen im Verlauf

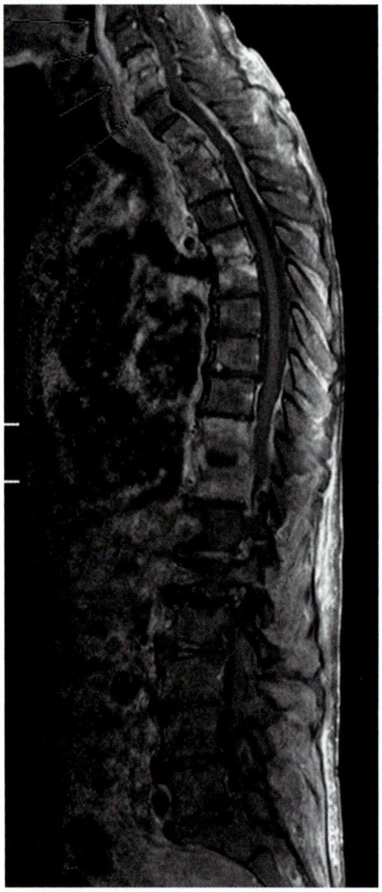

Abb. 15.1 MRT der Brust- und Lendenwirbelsäule einer 87-jährigen Patientin mit Nachweis einer multisegmentalen Spondylodiszitis in den Segmenten BWK 10/11, in Höhe HWK 5/6, bei BWK 1–3 sowie geringer in Höhe BWK 5/6 [P334]

von 6 Jahren bei etwa 30 %, bei jungen Patienten jedoch bei über 90 %. Vor allem rezidivierende Infektionen sind hinsichtlich der Langzeitprognose als bedenklich einzuschätzen.

Infektionen im Alter besitzen daher aufgrund ihrer Häufigkeit sowie ihrer Konsequenzen für den alten Menschen einen hohen Stellenwert bei der Behandlung geriatrischer Patienten.

15.2 Ursachen für Infektionen im Alter

Das Risiko, im Alter an einer Infektionskrankheit zu erkranken, hängt von vielen Faktoren ab. Generell können patienteneigene Faktoren (Disposition) sowie externe Faktoren (Exposition) unterschieden werden (➤ Abb. 15.3). Bei Männern wie Frauen steigt mit dem Alter beispielsweise die Häufigkeit von Bakteriurien an.

Schon Unselbstständigkeit oder Immobilität mit den möglichen Folgen von schlechterer Hygiene, Mangelernährung und zu geringer Trinkmenge sind wichtige Faktoren für Infektionen. Dies gilt auch für Medikamente, z. B. für Sedativa.

Das Zusammenleben in Gemeinschaften (z. B. Pflegeheim) oder die Behandlung im Krankenhaus exponieren den alten Menschen zu vermehrtem Kontakt mit Krankheitserregern.

Auch die Art der Infektionen ist vom jeweiligen Aufenthaltsort abhängig. Während im ambulanten Bereich Pneumonien vorherrschen, sind es im Pflegeheim Infektionen der Haut (Dekubiti), der Konjunktiven und der Harnwege, im

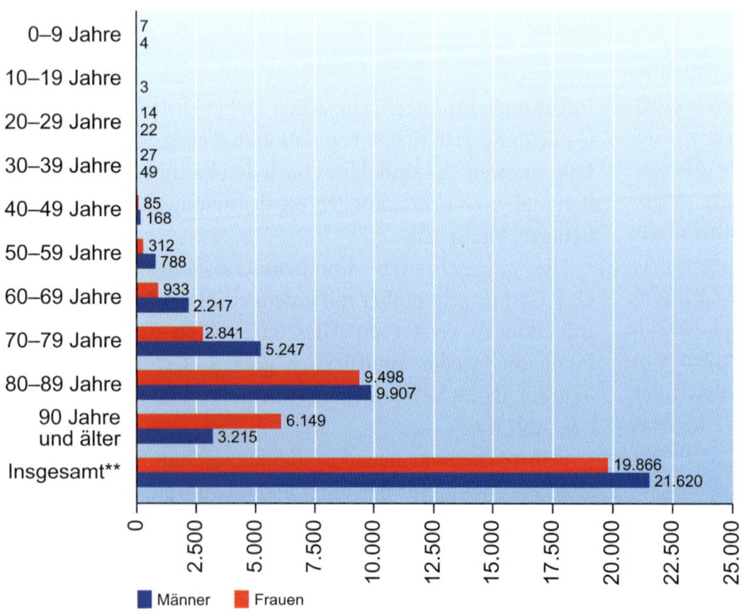

Abb. 15.2 Todesfälle mit Coronavirus (COVID-19) in Deutschland nach Alter und Geschlecht, Stand: 19.1.2021 [L231]

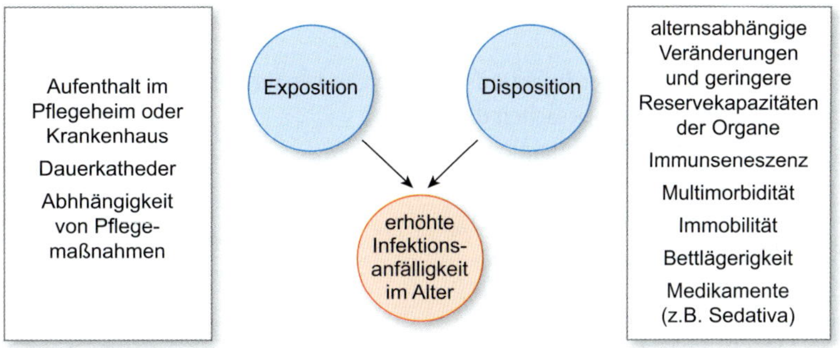

Abb. 15.3 Fördernde Faktoren für Infektionen im Alter [L231]

Krankenhaus vor allem die Harnwegsinfekte, die Pneumonien und die Sepsis.

Bei zu Hause erworbenen Harnwegsinfekten dominieren *Escherichia (E.) coli* als Erreger, im Krankenhaus *E. coli*, Enterokokken, *Pseudomonas* und *Proteus*.

INTERPROFESSIONELLES TEAM

Eine wichtige Aufgabe des multiprofessionellen Teams ist die Einhaltung der Hygienemaßnahmen, um die Exposition des alten Menschen in Altenheim und Krankenhaus so gering wie möglich zu halten. Eine besondere Rolle kommt der Vermeidung eines transurethralen Blasenkatheters zu; hier ist eine gute Kommunikation zwischen Pflege und Arzt essenziell.

15.3 Häufige Infektionskrankheiten im Alter

Einige wenige Krankheiten bilden den überwiegenden Teil der Infektionen bei alten Menschen:

- Harnwegsinfektionen
- Infekte der oberen Luftwege
- Infekte der unteren Luftwege (Pneumonien)
- Intraabdominale Infektionen (z. B. Cholezystitis, Divertikulitis)
- Infektionen der Haut und des Bindegewebes
- Sepsis
- Eitrige Gelenkinfektionen, Spondylodiszitis
- Herpes zoster
- Endokarditis

Man muss aber auch an seltenere Krankheiten wie die „Altersappendizitis" oder an die Tuberkulose denken.

Typische Ausgangspunkte für eine Bakteriämie bzw. für eine Sepsis beim alten Menschen sind: Harnwegsinfekte (**cave:** Urinkatheter), Pneumonien, Dekubiti, Venenkatheter (im Krankenhaus), biliäre Sepsis bei Cholezystitis/Cholangitis und eitrige Gelenkinfektionen bzw. eine Spondylodiszitis. Blutkulturen sind eine Möglichkeit der Erregerdiagnostik.

Bei den Infektionen im Alter handelt es sich in erster Linie um bakterielle Infekte. Virale Infekte nehmen hingegen, von Ausnahmen abgesehen (z. B. Herpes zoster), im Alter eher ab, da das Immunsystem mit vielen Viren im Verlauf des Lebens Kontakt hatte und eine Immunität erworben hat.

15.4 Besonderheiten der Infektionskrankheiten im Alter

Infektionskrankheiten äußern sich im Alter oft lediglich in funktionellen Syndromen (plötzliche Stürze, Hinfälligkeit, Verwirrtheit, Inkontinenz). Fieber als typischer Hinweis auf einen Infekt ist im Alter abgeschwächt.

Besonderheiten sind daher:

- Atypische „organferne" Symptome (z. B. Verwirrtheit statt Husten bei Pneumonie)
- Funktionelle Syndrome statt organtypischer Symptome
- Abgeschwächte Symptome (z. B. geringeres Fieber und geringere Leukozytose)
- Fieber kann fehlen oder die Temperatur sogar vermindert sein („the older, the colder")
- Schwierigere Abgrenzung zu Vorerkrankungen und zum „Alter"

Letztlich muss bei jeder Verschlechterung des Allgemeinzustands eines alten Menschen auch an eine Infektion gedacht werden. Die abgeschwächten Symptome können im Kontext der Multimorbidität „untergehen". Rückenschmerzen aufgrund einer Spondylodiszitis können beispielsweise als degenerative Wirbelsäulenveränderungen längere Zeit verkannt werden. Bei abdominalen Beschwerden eines Kindes wird man regelmäßig an eine Appendizitis denken, beim hochaltrigen Patienten vielleicht primär an eine Obstipation oder eine Divertikulitis und dadurch die Diagnose erst stellen, wenn bereits eine Perforation eingetreten ist (➤ Kap. 34).

CAVE

Da sich Infekte im Alter oligosymptomatisch und ggf. ohne Fieber präsentieren, vielleicht nur als Verschlechterung des Allgemeinzustands, können sie leicht „verkannt" werden. Manchmal zeigt sich ein Infekt im Alter auch primär durch ein Delir (➤ Kap. 11).

Ursachen für eine erhöhte Sterblichkeit

Auch das Risiko, an einer Infektionskrankheit zu versterben, steigt mit dem Alter an. Ursachen dafür sind:
- Späteres Erkennen der Infektion
- Weniger aggressive Diagnostik
- Geringere Reservekapazität der Organe
- Häufigere Komplikationen

Mögliche Hinweise auf eine Infektionskrankheit im Alter

- Fieber (>38,5 °C) oder Temperaturanstieg (>1 °C). **Cave:** Das Fieber kann im Alter aber auch fehlen oder die Temperatur sogar erniedrigt sein! (➤ Abb. 15.4)
- Akute Verwirrtheit (Delir)
- Unerklärliche Veränderung des Verhaltens
- Unerklärliche funktionelle Veränderung
- Unerklärliche Appetitlosigkeit bzw. Gewichtsabnahme
- Schwäche, Lethargie
- (Harn-)Inkontinenz
- Plötzliche häufige Stürze

Allgemeine präventive Maßnahmen gegen Infektionen im Alter

Bereits einige allgemeine Maßnahmen können das Risiko von Infektionen im Alter vermindern:
- Erhaltung von Mobilität und Selbstständigkeit
- Gute persönliche Hygiene (z. B. Mund- und Perinealbereich)

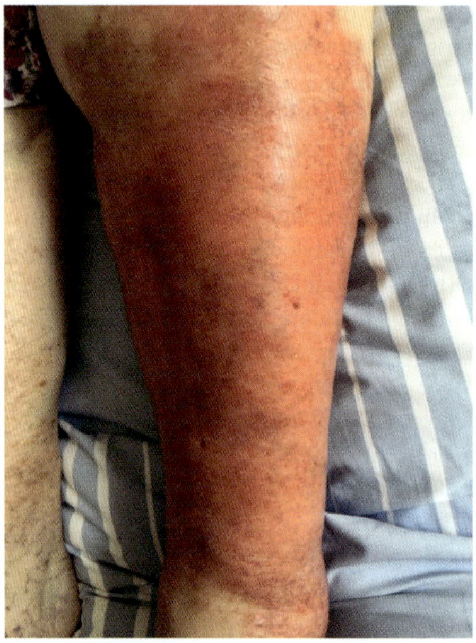

Abb. 15.4 Erysipel des linken Unterschenkels: Die Patientin war verwirrt, die Temperatur nur leicht erhöht, Fieber lag nicht vor. [P335]

- Ausreichende Trinkmenge
- Proteinreiche bzw. ausgeglichene Ernährung
- Möglichst wenig sedierende Medikation
- Möglichst wenige bzw. kurze Krankenhausaufenthalte
- Vermeidung von Fremdkörpern (z. B. Dauerkatheter, Venenkanüle)
- Impfungen (Grippe, Pneumokokken)

15.5 Laborhinweise auf eine Infektionskrankheit

Laborhinweise auf eine Infektionskrankheit können sein:
- Leukozytose bzw. Linksverschiebung, Anstieg der neutrophilen Granulozyten
- Anstieg von C-reaktivem Protein (CRP)
- Anstieg von Procalcitonin (PCT)

Im Alter fehlt aber oft die Leukozytose, oder sie fällt geringer aus. Das Fehlen einer Leukozytose schließt daher eine Infektion im Alter nicht aus. Ein normales CRP schließt eine schwerere bakterielle Infektion hingegen weitgehend aus, ein schneller Anstieg des CRP ist ein wichtiger Hinweis auf eine Infektion. Ein rascher Rückgang des CRP nach Antibiotikagabe ist ein Hinweis für eine Empfindlichkeit der Erreger auf das gewählte Antibiotikum. Das CRP kann natürlich auch bei nichtinfektiösen Ursachen ansteigen, z. B. bei rheumatischen Erkrankungen.

15.6 Antibiotikatherapie im Alter

Angesichts der hohen Prävalenz von Infektionskrankheiten ist es verständlich, dass relativ häufig Antibiotika eingesetzt werden. 7–10 % der Bewohner eines Pflegeheims erhielten in einer Untersuchung zu einem bestimmten Zeitpunkt Antibiotika.

Die Antibiotikatherapie im Alter weist einige besondere Aspekte auf. Aufgrund von Schwierigkeiten bei der Materialgewinnung und da der alte und hinfällige Patient keine langen Wartezeiten für die mikrobiologische Diagnostik verträgt, müssen die Nachteile einer kalkulierten Antibiose gegen die Risiken langer „Diagnosewege" abgewogen werden. Im Fall einer initialen kalkulierten Therapie sollte eine Breitbandantibiose gewählt werden, die im Krankenhaus insbesondere auch gramnegative Erreger erfasst.
- Versuch der Erregerdiagnostik vor Beginn der Antibiose
- Aber: rascher Therapiebeginn, keine zu langen Wartezeiten auf das mikrobiologische Ergebnis, notfalls kalkulierte Antibiose

- Beachtung der Besonderheiten der Antibiotikatherapie im Alter
- Kurzfristige Erfolgskontrolle der Therapie (CRP)
- Sinnhaftigkeit der Antibiose bei moribunden alten Menschen diskutieren

Bei aller Wichtigkeit der Antibiotikatherapie sollte immer auch an begleitende Maßnahmen, z. B. ausreichende Flüssigkeits- und Kalorienzufuhr, möglichst frühzeitige Mobilisierung oder Hilfen bei der Wiedergewinnung der Selbstständigkeit gedacht werden.

15.7 Bakteriurien und Harnwegsinfekte

Angesichts der hohen Prävalenz der Bakteriurien bei alten Menschen in Pflegeheimen bzw. im Krankenhaus und der möglichen Komplikationen der Antibiotikatherapie wird man eine Bakteriurie im Alter erst dann behandeln, wenn eine klinische Symptomatik vorliegt (➤ Abb. 15.5). Dazu zählen Pollakisurie, Dysurie, häufige Nykturie oder auch erhöhte Infektwerte, z. B. ein hohes CRP.

Eine asymptomatische Bakteriurie hat offenbar für ältere Personen, die zu Hause oder in Heimen leben, sowie für Patienten mit Dauerkatheter in situ keine nachteiligen Folgen. Deshalb wird weder ein Screening noch eine Therapie der asymptomatischen Bakteriurie empfohlen (S3-Leitlinie).

Leitlinien

Deutsche Gesellschaft für Urologie (Hrsg.). Interdisziplinäre S3-Leitlinie „Epidemiologie, Diagnostik, Therapie, Prävention und Management unkomplizierter, bakterieller, ambulant erworbener Harnwegsinfektionen bei erwachsenen Patienten". AWMF-Registernummer 043-044, Stand: 30.4.2017

https://else4.de/zuk

15.8 Demenz und Infektionen

Das Vorliegen einer Demenz kann sich auf Infektionskrankheiten auswirken. Während bei leichter und mittelgradiger Demenz der Zusammenhang nicht besteht oder lose ist, kann eine schwere Demenz Infektionskrankheiten begünstigen.

Die Symptombeschreibung bei mittelschwerer bis schwerer Demenz wird unspezifischer, stattdessen kann lediglich eines der eingangs geschilderten funktionellen Syndrome hinweisend sein. Bei schwerer Demenz kann es zu Aspirationen kommen, bei Immobilität zu Dekubitalulzera. Eine Mangelernährung kann die Immunabwehr beeinträchtigen.

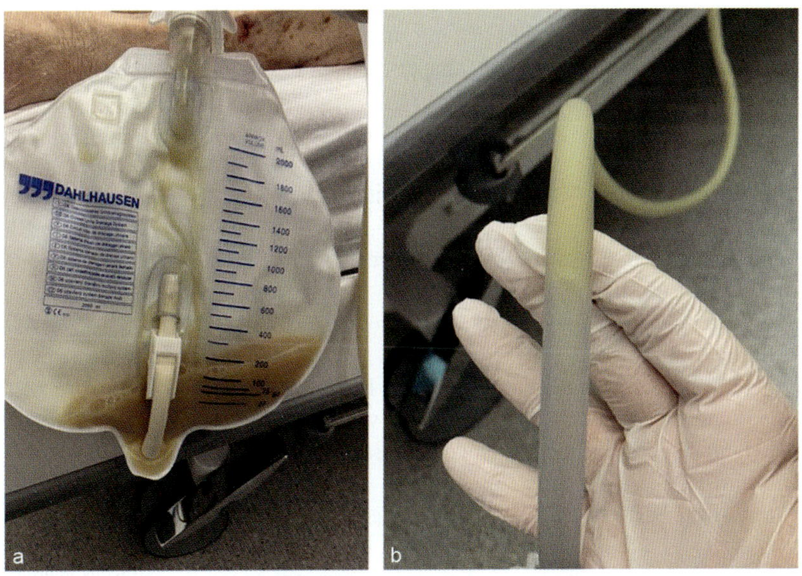

Abb. 15.5 Geriatrische Patientin auf der Notaufnahmestation mit eitrigem Harnwegsinfekt [P335]
a) Milchig-trüber Urin im Urin-Katheterbeutel
b) „Rahmiger" Urin im Katheterbeutel

Schließlich stellt die Unterbringung in einem Heim ein Risiko im Sinne der Exposition dar. Im Krankenhaus können sich Demenzpatienten nur eingeschränkt an Hygiene- bzw. Isolationsmaßnahmen halten.

15.9 Indikationen für die Krankenhauseinweisung

Bei einer Infektionskrankheit stellt sich immer wieder die Frage, ob diese ambulant behandelt werden kann oder ob eine Einweisung ins Krankenhaus nötig ist. Für eine Krankenhauseinweisung sprechen folgende Faktoren:
- Zusätzliches Vorliegen von schwerwiegenden Grunderkrankungen
- Ungenügendes Ansprechen der ambulanten Antibiose
- Schlechte Compliance bzw. unsichere orale Zufuhr der Medikamente
- Unsichere soziale Situation und Versorgung (z. B. keine Bezugsperson)
- Verschlechterung oder Komplikationen im Verlauf
- Für die Pneumonie kann der CRB-65-Score ein Anhaltspunkt für die Indikation zur Krankenhauseinweisung sein (➤ Kap. 29).

15.10 Immunseneszenz

Auch das Immunsystem ändert sich mit zunehmendem Alter (Immunseneszenz). Dies betrifft unspezifische wie spezifische immunologische Mechanismen.

Nichtspezifische Abwehrmechanismen

Veränderungen der nichtspezifischen Abwehrmechanismen sind beispielsweise:
- Geringere Phagozytoseaktivität der Makrophagen und Granulozyten
- Veränderte Zytokinspiegel (z. B. IL-6 und IL-10 steigen an)
- Normale Bakterienflora der Schleimhaut verändert
- Reinigung der Schleimhäute eingeschränkt (z. B. weniger Bronchialsekret, geringere Hustenstärke)
- Natürliche Barrieren (z. B. Haut und Schleimhäute) durchlässiger
- Mechanisches „Entfernen“ von Keimen ist vermindert:
  - Unbewusst: z. B. Urinmenge
  - Bewusst: z. B. Waschen

Schon das mechanische Entfernen kann die Erregerlast vermindern. Bei einer Stuhlinkontinenz wird das Perineum vermehrt mit Darmbakterien besiedelt, wodurch die Keime auch retrograd die Harnröhre besiedeln und zu Harnwegsinfekten führen können (➤ Kap. 15.7).

Zelluläre Abwehr

Die zelluläre Immunabwehr nimmt im Alter insgesamt ab (z. B. schwächerer Hauttest, verminderte Abstoßung von Fremdgewebe). Einige Beobachtungen sind:
- Leukozytenkonzentration und Differenzialblutbild verändern sich im Alter nicht wesentlich, aber geringerer Leukozytenanstieg bei Infektionen
- T-Zell-Zahl etwa unverändert
- Verminderte Fähigkeit der T-Zellen, sich auf einen Antigenstimulus hin zu vermehren
- Verminderte naive T-Zellen, die sich bei Erregerkontakt spezialisieren können
- Vermehrte Effektor-T-Zellen mit festgelegtem Antigenrepertoire

Humorale Abwehr

Insgesamt nimmt auch die humorale Abwehr mit zunehmendem Alter ab. Einige Ergebnisse sind:
- Die Serumkonzentrationen der Immunglobuline A, G, E und M ändern sich kaum.
- Antikörperspezifitäten und Antikörperrepertoires nehmen ab.
- Vermehrt Autoantikörper
- B-Zellen:
  - Zunahme im Knochenmark
  - Abnahme in der Zirkulation
  - Geringere Bildung von Keimzentren in der Milz mit weniger Zellen

PATIENTENINFO

Auch wenn die eingeschränkte Immunabwehr sicher eine wichtige Rolle für die Infektanfälligkeit im Alter spielt, sind die Aufrechterhaltung von Mobilität, Hygiene, eine ausreichende Flüssigkeitszufuhr sowie eine ausgewogene und proteinreiche Ernährung nicht zu unterschätzende Maßnahmen zum Schutz gegen eine Infektion im Alter.

LITERATUR

Esme M, Topeli A, Yavuz B.B, Akova M. Infections in the elderly critically-ill patients. Front Med 2019; 6: 118.
Hager K. Besonderheiten von Infektionen bei älteren Patienten. In: Adam D, Doerr HW et al. (Hrsg.). Die Infektiologie. Berlin, Heidelberg: Springer 2003, S. 1345–1354.

KAPITEL

16 Durchfall beim alten Menschen

Stefan Köppen

Kernaussagen

- Durchfall beim alten Menschen ist häufig und kann neben infektiösen Erregern weitere Ursachen haben.
- Grundsätzlich sollte ein Erregernachweis aus dem Stuhl erfolgen.
- Bei chronischen Durchfällen ist oft eine weiterführende Diagnostik notwendig.
- Durchfall beim vulnerablen alten Menschen kann mit einer verzögerten und inkompletten Rekonvaleszenz sowie einer erhöhten Mortalität einhergehen.
- Alte Menschen sind besonders durch Dehydratation mit konsekutivem Nierenversagen, Kreislaufinsuffizienz und Delir gefährdet.
- Die supportive Therapie beinhaltet den Ausgleich von Flüssigkeits- und Elektrolytverlusten.
- In den letzten Jahren ist eine deutliche Zunahme von *Clostridioides-difficile*-Infektionen zu verzeichnen, die typischerweise bei alten Menschen mit Komorbiditäten und nach Antibiotikatherapie auftreten.

16.1 Definition und Häufigkeit

DEFINITION

Von Durchfall oder Diarrhö spricht man bei Entleerung von mehr als drei Stuhlgängen pro Tag mit über 75 % Wasseranteil. Das Stuhlgewicht beträgt dabei über 200–250 Gramm. Hält der Durchfall länger als 4 Wochen an, spricht man von chronischer Diarrhö.

Eine paradoxe Diarrhö entsteht durch eine Stuhlverflüssigung vor einer Kolonenge (z. B. durch einen Tumor) oder festen Stuhlballen. Abzugrenzen ist die Diarrhö von der bei alten Menschen häufigen „analen Inkontinenz", wobei die Symptomatik des unfreiwilligen Stuhlabgangs durch eine Diarrhö verstärkt wird.

Systematische Untersuchungen zur Häufigkeit der Diarrhö bei alten Menschen liegen nicht vor. Schätzungen gehen davon aus, dass in Deutschland 30 % der Bevölkerung mindestens einmal im Jahr an akutem Durchfall leiden. Die Prävalenz von chronischer Diarrhö wird mit 3 % der Bevölkerung angegeben.

Auffällig ist die deutliche Zunahme der Inzidenz an *C.-difficile*-Infektionen in den letzten Jahren, wobei 80 % der Betroffenen älter als 65 Jahre sind.

16.2 Ursachen

Durchfall ist keine Krankheit im engeren Sinne, sondern vielmehr ein Symptom. Diarrhöen lassen sich nach pathophysiologischen Kriterien (entzündlich, sekretorisch, osmotisch) einteilen. Für das geriatrische Setting erscheint zudem eine Einteilung nach Ursachen hilfreich.

16.2.1 Akute und chronische Diarrhö

Sinnvoll ist dabei die Unterscheidung zwischen akuten und chronischen Durchfällen. Akute Durchfälle treten meistens im Rahmen einer infektiösen Gastroenteritis auf. Chronische Durchfälle können auch eine infektiöse Ursache (z. B. Lambliasis) haben, beruhen aber oft auf einer nichtinfektiösen Genese (➤ Box 16.1).

Im Folgenden wird auf die bei geriatrischen Patienten häufigen Ursachen einer akuten Diarrhö näher eingegangen.

BOX 16.1

Ursachen chronischer Diarrhö im Alter (Auswahl)

- Entzündliche Ursachen:
  - Chronisch entzündliche Darmerkrankung: Morbus Crohn, Colitis ulcerosa
  - Mikroskopische Kolitis (kollagene, lymphozytäre, eosinophile Kolitis)
  - Ischämische Kolitis (➤ Kap. 16.3: ➤ Abb. 16.1)
  - Medikamente: z. B. NSAR, Ciclosporin, Methyldopa
  - Strahlenenteritis, Mukositis unter Chemotherapie
  - Erregerbedingt, z. B. Amöbiasis, Lambliasis
- Sekretorische Diarrhöen:
  - Laxanzien (z. B. Bisacodyl, Antrachinone)
  - Medikamente: z. B. Cholinesterase-Inhibitoren, Cholinergika, Diuretika, ACE-Hemmer
  - Nahrungsmittelallergien und -unverträglichkeiten
  - Gallensäuremalabsorption
  - Hormonaktive Tumoren
- Osmotische Diarrhö/Malabsorption:
  - Zöliakie (Sprue)
  - Morbus Whipple
  - Exokrine Pankreasinsuffizienz
  - Laktoseintoleranz
  - Kurzdarmsyndrom, enterokolische Fistel
  - Bakterielle Überwucherung des Dünndarms
  - Süßstoffe (Fruktose, Sorbit etc.)
  - Strahlenschaden

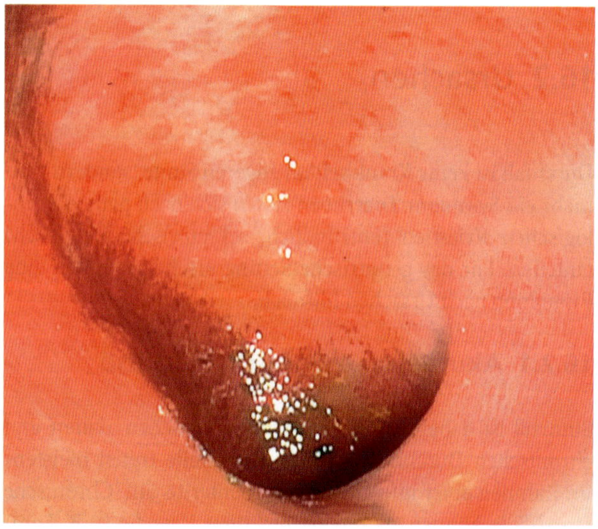

Abb. 16.1 Endoskopisches Bild einer ischämischen Kolitis [P337]

16.2.2 Infektiöse Ursachen einer Diarrhö bei alten Menschen

Clostridioides-difficile-Infektionen (CDI)

FALLBEISPIEL

Durchfall durch Clostridioides difficile

Eine 86-jährige Pflegeheimbewohnerin wird vom Hausarzt stationär eingewiesen, weil sie seit 2 Tagen bis zu sechsmal täglich dünnflüssigen Stuhl abgesetzt hat. Bei Aufnahme ist die Patientin deutlich exsikkiert und desorientiert. Im Labor finden sich eine Leukozytose, eine Erhöhung der Nierenretentionsparameter sowie ein vermindertes Serum-Kalium. Im Stuhl gelingt der Nachweis von *C. difficile*. Unter parenteraler Flüssigkeitszufuhr und oraler Antibiotikatherapie mit Metronidazol kommt es im weiteren Verlauf zu einer deutlichen klinischen Besserung mit Normalisierung des Stuhlgangs, sodass die Patientin 6 Tage später in die Pflegeeinrichtung zurückverlegt werden kann. Im Heim wird die Antibiotikatherapie noch über weitere 5 Tage fortgeführt. Als es 3 Wochen später wieder zu Durchfällen kommt, wird die Patientin erneut stationär eingewiesen. Auch jetzt wird *C. difficile* im Stuhl nachgewiesen. Es erfolgen eine parenterale Flüssigkeitszufuhr und eine orale Antibiotikatherapie mit Vancomycin, worunter sich der Stuhlgang nur zögerlich normalisiert. Dieses Mal kann die Patientin erst nach 12 Tagen zurück ins Heim entlassen werden.

Clostridioides difficile ist der häufigste Erreger nosokomialer antibiotikaassoziierter Diarrhöen in Europa und Nordamerika. Typischerweise sind alte Patienten mit Komorbiditäten und nach Antibiotikatherapie betroffen. Pathophysiologisch spielen die Störung der mikrobiotischen Darmflora sowie die immunologische Seneszenz eine Rolle.

Das klinische Spektrum der CDI reicht von der asymptomatischen Kolonisation bis zu schweren Verläufen mit toxischem Megakolon und Sepsis. Speziell bei alten Menschen besteht die Gefahr eines Delirs. Prädiktoren für einen schweren Verlauf sind u. a. Fieber, eine Leukozytose und ein Kreatininanstieg.

Es existieren verschiedene *C.-difficile*-Stämme mit unterschiedlicher Virulenz und Toxinproduktion. Die PCR-Ribotypen 027 und 078 sind besonders virulent. Die *C.-difficile*-spezifische Glutamatdehydrogenase (GLDH) und die Toxine A und B können im Stuhl nachgewiesen werden.

Bei leichter bis moderater Krankheitsausprägung besteht die Erstlinientherapie aus Metronidazol oder Vancomycin, bei schweren Verläufen und Rezidiven aus Vancomycin oral. Das teurere Makrolid Fidaxomicin kann ebenfalls eingesetzt werden.

Norovirus-Infektion

Das Norovirus ist ein unbehülltes RNA-Virus, das eine ausgeprägte Resistenz gegenüber Desinfektionsmitteln und Umwelteinflüssen zeigt. Es stellt den häufigsten Erreger nichtbakterieller Gastroenteritiden dar.

Klinisch macht sich die Infektion mit Übelkeit, Erbrechen und Durchfall bemerkbar. Übertragen werden kann das Virus nicht nur über den Stuhl, sondern auch über Erbrochenes. Ausbrüche betreffen u. a. Pflegeheime und Krankenhäuser. Alte, pflegebedürftige Menschen leiden gehäuft an Demenz, Inkontinenz und Erkrankungen des Bewegungsapparats – alles Faktoren, welche die Stuhlhygiene einschränken und somit die Verbreitung des Virus begünstigen können.

Der Erregernachweis erfolgt aus dem Stuhl und kann vor allem bei Ausbrüchen hilfreich sein, um durch entsprechende Isolations- und Hygienemaßnahmen die weitere Ausbreitung einzudämmen. Die Therapiemaßnahmen richten sich nach den Symptomen und bestehen aus Flüssigkeits- und Elektrolytsubstitution sowie antiemetischer Medikation.

Weitere infektiöse Ursachen einer Diarrhö

Der in Deutschland am häufigsten gemeldete bakterielle Durchfallerreger ist *Campylobacter jejuni*, gefolgt von *Salmonella enteritidis*, wobei hier Nahrungsmittel als Infektionsquelle eine Rolle spielen. Meist handelt es sich um eine selbstlimitierende Erkrankung; gerade bei alten Menschen kann es aber zu kritischen Verläufen mit schwerer Exsikkose und septischen Krankheitsbildern kommen. Die Erregerdiagnostik erfolgt aus Stuhlkulturen. Ist eine Antibiotikatherapie notwendig, kommen bei *Campylobacter* Makrolide, bei Salmonellen Chinolone oder Cephalosporine der 3. Generation zum Einsatz.

Weitere mögliche bakterielle Erreger sind *Escherichia coli* und *Shigellen*. Als Ursache sowohl akuter als auch chronischer Diarrhöen spielen die Protozoen Amöben und Lamblien oft in Verbindung mit einer Reiseanamnese eine Rolle. Die Diagnostik erfolgt durch Nachweis des Erregers in frischem Stuhl oder durch Nachweis des Antigens im Stuhl mittels ELISA. Die Behandlung besteht aus Metronidazol, im Falle einer Amöbiasis gefolgt von einer Paromomycin-Therapie.

Leitlinien

S2k-Leitlinie Gastrointestinale Infektionen und Morbus Whipple. AWMF-Registernummer 021-024. Stand: 1/2015

https://else4.de/fu3

16.3 Diagnostik

Anamnese

In der Differenzialdiagnose der Diarrhö des alten Menschen spielt die Anamnese eine wegweisende Rolle. Wichtig sind u. a. Fragen zum Auftreten und zur Dauer der Durchfälle, zu Begleitsymptomen und Vorerkrankungen sowie die Reiseanamnese. Aufgrund der geriatrietypischen Polypharmazie ist ein besonderes Augenmerk auf die Medikamentenanamnese zu legen (➤ Box 16.1).

Körperliche Untersuchung

Die körperliche Untersuchung kann dabei helfen, die Ursache der Durchfälle einzugrenzen. Diese sollte eine digital-rektale Untersuchung beinhalten (Sphinktertonus, Resistenzen etc.). Ein wichtiger und im Alltag oft vernachlässigter Aspekt ist die Stuhlvisite, bei der Stuhlbeschaffenheit, Blutbeimengungen etc. beurteilt werden können.

Labordiagnostik

Die Basisdiagnostik beinhaltet ein Blutbild (ggf. mit Differenzialblutbild), die Bestimmung des CRP, der Serum-Elektrolyte, der Nierenretentionsparameter und des Gesamteiweißes. Eine TSH-Bestimmung als Screening-Test für Schilddrüsenfunktionsstörungen empfiehlt sich insbesondere bei alten Menschen ebenfalls. Bei V. a. Zöliakie werden die IgA-Antikörper gegen Gewebetransglutaminase bestimmt. Bei V. a. Pankreasinsuffizienz ist eine Bestimmung der Elastase im Stuhl sinnvoll.

H_2-Atemtest

Bei V. a. Laktasemangel oder andere Zuckermalabsorptionen empfiehlt sich die Durchführung eines H_2-Atemtests mit dem entsprechenden Testzucker.

Endoskopie

In vielen Fällen ist bei Patienten mit chronischer Diarrhö eine Ileokoloskopie mit Biopsien sinnvoll. Eine Sigmoidoskopie ist für den alten Patienten aufgrund der einfacheren Darmvorbereitung leichter zu bewerkstelligen, erlaubt aber keine komplette Beurteilung des gesamten Dickdarms und des terminalen Ileums. Eine pseudomembranöse Kolitis lässt sich meist schon im Rektum und Colon sigmoideum erkennen, andererseits steigt die Rate von Karzinomen im rechten Kolon mit dem Alter an, sodass diese bei einer inkompletten Koloskopie nicht diagnostiziert werden würden. Es muss daher im Einzelfall zwischen möglichem Informationsgewinn und Belastung des Patienten abgewogen werden.

➤ Abb. 16.1 zeigt das endoskopische Bild einer ischämischen Kolitis im distalen Sigma.

Bei V. a. Zöliakie, Morbus Whipple oder Lambliasis sollte eine Ösophagogastroduodenoskopie mit tiefen Duodenalbiopsien erfolgen.

PATIENTENINFO

Gerade alte Menschen sollten sich der Gefahr einer schnellen Austrocknung bei akuten Durchfällen bewusst sein, zumal wenn zusätzlich noch Erbrechen besteht und eine orale Flüssigkeitsaufnahme nicht möglich ist.
Bei chronischen Durchfällen sollte der Hausarzt informiert werden, da oft eine behandelbare Ursache vorliegt.

16.4 Behandlung

INTERPROFESSIONELLES TEAM

- Bei akuten und chronischen Durchfällen des alten Menschen ist meist der Hausarzt der erste Ansprechpartner.
- Bei akuten Diarrhöen übernehmen Pflegekräfte und Angehörige je nach verfügbaren Ressourcen des Patienten eine wichtige Rolle in der Überwachung der Aufnahme ausreichender Flüssigkeitsmengen.
- Bei chronischen Diarrhöen ist eine Vorstellung beim Gastroenterologen zur weiteren Diagnostik und Therapie sinnvoll.

Bei der **Therapie der akuten Diarrhö** des alten Menschen steht die Substitution von Flüssigkeit und Elektrolyten im Vordergrund. Ist dies in oraler Form nicht ausreichend möglich, erfolgt eine parenterale Applikation. Eine Antibiotikagabe bei bakteriell verursachten Durchfällen ist in der Regel nicht notwendig (Ausnahmen: *C.-difficile*-Infektion, Fieber, blutige Stühle, langwierige Verläufe, Immunsuppression).

CAVE

Alte Menschen sind besonders anfällig für eine Dehydratation, die aufgrund einer eingeschränkten Kompensationskapazität in einer vital bedrohlichen Situation enden kann. In diesem Fall ist ein rascher Volumen- und Elektrolytersatz wichtig.
Bei *C.-difficile*-Infektionen müssen die hohe Rezidivrate und die Gefahr schwerer Verläufe beachtet werden.
Bei Norovirus-Ausbrüchen in Krankenhäusern und Pflegeeinrichtungen sind aufgrund der hohen Infektiosität umgehend Hygienemaßnahmen durchzuführen.

Die **Therapie der chronischen Diarrhö** richtet sich nach der Ursache. So wird z. B. die mikroskopische Kolitis mit Budesonid behandelt, bei Zöliakie erfolgt eine glutenfreie Ernährung etc. Gerade bei alten Menschen, die viele Medikamente einnehmen, kann auch das Absetzen oder die Umstellung der Medikation einen positiven Effekt haben.

Bleibt die Suche nach einer fassbaren Ursache der chronischen Diarrhö erfolglos oder existiert kein kausaler Behandlungsansatz, sollte zur Verbesserung der Lebensqualität eine **symptomatische Therapie** eingeleitet werden. Hier hat sich der indische Flohsamen *(Plantago ovata)* bewährt. Als Quellmittel nimmt er Flüssigkeit auf und führt so zu einer Stuhlverfestigung. Ein weiterer symptomatischer Therapieansatz ist die Hemmung der Peristaltik durch Opioide, wodurch die intestinale Transitzeit verlängert wird. Ein lokal im Dam wirksames Opioid ist Loperamid. Hierbei sind unerwünschte Arzneimittelwirkungen wie Ileus, Megakolon, zentralnervöse Störungen sowie mögliche Wechselwirkungen mit Verapamil, Chinidin und Azolen zu beachten.

LITERATUR

Robert Koch-Institut. Empfehlungen be akutem Brechdurchfall. Stand: 29.9.2012; www.rki.de/DE/Content/InfAZ/L/Lebensmittel/Gastroenteritis_Ausbruch_2012/Empfehlungen.html

KAPITEL

17 Gebrechlichkeit (Frailty)

Klaus Hager

Kernaussagen

- Schon eine beginnende Gebrechlichkeit („pre-frailty") erkennen und so früh wie möglich mit präventiven Maßnahmen beginnen.
- Zwei einfache Signalfragen (1. „Fühlen Sie sich voller Energie?", 2. „Haben Sie Schwierigkeiten, eine Strecke von 400 m zu gehen?") können zum Screening benutzt werden, z. B. in der Hausarztpraxis.
- Kein therapeutischer Nihilismus, Verbesserungen sind möglich.
- Eine multifaktorielle Intervention planen (z. B. Ernährung, Bewegung, Krafttraining, geistige Aktivität ...).
- Patienten und Angehörige auf Risiken (z. B. Stürze) aufmerksam machen.
- Bei Frailty weniger nach Therapieleitlinien als vielmehr nach der individuellen Situation entscheiden.

17.1 Definition

Frailty bzw. Gebrechlichkeit beim alten Menschen bezeichnet ein biologisches Syndrom mit verminderter Reservekapazität und Resistenz gegenüber körperlichen Störungen, wodurch das Risiko für Erkrankungen, Komplikationen oder andere negative Ereignisse steigt. Der alte Organismus verliert zunehmend seine Leistungs- bzw. Kompensationsfähigkeit, sodass Störungen weniger gut bewältigt werden können. Eine wichtige Ursache für Frailty ist also der Rückgang der körperlichen Leistungsfähigkeit in mehreren Bereichen im Alter (z. B. Kraft, geistige Leistungsfähigkeit), der so groß ist, dass mit den verbleibenden Reserven die immer wieder auftretenden Störungen immer schlechter bewältigt werden können.

FALLBEISPIEL

Ein 74-jähriger Mann stürzt in der eigenen Wohnung. Dort lebt er zusammen mit seinem jüngeren Bruder und wird bei Pflegegrad 2 zweimal täglich von einem Pflegedienst versorgt. In den letzten 3 Monaten hat er 5 kg abgenommen (BMI aktuell 22 kg/m^2). Es bestehen fremdanamnestisch kognitive Defizite (MMST 24 von 30 Punkten). Der Patient fühlt sich müde und schwach; er geht langsam und unsicher mit dem Rollator (Timed „Up & Go"-Test 26 Sekunden). Auf der geriatrischen Akutstation kommt es dann erneut zu einem Sturz.

17.2 Messung von Frailty

Es gibt mittlerweile eine Vielzahl von Möglichkeiten, Frailty zu messen. Eine häufig verwendete Methode stammt von Fried et al. (2001) und umfasst folgende Kriterien:

- Unfreiwilliger Gewichtsverlust (> 10 % in 1 Jahr oder > 5 % in 6 Monaten)
- Objektivierbare Muskelschwäche (z. B. Handkraftmessung)
- Bericht des Patienten über leichte Erschöpfbarkeit
- Langsames Gehen (die untersten 20 % der Altersgruppe)
- Geringe körperliche Aktivität (die untersten 20 % der Altersgruppe)

Daneben existieren wesentlich komplexere Frailty-Kriterien, z. B. für wissenschaftliche Untersuchungen, jedoch auch Erhebungen, die sich mit einfachen Kriterien begnügen, z. B. dem Eindruck des Arztes. In einer klinischen Frailty-Skala können sieben Frailty-Stufen unterschieden werden (➤ Abb. 17.1).

Neben der „physiologischen" Frailty kann darüber hinaus ebenso eine „soziale" oder eine „psychische" Frailty bestehen.

Die Frailty-Definition von Fried und Mitarbeitern unterscheidet eine beginnende Frailty (Pre-Frailty) sowie eine eingetretene Gebrechlichkeit (Frailty). Auch bei beginnender Gebrechlichkeit steigt das Risiko an, Störungen des Organismus nicht mehr ausreichend verkraften zu können. Daher

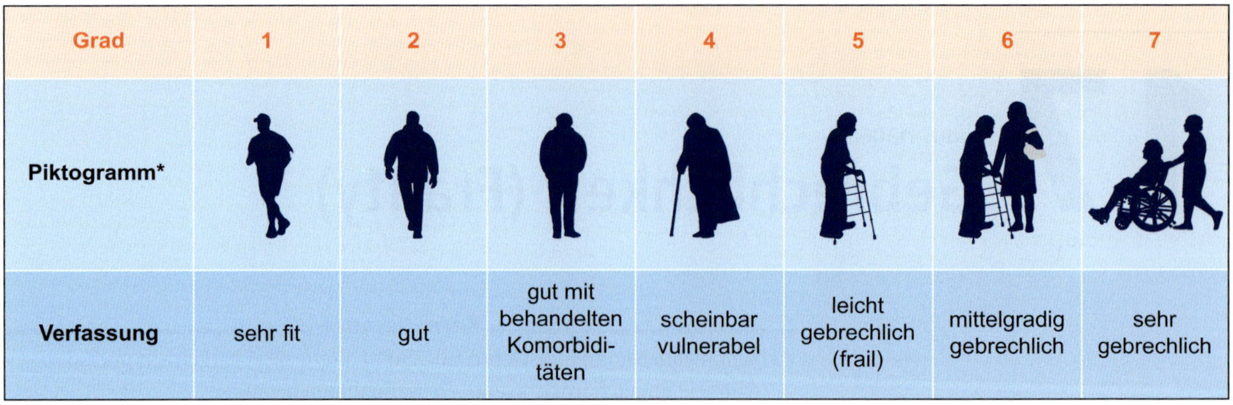

Abb. 17.1 Frailty-Skala (Canadian Study on Health & Ageing, revised 2008) [L231]

sollte auch die beginnende Gebrechlichkeit als ernstes Zeichen gewertet werden.

In der Hausarztpraxis können zwei einfache Signalfragen als erstes Screening auf Frailty dienen (Junius-Walker und Krause 2020):

1. „Fühlen Sie sich voller Energie?"
2. „Haben Sie Schwierigkeiten, eine Strecke von 400 m zu gehen?"

Bei der ersten Frage würde ein Nein auf eine beginnende Frailty hindeuten, bei der zweiten Frage die Aussagen „ein wenig", „ziemlich" und „es geht nicht". Dann könnte sich in einem zweiten Schritt ein geriatrisches Basisassessment z. B. mit dem MAGIC-Instrument (➤ Kap. 6.3.2) anschließen.

17.3 Häufigkeit

Die Prävalenz von Frailty steigt mit zunehmendem Lebensalter an. Bei etwa einem Viertel der über 85-Jährigen muss mit Frailty gerechnet werden.

Da die Messung von Frailty oft die Körperkraft mit einschließt, ist der Anteil von gebrechlichen Frauen in einer Altersgruppe höher als der der Männer, wobei Frauen allerdings bei gleicher Frailty eine etwas bessere Prognose aufweisen.

CAVE

Selbst bei Patienten, bei denen scheinbar ein guter klinischer Zustand vorliegt, wird ein Teil bei gründlicher Untersuchung als beginnend gebrechlich („pre-frail") oder bereits als „frail" einzustufen sein.

Natürlich kann es auch zu falsch positiven Resultaten bei Patienten kommen, die zwar als „frail" eingestuft werden, die aber dennoch eine hohe Widerstandsfähigkeit besitzen. Daher ist eine sorgfältige und individuelle Einschätzung wichtig.

17.4 Risiken der Gebrechlichkeit

Die Risiken von Gebrechlichkeit liegen auf der Hand. Folgen sind beispielsweise:

- Geringere Widerstandfähigkeit bei Erkrankungen
- Geringere Widerstandfähigkeit bei Operationen, Chemotherapien usw.
- Häufigere Stürze
- Stärkere Pflegebedürftigkeit
- Vermehrte Pflegeheimeinweisung
- Verkürzte Lebenserwartung

Eine bestehende Frailty sollte bei der Entscheidung über invasive oder belastende medizinische Therapien berücksichtigt werden. Offensichtlich gebrechliche alte Menschen werden eine höhere perioperative Sterblichkeit oder ein höheres Risiko für Nebenwirkungen einer Behandlung aufweisen. Für den Ausgang einer intensivmedizinischen Behandlung stellt Frailty einen bedeutenden Risikofaktor dar (Jung et al. 2020). Auch hier scheint eine einfache Skala (➤ Abb. 17.1) genauso gut zu sein wie aufwendige Frailty-Instrumente. Auch die Deutsche Gesellschaft für Geriatrie (DGG) empfiehlt die kanadische Frailty-Skala (➤ Abb. 17.1) in modifizierter Form als Poster zur Entscheidungsfindung, z. B. vor einer Intensivtherapie bei einer COVID-19-Infektion.

PRAXISTIPP

Das Poster der DGG ist frei zugänglich unter:

https://else4.de/37f

Bei sehr gebrechlichen alten Menschen wird man möglicherweise die leitliniengerechten Behandlungsempfehlungen zugunsten einer individuellen, risikoadaptierten Therapie verlassen. Hier ist allerdings zu berücksichtigen, dass die Diagnose einer Gebrechlichkeit auch falsch positiv sein und der Patient trotzdem noch eine hohe Widerstandsfähigkeit aufweisen kann. Dies muss bedacht werden, damit nur scheinbar gebrechliche Patienten nicht „untertherapiert" werden.

17.5 Prävention

Die Prävention von Frailty umfasst die Vermeidung von Funktionsverlusten im Verlauf des Alterns, die Beeinflussung kardiovaskulärer Risiken, die Prävention von Erkrankungen bzw. die Rehabilitation nach Erkrankungen, um Selbstständigkeit und Mobilität des alten Menschen so lange wie möglich zu erhalten.

Letztlich kann man primäre, sekundäre und tertiäre Prävention unterscheiden.

- **Primäre Prävention:** z. B. Vermeidung kardiovaskulärer Risikofaktoren, körperliche Betätigung
- **Sekundäre Prävention:** z. B. Vermeidung des weiteren Rückgangs der Muskelmasse oder des Gewichts
- **Tertiäre Prävention:** z. B. Rehabilitation nach akuten Erkrankungen, Verluste an Kraft oder Gewichtsverluste wieder aufholen, so lange wie möglich mobil und selbstständig bleiben

Die Prävention der Frailty beginnt schon sehr frühzeitig, z. B. im Erwachsenenalter, durch einen gesundheitsbewussten Lebensstil. Im höheren Alter sind die möglichst lange Verhinderung von Gewichts- und Kraftabnahme und die Erhaltung von Selbstständigkeit und Mobilität wichtig. Dem Hausarzt bzw. dem interprofessionellen Team kommt in diesem Prozess eine zentrale Rolle zu, da sie auf den Lebensstil der Patienten langfristig einwirken können.

PATIENTENINFO

Eine Vorbeugung der Gebrechlichkeit beginnt schon im Erwachsenenalter. Wichtig im hohen Alter sind u. a. eine gute Ernährung sowie die Verhinderung von Kraft- und Mobilitätsverlust.

INTERPROFESSIONELLES TEAM

Die Behandlung von Frailty erfolgt am wirksamsten multifaktoriell und im interprofessionellen Team. Dabei haben Kraft-, Gleichgewichts- und Ausdauertraining durch die Physiotherapie einen hohen Stellenwert.

17.6 Behandlung

Altern, Krankheiten und damit verbunden eine geringere körperliche Aktivität und ggf. schlechtere Ernährung können in einen Teufelskreis münden, der letztlich in die Gebrechlichkeit führt (➤ Abb. 17.2).

Ziel ist es, diesen Teufelskreis so lange wie möglich zu verhindern und Gebrechlichkeit möglichst lange hinauszuschieben, um die Phase der behinderungsfreien Lebenszeit zu verlängern und die zum Lebensende hin auftretende Phase von Erkrankungen und Gebrechlichkeit möglichst zu verkürzen („compression of morbidity", ➤ Abb. 17.3).

Jede Störung des Organismus, z. B. ein chronisch entzündlicher Prozess oder eine Eisenmangelanämie, verschlechtert die Widerstandsfähigkeit und damit die Gebrechlichkeit. Daher sollten Erkrankungen so gut wie möglich behandelt sein.

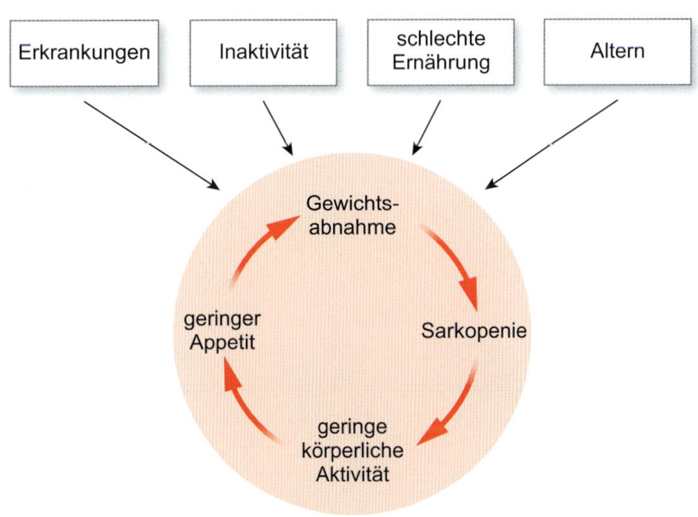

Abb. 17.2 Teufelskreis, der in die Gebrechlichkeit mündet [L231]

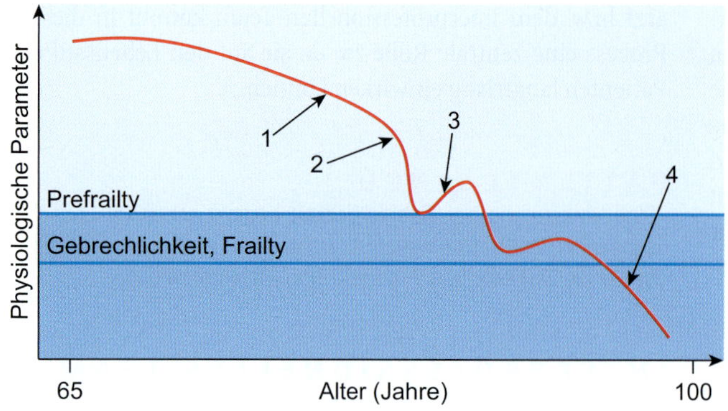

Abb. 17.3 Therapie und Prävention von Frailty [L231]

Betrachtet man die Kriterien von Fried et al. (2001), dann wird deutlich, dass Frailty einer Behandlung prinzipiell zugänglich ist. Durch eine Verbesserung der Ernährung lassen sich Gewichts- und damit auch Muskelmasseverlust verzögern. Ein Kraft- oder Ausdauertraining ist auch in hohem Alter noch möglich.

Eine zugelassene oder akzeptierte medikamentöse Behandlung von Frailty gibt es derzeit noch nicht, erscheint aber nicht ausgeschlossen, z. B. durch eine medikamentöse Steigerung der Muskelmasse.

EVIDENZ

In einer randomisierten Studie sind Interventionen in Hinsicht auf Ernährung sowie körperliches und geistiges Training in der Lage, Frailty zu vermindern. Der Effekt war zum Teil auch noch Monate nach der Intervention vorhanden (Ng et al. 2015).

LITERATUR

Fried LP, Tangen CM, Walston J, et al. Frailty in older adults: Evidence for a phenotype. J Gerontol A Biol Sci Med Sci 2001; 56(3): M146–156.

Jung C, Bruno RR, Wernly B, et al. Frailty as a prognostic indicator in intensive care. Dtsch Arztebl Int 2020; 117: 668–673.

Junius-Walker U, Krause O. Screening auf Frailty in der Hausarztpraxis. Allgemeinarzt 2020; 42(18): 44–48.

Ng TP, Feng L, Nyunt MSW, et al. Nutritional, physical, cognitive, and combination interventions and frailty reversal among older adults: A randomized controlled trial. Am J Med 2015; 128(11): 1225–1236.

KAPITEL

18 Gewichtsverlust: Malnutrition und Sarkopenie

Ulrike Wendt

Kernaussagen

- Ein ungewollter relevanter Gewichtsverlust im Alter ist sehr häufig und kann zur Entstehung von Frailty beitragen.
- Die wichtigste Screening-Methode ist das *Mini Nutritional Assessment*: Hierbei werden Probleme beim Kauen und Schlucken, Gewichtsverlust, Mobilität, akute Erkrankungen oder Stress, eine mögliche Demenz erfragt und der BMI erhoben.
- Ein Großteil der Patienten mit Demenz erleidet einen relevanten Gewichtsverlust.
- Wichtig sind eine gezielte Prävention, frühzeitige Erkennung und Therapie durch Ausschaltung von Ursachen, durch Ernährungsberatung und körperliches Training.
- Nach Beginn der oralen, enteralen und parenteralen Ernährung muss bei älteren Menschen auf die Entwicklung eines Refeeding-Syndroms geachtet werden.

18.1 Definitionen

Im Alter wird häufig ein ungewollter Gewichtsverlust beobachtet, insbesondere bei Pflegebedürftigkeit. Eine Abnahme von > 2 % des Körpergewichts in 1 Monat bzw. > 10 % in 6 Monaten wird als relevant erachtet. Bei älteren Menschen kann schon ein BMI < 22 kg/m^2 auf eine Mangelernährung hinweisen (Reuben et al. 2015). Der Gewichtsverlust geht mit einer Veränderung der Körperzusammensetzung einher.

DEFINITION

Unterschieden werden:

- **Mangelernährung** bzw. **Malnutrition:** Gewichtsverlust durch eine zu geringe Aufnahme von Makro- und Mikronährstoffen geht vorwiegend zulasten der Fettreserven.
- **Sarkopenie:** ist durch einen ausgeprägten Verlust an Muskelmasse, Muskelkraft und Muskelleistung gekennzeichnet. Insbesondere Letztere ist relevant für die Alltagsfunktion.

Davon abzugrenzen ist die **Kachexie,** bei der eine Grunderkrankung (z. B. Tumorerkrankung, chronische Herz- oder Niereninsuffizienz, chronische Atemwegserkrankung) ursächlich für den Gewichtsverlust ist.

In allen drei Fällen kann der Gewichtsverlust zu einer Entstehung oder Verstärkung von Frailty und somit zu einem Verlust an Selbstständigkeit und Lebensqualität führen. Der Gewichtsverlust des älteren Menschen ist meist multifaktoriell bedingt; dabei liegt häufig eine Überlappung der einzelnen Syndrome vor.

CAVE

Zu beachten ist, dass eine Sarkopenie zwar in den meisten Fällen, jedoch nicht immer mit einem Gewichtsverlust einhergeht. Insbesondere bei Bewegungsmangel kann es bei gleichbleibendem oder steigendem Körperfettanteil zu einer Reduktion der Muskelmasse kommen. Es können also auch adipöse Patienten von einer Sarkopenie betroffen sein (**„sarcopenic obesity"**)!

18.2 Prävalenz von Gewichtsverlust im Alter

Derzeit gibt es in Deutschland keine einheitliche Datenlage zur Häufigkeit von Gewichtsverlust im Alter. Schätzungen zufolge liegt bei fast einem Drittel der zu Hause lebenden älteren Menschen eine Mangelernährung vor. Die Deutsche Gesellschaft für Ernährung (DGE) führt regelmäßige Studien zur Prävalenz von Mangelernährung durch und untersucht z. B. durch den „nutritionDay", einem jährlichen

Stichtag (zuletzt 2018), die jeweilige Ernährungssituation von stationären Krankenhauspatienten. Im Ernährungsbericht der DGE von 2020 wurde gezeigt, dass 2018 16 % der am „nutritionDay" teilnehmenden Patienten in deutschen Krankenhäusern untergewichtig waren, 42 % von einem ungewollten Gewichtsverlust in den vergangenen 3 Monaten berichteten und 12 % vom Pflegepersonal als mangelernährt eingestuft wurden. Es ist davon auszugehen, dass dieses Problem aufgrund des demografischen Wandels zukünftig noch zunehmen wird. Über 70-Jährige sind 5-fmal häufiger mangelernährt als unter 30-Jährige (Pirlich et al. 2006).

18.3 Screening und Diagnostik

Für einen therapeutischen Erfolg ist eine möglichst frühzeitige Erkennung der Mangelernährung wichtig. Daher wird für Patienten ab 65 Jahren in der Hausarztpraxis ein routinemäßiges Screening empfohlen. Das am besten etablierte Screening-Instrument in der Praxis ist die Kurzform des **Mini Nutritional Assessment (MNA®)**, das sechs bzw. sieben Fragen umfasst, die Patienten sowohl in häuslicher Umgebung als auch in Pflegeheimen problemlos gestellt werden können (➤ Abb. 18.1). Ein weiteres einfaches Bedside-Assessment ist das **Subjective Global Assessment (SGA),** das neben einem Fragebogen auch eine klinische Untersuchung (Unterhautfettgewebe, Muskelmasse, Ödeme) beinhaltet. Diese und weitere Assessments sind auf der Homepage der Deutschen Gesellschaft für Ernährungsmedizin zu finden (www.dgem.de/screening). Die Bögen beinhalten Fragen zu den klassischen klinischen Zeichen der **Malnutrition** sowie der **Sarkopenie** (➤ Tab. 18.1).

Tab. 18.1 Klinische Anzeichen für Malnutrition und Sarkopenie

Malnutrition	Sarkopenie
Unfreiwilliger Gewichtsverlust (> 10 % in 6 Monaten oder > 2 % in 1 Monat)	
BMI < 20 kg/m²; verdächtig ist bereits ein BMI < 22 kg/m²	
Unzureichende Nahrungs- und Flüssigkeitsaufnahme, einseitige Lebensmittelauswahl, Zurückweisen von Mahlzeiten, mangelnder Appetit	Unterschenkelumfang < 31 cm bzw. Oberarmumfang < 22 cm als Hinweis auf eine reduzierte Muskelmasse
Hilfsbedürftigkeit bei der Nahrungszubereitung und Nahrungsaufnahme	Objektivierbare Muskelschwäche, z. B. Handkraftmessung, reduzierte Gehgeschwindigkeit < 0,8 m/s, auffälliger Timed „Up & Go"-Test
Neuropsychologische Probleme (Depression, Demenz)	Bericht des Patienten über schnelle Erschöpfung und Einschränkung der körperlichen Aktivität

Entsteht im Screening der Verdacht auf eine Mangelernährung, sollte eine weiterführende Diagnostik erfolgen. Diese kann z. B. die Langform des MNA® sowie die Erstellung von **Ernährungsprotokollen** (ggf. durch Angehörige) beinhalten. Die alltagsrelevante Muskelleistung kann durch standardisierte funktionelle Tests überprüft werden (z. B. Timed „Up & Go"-Test, Chair-Rise-Test). Auch apparative Diagnostikmethoden stehen mit der Bioimpedanzanalyse oder der DEXA-Methode zur Bestimmung der Muskelmasse zur Verfügung. In der Labordiagnostik gibt es bisher keinen spezifischen Marker als eindeutigen primären Hinweis auf eine Mangelernährung. Allerdings gelten erniedrigte Gesamteiweiß- oder Transferrinkonzentrationen im Serum als relativ empfindliche Marker.

18.4 Ursachen von Gewichtsverlust im Alter

Die Ursachen für einen Gewichtsverlust im Alter sind vielfältig (➤ Tab. 18.2). Zu unterscheiden sind die Ursachen für eine Abnahme des Körperfettanteils von den Ursachen für eine Abnahme der Muskelmasse, wenn auch häufig eine Kombination aus beidem auftritt.

Die Sarkopenie wird zunächst als ein primärer Alterungsprozess betrachtet, der jedoch durch bestimmte Triggerfaktoren verstärkt werden kann. Altersbedingt überwiegen die katabolen Stimuli gegenüber den anabolen, z. B. durch Abnahme von Testosteron-/Wachstumshormonspiegeln. Chronische Erkrankungen, die häufig mit einer chronischen Erhöhung des Kortisolspiegels sowie einer *low-grade inflammation* einhergehen, verminderte körperliche Aktivität und eine proteinarme Ernährung sind weitere Ursachen.

Für die Malnutrition spielen die altersbedingten Veränderungen der Nahrungsaufnahme eine zentrale Rolle. Im Alter lassen Durst- und Hungergefühl nach, z. B. durch eine verlangsamte Magenpassage. Häufig ist auch der Appetit reduziert. Hierbei spielen Einschränkungen im Geruchs- und Geschmackssinn, Medikamentennebenwirkungen, Kau- und Schluckstörungen sowie insbesondere Einsamkeit, einschneidende biografische Ereignisse und Depression eine wichtige Rolle. Bei Patienten mit Demenz sehen wir in einem Großteil der Fälle einen relevanten Gewichtsverlust.

FALLBEISPIEL

Eine 84-jährige Patientin, die bisher in der eigenen Wohnung lebt, stellt sich in der Neurochirurgie zur Operation einer symptomatischen Spinalkanalstenose (Höhe L4/L5) vor. Vor der geplanten OP stürzt sie nachts und beklagt starke Rückenschmerzen. Es findet sich eine frische Berstungsfraktur des 11. Brustwirbelkörpers (BWK) und eine ältere Fraktur des BWK 9.

Mini Nutritional Assessment
MNA®

Nestlé Nutrition Institute

Name: **Vorname:**

Geschlecht: **Alter (Jahre):** **Gewicht (kg):** **Größe (m):** **Datum:**

Füllen Sie den Bogen aus, indem Sie die zutreffenden Zahlen in die Kästchen eintragen.
Addieren Sie die Zahlen, um das Ergebnis des Screenings zu erhalten.

Screening

A Hat der Patient während der letzten 3 Monate wegen Appetitverlust, Verdauungsproblemen, Schwierigkeiten beim Kauen oder Schlucken weniger gegessen?

0 = starke Abnahme der Nahrungsaufnahme
1 = leichte Abnahme der Nahrungsaufnahme
2 = keine Abnahme der Nahrungsaufnahme ☐

B Gewichtsverlust in den letzten 3 Monaten

0 = Gewichtsverlust > 3 kg
1 = nicht bekannt
2 = Gewichtsverlust zwischen 1 und 3 kg
3 = kein Gewichtsverlust ☐

C Mobilität

0 = bettlägerig oder in einem Stuhl mobilisiert
1 = in der Lage, sich in der Wohnung zu bewegen
2 = verlässt die Wohnung ☐

D Akute Krankheit oder psychischer Stress während der letzten 3 Monate?

0 = ja 2 = nein ☐

E Neuropsychologische Probleme

0 = schwere Demenz oder Depression
1 = leichte Demenz
2 = keine psychologischen Probleme ☐

F1 Body Mass Index (BMI): Körpergewicht in kg / (Körpergröße in m)²

0 = BMI < 19
1 = 19 ≤ BMI < 21
2 = 21 ≤ BMI < 23
3 = BMI ≥ 23 ☐

Wenn kein BMI-Wert vorliegt, bitte Frage F1 mit Frage F2 ersetzen.
Wenn Frage F1 bereits beantwortet wurde, Frage F2 bitte überspringen.

F2 Wadenumfang (WU in cm)

0 = WU < 31
3 = WU ≥ 31 ☐

Ergebnis des Screenings (max. 14 Punkte) ☐☐

12–14 Punkte: Normaler Ernährungszustand
8–11 Punkte: Risiko für Mangelernährung
0–7 Punkte: Mangelernährung

Abb. 18.1 Das Mini Nutritional Assessment (MNA®) der Firma Nestlé Ref. Vellas B, Villars H, Abellan G, et al. Overview of the MNA® – Its History and Challenges. J Nutr Health Aging 2006; 10: 456–465; Rubenstein LZ, Harker JO, Salva A, Guigoz Y, Vellas B. Screening for Undernutrition in Geriatric Practice: Developing the Short-Form Mini Nutritional Assessment (MNA-SF). J Geront 2001; 56A: M366–377; Guigoz Y. The Mini-Nutritional Assessment (MNA®) Review of the Literature – What does it tell us? J Nutr Health Aging 2006; 10: 466-487; Kaiser MJ, Bauer JM, Ramsch C, et al. Validation of the Mini Nutritional Assessment Short-Form (MNA®-SF): A practical tool for identification of nutritional status. J Nutr Health Aging 2009; 13: 782–788. ® Société des Produits Nestlé SA, Trademark Owners. © Société des Produits Nestlé SA 1994, Revision 2009. [V494]

Tab. 18.2 Ursachen für Malnutrition und Sarkopenie (mod. nach Bauer et al. 2008)

Probleme	Malnutrition	Sarkopenie
Physiologische Veränderungen im Alter	• Hungergefühl/Appetit ↓ • Sättigungsgefühl ↑ • Geruchs-/Geschmackssinn ↓, dadurch Genuss ↓	• Primärer Alterungsprozess • Hormonelle Einflüsse: anabole Stimuli ↓, katabole Stimuli ↑ • α-Motoneurone ↓
Krankheiten	• Unerwünschte Arzneimittelwirkungen • Delirante, depressive, demenzielle Syndrome	• Mobilität ↓ • Oxidativer Stress ↑ • Low-grade inflammation ↑ • Kortisolspiegel ↑
Behinderungen	Probleme bei Beschaffung, Zubereitung und Aufnahme (Kau-/Schluckstörungen) von Nahrung	• Mobilität ↓
Soziale Faktoren	• Niedriger sozioökonomischer Status • Negative biografische Ereignisse • Einsamkeit	• Antrieb/Mut ↓ • Inaktivität ↑

Zunächst wird ein konservatives Vorgehen vereinbart und die geplante Operation abgesagt. Die Patientin wird in die Akutgeriatrie verlegt, wo ein BMI von 16,4 kg/m² auffällt. Die Patientin wirkt niedergeschlagen, die „Depression im Alter“-Skala (DIA-S) ergibt einen Wert von 4 Punkten („Depression wahrscheinlich“).

Die Patientin erhält eine ausreichende Schmerzmedikation und wird langsam mobilisiert. Begleitend finden psychologische Gespräche statt, und es erfolgt eine Ernährungsberatung. Die Patientin erhält eiweiß- und kalorienreiche Zusatznahrung und nimmt so 24 g Eiweiß/Tag zusätzlich auf. Während des 3-wöchigen Aufenthalts kommt es zu einer Gewichtszunahme von 3 kg. Bei Aufnahme in die Akutgeriatrie lag der Timed „Up & Go“-Test bei 38 Sekunden (starke Mobilitätseinschränkung). Nach den ergo- und physiotherapeutischen Maßnahmen sowie entsprechender Hilfsmittelverordnung (Stützkorsett, Rollator) hat sich die Patientin im gleichen Test am Ende des Aufenthalts auf 20 Sekunden verbessert und kann in die eigene Häuslichkeit entlassen werden.

18.5 Therapie und Prävention

Grundsätzlich ist die Mangelernährung potenziell vollständig, die Sarkopenie zumindest im frühen Stadium partiell reversibel, was jedoch im Alltag bei multimorbiden Patienten häufig schwierig umzusetzen ist. Ein früher Therapiebeginn ist notwendig, um in der Folge die Entstehung von Frailty zu verhindern. Es gibt drei therapeutische Ansätze, die in sinnvoller Weise kombiniert werden sollten: die Optimierung der Ernährung, gezieltes Krafttraining und – in geringerem Maße – auch eine medikamentöse Therapie. In ➤ Abb. 18.2 sind die möglichen Therapieansätze zusammengefasst.

Zunächst sollten individuelle Ursachen wie Kau- und Schluckstörungen, unerwünschte Arzneimittelwirkungen etc. geklärt und, soweit möglich, behoben werden. Im Rahmen einer Ernährungsberatung kann der Patient über seine Situation aufgeklärt und über Verbesserungsvorschläge z. B. bezüglich der Lebensmittelauswahl sowie Hilfestellung bei der Nahrungsbeschaffung oder -aufnahme informiert werden. Eine zentrale Rolle spielt die Verbesserung des Appetits. Dieser kann z. B. durch Essen in Gemeinschaft, Wunschkost und insbesondere Bewegung gesteigert werden. Ein Kraft- und Ausdauertraining bringt vielfältige positive Effekte mit sich. Neben dem appetitanregenden Effekt hat Sport nachweislich eine ebenso gute antidepressive Wirkung wie eine medikamentöse Therapie (Blumenthal et al. 1999) und wirkt der Sarkopenie gezielt entgegen.

PATIENTENINFO

Der Zugang zu verschiedensten Sportangeboten kann dem Patienten u. a. durch eine hausärztliche Verordnung von „Rehabilitationssport“ oder „Funktionstraining“ (*Verordnung 56*) ermöglicht werden. Dies gilt nicht nur für junge, sondern insbesondere auch für geriatrische Patienten. Rehabilitationssport und Funktionstraining werden in durch die Landesverbände des Deutschen Behindertensportverbandes anerkannten Gruppen über mehrere Monate durchgeführt. Das fördert zusätzlich die Kommunikation, und die Patienten sollten nach Beendigung der Maßnahme in der Lage sein, selbstständig weiter zu trainieren.

In den letzten Jahren ist im Zusammenhang mit einer Ernährungstherapie nach längerer Mangelernährung das sog. **Refeeding-Syndrom** in den Fokus gerückt (Wirth et al. 2020). Klinisch können Parästhesien, Muskelkrämpfe, Tremor und Ödeme auftreten, die Sterblichkeit ist erhöht. Es kommt beim Refeeding-Syndrom zu Elektrolytverschiebungen, die Phosphat, Kalium und Magnesium betreffen. Die Art der Ernährungstherapie (oral, enteral oder parenteral) scheint dabei keine Rolle zu spielen. Empfohlen werden daher im Alter ein langsamer Kostaufbau über 4–7 Tage und die regelmäßige Kontrolle der Elektrolyte im Serum einschließlich Magne-

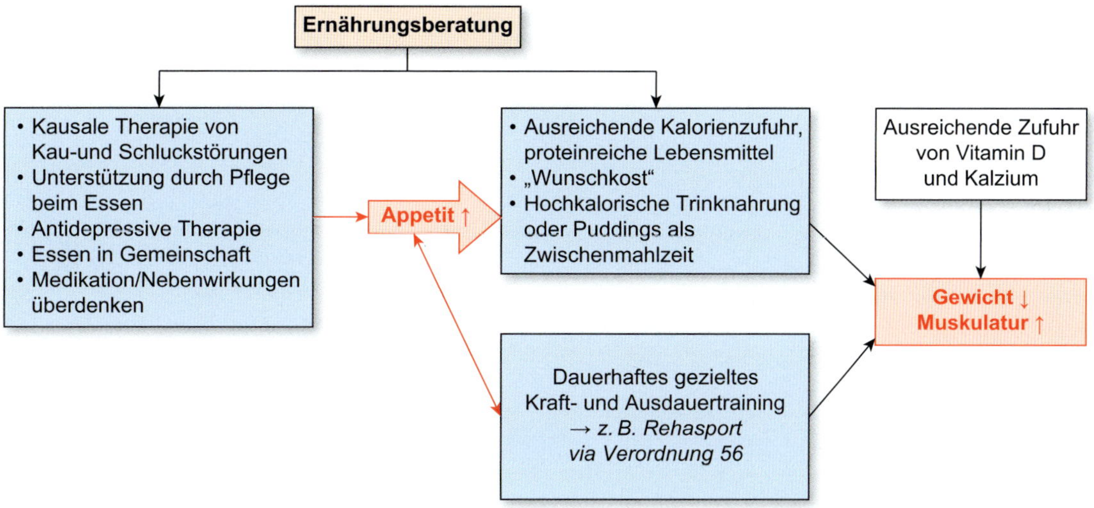

Abb. 18.2 Therapieansätze [L231]

sium und Phosphat. Auch Thiamin (Vitamin B_1) sollte bei mangelernährten Patienten mit Beginn der Ernährungstherapie substituiert werden. Wichtig ist vor allem, überhaupt an die Möglichkeit dieses schweren Krankheitsbildes bei alten Menschen zu denken.

Leitlinien

S3-Leitlinie „Klinische Ernährung in der Geriatrie". AWMF-Registernummer 073-019. Stand: 5/2013

https://else4.de/poy

LITERATUR

Bauer JM, Wirth R, Volkert D et al. Malnutrition, Sarkopenie und Kachexie im Alter – Von der Pathophysiologie zur Therapie. Dtsch Med Wochenschr 2008; 133: 305–310.

Blumenthal JA, Babyak MA, Moore KA, et al. Effects of exercise training on older patients with major depression Arch Intern Med 1999; 159(19): 2349–2356.

Pirlich M, Schütz T, Norman K, et al. The German hospital malnutrition study. Clin Nutr 2006; 25: 563–572.

Reuben DB, Herr K, Pacala JT, et al. Geriatrics At Your Fingertips. 17th edn. New York: American Geriatric Society 2015, pp. 188–193.

Wirth R, Pourhassan M, Janssen G. Das Refeeding-Syndrom beim älteren Patienten. Dtsch Med Wochenschr 2020; 145: 436–441.

KAPITEL

19 Depression und Angst

Felix Wedegärtner

Kernaussagen

- Bei etwa einem Viertel aller Menschen über 70 Jahren liegen Symptome einer seelischen Erkrankung vor. Symptome depressiver Störungen werden bei zwei Drittel bis drei Viertel aller psychisch Erkrankten im höheren Lebensalter gefunden.
- Es besteht eine enge Verbindung zwischen den Auswirkungen körperlicher Erkrankungen und depressiven Symptomen.
- Bei Depressionen im Alter ist stets an die Möglichkeit einer demenziellen Erkrankung zu denken.
- Somatisierungsneigung bei Depressionen ist im höheren Alter häufiger.
- Gewichtsverlust kann ein (einziges) Symptom der Depression im Alter sein.
- Phobien und die generalisierte Angststörung sind die häufigsten Angststörungen im höheren Lebensalter.
- Organische Ursachen von Depressionen und Angststörungen sind stets auszuschließen.
- Die Behandlung erfolgt psychotherapeutisch, pharmakologisch und durch psychosoziale Interventionen.
- Das Suizidrisiko depressiver Patienten steigt mit dem Alter.

19.1 Diagnostik

Die Symptomatik von Depressionen und Angststörungen bei älteren Menschen unterscheidet sich im Kern nicht von der bei jüngeren Patienten. Für beide Störungsbilder wird ein biopsychosoziales Krankheitsmodell angenommen, nach dem sowohl anlage- und umweltbedingte Faktoren als auch interaktionelle Aspekte die Störungsausprägung bedingen.

19.1.1 Depressive Störungen

Hauptsymptome depressiver Störungen:
- Depressive Stimmung
- Interessensverlust und Freudlosigkeit
- Antriebsmangel und erhöhte Ermüdbarkeit

Zusatzsymptome depressiver Störungen:
- Verminderte Konzentrationsfähigkeit und Aufmerksamkeit
- Vermindertes Selbstwertgefühl und Selbstvertrauen
- Schuldgefühle und Gefühle von Minderwertigkeit
- Negative und pessimistische Zukunftsperspektiven, u. U. mit übertriebener Beunruhigung durch Bagatellstörungen oder Hypochondrie, Empfinden von Hilflosigkeit
- Suizidgedanken oder -handlungen
- Schlafstörungen
- Verminderter Appetit und Gewichtsverlust

Häufig fällt eine Störung der Fähigkeit auf, emotional auf die Umwelt zu reagieren. Schlafstörungen sind häufig, typischerweise in der Form frühmorgendlichen Erwachens mit Grübeln und gleichzeitigem „Morgentief" der Stimmung. Psychopathologisch fallen oft ein verlangsamtes Denken, sinnloses Gedankenkreisen im Sinne eines Grübelzwangs und eine Störung des Zeitempfindens auf. Der Tag-Nacht-Rhythmus kann gestört sein.

Subsyndromale Ausprägungen depressiver Störungen sind bei älteren Menschen deutlich häufiger als Depressionen im Vollbild. Schon die leichten Ausprägungen zeigen erhebliche Einflüsse auf die Alltagsfertigkeiten. Depressionen sind insgesamt mit einer erhöhten Morbidität und Mortalität assoziiert.

CAVE

Ältere Patienten mit depressiven Störungen suchen den Arzt typischerweise nicht wegen erlebter Symptome einer Depression auf. Diese werden häufig bagatellisiert oder gar nicht angesprochen. Stattdessen stehen körperliche Beschwerden wie Schmerzsyndrome, Gewichtsverlust (!) oder Schwindel unklarer Genese im Mittelpunkt. Das Leitsymptom der depressiven Verstimmung und die Veränderung der Stimmungslage über einen längeren Zeitraum fallen oft zunächst nicht auf. Die Haupt- und Zusatzsymptome einer Depression müssen daher meist explizit erfragt werden.

19.1.2 Organische Auslöser depressiver Symptome

Bei Depressionen sind stets organische Auslöser der depressiven Symptomatik auszuschließen. Zu den wichtigsten Erkrankungen, die aufgrund ihrer Relevanz für die Therapieentscheidung ausgeschlossen werden müssen, gehören:

- Endokrine Erkrankungen (wie Hypothyreose) und endokrin aktive Tumoren
- Herz-Kreislauf-Erkrankungen
- Entzündliche ZNS-(Gefäß-)Erkrankungen und ZNS-Raumforderungen
- Auswirkungen einer Fehlernährung und chronische Intoxikationen

CAVE

Zahlreiche Arzneimittel können depressive Symptome als unerwünschte Wirkung (UAW) auslösen. Das Risiko für solche UAW steigt mit dem Alter. Am besten ist dieses Phänomen für Interferone und Malariamittel beschrieben. Häufige Arzneimittel mit dem Potenzial einer solchen UAW sind Antibiotika, Antikonvulsiva, Benzodiazepine, Betablocker, Kalziumantagonisten, Opioide, Statine, Virostatika und sämtliche Antipsychotika, wobei die Liste hiermit nicht abgeschlossen ist.

Bei Menschen mit Symptomen einer Depression, die viele verschiedene Arzneimittel gleichzeitig einnehmen, sollte geprüft werden, ob die Medikation „entrümpelt“ werden kann. Möglicherweise handelt es sich um eine unerwünschte Arzneimittelwirkung!

Es ist ebenso darauf zu achten, ob eine Suchterkrankung vorliegt, da Alkohol ein potentes Depressivum darstellt. Auch ein Entzug von Stimulanzien kann eine depressive Symptomatik auslösen.

Die Bestimmung von Vitaminspiegeln ist oft der einzige Hinweis auf eine Mangelernährung. Zur Basisdiagnostik gehört die Bestimmung von Schilddrüsenhormonen, Blutzucker, Nierenwerten, Leberwerten und Elektrolyten. Eine zerebrale Bildgebung ist bei älteren Patienten zum Ausschluss anderer Hirnerkrankungen häufiger gerechtfertigt als bei jungen. Demenzen lassen sich damit nicht ausschließen oder nachweisen. Viele ältere Patienten haben leicht- bis mittelgradige Hirnvolumenminderungen, ohne eine Demenz zu haben. Schädigungen der weißen Substanz im Gehirn durch Gefäßverschlüsse sind mit der Ausbildung einer Depression im höheren Lebensalter assoziiert.

19.1.3 Differenzialdiagnostik zwischen Depression und Demenz

Sehr häufig klagen Betroffene über starke Störungen der Konzentrationsfähigkeit und des Gedächtnisses. Diese Beschwerden zwingen zu einer genauen Differenzialdiagnostik zwischen Depression und Demenz. In der neuropsychologischen Untersuchung zeigen sich oft Störungen der Aufmerksamkeit, verschiedener Gedächtnisfunktionen und der exekutiven Funktionen.

DEFINITION

Unter **exekutiven Funktionen** versteht man geistige Funktionen, mit denen das Verhalten unter der Berücksichtigung der Umwelt gesteuert wird, z. B. die strategische Handlungsplanung, die Aufmerksamkeitssteuerung, das zielgerichtete Koordinieren und Sequenzieren von Handlungen sowie die Beobachtung der Handlungsergebnisse und Selbstkorrektur.

Ohne dass dies pathologisch ist, sinkt die Verarbeitungsgeschwindigkeit, verringert sich das Arbeitsgedächtnis und erhöht sich die Ablenkbarkeit im Alter. In der Differenzialdiagnostik haben Menschen mit Depression im Alter aber im Gegensatz zu Menschen mit Alzheimer-Demenz typischerweise keine sog. Benennstörungen. Während depressive Patienten häufig über Konzentrations- und Gedächtnisstörungen klagen, bagatellisieren demenziell erkrankte Menschen diese häufig.

Bei 20–50 % aller Demenzkranken gehen den kognitiven Störungen Symptome einer Depression voran. Daher geht man davon aus, dass Menschen mit Depression im Alter ein erhöhtes Risiko haben, eine Demenz zu entwickeln. Zusammenhang und Ursache dieses Phänomens sind nicht ganz geklärt.

19.1.4 Angststörungen

Die 6-Monats-Prävalenz von Phobien beträgt bei Frauen über 65 Jahren 7 % und ist damit doppelt so hoch wie bei gleichaltrigen Männern. **Spezifische Phobien** sind die häufigsten Angsterkrankungen. Bei der Phobie wird die Angst durch definierbare Situationen oder Objekte außerhalb der eigenen Person hervorgerufen, die im Allgemeinen nicht als gefährlich einzustufen sind, z. B: zwischenmenschliche Kontakte, geschlossene Räume, Höhe, Tiere, die Öffentlichkeit. Diese Auslöser werden gemieden.

Die **generalisierte Angststörung** ist die zweithäufigste Angststörung im fortgeschrittenen Lebensalter. Sie ist geprägt durch anhaltende, „frei flottierende“ Angst und Besorgnis, die weder situations- noch objektgebunden ist. Die Angstzustände sind für die Patienten meist quälend. Sie gehen mit motorischer Anspannung, vegetativer Übererregung und Angst vor der Angst einher. Die Erkrankung ist mit hoher Krankheitslast verbunden, da die psychosoziale Behinderung meist groß ist und eine hohe Gefahr für Isolation besteht.

Angst, ein basaler Affekt, muss als unspezifisches Leitsymptom gewertet werden. Zahlreiche akute körperliche Erkrankungen können zu Angstzuständen führen. Wichtige körperliche Ursachen für Symptome, die als primäre Angststörung fehlgedeutet werden können, sind:

- Myokardinfarkt bzw. Angina pectoris
- Kardiale Arrhythmien (z. B. paroxysmales Vorhofflimmern)
- Orthostatische Hypotension
- Arterieller Hypertonus
- Lungenembolie
- Asthma bronchiale, COPD, Hypoxie
- Koffein
- Intoxikation mit Sympathomimetika
- Epilepsie
- Zerebrale Tumoren
- Hyperthyreose
- Hypoglykämie
- Serotoninbildende endokrine Tumoren

Diese Faktoren sind vor der Annahme einer Angststörung insbesondere dann auszuschließen, wenn sich diese im höheren Alter erstmalig entwickelt hat.

19.2 Therapeutische Strategien

19.2.1 Nichtmedikamentöse Behandlungsverfahren

Wesentlicher Wirkfaktor der Behandlung ist das ärztliche Gespräch, in dem Klagen geäußert werden können und Hoffnung auf Linderung gegeben wird. Es empfiehlt sich, eventuell bestehende Todeswünsche offen anzusprechen, um sie zu bearbeiten. Autogenes Training und Entspannungsverfahren können insbesondere bei Angsterkrankungen hilfreich sein. Konfliktsituationen und depressive Reaktionen nach Partnerverlust werden eher mit tiefenpsychologischer Psychotherapie behandelt, Regressionstendenzen und erlernte Hilflosigkeit sowie Angststörungen können gezielter mit Verhaltenstherapie angegangen werden. Psychoedukation über das Krankheitsbild und die sozialen Folgen depressiver Störungen und Angststörungen ist hilfreich, um die Patienten zu Experten für die eigene Erkrankung zu machen.

LEITLINIEN

- S3-Leitlinie Behandlung von Angststörungen. AWMF-Register-Nr. 051-028, Stand: 4/2014

  https://else4.de/5nd

- Nationale VersorgungsLeitlinie – Unipolare Depression. AWMF-Register-Nr. nvl-005, Stand: 12/2016

  https://else4.de/c44

Psychotherapeutischer Umgang mit chronischer Depression

Ungefähr 30 % aller von Depression betroffenen Menschen leiden hierunter chronisch. Typisch sind langanhaltende Phasen schwacher Depression, die sich mit Phasen schwerer Depression abwechseln. Eine Vollremission ist typischerweise bislang nicht erreicht worden. Diese Menschen leiden oft unter Hoffnungslosigkeit und der Einstellung, selbst nichts zur Heilung beitragen zu können. Hinter ihnen liegen Jahre negativer sozialer Interaktionen. Dysfunktionale Verhaltensweisen sind oft rigide und wirken auf die Behandler kaum beeinflussbar.

Für diese Patienten kann die Behandlung mit **CBASP** (Cognitive Behavioral Analysis System of Psychotherapy) hilfreich sein. Die Grundannahme von CBASP ist, dass Betroffene negativ-depressive Grundannahmen über das Leben und die Umwelt auch nicht bei wiederholten anderen Erfahrungen korrigieren können und stattdessen einen vermeidenden, ängstlichen Lebensstil entwickeln, der die Depression unterhält.

DEFINITION

CBASP integriert verhaltenstherapeutische, interpersonelle und psychodynamische Ansätze. Wesentliches Element sind Situationsanalysen, in denen der Einfluss depressiogener und hilfreicher Grundannahmen auf das Verhalten in aktuellen Situationen beleuchtet wird, sowie Diskriminationsübungen, in denen der Patient letztlich problematische Interpretationen des Verhaltens anderer abzulegen lernt.

Bei diesem Therapieverfahren ist es produktiv, wenn es zu Konflikten zwischen Patient und Therapeut kommt. Besondere Stilmittel dieser Therapieform sind daher nichtdominante Beziehungsaufnahme und *disciplined personal involvement,* die empathische Rückmeldung des Therapeuten an den Patienten, wie es ihm mit dessen Verhalten geht.

Zu den weiteren nichtmedikamentösen Therapieverfahren gehören die Lichttherapie und die Wachtherapie. Die Elektrokonvulsionstherapie gilt als Ultima Ratio bei schweren, therapierefraktären Formen.

19.2.2 Medikamentöse Behandlung

Bei der medikamentösen Behandlung von Depressionen und Angststörungen im höheren Lebensalter ist zu beachten, dass oft niedrigere Dosierungen gebraucht oder wegen rasch eintretender unerwünschter Arzneimittelwirkungen toleriert werden als bei jüngeren Patienten. Ältere Menschen benötigen typischerweise längere Aufdosierungszeiten („start low, go slow", ➤ Kap. 8).

Selektive Serotonin-Wiederaufnahmehemmer (SSRIs) und **selektive Serotonin- und Noradrenalin-Wiederaufnahmehemmer** (SSNRIs) werden wegen ihres günstigeren Nebenwirkungsprofils – insbesondere auf das vegetative Nervensystem – den trizyklischen Antidepressiva (TZA) vorgezogen. So sind z. B. Citalopram und Venlafaxin geeignet, Angststörungen positiv zu beeinflussen. Das Antidepressivum mit der am besten belegten Wirksamkeit bei Angststörungen ist jedoch das TZA Imipramin. Beim Einsatz von SSRIs gegen Angststörungen ist zu beachten, dass die Wirkung meist recht spät, in Einzelfällen sogar erst nach etwa 6 Wochen einsetzen kann.

Die initiale medikamentöse Behandlung depressiver Störungen sollte mit einem Präparat aus der Gruppe der SSRIs (Sertralin, Citalopram, Fluoxetin, Fluvoxamin, Paroxetin) oder aus der Gruppe der SSNRIs (Venlafaxin, Duloxetin, Mirtazapin) erfolgen.

Mirtazapin ist ein noradrenerges und spezifisch serotonerges Antidepressivum (NaSSA) mit starker antihistaminerger Komponente, die sedierend wirkt. Stellt sich nach 4–6 Wochen kein Behandlungserfolg ein, sollte auf die andere Gruppe gewechselt werden. Falls dieser Wechsel keine Besserung bringt, empfiehlt sich die Augmentation mit Lithium, Nortriptylin oder Bupropion. Hiernach sollte der Einsatz von **Tranylcypromin**, einem Hemmer der Monoaminoxidase (MAO-Hemmer), erwogen werden. Aufgrund der ausgeprägten Nebenwirkungen von Tranylcypromin, die bei falscher Ernährung (Käse, Rotwein) möglich sind, ist hier eine separate Aufklärung und Einwilligung des Patienten vonnöten.

Benzodiazepine sind am besten bei anfallsartigen Angstzuständen und am schlechtesten bei chronischen Angstzuständen geeignet. Wegen des hohen Risikos einer Abhängigkeitsentwicklung sollten Benzodiazepine nur kurzzeitig eingesetzt werden.

Zur Behandlung von Depressionen und Angststörungen im Alter häufig eingesetzte Psychopharmaka und deren Nebenwirkungen sind in ➤ Tab. 19.1 zusammengefasst.

Tab. 19.1 Häufige Psychopharmaka zur Behandlung von Depressionen und Angststörungen im Alter und deren Nebenwirkungen

Arzneistoff (Startdosis – Tageshöchstdosis bei Patienten > 60 J.)	Indikation	Besonderheiten, häufige Nebenwirkungen
Citalopram (10–20 mg)	Depression, Panikstörung	Alle SSRIs: Thrombozytenfunktionsstörung. Passager: Appetitstörung, Übelkeit, Diarrhöen, Kopfschmerzen, Schlafstörungen, innere Unruhe, sexuelle Funktionsstörungen. Citalopram insbesondere: QT_C-Zeit-Verlängerung. Serumspiegelerhöhung bei paralleler Gabe von CYP2C19-Inhibitoren Für Pat. > 60 J. wurde die THD auf 20 mg reduziert.
Escitalopram (5–10 mg)	Wie Citalopram, zusätzlich: generalisierte Angststörung, soziale Phobien, Zwangsstörungen	Wie Citalopram
Sertralin (50–200 mg)	Depression, Panikstörung, Zwangsstörungen	Wie SSRIs. Keine QT_C-Zeit-Verlängerung beschrieben
Fluoxetin (10–60) **Fluvoxamin** (50–300) **Paroxetin** (10–50)	Depression, Zwangsstörung; Paroxetin auch generalisierte Angststörung	Wie SSRIs. Erhöhtes Interaktionsrisiko durch Wirkung auf CYP-450-Enzyme
Mirtazapin (15–45 mg)	Depression	Sedierung, Gewichtszunahme, orthostatische Probleme (Sturzrisiko!), Restless-Legs-Syndrom, Albträume. Bei Schlafstörungen nur 7,5 mg
Venlafaxin (37,5–375 mg)	Depression, Panikstörung, generalisierte Angststörung, soziale Phobien	Alle SNRIs: Wie SSRIs plus Mundtrockenheit, Blutdruck und Herzfrequenzanstieg. Venlafaxin insbesondere: stärkerer antidepressiver Effekt bei höherer Dosis beschrieben. In einigen Fällen hilfreich, wenn unter SSRIs keine Besserung erzielbar

Tab. 19.1 Häufige Psychopharmaka zur Behandlung von Depressionen und Angststörungen im Alter und deren Nebenwirkungen *(Forts.)*

Arzneistoff (Startdosis – Tageshöchstdosis bei Patienten > 60 J.)	Indikation	Besonderheiten, häufige Nebenwirkungen
Milnacipran (100 mg)	Depression	Wie SNRIs, aber geringes Interaktionspotenzial, überwiegend renale Elimination
Duloxetin (60–120 mg)	Depression, generalisierte Angststörung	Abbau über CYP1A2, Interaktionsrisiko
Agomelatin (25–50 mg)	Depression	In der Regel gute Verträglichkeit. Schlafregulierend. Abbau über CYP1A2. Transaminasenerhöhung beachten
Bupropion (150–300 mg)	Depression, Raucherentwöhnung	Innere Unruhe, Kopfschmerzen, Schlafstörungen, Appetitstörungen, Übelkeit, Agitation, Angst, Puls- und Blutdruckerhöhung. Keine Gewichtszunahme, keine QT_c-Zeit-Verlängerung, seltener sexuelle Funktionsstörungen als bei anderen Antidepressiva. Dosisabhängiges Krampfanfallsrisiko
Tianeptin (2 × 12,5 mg)	Depression	2 × tgl. einzunehmen, jüngere Pat. 3 × tgl., sehr geringes Interaktionspotenzial, nicht sedierend, nicht anticholinerg, geringere sexuelle Funktionsstörungen, im Übrigen wie SSRIs
Trazodon (100–200 mg)	Depression	Oft ausgeprägte Sedation bei einer für eine antidepressive Wirkung erforderlichen Dosis. Kann daher auch mit 25 mg zum Schlafanstoß eingesetzt werden. Schwindel, orthostatische Dysregulation
Moclobemid (300–600 mg)	Depression	Reversibler MAO-Hemmer. Nicht sedierend. Keine sexuellen Funktionsstörungen. Kopfschmerzen. Mundtrockenheit, Schlafstörungen, Schwindel, Übelkeit, Agitation, Angst. QT_c-Zeit-Verlängerung, Interaktionspotenzial beachten, aber keine tyraminarme Diät erforderlich
Tranylcypromin (10–60 mg)	Therapieresistente Depression	Irreversibler MAO-Hemmer. Tyraminarme Diät erforderlich. Hypertensive Krisen bei Verstoß gegen Diät. Hohes Interaktionspotenzial. Risiko eines Serotonin-Syndroms. Umstellung von anderem Antidepressivum frühestens nach 5 Halbwertszeiten des Vormedikaments
Amitriptylin (50–150 mg) **Clomipramin** (25–150 mg) **Doxepin** (75–225 mg) **Imipramin** (50–300 mg) **Nortriptylin** (30–225 mg) **Trimipramin** (25–400 mg)	Depression	Alle TZA: starke anticholinerge Nebenwirkungen, erhöhtes Delirrisiko. QT_c-Zeit-Verlängerung, deswegen Vorsicht bei älteren Patienten. Doxepin wird zur Behandlung von Entzugssyndromen eingesetzt, Amitriptylin in der Schmerzbehandlung. Imipramin: starke sedierende Komponente
Pregabalin (150–600 mg)	Generalisierte Angststörung	Benommenheit, Schläfrigkeit, Kopfschmerzen, Appetitsteigerung, Schlafstörungen, Libidostörung, Ataxie, Dysarthrie, Abhängigkeitsrisiko, Interaktion mit anderen dämpfenden Psychopharmaka

THD = Tageshöchstdosis

19.2.3 Psychosoziale Interventionen

Wegen der engen Zusammenhänge zwischen dem Auftreten der Symptome von Depressionen und Angststörungen und körperlichen Beschwerden ist im höheren Lebensalter kommt der Gestaltung des Lebensumfelds ein wesentlicher Stellenwert in der Behandlung zu. Hierzu ist es erforderlich, ein gutes Verständnis vom Alltagsleben des Patienten zu erlangen, um Abhängigkeiten, Unsicherheiten oder Autonomieverluste, die durch körperliche Erkrankung oder Notlagen entstanden sind, zu erkennen. Diese erfordern spezifische Hilfeleistungen, z. B. durch das Arrangieren ambulanter

Alltagshilfen und ambulanter Krankenpflege, durch Umgestaltung des Wohnraums, Umzug oder Arrangieren des Leistungsbezugs aus der Pflegeversicherung. Behandlungsziel ist hierbei, ein Umfeld zu schaffen, in dem der Patient mit den ihm verbliebenen Fähigkeiten ein Höchstmaß an Autonomie und gesellschaftlicher Teilhabe verwirklichen kann. Oft können die Symptome von Angst und Depression bereits durch diese Maßnahmen gelindert werden.

INTERPROFESSIONELLES TEAM

Die Kombination aus nichtmedikamentösen und medikamentösen Behandlungsmaßnahmen mit psychosozialen Interventionen ist am leichtesten in einem interdisziplinären Team mit ärztlicher, psychologischer, sozialarbeiterischer, krankenpflegerischer und altenpflegerischer Unterstützung zu leisten.

LITERATUR

Belz M, Caspar F, Schramm E. Therapieren mit CBASP. Chronische Depression, Komorbiditäten und störungsübergreifender Einsatz. München: Elsevier Urban & Fischer 2017.

McCullough JP Jr. Psychotherapie der chronischen Depression. Cognitive Behavioral Analysis System of Psychotherapy – CBASP. München: Elsevier Urban & Fischer 2006 [Original: McCullough JP Jr. Treatment for chronic depression: Cognitive Behavioral Analysis System of Psychotherapy (CBASP). New York: Guilford Press 2000].

KAPITEL

20 Psychosomatische Grundversorgung im Alter

Gabriele Röhrig-Herzog

Kernaussagen

- Bei anhaltenden, scheinbar „therapieresistenten" körperlichen Problemen (z. B. Schmerz) sollte immer auch eine mögliche begleitende psychische Komponente in Betracht gezogen werden.
- Psychosomatische Grundversorgung ermöglicht die Abklärung von weiterführendem psychotherapeutischem Handlungsbedarf.
- Psychosomatische Grundversorgung kann oft bereits ausreichend entlastend wirken.
- Psychosomatische Grundversorgung kann sehr effektiv in der vertrauten Hausarzt-Patient-Beziehung zum Einsatz kommen.

20.1 Definition

DEFINITION

Die psychosomatische Grundversorgung ist eine curriculare Weiterbildung, die es somatisch orientierten Haus- und Fachärzten ermöglicht, eine entsprechende Basisqualifikation zu erlangen, um psychische Probleme bei ihren Patienten sicher zu erkennen und angemessen zu berücksichtigen. Damit können sie ihren Patienten erste Unterstützung und Aufklärung anbieten und bei der Entscheidung darüber helfen, ob eine psychotherapeutische Weiterbehandlung indiziert ist.

Auf diese Weise konkurriert die psychosomatische Grundversorgung keineswegs mit psychotherapeutischen oder psychosomatischen Leistungsangeboten, sondern ergänzt diese vielmehr (Heuft et al. 2014; ➤ Abb. 20.1).

Von Ärzten mit entsprechendem Weiterbildungsnachweis und Abrechnungsgenehmigung der zuständigen Kassenärztlichen Vereinigung können die Ziffern GOP 35100 (Abklärung psychosomatischer Handlungsbedarf) und GOP 35110 (verbale Intervention) abgerechnet werden.

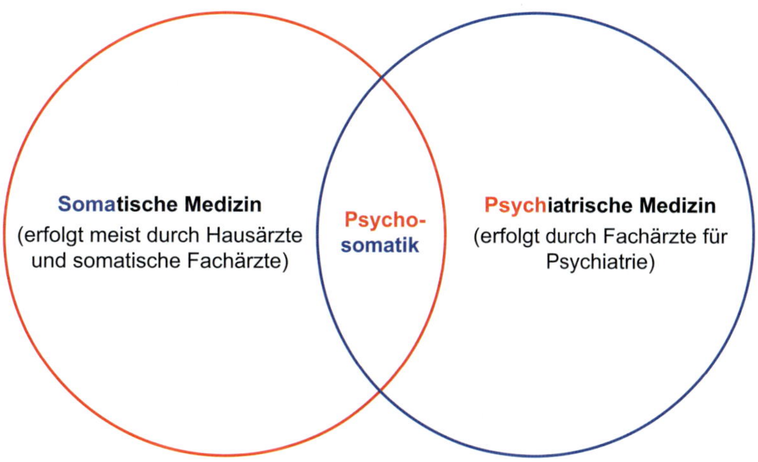

Abb. 20.1 Die Psychosomatik bildet die ganzheitliche Schnittmenge der somatisch bzw. psychiatrisch ausgerichteten medizinischen Fachbereiche und berücksichtigt sowohl seelische als auch körperliche Aspekte gleichwertig. [L231]

20.2 Psychische Störungen im Alter

FALLBEISPIEL

Die Tochter einer 83-jährigen Patientin bittet um einen Termin für ihre Mutter. Die Hausärztin habe ihr dazu geraten, auch einmal „die Psyche abklären zu lassen", da sie körperlich keine Erklärung für die Symptome der Patientin finden könne. Frau S. habe nach Aussage der Tochter seit einigen Wochen „abgebaut", esse nicht mehr genug, habe sich von der Familie zurückgezogen, sei einsilbig und wirke unglücklich. Sie sei gar nicht mehr die aktive lebensfrohe Mutter, die sie kenne; jetzt sei der Vater endlich im Pflegeheim gut versorgt, da fange die Mutter an, Sorgen zu machen. Der Hausarzt schickt eine Reihe Befunde mit, aus denen hervorgeht, dass ein Gewichtsverlust von 7 kg in 5 Monaten bei Inappetenz vorliege, aber kein Hinweis auf einen Tumor oder eine gastrointestinale Erkrankung gefunden werden konnte. Auch eine Demenz sei nicht bekannt; Frau S. sei immer sehr rüstig und aktiv gewesen und habe bis vor einigen Monaten ihren demenzkranken Ehemann selbstständig zu Hause gepflegt. Da der Pflegebedarf des zuletzt bettlägerigen Patienten jedoch zu intensiv wurde, hätten die Kinder einen Seniorenheimplatz organisiert, um die Versorgung des Vaters sicherzustellen und die Mutter zu entlasten.

Beim ersten Termin zeigt sich eine gebrechlich wirkende Patientin mit unglücklichem Gesichtsausdruck und sehr gedämpfter Stimmung. Auf die Frage, was sie belaste, fängt sie an zu weinen und meint, sie habe Unrecht getan und müsse jetzt dafür büßen. Sie bedauere ihr Tun so sehr, dass sie nicht mehr schlafen könne und auch keinen Appetit mehr habe. Sie verstehe, dass ihre körperliche Schwäche die Strafe für ihr Tun sei (Schuldkonflikt).

Im Lauf der folgenden Sitzungen kann eine vertrauensvolle Beziehung zwischen Arzt und Patientin aufgebaut werden. Auf dieser Basis können die Hintergründe ihres Schuldgefühls nach und nach erarbeitet werden. Es zeigt sich, dass Frau S. sich als sehr religiös aufgrund ihres Ehegelübdes dazu verpflichtet sah, ihren Mann selbst bis zum Tod zu pflegen. Diese Aufgabe ist für sie zum Lebensinhalt geworden. Sie sieht sich selbst nur so lange als „guten Menschen", wie sie ihre Rolle als Ehefrau erfüllt und ihren Mann gepflegt hat. Sein Umzug in ein Seniorenheim und die damit verbundene Übernahme der Pflege durch andere ist in ihren Augen ein „Beweis" für ihr persönliches Versagen und ihre menschliche Schwäche. In behutsam geführten Gesprächen mit der Patientin kann ihr nach und nach dazu verholfen werden zu erkennen, dass die Entscheidung, ihren Mann in einem Seniorenheim pflegen zu lassen, keineswegs ein Zeichen der Schwäche, sondern vielmehr ein Zeichen der persönlichen Stärke sei, da sie ihm eine professionelle Pflege ermögliche, die sie ihm bei aller Aufopferung nicht hätte bieten können. Jetzt sei sie ohne die Pflegeaufgabe wieder in der Lage, sich ganz ihrer wichtigen und dem Ehegelübde entsprechenden Rolle als Ehefrau und Partnerin zu widmen und täglich bei ihm zu sein, ohne ihre Kraft weiter in der anstrengenden Pflegearbeit zu vergeuden.

Psychische Störungen spielen im Alter eine wichtige Rolle, da sie einen erheblichen negativen Einfluss auf die Gesamtmorbidität und Sterblichkeit der älteren Patienten nehmen können. Besonders multimorbide ältere Patienten haben häufig Schwierigkeiten, körperliche Erkrankungen und funktionelle Defizite psychisch zu bewältigen. Das führt gewöhnlich zu Belastungen nicht nur der betroffenen Patienten selbst, sondern auch der (pflegenden) Angehörigen sowie anderer beteiligter Personen wie Therapeuten, Pflegedienste und (Haus-)Ärzten (Lindner et al. 2013). Leider ist die Datenlage über psychische Erkrankungen im Alter in Deutschland sehr begrenzt, weswegen man nicht sagen kann, ob psychische Erkrankungen im Alter mehr oder weniger häufig vorkommen als bei jüngeren Menschen (Landeszentrum Gesundheit NRW 2018). Ein wesentliches Problem bei der Datenerhebung ist auch, dass sich psychische Erkrankungen im Alter anders äußern können als bei jüngeren Menschen. Außerdem können Erkrankungen wie Demenz oder Delir die Diagnostik psychischer Erkrankungen im Alter erschweren. Für eine epidemiologische Einschätzung muss man daher auf ältere Daten wie die deutschlandweite Analyse des Robert Koch-Instituts aus dem Jahr 2014 zurückgreifen (Jacobi et al. 2014. Danach litten etwa 20 % aller 65- bis 79-Jährigen an einer psychischen Erkrankung, wobei Demenz und Persönlichkeitsstörungen nicht berücksichtigt worden waren. Aktuelle Daten über psychische Erkrankungen unter stationär akutgeriatrischen Patienten in Deutschland liegen nicht vor, weswegen gern auf die zwar alten, dafür aber sehr umfangreichen Datensätze der **Berliner Altersstudie von 1996** erwiesen wird. Diese zeigen, dass > 50 % der über 70-Jährigen unter psychopathologischen Symptomen litten und 30–44 % aller älteren Krankenhauspatienten eine psychosomatische/psychiatrische Begleiterkrankung aufwiesen (Mayer und Baltes 1999).

Doch trotz dieser Häufigkeit psychischer Probleme wird eine Behandlungsindikation bei älteren Patienten noch immer selten gestellt. Die Vermutung, dass die Beobachtung im Zusammenhang mit dem fachlichen Schwerpunkt des vom Patienten aufgesuchten Arztes stehen könnte, führte zu einer Auswertung von Daten der Gesetzlichen Rentenversicherung. Diese Auswertung ergab, dass sowohl im ambulanten als auch im stationären Bereich mindestens zwei Drittel der Patienten mit psychiatrischer bzw. psychosomatischer Diagnose ausschließlich von Fachärzten für somatische Medizin behandelt wurden. In Bezug auf ältere Patienten kommt damit besonders somatisch orientierten Fachärzten wie z. B. Allgemeinmedizinern, Geriatern, Kardiologen und Orthopäden die Aufgabe zu, nach Ausschluss einer organischen Ursache, auch immer differenzialdiagnostisch an eine psychosomatische Ursache zu denken.

Leitlinien

Ein leitlinienbasiertes diagnostisches und therapeutisches Vorgehen ist für die psychosomatische Grundversorgung bisher nicht definiert. Sie ist jedoch Bestandteil folgender Leitlinien:

- S3-Leitlinie „Angststörungen". AWMF-Registernummer 051-028; Stand: 4/2014

  https://else4.de/5nd
- Bergert FW, Braun M, Ehrenthal K et al. Hausärztliche Leitlinie Psychosomatische Medizin in der Hausarztpraxis". Stand: 7/2014

  https://else4.de/2ir

20.3 Besonderheiten im Umgang mit älteren Patienten

20.3.1 Altern als Entwicklungsaufgabe

Mit zunehmendem Alter ändern sich die Lebensaufgaben und zentralen Themen vieler Menschen. Berufliche Herausforderungen und Arbeitssuche, Familiengründung und Familienkoordination sowie finanzielle Herausforderungen wie Hausbau und Autokauf treten in den Hintergrund, um neuen, vor allem gesundheitsbezogenen Themen Raum zu geben. Die Gesundheit nimmt einen wichtigen Stellenwert ein. Es kommt zu einer engen Verknüpfung der körperlichen, funktionalen, seelischen und sozialen Ebenen von Gesundheit sowie zu einer Neuorientierung der persönlichen Zentralthemen, oft verbunden mit dem Wunsch nach Realisierung lange gehegter Wünsche („wenn ich mal in Rente bin, dann …"). Allerdings geschieht es leider auch oft, dass diese Neuorientierung zu einer Diskrepanz zwischen subjektivem Erleben und objektivem gesundheitlichem Befund führt, wobei körperliche Defizite sowohl unter- als auch überschätzt werden können. So kann z. B. eine unterschätzte chronische Lungenerkrankung den Erwerb des langersehnten Tauchscheins verhindern oder eine erhebliche visuelle Einschränkung die geliebte Handarbeit unmöglich machen. Andererseits können aber auch übertriebene Vorsichtsmaßnahmen („ich bin jetzt 70, da wird Ausgehen zu gefährlich") zu sozialem Rückzug führen. Das Erleben gesundheitlicher Probleme bei sich selbst oder nahestehenden Menschen führt bei vielen erstmals dazu, sich mit der Endlichkeit des eigenen Lebens auseinandersetzen zu müssen. Der Tod eines nahestehenden Menschen kann dabei unmittelbar die Angst vor dem eigenen Tod mehren und zu verstärkten Trauerreaktionen führen. Daneben können aber auch verdrängte, ungelöste Konflikte aus früheren Lebensabschnitten wieder akut werden und „an die Oberfläche" zurückkehren.

Eine problematische Krankheitsverarbeitung kann daher ebenso wie chronisch seelische Belastungen oder eine konflikthafte soziale Situation Anzeichen für eine problematische Bewältigung der Entwicklungsaufgabe „Altern" sein. Das Schwierige an der Bewältigung dieser Entwicklungsaufgabe ist, dass die meisten (westeuropäischen) Menschen sich mit den Themen Altern, Krankheit und Tod während der früheren Lebensphasen wenig bis kaum befassen und sich erst im höheren Lebensalter „unvorbereitet" damit konfrontiert sehen. Schwierigkeiten bei der Bewältigung dieser Entwicklungsaufgabe und beim Erkennen und Akzeptieren der neuen Zentralthemen des Lebens kann Ursache für psychische Probleme bei älteren Menschen sein, die im Rahmen der psychosomatischen Grundversorgung behandelt werden können.

20.3.2 Arzt-Patient-Beziehung

Meist ist der behandelnde Arzt jünger als seine älteren Patienten. Bei jüngeren Patienten kann sich der Arzt mit deren Entwicklungsgeschichte meist besser identifizieren, da er oft schon ähnliche Probleme oder Belastungssituationen erlebt hat. Er kann sie nachempfinden und auf eigene Reaktionsmuster zurückgreifen und fühlt sich in seinem ärztlichen Selbstverständnis bestätigt, da er mit dieser Rolle des Ratgebenden seine Sendungsfunktion erfüllt. Durch ältere Patienten, die einen (meist) jüngeren Arzt aufsuchen, kann sein ärztliches Selbstverständnis hingegen gefährdet werden:

- Zum einen liegt das daran, dass der Patient altersbedingt über eine längere Lebenserfahrung verfügt und sich meist in einem Lebensabschnitt befindet, den der jüngere Arzt noch gar nicht kennt. Dies kann beim Arzt leicht Ängste vor dem eigenen Älterwerden hervorrufen (Heuft et al. 2006; Maercker 2015).
- Es kann aber auch vorkommen, dass eine Umkehr der klassischen Übertragungssituation stattfindet, wenn der jüngere Arzt im älteren Patienten eine Eltern- oder Großelternfigur erkennt – mit allen assoziierten Ängsten, Wünschen, Befürchtungen und Konflikten.

So kann z. B. ein streng wirkender, affektkontrollierter alter Herr mit ausgesprochen patriarchalischen Ansichten einer jüngeren Ärztin das Gefühl vermitteln, er nehme sie in ihrer Rolle als Medizinerin nicht ernst. Wurde nun der Ärztin vom eigenen Vater das Medizinstudium nicht zugetraut, so fühlt sie sich im Austausch mit diesem Patienten möglicherweise an ihren Vater erinnert. Die damit verbundenen Gefühle wie Empörung und Gekränktsein könnten dann die Arzt-Patient-Beziehung bei fehlender Reflexion nachhaltig beeinträchtigen.

Umgekehrt ist es auch möglich, dass eine jüngere Ärztin eine betagte Patientin an ihre früh verstorbene Tochter erinnert und die Patientin dadurch besonders häufig um Termine bittet, um dieses Gefühl der vermeintlichen Nähe bei der Ärztin immer wieder erleben zu können.

Übertragungsphänomene sind nicht zwangsläufig ein Problem, sie sollten nur grundsätzlich berücksichtigt und spätestens dann angesprochen werden, wenn sich abzeichnet, dass sich aus ihnen eine konflikthafte und belastende Situation für eine oder sogar beide Seiten zu entwickeln droht.

MERKE

- Voraussetzung für eine effektive Behandlung im Rahmen der psychosomatischen Grundversorgung ist eine stabile, vertrauensvolle Arzt-Patient-Beziehung.
- Übertragungs- und Gegenübertragungsphänomene müssen bedacht werden.

20.3.3 Zeitfaktor

Der ältere Patient blickt meist auf eine lange Lebensgeschichte zurück, die zu umschreiben ausreichend Zeit erfordert. Im Fall sensomotorischer Einschränkungen wie z. B. Schwerhörigkeit oder Sprachstörungen kann das Erarbeiten dieser Biografie noch länger dauern. Darüber hinaus muss dem älteren Patienten auch genügend Zeit eingeräumt werden, damit er über seine geänderten Lebensumstände sowie – mitunter mehrere – Trauererfahrungen sprechen kann. Dafür sind ausreichend große Zeitfenster notwendig, die sich im Bedarfsfall im Rahmen der psychosomatischen Grundversorgung auch durch zeitliche Kopplung mehrerer Termineinheiten ermöglichen und vor dem Kostenträger rechtfertigen lassen.

MERKE

- Neben der Diagnose müssen immer auch die ätiologischen Zusammenhänge zwischen der psychischen und der somatischen Erkrankung dokumentiert werden.
- Bei einer verbalen Intervention nach GOP 35110 muss auch der Interventionsinhalt dokumentiert werden, am sinnvollsten in Form eines kurzen Protokolls.
- Der abrechenbare zeitliche Umfang für eine Einheit der psychosomatischen Grundversorgung beträgt mindestens 15 min.
- Die Klärung des psychosomatischen Handlungsbedarfs (GOP 35100) darf nur einmal pro Tag abgerechnet werden.
- Die verbale Intervention (GOP 35110) hingegen darf bei ärztlich begründetem Anlass auch bis zu dreimal täglich abgerechnet werden, allerdings nicht unmittelbar hintereinander.
- Die Uhrzeiten müssen immer dokumentiert werden.

20.3.4 Patienten mit Demenz

Untersuchungen der letzten Jahre konnten zeigen, dass sich der Einsatz von Kurzzeit-Gruppentherapien auf Depressivität und Lebensqualität bei Demenzpatienten günstig auswirken kann. Ein vergleichbar positiver Effekt kann bei Anwendung der psychosomatischen Grundversorgung vermutet werden. Entsprechende Daten fehlen jedoch bisher.

Bei der von Feil et al. (2013) entwickelten Methode der **Validation** handelt es sich um eine auf Wertschätzung, Empathie und Akzeptanz beruhende Kommunikationstechnik mit demenzkranken Menschen. Sie wurzelt in der personenzentrierten Gesprächstherapie von Carl Rogers, die auf den drei Säulen **Echtheit** (= Kongruenz), **Wertschätzung** und **Empathie** basiert. Dabei begegnet der Therapeut seinem Patienten wertschätzend und empathisch. Mit Kongruenz ist in diesem Zusammenhang die Übereinstimmung der Stimmungen gemeint: Ist ein Patient traurig und gedämpfter Stimmung, dann begegnet der Therapeut ihm nicht fröhlich lachend, sondern in entsprechend angepasster (= kongruenter) Stimmungslage, die nicht gespielt ist (Echtheit).

Der Therapeut nimmt den Patienten urteilsfrei so an, wie er ist, und ermöglicht auf diese Weise den Aufbau einer Vertrauensbasis. Viele erwachsene Menschen validieren intuitiv im Umgang mit Kindern: Wenn ein Kind nach dem Weihnachtsmann fragt, werden die meisten Menschen ihm darauf antworten: „Er kommt mit Schlitten und Rentieren und bringt dir Geschenke" und eher nicht mit „Den gibt es gar nicht, der ist bloß eine Erfindung der Industrie". Im Umgang mit demenzkranken Menschen ist das ebenfalls möglich: Wenn Sie auf einen demenzkranken älteren Herrn treffen, der Papiertaschentücher sortiert, und ihn fragen, was er da macht, wird er Ihnen vielleicht antworten, dass er wichtige Akten sortiert. Gehen Sie dann validierend auf ihn ein und fragen, ob Sie ihm beim Sortieren helfen können, dann fühlt er sich verstanden und akzeptiert. Sie haben eine Vertrauensbasis hergestellt. Versuchen Sie hingegen, ihn darüber aufzuklären, dass es sich um Papiertaschentücher und nicht um Akten handelt, wird er sich mit großer Wahrscheinlichkeit stark verunsichert fühlen, da er aufgrund seiner Demenz diese Informationen (Akten $\neq$ Papiertaschentücher) nicht mehr in Einklang bringen kann. Diese Verunsicherung kann im ungünstigsten Fall große Ängste hervorrufen. Validierung kann daher auch gut dazu beitragen, Ängste zu reduzieren, indem ein Gefühl von Verständnis und Sicherheit vermittelt wird.

Obwohl die Wirksamkeit der Validationstechnik wissenschaftlich bislang kaum belegt ist und daher auch noch keinen Eingang in Leitlinien und Handlungsempfehlungen gefunden hat, hat sie im Bereich der Pflege inzwischen jedoch einen festen Stellenwert, und auch viele Ärzte wenden sie unbewusst, aber erfolgreich an.

20.3.5 Traumaaktivierung und Retraumatisierung

Ein wichtiger Faktor, der die Bewältigung der Entwicklungsaufgabe Altern negativ beeinträchtigen kann, ist die **Traumareaktivierung** im Alter, bei der durch Schlüsselreize ein zurückliegendes Trauma neu erlebt wird. So kann z. B. ein harmloses Feuerwerk anlässlich eines runden Geburtstags bei kriegstraumatisierten Patienten die Erinnerung an Bombardierungen hervorrufen und heftige Panikreaktionen auslösen.

Im Pflegebereich kann bei sexuell misshandelten Patientinnen beispielsweise auch ein nächtlicher Urinkatheterwechsel die verdrängte Erinnerung an einen Vergewaltigungsakt hervorrufen und zu heftigen Abwehrreaktionen führen, die von nichtsahnenden und in guter Absicht arbeitenden Pflegemitarbeitern missverstanden werden können. Hier ist eine erklärende Aufarbeitung mit den betreffenden Mitarbeitern ebenso dringend notwendig wie die Vermeidung weiterer potenzieller Konfliktsituationen im Umgang mit der Patientin.

Dies ist bei Patienten mit einer Demenz umso wichtiger, da hier eine ausreichende Reflexionsfähigkeit nicht mehr gegeben ist und die nötige Distanz zur auslösenden Situation nicht mit einer rationalen Erläuterung geschaffen werden kann.

Die Traumareaktivierung ist von der **Retraumatisierung** abzugrenzen, bei der eine erneute Traumatisierung auf ein bereits zurückliegendes, abgewehrtes Trauma trifft.

FALLBEISPIEL

Die ältere Patientin Frau B. war als junge Frau einmal überfallen und ausgeraubt worden; mithilfe von Abwehrmechanismen hat sie dieses Erlebnis ins Unterbewusstsein verbannt. Als sie erneut Opfer eines Raubüberfalls wird, bei dem ihr im Krankenhaus die Geldbörse gestohlen wird, versagen die damals erfolgreich eingesetzten Abwehrmechanismen und es entwickelt sich eine starke seelische Belastung in Form einer posttraumatischen Belastungsstörung.

Für den nichtsahnenden Außenstehenden mag die Reaktion der betreffenden Patientin womöglich in keinem Verhältnis zum erlebten (zweiten) Trauma stehen. Hier ist es sinnvoll, eine stabile Arzt-Patient-Beziehung aufzubauen und der Patientin dann die Möglichkeit einer Traumatherapie in der Hand erfahrener Traumatherapeuten anzubieten und zu vermitteln.

INTERPROFESSIONELLES TEAM

Die psychosomatische Grundversorgung wird für den Patienten besonders effektiv, wenn alle betreuenden Ärzte und das soziale Umfeld diese Maßnahme motivierend unterstützen:

- **Hausarzt:** Sofern er die Maßnahme nicht selbst durchführt, veranlasst er die Überweisung an einen entsprechenden Fachkollegen, den er über somatische Diagnosen und Vorbefunde informiert.
- **Psychosomatisch erfahrener Fachkollege:** Durchführung der psychosomatischen Grundversorgung und (nach Zustimmung des Patienten) Übermittlung der Diagnose an den Hausarzt.
- **Angehörige:** Sofern vom Patienten ausdrücklich gewünscht, können mit seinem Einverständnis Angehörige in die Therapiemaßnahme eingebunden werden (bei geriatrischen Patienten oft Einbindung der Partner und/oder der Kinder), um z. B. auf Missverständnisse oder Kommunikationsschwierigkeiten aufmerksam zu machen.

LITERATUR

Feil N, de Klerk-Rubin V. Validation in Anwendung und Beispielen. Der Umgang mit verwirrten alten Menschen. 8. A. München: Reinhardt 2020.

Heuft G, Freyberger HJ, Schepker R. Ärztliche Psychotherapie – Vier-Ebenen-Modell einer Personalisierten Medizin. Epidemiologische Bedeutung, historische Perspektive und zukunftsfähige Modelle aus Sicht von Patienten und Ärzten. 1. A. Stuttgart: Schattauer 2014.

Jacobi F, Höfler M, Siegert J, et al. Twelve-month prevalence, comorbidity and correlates of mental disorders in Germany: The Mental Health Module of the German Health Interview and Examination Survey for Adults (DEGS1-MH). Int J Methods Psychiatr Res 2014; 23: 304–319.

Landeszentrum Gesundheit NRW. Psychische Erkrankungen im hohen Erwachsenenalter. Stand: 22.8.2018; www.lzg.nrw.de/ges_bericht/factsheets/psyche/psych_erkrankungen_erwachsene/index.html (letzter Zugriff: 22.1.2021).

Lindner R, Foerster R, von Renteln-Kruse W. Idealtypische Interaktionsmuster psychosomatischer Patienten in stationär-geriatrischer Behandlung. Z Gerontol Geriatr 2013; 46(5): 441–448.

Mayer KU, Baltes PB (Hrsg.). Die Berliner Altersstudie. Ein Projekt der Berlin-Brandenburgischen Akademie der Wissenschaften. Berlin-Brandenburgische Akademie der Wissenschaften. 2. korr. A. Berlin: Akademie-Verlag 1999; www.base-berlin.mpg.de/BASE1.html (letzter Zugriff: 22.1.2021).

KAPITEL

21 Schmerz

Matthias Karst

Kernaussagen

- Alte Menschen sind häufig von chronischen Schmerzen betroffen.
- Im Vordergrund stehen Schmerzen des Bewegungsapparats und Nervenschmerzen.
- Chronische Schmerzen sind häufig von Depressionen begleitet.
- Die verbreitete Vorstellung, Schmerzen seien Teil des normalen Alterungsprozesses, führt zu Unterbehandlung.
- Die genaue Erfassung von Schmerzen ist durch kognitive Einschränkungen häufig erschwert. Umso wichtiger sind die umfassende Anamnese und klinische Evaluation.
- Organfunktionsstörungen und Polypharmazie (≥ 5 Medikamente) erschweren die Implementierung einer symptomatischen Medikation.
- Bei Demenz auch an Schmerzen, den Einsatz von Fremdbeurteilungsskalen, die Einleitung einer symptomatischen Schmerztherapie und eine Verlaufsbeobachtung denken.

21.1 Epidemiologie

In der am schnellsten wachsenden Bevölkerungsgruppe der alten Menschen sind Schmerzen häufig. Je nach Untersuchung schwanken die Zahlen zwischen 40 und 80 %. In Pflegeheimen wird die Prävalenz chronischer Schmerzen mit bis zu 93 % angegeben. Ab 60 Jahren entspricht das Lebensjahr in etwa dem Prozentsatz derer, bei denen chronische Schmerzen bestehen.

Das Schmerzempfinden bewegt sich an der „Grenzfläche“ zwischen körperlichen und seelischen Aspekten der Betroffenen. Schmerzen werden von Anfang an nicht nur gefühlt, sondern auch bewertet. Entsprechend häufig sind chronische Schmerzen auch mit psychiatrischen Diagnosen verbunden (z. B. Depression, Somatisierung).

Auf der anderen Seite bestehen Defizite im Erkennen und in der Behandlung von chronischen Schmerzen beim alten Menschen. Dazu können aufseiten der Patienten und des betreuenden Personals folgende Gründe genannt werden:

- Die Vorstellung, dass Schmerzen Teil eines normalen Alterungsprozesses sind
- Ängste vor Kontrollverlust, Nebenwirkungen von Diagnostik und Therapie und vor dem Wirkungsverlust eingesetzter Therapeutika
- Kognitive und sensomotorische Einschränkungen, welche die Betroffenen daran hindern, ihre Schmerzen angemessen zu äußern (weshalb Schmerzmittel auf Bedarfsbasis problematisch sein können)
- Zu geringe Aufmerksamkeit in Bezug auf das Schmerzempfinden der betreuten Personen, Fehlinterpretationen und unzureichendes Assessment durch das betreuende Personal
- Unsicherheiten in Bezug auf pharmakologische (Angst vor dem Auftreten von Nebenwirkungen) und nichtpharmakologische Therapieansätze beim betreuenden Personal

Wie die SHELTER-Studie (**S**ervices and **H**ealth for **E**lderly in **L**ong-**Ter**m Care) ergab, erhielt etwa ein Drittel der Bewohner in deutschen Pflegeheimeinrichtungen bei mittelstarken oder starken Schmerzen keine ausreichende medikamentöse Schmerztherapie und etwa die Hälfte keine adäquate nichtmedikamentöse Therapie. Bei denjenigen Bewohnern, bei denen die medikamentöse Schmerztherapie erfolgreich war, ging die Versorgung mit Krankengymnastik oder Ergotherapie auf ca. ein Drittel zurück, obwohl die Kombinationstherapie mit einer größeren Schmerzreduktion und einem verbesserten funktionellen Outcome verbunden ist.

FALLBEISPIEL

Unterbehandlung von Schmerzen

Ein 75-Jähriger, der wegen einer psychischen Behinderung seit mehr als 25 Jahren in einer betreuten Einrichtung lebt und mit einem Depotneuroleptikum behandelt wird, stürzte auf sein Gesäß. Die von ihm geäußerten lumbalen Schmerzen führten zu unverzüglicher Diagnostik. Dabei zeigten sich klinisch Klopfschmerz über L3–L5 und konventionell-radiologisch „alte" Deck- und Bodenplattenfrakturen Th11–L2. Die Situation wurde unter „Prellung des Kreuzbeins" eingeordnet.

Unter der symptomatischen **Bedarfsmedikation** aus bis zu 4 × 30 Tropfen (4 × 750 mg) Novalgin (Metamizol) ließ sich keine befriedigende Schmerzreduktion erreichen. Der Bewohner konnte die angeordnete Krankengymnastik nicht durchführen.

Eine 2 Monate nach dem Sturzereignis durchgeführte MRT-Untersuchung der LWS zeigte eine „frische" Deckplatteninfraktion des vierten Lendenwirbelkörpers. Nun wurde zusätzlich zur Metamizol-Bedarfsmedikation Ibuprofen in der Dosierung von 3 × 600 mg eingesetzt, zur Nacht 10 mg Zolpidem und 25 mg Amitriptylin; aber auch hierunter konnte keine zufriedenstellende Situation erreicht werden.

Über eine Zeitdauer von etwa 4 Monaten wurde in den Pflegeberichten akribisch dokumentiert, dass der Bewohner schmerzbedingte Schlafstörungen habe, in Zwangshaltungen verharre und wegen der Schmerzen stundenlang schreie.

Schließlich wurde der Patient schmerztherapeutisch vorgestellt. Es wurde **sublinguales Buprenorphin in einer Dosierung von 3 × 0,2 mg verordnet, das in der festen Kombination mit 3 × 40 Tropfen Metamizol eingesetzt wurde.** Hierunter kam es – 4 Monate nach dem Sturzereignis – zu einer sehr guten Schmerzlinderung. Es wurde Krankengymnastik eingeleitet. Die potenziell inadäquate Medikation mit Zolpidem (> 5 mg) und Amitriptylin konnte beendet werden, auch das risikoreiche NSAR Ibuprofen war nicht mehr notwendig. Zudem wurde eine geeignete Osteoporosediagnostik veranlasst, die eine hochgradige Osteoporose zeigte, und eine diesbezüglich leitliniengerechte Therapie aus Vitamin D und Bisphosphonat begonnen.

Eine unzureichende Schmerztherapie reduziert die Lebensqualität in vielerlei Hinsicht, u. a. im Hinblick auf:

- Funktionelle Einschränkungen (z. B. Schwierigkeiten beim Gehen und bei Transfers, reduzierte Koordinationsfähigkeit und Sturzneigung)
- Schlafstörungen
- (Bewegungs-)Angst und Depression
- Übergewicht, Gewichtsabnahme, Malnutrition
- Gesteigerte Inanspruchnahme von Gesundheitsleistungen

21.2 Diagnostik von chronischen Schmerzen

Aus dem Fallbeispiel in ➤ Kap. 21.1 wird deutlich, wie wichtig die genaue Anamnese und die klinische Evaluation sind. Bei dem in der Fallvignette beschriebenen Patienten wurde versäumt, Risikofaktoren (Osteoporose und Sturzereignis) und Symptomschwere (Äußerungen des Bewohners) zeitnah zu erkennen und bei der Diagnostik und Therapie zu berücksichtigen.

21.2.1 Anamnese

Eine genaue Anamnese ist unabdingbar. Dazu gehört selbstverständlich die Abfrage von:

- Schmerzlokalisation
- Schmerzcharakter (z. B. brennend oder elektrisierend als Hinweis für neuropathische Schmerzen)
- Schmerzintensität in Ruhe und unter Belastung
- Schmerzbeginn, Schmerzdauer und Schmerzperiodik
- Schmerzbeeinflussende Faktoren
- Schmerzvorgeschichte (falls gegeben) und Anamnese der Begleiterkrankungen und der Sozialanamnese
- Medikamentenanamnese (insb. auch die Frage nach Substanzen mit erhöhtem Risiko für das Auftreten von Schmerzen, z. B. Tamoxifen, Aromatasehemmer, Statine, Interferone und Chinolone [Gyrasehemmer])

Bei Verdacht auf neuropathische Schmerzen kann auch der Fragebogen *painDETECT* eingesetzt werden. Ab einem Punktwert von 20 Punkten besteht eine sehr hohe Wahrscheinlichkeit, dass eine neuropathische Schmerzkomponente vorliegt.

Zusätzlich müssen schmerzbedingte Funktionsstörungen erfragt werden:

- Durchführung alltäglicher Tätigkeiten und Freizeitaktivitäten
- Wechsel der Körperpositionen
- Balance (Stürze?) und Gehen (Gehstrecke?)
- Benutzung der Toilette
- Schlafqualität

Schmerzbedingte Funktionsstörungen können aber auch anhand von Fragebogeninstrumenten wie dem *Pain Disability Index* (PDI) oder *Activities of Daily Living* (ADL) erfasst werden.

Wenn die 11-stufige (abstrakte) *Visuelle Analogskala* (VAS) oder *Numerische Analogskala* (NRS) zur Erfassung der Schmerzintensität für die betroffene Person nur schwer handhabbar ist, sollte die kürzere *Verbale Ratingskala* (VRS) zum Einsatz gelangen, z. B die 4-stufige VRS aus „kein Schmerz" – „leichter Schmerz" – „moderater Schmerz" – „schwerer Schmerz".

Ideal ist auch ein Fragebogeninstrument, das Schmerzintensität und Funktionalität verbindet, wie z. B. die 5-stufige *Functional Pain Scale* (0 = kein Schmerz; 1 = erträglicher Schmerz [stört nicht bei Aktivitäten]; 2 = erträglicher Schmerz [aber behindert einige Aktivitäten]; 3 = nicht erträglicher Schmerz [aber Telefonieren, Fernsehen oder Lesen möglich]; 4 = nicht erträglicher Schmerz [wegen der Schmerzen Telefonieren, Fernsehen oder Lesen nicht möglich]; 5 = nicht erträglicher Schmerz [wegen der Schmerzen unfähig, mit anderen Menschen zu sprechen]).

Das *strukturierte Schmerzinterview* von Basler (2001) kann für geriatrische Schmerzpatienten ab 75 Jahren mit bis zu mittleren kognitiven Beeinträchtigungen eingesetzt werden. Bei einem Punktwert unter 10 im MMST ist davon auszugehen, dass die adäquate Selbstbewertung von Schmerzen nicht mehr möglich ist und ein Fremdbewertungsinstrument zum Einsatz gelangen sollte (➤ Kap. 21.5).

Psychosoziale Risikofaktoren können z. B. mit der Ultrakurzform des Gesundheitsbogens für Patienten *PHQ-4* erfasst werden. Bei Hinweisen auf eine Depression kann der Einsatz der *Geriatrischen Depressionsskala* (GDS) aus 15 Items erwogen werden. Dabei sollte der Wert des MMST über 16 Punkten liegen. Bei muskuloskelettalen Schmerzen und Hinweisen auf eine körperliche Dekonditionierung kann auch Bewegungs- und Sturzangst vorliegen. Ein gutes Screening-Instrument hierfür ist die *Falls Efficacy Scale International* (FES-I) mit 16 Items. Ein Punktwert über 28 weist auf eine ausgeprägte Sturzangst hin. Ältere leben oft nicht mehr in Partnerschaften und sind aufgrund psychophysischer Einschränkungen in ihren sozialen Aktivitäten behindert. Der in Heidelberg entwickelte *Sozialfragebogen zur Erfassung der sozialen Situation* (SoS) kann hier einen guten Überblick geben. Weniger als 17 Punkte deuten auf relevante Beeinträchtigungen des Sozialverhaltens hin. Schon im Hausarztsetting können wenige einfache Fragen zu einer guten psychosozialen Einschätzung führen (➤ Box 21.1).

BOX 21.1

Psychosoziale Diagnostik im Primärversorgungsbereich

- Haben Sie sich im letzten Monat oft niedergeschlagen, traurig, bedrückt oder hoffnungslos gefühlt?
- Hatten Sie im letzten Monat deutlich weniger Interesse und Lust an Dingen, die Sie sonst gerne tun?
- Versorgen Sie sich selbstständig?
- Haben Sie Personen, auf die Sie sich verlassen und die Ihnen zu Hause regelmäßig helfen können?
- Fühlen Sie sich manchmal einsam?
- Können Sie selbst etwas tun, um Ihre Schmerzen zu verringern?
- Können Sie sich selbst anziehen?
- Können Sie Ihren Haushalt selbstständig versorgen?
- Halten Sie bestimmte körperliche Aktivitäten in Ihrem Zustand für gefährlich? (Wenn ja, welche?)
- Vermeiden Sie Aktivitäten, die Schmerzen hervorrufen könnten?
- Haben Sie Sorgen, bei bestimmten Aktivitäten zu stürzen?

21.2.2 Klinische Evaluation

Hierzu gehören die körperliche Untersuchung und die apparative Diagnostik. Im Fokus der körperlichen Untersuchung sollte das neuromuskuläre System in Bezug auf funktionelle und strukturelle Defizite stehen. Wichtig ist insbesondere, sogenannte **Red Flags** nicht zu übersehen. Bezogen auf Rückenschmerzen gehören dazu u. a.

- Nächtliche Schmerzen
- Sturzereignis in der Anamnese
- Osteoporose oder Dauertherapie mit Steroiden in der Anamnese
- Neurologische Ausfälle inkl. Nervendehnungszeichen vor allem unterhalb des Kniegelenks
- Unerwarteter plötzlicher Gewichtsverlust

Sehr wichtig ist auch, daran zu denken, dass der Schmerzort nicht mit dem Ursprung der Schmerzen übereinstimmen muss. Durch das Prinzip der Fortleitung von Schmerzen können z. B. Läsionen im Bereich des Abdomens (Aortenaneurysma, Pankreastumor) auch als Rückenschmerzen imponieren. Umgekehrt können funktionelle Schmerzsyndrome wie z. B. das Piriformis-Syndrom einen radikulären Schmerz vortäuschen.

Finden sich **Hinweise für gefährliche Verläufe**, sollte eine entsprechende Bildgebung durchgeführt werden. Dabei ist darauf zu achten, dass es sich um eine geeignete Diagnostik handelt. So sieht man z. B. frische Wirbelkörperfrakturen nur im MRT.

Zur klinischen Evaluation gehört auch die **Erfassung von Basis-Serumwerten** mit folgenden Parametern, die mit relevanten, von Schmerzen begleiteten Erkrankungen einhergehen können:

- BSG, CRP, BB
- CK
- Kalzium
- TSH

21.3 Ursachen chronischer Schmerzen im Alter

Auf der neurophysiologischen Ebene kommt es im Alter zu einem Rückgang der Fähigkeit, nozizeptiven Input zu erkennen („presbyalgos"), und damit zu einem Anstieg der Schmerzschwellen, d. h., die Schmerzempfindlichkeit lässt nach. Auf der anderen Seite bleibt aber die Schmerztoleranz (Schmerz, der gerade noch erträglich ist) auf demselben Niveau bzw. sinkt sogar ab. Zudem nimmt während des Alterungsprozesses die Fähigkeit, endogene Schmerzabwehrmechanismen zu rekrutieren, um ca. ein Drittel ab. In einem demenziellen Zustand ist dieser Effekt noch ausgeprägter. Im Nettoeffekt kann bei alten Menschen entsprechend ein

erhöhtes Risiko für die Entstehung und Aufrechterhaltung von chronischen Schmerzen angenommen werden.
Die Hauptursachen chronischer Schmerzen im Alter sind:

- **Degenerativ bedingte Schmerzen mit oder ohne funktionellen Anteil:** treten vor allem im Bereich von Wirbelsäule, kleinen und großen Gelenke sowie Sehnen auf und nehmen in der Regel bei Belastung der betroffenen Gelenke zu. Je stärker der entzündliche und neuropathische Anteil der Schmerzen ist, umso mehr kommt es auch zu Ruheschmerzen. Auch die funktionell beteiligte Muskulatur kann sowohl den Belastungs- als auch den Ruheschmerz verstärken. Je größer der funktionelle Anteil am Schmerzgeschehen ist, umso besser lässt sich die Schmerzsituation ursächlich behandeln, indem die gelenkführende Muskulatur gekräftigt wird. Dieses Prinzip gilt auch oder gerade für Rückenschmerzen im Zusammenhang mit Spondylose und Wirbelgelenkarthrosen. Einseitige Ausstrahlung der lumbalen Schmerzen auch unterhalb des Kniegelenks und die einseitige Reduktion der Tiefensensibilität (z. B. im Bereich des Außenknöchels) deuten auf eine Irritation im Bereich der Spinalwurzeln hin. Missempfindungen und Schwäche in den Beinen beim Gehen und dadurch hervorgerufene Zwangspausen und Entlastung durch Inklination sind Symptome einer Claudicatio spinalis bei Spinalkanalstenose.
- **Neuropathische Schmerzen:** treten im Alter am häufigsten im Zusammenhang mit der diabetischen Polyneuropathie (z. B. brennende Schmerzen im Bereich der Füße) und im Zusammenhang mit der Gürtelrose auf. Dabei erhöht sich mit zunehmendem Alter das Risiko von 10 auf 30 % (ab dem 80. Lebensjahr), dass sich eine postherpetische Neuralgie (PHN) entwickelt. Zwei von drei PHNs können durch eine Impfung verhindert werden.
- **Ischämische Schmerzen** im Zusammenhang mit der peripheren arteriellen Verschlusskrankheit (pAVK) sind manchmal schwer von neuropathischen Schmerzen zu unterscheiden. Die genaue angiologische Evaluation kann hier weiterhelfen.
- **Entzündliche Schmerzen:** An schmerzhaften entzündlichen Erkrankungen im Alter sind vor allem die rheumatoide Arthritis (Late-Onset RA), die Polymyalgia rheumatica und Vaskulitiden (z. B. Arteriitis temporalis) zu nennen. Wichtig ist die Abgrenzung gegenüber der aktivierten Form der Polyarthrose und gegenüber Kristallarthropathien (z. B. Gicht).
- **Kopfschmerzen:** Der Anteil sekundärer Kopfschmerzen nimmt mit dem Alter zu. Aus diesem Grund müssen neu aufgetretene oder im Charakter veränderte bereits bestehende Kopfschmerzen immer bildgebend abgeklärt werden. Vaskuläre und tumorbedingte Ursachen stehen im Vordergrund. Auch zervikogene Ursachen finden sich häufig.

21.4 Therapie chronischer Schmerzen im Alter

Chronische Schmerzen sollten auch im Alter nach den Prinzipien der multimodalen Therapie („education – encouragement – exercise") behandelt werden, bei welcher der Fokus auf die funktionelle Wiederherstellung gerichtet ist. Das bedeutet, dass unabhängig vom Ausmaß der mit den Schmerzen in Zusammenhang gebrachten Strukturschäden nichtmedikamentöse Ansätze implementiert werden sollten. Dazu zählen vor allem Physiotherapie und psychologische Verfahren. Medikamente können dabei unterstützen. Dies gilt auch für Tumorschmerzen: Wenn es gelingt, unter dem Schutz einer wirksamen Medikation psychosoziale Therapieansätze zu verfolgen, kann es nicht nur zu einer verbesserten Lebensqualität, sondern auch zu einer Lebenszeitverlängerung kommen.

INTERPROFESSIONELLE BEHANDLUNG

- Immobilisation, Begleiterkrankungen und kognitive Störungen erschweren aktive Therapieansätze. Trotzdem sollte immer eine komplexe Schmerzbehandlung angestrebt werden, bei der die nichtmedikamentösen Verfahren im Vordergrund stehen.
- Bei Schmerzen des Bewegungsapparats sollten ein sensomotorisches Training und Ergotherapie durchgeführt werden.
- Unabhängig von der Art der Schmerzen ist Ausdauertraining mit einem schmerzlindernden Effekt verbunden.
- Prinzipien der Achtsamkeit und Tiefenentspannung sind wirksam.
- Psychotherapie kann (insb. bei Depressionen) zusätzlich eingesetzt werden.

21.4.1 Physikalische Therapie

Passive Verfahren (z. B. klassische Massagetherapie, manuelle Therapie oder manuelle Lymphdrainagen) können einen guten Einstieg bei Schmerzen im Bereich des Bewegungsapparats bieten, sollten in der Regel aber möglichst nur kurzzeitig verfolgt werden. Bei isolierter Muskelschwäche (z. B. im Zusammenhang mit einem Bandscheibenvorfall) oder generalisierter Muskelschwäche im Zusammenhang mit Sarkopenie kann auch die neuromuskuläre elektrische Stimulation über einen begrenzten Zeitraum sinnvoll sein.

Im Vordergrund sollten *aktive Verfahren* stehen. Dazu zählen vor allem Ausdauertraining und posturales propriozeptives (sensomotorisches) Training:

- **Ausdauertraining** in einer Größenordnung von mehreren Einheiten pro Woche zeigt nicht nur positive Effekte auf das Herz-Kreislauf-System und das metabolische Syndrom, sondern auch auf das Nervensystem. Dabei wird die Schmerzempfindlichkeit zurückgedrängt. In Hautbiopsien bei Diabetikern mit Polyneuropathie der Beine konnte sogar nachgewiesen werden, dass Ausdauersport die Nervenfaserdichte wieder normalisiert.

- Das **posturale Training** zielt auf die Kräftigung der intersegmentalen autochthonen Wirbelsäulenmuskulatur. Bewegung und Haltearbeit auf wackeligem Untergrund oder der Einsatz eines Schwingstabs führen nicht nur zu einem Kraftzuwachs, sondern auch zu einer Verbesserung der Koordination und des Gleichgewichts. Geeignete Übungsstimuli hierfür sind z. B. in vertikaler oder horizontaler Richtung schwingende und rotierende Plattformen. Gehen auf unebenem Untergrund oder Gleichgewichtssportarten wie z. B. Tanzen („Tango statt Fango") erlauben die Integration dieser Prinzipien in den Alltag.

PRAXISTIPP

- Körperliche Aktivität ist der wichtigste Prädiktor für die funktionelle (Rumpf-)Kapazität.
- Mangel an Aktivität zerstört die Kondition jedes Menschen, während Bewegung und systematische Körperübungen die Kondition sichern und bewahren (Platon, 428–347 v. Chr.).

- Transkutane elektrische Nervenstimulation (TENS), Akupunktur und Verfahren der Naturheilkunde (z. B. Blutegeltherapie) sind physikalische Therapiemöglichkeiten, mit denen Schmerzen ohne Einsatz von Medikamenten gelindert werden können.
- Bei aktivierter Arthrose können auch Strahlentherapie und Radiosynoviorthese (RSO) sehr hilfreich sein.
- Hilfsmittel (z. B. Schuhzurichtungen) und ergotherapeutische Beratung sollten genutzt werden.

FALLBEISPIEL

Multimodale Therapie

Eine 77-jährige Patientin stellt sich wegen chronischer Lumbago mit Ausstrahlung in die Oberschenkelrückseiten bei schweren degenerativen Veränderungen und muskuloskelettaler Dysbalance vor (VAS 7,5). Zusätzlich besteht eine Polyarthrose (Hüft- und Kniegelenke, Füße). In der Vergangenheit waren Kniegelenkersatzoperationen durchgeführt worden. Wegen eines stattgehabten apoplektischen Insults nimmt die Patientin ASS 100 mg/Tag ein.

Die lumbalen Schmerzen nehmen im Stehen und Gehen im Tagesverlauf zu. Der Nachtschlaf ist schmerzbedingt unterbrochen.

Die Behandlung mit **Etoricoxib** 1 × 60 mg zeigt einen mäßigen Effekt. Ein guter Effekt ließ sich in der Vergangenheit durch wirbelsäulennahe Injektionen erzielen, der sich in jüngerer Zeit nicht reproduzieren lässt. Das Etoricoxib wird bei erhöhtem vaskulärem Risiko abgesetzt

Nachdem **Metamizol** nicht geholfen hatte, wird die Patientin auf 1 × tgl. **Naproxen** 500 mg in Kombination mit **Esomeprazol** 20 mg eingestellt. Hierunter kommt es zu einer Schmerzlinderung um mehr als 50 %. Gleichzeitig wird **posturales propriozeptives Training** 2- bis 3-mal pro Woche begonnen. Der Patientin werden Eigenübungen gezeigt, und es findet eine umfangreiche Psychoedukation statt. Hierunter kommt es innerhalb von 4 Monaten zu einer stabil anhaltenden Schmerzreduktion (VAS 1,5). Die Funktionalität (Stehen, Gehen, Transfers, Treppensteigen) bessert sich signifikant. Der Nachtschlaf gelingt störungsfrei. Naproxen in der Dosierung von 125 mg wird nur noch jeden zweiten Tag eingesetzt.

21.4.2 Psychologische Verfahren

Kindliche Traumatisierungen und spätere im Laufe des Lebens auftretende belastende Lebensereignisse sind Risikofaktoren für eine erhöhte Schmerzempfindlichkeit und das Auftreten von schmerzhaften Körpersymptomen (stressinduzierte Hyperalgesie durch emotionales Lernen). Zudem finden sich in der Kombination mit chronischen Schmerzen auch häufig Depressionen, Ängste und eine Verarmung von Sozialkontakten. Da im Alter meist auch strukturbezogene Veränderungen und funktionelle Störungen vorliegen und (alte) Menschen dazu neigen, über emotionale Faktoren nicht zu reflektieren, besteht die Gefahr, dass Schmerzen einseitig körperlich beurteilt werden.

Schmerzen im Alter können auf der seelischen Ebene verschiedene Funktionen haben:

- Darstellung einer schmerzhaft erlebten Vergangenheit
- Ausdruck von Trauer
- Entlastung von Depression, Angst und Schuldgefühlen
- Erhalt von bedrohten sozialen Kontakten

Entsprechend wichtig ist es, bereits im Erstkontakt die biopsychosoziale Sichtweise einzunehmen und – wenn möglich – auch den Betroffenen dafür zu öffnen. Dabei sollten Faktoren nach dem „ACT-UP"-Muster erfasst werden:

- **A**ctivity: Wie aktiv wird das Leben gestaltet?
- **C**oping: Wie wird mit den Beschwerden umgegangen?
- **T**hink: Was denkt der Betroffene über seine Beschwerden?
- **U**pset: Wie stark berühren den Betroffenen die Schmerzen?
- **P**eople: Wie reagiert das Umfeld auf die Beschwerdesituation?

Wichtige Themen im Alter sind Akzeptanz und Integration körperlicher Beschwerden, Herstellung eines Gleichgewichts aus Ruhe und Aktivität, Umgang mit dem Älterwerden und soziale Integration.

Folgende Therapieoptionen sind relevant:

- Psychoedukation (z. B. Wissen über psychophysische Zusammenhänge, Aufbau von Selbstmanagementstrategien)
- Entspannungsverfahren (z. B. autogenes Training, progressive Muskelentspannung nach Jacobson, Neurobiofeedback)

- Meditative und achtsamkeitsbasierte Verfahren (z. B. Yoga, achtsamkeitsbasierte Stressreduktion [MBSR])
- Kognitiv-behaviorale Schmerzbewältigungsstrategien (z. B. Erlernen angepasster Belastung, Erlernen von Problemlösungsstrategien, Veränderung gedanklicher Muster)
- Tiefenpsychologisch (emotional) basierte Verfahren (z. B. Gesprächstherapie, Schreibtherapie, Kunsttherapie)
- Spiritualität (z. B. Beten, Aufsuchen religiöser Orte, Lesen religiöser Schriften)

Auf jeder Ebene der Betreuung älterer Menschen sind passende psychosoziale Interventionen durch entsprechend geschultes Personal wünschenswert.

21.4.3 Medikamentöse Ansätze

Aufgrund der im Alter auftretenden vielfältigen physiologischen Veränderungen und der erhöhten Prävalenz von Begleiterkrankungen inkl. Multimedikation (➤ Kap. 9) bestehen erhebliche Restriktionen in Auswahl, Dosierung und Kombination verschiedener analgetisch und antihyperalgetisch wirksamer Substanzen.

Aus diesem Grund sollte geprüft werden, ob eine Reduktion der Schmerzen durch **Anpassung der Ernährung** erreicht werden kann. So ist z. B. gut belegt, dass eine vegetarische und kohlenhydratreduzierte Ernährung das Schmerzniveau insgesamt senken kann. Für den Aufbau von Muskeln und zur Verbesserung der Muskelkoordination ist die Zufuhr ausreichender Mengen an Proteinen (mind. 1 g/kg KG/Tag) unerlässlich. Vitamin D unterstützt nicht nur den Einbau von Kalzium in das Knochengewebe, sondern verbessert auch die neuromuskuläre Koordination. Weitere (Mikro-)Nährstoffe werden mit antiinflammatorischen und analgetischen Effekten assoziiert. Dazu gehören insbesondere Magnesium, Omega-3-Fettsäuren, Vitamin C und B-Vitamine (vor allem Vitamin B_{12}).

Bei der Auswahl von Medikamenten zur Analgesie gelten die folgenden Prinzipien:

- Analgetika und antihyperalgetisch wirksame Substanzen sollten nach Art der Schmerzen und der Begleitsymptome ausgewählt werden.
- Kombinationen mit jeweils niedrigen Dosierungen sind einer Monotherapie oft überlegen.
- Die medikamentöse Therapie sollte immer in ein multimodales Gesamtkonzept eingebunden sein.
- Möglichkeiten der Dosisreduktion und Auslassversuche sollten regelmäßig überprüft werden.

PRAXISTIPP

Bewährte Therapieprinzipien

- Die pharmakologische Kombinationstherapie ist einer Monotherapie in Bezug auf Wirkung und Nebenwirkungsrisiko überlegen.
- Auf der Ebene der Nichtopioid-Analgetika sollten vor allem Paracetamol und Metamizol eingesetzt werden.
- Bei den nur zurückhaltend einzusetzenden nichtsteroidalen Antirheumatika (NSAR) haben Naproxen und Celecoxib im Vergleich zu anderen NSAR Vorteile.
- Opioide und andere zentral wirksame Substanzen sollten in Form von Retardzubereitungen in der geringsten zur Verfügung stehenden Dosierung begonnen werden.
- Tilidin/Naloxon, Buprenorphin, Hydromorphon und Oxycodon/Naloxon haben im Vergleich zu anderen Opioiden im Alter Vorteile.
- Bei Nervenschmerzen spielen Gabapentinoide (Gabapentin, Pregabalin), Antidepressiva (niedrig dosierte TZA, Duloxetin) und topische Prinzipien (Lidocain 5 %, Capsaicin 8 %) eine wichtige Rolle.
- Bei Nervenschmerzen können auch sog. duale Opioide (Tramadol, Tapentadol) sinnvoll sein. Tapentadol scheint mit geringeren opioidtypischen Nebenwirkungen verbunden zu sein.

Nichtopioid-Analgetika

Eine altersentsprechende Leberfunktion vorausgesetzt, ist bei leichter oder moderater Schmerzstärke das **Paracetamol** innerhalb eines Dosierspielraums von maximal 3 g/Tag ein relativ sicheres Analgetikum. Weniger lebertoxisch und effektiver ist **Metamizol**, das aufgrund der relaxierenden Effekte auf die glatte Muskulatur bei viszeralen Schmerzen das Mittel der Wahl ist. Im Vergleich zur skandinavischen Population ist das Risiko für das Auftreten der Komplikation der Agranulozytose in Mitteleuropa gering. Regelmäßige Blutbildkontrollen sind jedoch zu empfehlen.

Nichtsteroidale Antirheumatika (NSAR) sind vor allem bei entzündlichem Schmerz indiziert. Aufgrund ihrer gastrointestinalen, renalen, kardiovaskulären und bei Asthma bronchiale/COPD auch pulmonalen Toxizität sollten diese Substanzen möglichst nur über kurze Zeiträume „kurartig" eingesetzt werden.

Über die Auswahl entscheiden einerseits die Vorerfahrungen des jeweiligen Patienten („Ibuprofen- oder Diclofenac-Typ"), andererseits auch das individuelle gastrointestinale und kardiovaskuläre Risiko (Übersicht: ➤ Tab. 21.1). Bei hohem kardiovaskulärem Risiko (z. B. Einnahme von ASS 100 mg/Tag) ist **Naproxen** das Mittel der Wahl, das darüber hinaus im Vergleich zu anderen NSAR einen der besten antiinflammatorischen Effekte aufweist. Allerdings sollte Naproxen nur unter PPI-Schutz und bei niedrigem gastrointestinalem

Tab. 21.1 Nichtopioid-Analgetika

Substanz	Dosierungen	Mögliche Probleme*	Empfehlung/Vorteile
Traditionelle nichtsteroidale Antirheumatika (NSAR)			
Ibuprofen	3 × 400 mg**	Gastrointestinale Toxizität, Nierentoxizität, kardiovaskuläre Ereignisse und arterielle Hypertonie (**cave** Kombination mit ACE-Hemmern, AT_1-Antagonisten und Diuretika), Verschlechterung eines vorbestehenden Asthma bronchiale	Einnahme nur begrenzte Zeit, Dosisreduktion sobald wie möglich, ggf. Kombination mit Magenschutz (z. B. Omeprazol 20 mg), bei kardiovaskulären Risikofaktoren am ehesten Naproxen
Diclofenac	1 × 75 mg**		
Meloxicam	1 × 7,5 mg**		
Naproxen	1 × 500 mg**		
Hochselektive Cyclooxygenase(COX)-2-Hemmer			
Etoricoxib	1 × 60 mg**	Gastrointestinale Toxizität (weniger als bei den traditionellen NSAR), Nierentoxizität, kardiovaskuläre Ereignisse und arterielle Hypertonie, Verschlechterung eines vorbestehenden Asthma bronchiale (weniger als bei den traditionellen NSAR)	Einnahme nur begrenzte Zeit, Dosisreduktion sobald wie möglich, ggf. Kombination mit Magenschutz (z. B. Omeprazol 20 mg), Vorteile von Celecoxib bei arterieller Hypertonie und kardiovaskulärem Risiko im Vergleich zu Etoricoxib
Celecoxib	1 × 200 mg**		
Hemmer der Cyclooxygenase im ZNS			
Paracetamol	3 × 500 bis 1.000 mg	Bei mehr als 3 g/Tag Gefahr von Leberschäden, bei mehr als 10 g/Tag potenziell tödliche Leberschäden, Gefahr der Leberschädigung beim Fasten und bei Alkoholkonsum ↑	Innerhalb des schmalen Dosierspielraums geringes NW-Risiko
Metamizol	3 × 500 bis 1.000 mg	Gefahr des Blutdruckabfalls bei zu schneller i. v. Gabe, Gefahr der Agranulozytose (in Deutschland seltener als 1 : 10.000 bei Einnahme über 1 Jahr), deshalb nur bei starken bis stärksten Schmerzen einsetzen (VAS ≥ 6), Schwitzen	Besonders bei **viszeralen** Schmerzen geeignet, insgesamt gute Verträglichkeit mit großem Dosierspielraum

* Begrenzte Auswahl typischer Störwirkungen
** 50 % der Maximaldosierung bei einem gesunden oder gering belasteten Organismus

Risiko eingenommen werden. Bei hohem gastrointestinalem Risiko sind NSAR kontraindiziert. Bei nicht zu hohem kardiovaskulärem Risiko (z. B. keine ASS-Prophylaxe) kann der Einsatz eines Coxibs erwogen werden. Dabei scheint das Celecoxib mit geringeren kardiovaskulären Risiken als Etoricoxib einherzugehen.

CAVE

- NSAR-Einnahme nur so kurz wie möglich und so gering dosiert wie nötig
- Bei gleichzeitiger ASS-Therapie immer PPI-Schutz
- Bei gleichzeitiger ASS-Therapie Einnahme von Ibuprofen, Naproxen und Metamizol immer erst frühestens 30 min nach Einnahme des ASS (konkurrierende Bindung an Thrombozyten)
- Bei einer GFR < 30 ml/min kein NSAR
- Bei Leberinsuffizienz Dosisreduktion der NSAR

Opioid-Analgetika

Bei geringerer Organtoxizität haben Opioide im Vergleich zu den Nichtopioid-Analgetika Vorteile, allerdings kann ihr Einsatz u. a. mit Sedierung, Übelkeit und Obstipation einhergehen. Die Opioidtherapie kann das Risiko für Stürze erhöhen. Nächtliche Apnoe kann unter Opioidtherapie begünstigt werden, wodurch das kardiovaskuläre Risiko steigt. Zudem kann sich bei längerem Gebrauch eine Toleranz entwickeln, die klinisch mit einer Wirkungsabschwächung verbunden ist. Aus diesen Gründen gelten bei der Opioidtherapie grundsätzlich folgende Prinzipien:

- „Start low, go slow".
- Bei opioidnaiven Patienten Beginn mit der niedrigsten zur Verfügung stehenden Dosierung.
- Abschätzung des Risikos für Übelkeit und Obstipation im Vorfeld, um entsprechend prophylaktisch vorzugehen.
- Nur Einsatz von Retardzubereitungen, Pflastersystemen mit kontinuierlicher Abgabe von Opioiden oder Opioiden mit langer Eliminationshalbwertszeit.
- Nichtretardierte Opioide zur Schmerzspitzentherapie in der Regel nur bei Tumorschmerzen.
- Die Morphin-Äquivalenzdosis von 100 mg sollte in der Regel nicht überschritten werden (Ausnahme Tumorschmerz).

Die in ➤ Box 21.2 genannten Opioide sind im Alter vorteilhaft, weil sie im Vergleich zu anderen Opioiden weniger aktive Metabolite aufweisen und weniger Interaktionen zeigen. Der Naloxon-Zusatz kann Toleranzentwicklungen abschwächen und Obstipationsneigung reduzieren. Das duale Wirkprinzip bei Tapentadol reduziert Opioid bedingte Nebenwirkungen.

BOX 21.2

Opioide der Wahl im Alter

- **Tilidin/Naloxon:** Anfangsdosis 2 × 50/4 mg, keine Dosisanpassung bei Nierenfunktionsstörungen notwendig, weniger Risiko für Obstipation
- **Buprenorphin:** Anfangsdosis 2–3 × 0,2 mg sublingual oder 5 µg/h transdermal, keine Dosisanpassung bei Nierenfunktionsstörungen notwendig, im Vergleich zu anderen Opioiden weniger Konzentrationsstörungen, weniger Obstipation und geringeres Risiko für Toleranz
- **Hydromorphon:** Anfangsdosis 2 × 2 mg, Dosisreduktion bei Leber- und Nierenfunktionsstörungen, weniger Interaktionen durch geringe Plasmaeiweißbindung
- **Oxycodon/Naloxon:** Anfangsdosis 2 × 5/2,5 mg, Dosisreduktion bei Leber- und Nierenfunktionsstörungen
- **Tapentadol:** Anfangsdosis 2 × 50 mg, Risiko für Schlafstörungen, Vorteil bei neuropathischer Schmerzkomponente

Tramadol und Tapentadol sind am Opioidrezeptor aktiv, haben aber auch eine monoaminerge Wirkkomponente, d. h., sie erhöhen die Konzentration von Serotonin und Noradrenalin im Schmerzabwehrsystem (duales Wirkprinzip). Dadurch ergeben sich Einsparungen für den Opioid abhängigen Mechanismus. Tapentadol scheint im Vergleich zu Tramadol mit geringeren Störwirkungen verbunden zu sein, geht aber mit einem höheren Risiko für Schlafstörungen einher.

Antihyperalgetisch wirksame Substanzen/Wirkstoffe bei neuropathischen Schmerzen

Hierzu gehören vor allem die „alten" Antidepressiva und Duloxetin sowie Gabapentinoide. Sie kommen vor allem auch bei gemischtförmigen Schmerzen mit nozizeptiven und neuropathischen Anteilen („mixed pain") und bei neuropathischen Schmerzen zum Einsatz. Bei veränderter Gesetzeslage, welche die Kostenerstattung erleichtert, stellt das Rezepturarzneimittel **Dronabinol** (Delta-9-Tetrahydrocannabinol), z. B. in Tropfenform, bei neuropathischen oder gemischtförmigen Schmerzen und in palliativen Situationen (u. a. Kachexie, Übelkeit, Angst) eine Behandlungsoption dar.

Die „alten" **Antidepressiva** werden vor allem nach ihrem Nebenwirkungsprofil in Bezug auf die Sedierungsstärke bzw. ihren Effekt auf den Antrieb ausgewählt (➤ Tab. 21.2). Die Möglichkeit des Auftretens klinisch relevanter anticholinerger Nebenwirkungen (z. B. Reduktion kognitiver Fähigkeiten, Erhöhung des intraokulären Drucks, Erhöhung des Sphinktertonus der Blasenschließmuskeln, Herzrhythmusstörungen) grenzen ihre Anwendbarkeit ein. Allerdings reichen oft sehr niedrige Dosierungen, um signifikante Effekte zu erzielen. **Duloxetin** gilt in Bezug auf sedierende oder antriebssteigernde Effekte als neutral. Auch die anticholinergen Effekte und das Risiko für Gewichtszunahme sind geringer als bei den „alten" Antidepressiva. Allerdings ist Duloxetin mit einem höheren Risiko für funktionelle abdominale Beschwerden verbunden. Bei gleichzeitigem Vorliegen von chronischen Schmerzen und Depression können Antidepressiva helfen, die Multimedikation zu reduzieren.

Zu den **Gabapentinoiden** zählen Gabapentin und Pregabalin (➤ Tab. 21.3). Durch Blockade neuronaler Kalziumkanäle reduzieren sie den nozizeptiven Impulsstrom zum ZNS. Beide Substanzen haben sich vor allem bei neuropathischen Schmerzen bewährt. Gabapentin darf bei Pankreatitis nicht eingesetzt werden. Beide Substanzen können zu Gewichtszunahme und zu einem unbemerkten Absinken des Blutzuckerspiegels bei Diabetikern führen. Bei Einnahme von Pregabalin können periphere Ödeme auftreten. Die Beendigung einer Therapie mit Pregabalin und Duloxetin kann mit Absetzphänomenen verbunden sein. Aus diesem Grund sollte die Therapie dieser Substanzen nur schrittweise beendet werden.

Tab. 21.2 Antidepressiva in der Schmerztherapie

Antidepressiva (AD)	Dosierung**	Mögliche Probleme*	Empfehlung/Vorteile
AD allgemein		Mundtrockenheit, Konzentrationsstörungen, Erhöhung des Augeninnendrucks, Störung der Blasenentleerung (bei Prostatahypertrophie), Herzrhythmusstörungen (vor allem relevant bei > 100 mg/Tag in der Gruppe der TZA) (EKG-Kontrollen empfohlen), Gewichtszunahme (gilt nicht für alle), Blutbildveränderungen, Leberfunktionsstörungen	Start low, go slow (NW gehen im Behandlungsverlauf teilweise zurück), im Vergleich zur Depressionstherapie bei der Behandlung von Schmerzen deutlich niedrigere Dosierungen ausreichend (auch stark unterschiedliches interindividuelles Ansprechen), Auswahl nach NW-Profil, günstig bei Nervenschmerzen oder Schmerzen, die einen Nervenschmerzanteil enthalten
Amitriptylin (TZA)	5–10 mg z. N., bis zu einer 24-h-Dosis von 50 mg retard	Müdigkeit, Gewichtszunahme (dosisabhängig)	Bei gestörtem Nachtschlaf ist der schlafanstoßende Effekt erwünscht; liegt auch in Tropfenform vor (dadurch fein abgestufte Dosierungen möglich)
Doxepin (TZA)	5–10 mg z. N., bis zu einer 24-h-Dosis von 50 mg	Müdigkeit, Gewichtszunahme (dosisabhängig)	Bei gestörtem Nachtschlaf ist der schlafanstoßende Effekt erwünscht

Tab. 21.2 Antidepressiva in der Schmerztherapie *(Forts.)*

Antidepressiva (AD)	Dosierung**	Mögliche Probleme*	Empfehlung/Vorteile
Imipramin (TZA)	1 × 10 mg bis 2 × 25 mg	Dämpfende und aktivierende Effekte halten sich die Waage, Vorsicht bei ausgeprägter Angst und Unruhe	Kein oder nur geringes Potenzial für Gewichtszunahme
Clomipramin (TZA)	1 × 10 mg bis 2 × 37,5 mg retard	Dämpfende und aktivierende Effekte halten sich die Waage, Vorsicht bei ausgeprägter Angst und Unruhe	Weniger Müdigkeit im Vergleich zu Amitriptylin und Doxepin
Nortriptylin (TZA)	1 × 10 mg bis „25–25–0" mg	Aktivierende Effekte überwiegen, Vorsicht bei ausgeprägter Angst und Unruhe, Gewichtszunahme (dosisabhängig)	Weniger Müdigkeit im Vergleich zu Amitriptylin, Doxepin und Clomipramin
Mirtazapin	1 × 7,5–15 mg z. N., bis zu einer 24-h-Dosis von 30 mg	Müdigkeit, Gewichtszunahme (dosisabhängig), Ödeme, Kribbelgefühle, unruhige Beine	Weniger Müdigkeit im Vergleich zu Amitriptylin und Doxepin
Duloxetin	1 × 30 mg bis zu einer Tagesdosis von 60 mg	Beschwerden im Magen-Darm-Trakt (treten seltener auf, wenn abends eine geringe Dosis Mirtazapin dazu gegeben wird), vermehrtes Schwitzen, Sexualfunktionsstörungen, langsames Absetzen empfohlen, da Absetzprobleme möglich	Weniger Müdigkeit im Vergleich zu Amitriptylin und Doxepin, kein oder nur geringes Potenzial für Gewichtszunahme

NW = Nebenwirkung; TZA = trizyklisches Antidepressivum; z. N. = zur Nacht
* Begrenzte Auswahl typischer Störwirkungen
** Zur Behandlung von Depressionen und anderen psychischen Störungen kommen auch höhere Dosierungen in Betracht.

Tab. 21.3 Antikonvulsiva in der Schmerztherapie

Substanz	Dosierung**	Mögliche Probleme*	Empfehlung/Vorteile
Antikonvulsiva allgemein		Müdigkeit, zentralnervöse Störwirkungen (z. B. Übelkeit, Schwindel, Gangunsicherheit, Sehstörungen etc.)	„Start low, go slow" (NW gehen im Behandlungsverlauf teilweise zurück), Auswahl nach Wirkung und NW-Profil, günstig bei Nervenschmerzen oder Schmerzen, die einen Nervenschmerzanteil enthalten
Gabapentin	1 × 100–300 mg z. N., bis zu 3 × 800 mg	Gewichtszunahme, Kribbelgefühle, bei Diabetikern Absinken des Blutzuckers möglich, kein Einsatz bei akuter Pankreatitis	Weniger Müdigkeit im Vergleich zu CBZ und OXC
Pregabalin	1–2 × 25 mg bis zu 2 × 300 mg	Gewichtszunahme, Ödeme, bei Diabetikern Absinken des Blutzuckers möglich, langsames Absetzen empfohlen, da Absetzprobleme möglich	Weniger Müdigkeit im Vergleich zu CBZ und OXC, günstige Effekte auf Schlafverhalten, kann auch wirken, wenn Gabapentin nicht geholfen hat (manche Menschen können Gabapentin schlecht aus dem Darm aufnehmen), auch zugelassen bei Angststörung
Carbamazepin (CBZ)	1 × 50–100 mg z. N., bis zu 3 × 400 mg	Herzrhythmusstörungen, Blutbildveränderungen, Leberfunktionsstörungen, Absinken des Natriumspiegels im Blut	In der Regel nur bei Trigeminusneuralgie
Oxcarbazepin (OXC)	1 × 75–150 mg z. N., bis zu 2 × 600 mg	Absinken des Natriumspiegels im Blut	In der Regel nur bei Trigeminusneuralgie, im Vergleich zu CBZ insgesamt weniger NW

NW = Nebenwirkung; z. N. = zur Nacht
* Begrenzte Auswahl typischer Störwirkungen
** Zur Behandlung von Krampfanfällen kommen auch andere Dosierungen in Betracht.

Bei neuropathischen Schmerzen haben die **dualen Opioide** Tramadol und Tapentadol Vorteile. Bei der Kombination mit einem Antidepressivum sollte an die (sehr seltene) Möglichkeit gedacht werden, dass ein Serotonin-Syndrom auftreten kann.

Lassen sich neuropathische Schmerzen mit den genannten pharmakologischen Möglichkeiten nicht ausreichend lindern oder bestehen Kontraindikationen für die genannten Medikamentengruppen (z. B. Antidepressiva bei gleichzeitig bestehendem Restless-Legs-Syndrom), kann auch der Einsatz eines cannabisbasierten Arzneimittels erwogen werden. Durch das im März 2017 in Kraft getretene Cannabis-als-Medizin-Gesetz können cannabisbasierte Arzneimittel nach entsprechender Antragsstellung und Genehmigung auch zulasten der Krankenkassen verordnet werden. Als Mittel der ersten Wahl sind hier am ehesten orale Zubereitungen zu nennen, z. B. standardisierte **Cannabis-Vollextrakte**. Das Auftreten typischer Nebenwirkungen wie Schwindel und Müdigkeit lässt sich durch Beachtung des Prinzips „Start low, go slow und keep low" in der Regel vermeiden. Geringe Tagesdosierungen zwischen 1 und 5 mg Tetrahydrocannabinol (THC) sind oft ausreichend.

Topische Prinzipien

Topische Behandlungsansätze haben bei alten multimorbiden Patienten einen hohen Stellenwert, da das Risiko für systemische Nebenwirkungen sehr gering ist (➤ Tab. 21.4):

- Bei der PHN ist **Lidocain 5 %** zugelassen.
- Bei allen Formen von durch einen peripheren Nervenschaden ausgelösten Nervenschmerzen kann **Capsaicin 8 %** versucht werden.
- 10-prozentiges **Pfefferminzöl** (auf Stirn und Schläfe) kann bei Kopfschmerzen Medikamente einsparen helfen.
- **Lavendelöl** (auf einen feuchten Wickel auf der Brust) kann bei Schlafstörungen versucht werden.

Muskelrelaxierende Substanzen

Muskelrelaxierende Substanzen sollten möglichst nur über kurze Zeiträume eingesetzt werden. Ihr Einsatz kann über eine akute Schmerzphase hinweghelfen, wenn die Schmerzsituation mit einer erhöhten schmerzhaften Muskelspannung verbunden ist.

- Methocarbamol darf über einen Zeitraum von 30 Tagen eingesetzt werden.
- Weitere Wirkstoffe sind Tolperison (nur bei Spastik nach apoplektischem Insult), Tizanidin und die THC/CBD-Kombination (nur bei Spastik im Zusammenhang mit MS).

Tab. 21.4 Lokal wirksame Substanzen auf der Haut (topische Anwendung)

	Dosierung	Mögliche Probleme*	Empfehlung/Vorteile
Lidocain 5 %	1–3 Pflaster in der Größe des schmerzenden Hautbereichs. 12 h Anwendung im Wechsel mit 12 h Pause	Hautausschlag, Hautwunden, allergische Reaktionen	Nur zugelassen bei Schmerzen im Zusammenhang mit PHN. Das Therapieprinzip ist aber unabhängig von der Erkrankung. Wenn Natriumionenkanäle sensibilisiert sind, kann Lidocain wirksam sein. Nur auf intakter Haut anwenden, kein Wasserkontakt während der Klebezeit
Capsaicin 8 %	1 Pflaster enthält 179 mg Capsaicin, 60 min Einwirkung (30 min an den Füßen), Therapie alle 3 Monate	Brennen, Schmerzen, Rötung (auch mehrere Tage) nach Anwendung (Linderung durch Kühlung), Bluthochdruck, Verlangsamung des Herzschlags, Husten, Übelkeit, Augenreizungen	Zugelassen bei Schmerzen, die durch eine periphere Nervenschädigung hervorgerufen sind. Nur auf intakter Haut anwenden, nicht am Kopf oder im Gesicht. Therapie nur in der Praxis
Pfefferminzöl 10 %	1- bis mehrmals täglich bei Kopfschmerzen (Stirn, Schläfen, Nacken)	Brennen, Rötung, allergische Reaktionen	Hilft, bei Spannungskopfschmerz Akutschmerzmittel einzusparen

* Begrenzte Auswahl typischer Störwirkungen

Tab. 21.5 Skelettmuskelrelaxierende (entspannende) Substanzen

Skelettmuskelrelaxierende Substanzen	Dosierung**	Mögliche Probleme*	Empfehlung/Vorteile
Tolperison	1 × 50–100 mg z. N., bis zu 3 × 100 mg	Müdigkeit, Schwindel, Kopfschmerzen, Magen-Darm-Beschwerden, allergische Reaktionen, Dosisreduktion bei Nieren- und Leberfunktionsstörungen	Nur bei Spastikbeschwerden nach einem Schlaganfall zugelassen, möglichst nur kurzfristige Anwendung
Methocarbamol	1–2 × 750 mg z. N., bis zu 3 × 1.500 mg	Kopfschmerzen, Schwindel, allergische Reaktionen, Unruhe, Dosisreduktion bei Nieren- und Leberfunktionsstörungen	Einnahme nicht länger als 30 Tage
Tizanidin	1–2 × 2 mg z. N., bis zu 3 × 4 mg	Langsamer oder schneller Herzschlag (EKG), Müdigkeit, Schwindel, Mundtrockenheit, Dosisreduktion bei Nieren- und Leberfunktionsstörungen	Möglichst nur kurzfristige Anwendung, keine Reduktion des normalen Muskeltonus
Delta-9-Tetrahydrocannabinol (THC), Cannabidiol (CBD) (Sativex®)	1 Sprühstoß (= 2,7 mg THC und 2,5 mg CBD) z. N., bis zu 12 Sprühstöße/Tag	Schwindel, Müdigkeit, Stimmungsänderungen, Gedächtnisstörungen, Schleimhautveränderungen in der Mundhöhle, Magen-Darm-Beschwerden, Halluzinationen	Bei mittelschweren bis schweren Spastikbeschwerden bei Patienten mit multipler Sklerose, wenn andere antispastische Arzneimittel nicht ausreichend gelindert haben und im Anfangstherapieversuch Sativex® geholfen hat

* Begrenzte Auswahl typischer Störwirkungen
** Teilweise werden auch höhere Dosierungen eingesetzt.

21.5 Chronische Schmerzen bei Demenz

Die Entwicklung einer Demenz kann dazu führen, dass sich alte Menschen nicht mehr adäquat äußern können. Auf Schmerzen deutende Verhaltensweisen wie Rufen oder Umherlaufen werden oft als herausforderndes Verhalten oder Abwehrreaktionen und als Symptom der Demenzerkrankung selbst interpretiert. Das dürfte der Hauptgrund dafür sein, warum ältere Menschen mit Demenz im Vergleich zu kognitiv nicht beeinträchtigten Personen gleichen Alters deutlich weniger Schmerzmittel verschrieben bekommen und die Dosierung der verordneten Substanzen darüber hinaus niedriger ist. Zudem erhalten an Demenz erkrankte Menschen oft mehr psychotrope (sedierende) Substanzen.

In einer solchen Situation ist es wichtig, daran zu denken, dass Schmerzen vorliegen können; die Wahrscheinlichkeit ist hoch („Lebensalter in Prozent"). Daraus folgt, dass danach gefragt werden muss. Bei aufmerksamer Beobachtung von Mimik, Gestik, lautsprachlichen Äußerungen und Bewegungsmustern lassen sich Schmerzen indirekt erkennen.

Bei leichtem demenziellem Syndrom kann eine verbale Ratingskala (VRS) noch bewertet werden. Bei schwereren Formen der Demenz (MMST < 10) müssen Fremdbeurteilungsskalen helfen, eine Einschätzung der Belastung des Betroffenen zu erreichen. Die Fremdbeurteilung gelingt besser, wenn die demente Person dem Betreuungspersonal vertraut ist.

In Deutschland stehen mehrere Fremdbeurteilungsskalen zur Verfügung:

- **BESD (Beurteilung von Schmerzen bei Demenz):** Kategorien: Atmung, negative Lautäußerungen, Gesichtsausdruck, Körpersprache und Reaktion auf Trost. Maximal 10 Punkte, ab einem Punktwert von 2 ist das Vorhandensein von Schmerzen wahrscheinlich.
- **BISAD (Beobachtungsinstrument für das Schmerzassessment bei alten Menschen mit Demenz):** Beobachtung verschiedener Parameter in Ruhe (Mimik, Körperhaltung, Reaktion auf spontane Bewegungen, Beziehungen zu anderen) und während der Mobilisation durch das betreuende Personal (Angst, Reaktionen auf die Mobilisation und bei der Versorgung potenziell schmerzender Bereiche, Klagen). Nur im Verlauf einsetzbar, d. h., zur Beurteilung muss das übliche Verhalten des Betroffenen bekannt sein.
- **Doloplus-2-Skala:** Untersucht werden zehn Parameter aus somatischen Schmerzreaktionen, psychomotorischen und psychosozialen Reaktionen (verbale Schmerzäußerung, Schonhaltung in Ruhe, Schutz von schmerzhaften Körperzonen, Mimik, Schlaf, Waschen/Ankleiden, Bewegung/Mobilität, Kommunikation, soziale Aktivität und Verhaltensstörungen).

Sprechen direkte oder indirekte Hinweise für das Vorhandensein von Schmerzen, sollte eine symptomatische Schmerztherapie eingeleitet und der Verlauf beobachtet werden. Dabei gelten die oben erläuterten Prinzipien der pharmakologischen Intervention. Diese Vorgehensweise funktioniert häufig: Die Patienten werden ruhiger, und aggressives Verhalten nimmt ab.

AUSGEWÄHLTE LITERATUR

Basler HD, Hesselbarth S, Schuler M. Schmerzdiagnostik und -therapie in der Geriatrie. Teil I: Schmerzdiagnostik. Schmerz 2004; 18: 317–326.

Bernateck M, Karst M, Sabatowski R, Siebrecht D (Hrsg.). Schmerzmedizin – 1000 Fragen. Für Klinik, Praxis und die Zusatzweiterbildung Spezielle Schmerztherapie. 2. akt. A. Stuttgart: Thieme 2017.

Gloth MF 3rd (ed.). Handbook of Pain Relief in Older Adults. An evidence-based approach. New York: Springer Humana Press 2011.

Jones MR, Ehrhardt KP, Ripoll JG, et al. Pain in the elderly. Curr Pain Headache Rep 2016; 20: 23.

Karst M. Das Schmerz-Buch. Neue Wege wagen. Hannover: Schlütersche Verlagsgesellschaft 2014.

Lukas A, Mayer B, Onder G et al. Schmerztherapie in deutschen Pflegeeinrichtungen im europäischen Vergleich. Ergebnisse der SHELTER-Studie. Schmerz 2015; 29(4): 411–421.

Mattenklodt P, Leinhardt C. Psychologische Diagnostik und Psychotherapie bei chronischen Schmerzen im Alter. Schmerz 2015; 29(4): 349–361.

KAPITEL

22 Schwindel

Peter Lüdemann

Kernaussagen

- Schwindel ist ein im Alter sehr häufig beklagtes Symptom, bei dem die Beschwerden und Vorstellungen des Betroffenen dem Untersucher nicht sofort klar sind.
- Die Ursachen von Schwindel, Ataxie und Präsynkopen können von orthostatischer Dysregulation über Hydrozephalus, Enzephalopathie, zerebellären, vestibulären und spinalen Störungen bis hin zu peripher sensiblen oder autonomen Neuropathien reichen.
- Häufig ist eine emotionale Kopplung symptomverstärkend.
- Die Diagnosefindung setzt Kenntnisse und gezielte Fragen voraus. Die Anamnese und die körperliche Untersuchung machen technische Untersuchungen bei einem Teil der Patienten unnötig.
- Da sehr erfolgreiche Therapien möglich sind, ist es in refraktären Fällen notwendig, den Neurologen hinzuzuziehen, der ggf. weitere Fachdisziplinen (Innere Medizin, HNO, Psychiatrie) konsultieren muss.
- Zur Koordination wird dann meist ein stationärer Aufenthalt erforderlich.

22.1 Einleitung

Die Klage über Schwindel ist sowohl in der Klinik als auch in der Praxis sehr häufig. Die Betroffenen werden bedauert und nicht stigmatisiert, daher tolerieren auch Prominente, dass ihre Krankheit in den Medien besprochen wird. Schwindel kann harmlos und vorübergehend oder Symptom einer bedrohlichen Erkrankung sein. Die eigentlichen Schwindelkrankheiten können gravierende Folgen z. B. für die Arbeitsfähigkeit haben.

Schwindel entsteht durch die **Wahrnehmung widersprüchlicher Informationen** aus den Bereichen Gleichgewicht, Sehen und Körperhaltung. Meistens ist die bewusste Wahrnehmung dieses Zustands mit einer emotionalen Verarbeitung gekoppelt. Auf dem Karussell willkürlich herbeigeführt führt Schwindel zu Glücksgefühlen; wenn er einen aber z. B. beim kräftigen Pressen auf der Toilette überfällt, führt er zusammen mit vegetativen Veränderungen zu negativen Emotionen (Angst) und in der weiteren Folge zu Vermeidungsverhalten.

Was meint der Patient also mit seinem Schwindel? Nur eine gezielte Anamnese kann Hinweise auf den Pathomechanismus geben.

22.2 Diagnostik

An erster Stelle steht die **Anamnese**:

- Kann der Patient sich nicht mehr im Raum orientieren?
- Empfindet er eine Scheinbewegung, oder scheint sich die Umgebung zu bewegen?
- Hat er das Gefühl, gleich ohnmächtig zu werden, oder Fallangst?
- Handelt es sich um eine Gleichgewichtsstörung?
- In welcher Situation tritt der Schwindel auf?
- Lässt er sich zuverlässig auf diese Art auslösen? Oder ist er anhaltend vorhanden?
- Wenn der Schwindel mehrfach aufgetreten ist, in welcher Körperposition? In welcher noch nie?
- Zu welcher Tageszeit ist der Schwindel aufgetreten?
- Was hat der Patient in den letzten beiden Minuten vorher gemacht?

An zweiter Stelle steht die **körperliche Untersuchung**. Akutes Krankheitsgefühl mit Übelkeit und Erbrechen spricht für andere Schwindelsyndrome als eine langsam progrediente Gangstörung mit oder ohne Stürze. Doppelbilder, Nystagmus und Hörminderung sprechen für eine Erkrankung im Bereich von Hirnstamm, Hirnnerven oder Schädelbasis, wohingegen Gesichtsblässe mit Schwitzen im Stehen für einen orthostatischen, hypotonen Schwindel spricht. Weitere Syndrome sind ➢ Tab. 22.1 zu entnehmen.

Die systematische Abarbeitung eines Untersuchungsprogramms bei jedem Patienten mit Leitsymptom Schwindel wäre zu umfangreich. Daher wird man nach der körperlichen Untersuchung hypothesengesteuert weiter untersuchen und behandeln.

MERKE

Wenn zentraler Schwindel **mit** Begleitsymptomen **plötzlich** auftritt, handelt es sich möglicherweise um einen lebensbedrohlichen Notfall (Basilarisembolie, Hypoglykämie etc.), der eine sofortige stationäre Einweisung mit dem Notarzt rechtfertigt.

22.3 Vestibulärer Schwindel

22.3.1 Gutartiger Lagerungsschwindel

Die Kenntnis des gutartigen Lagerungsschwindels hat sich in den letzten 20 Jahren sehr gut verbreitet. Im Akutkrankenhaus ist es die häufigste Schwindelform in der Notaufnahme. Die mit zunehmendem Alter abnehmende körperliche Aktivität begünstigt die Entstehung von Otolithen. Daher sind die allermeisten Patienten bei der ersten Attacke schon über 50 Jahre alt. Frauen sind doppelt so häufig betroffen wie Männer. Durch bestimmte Kopfbewegungen lässt sich eine neue Attacke auslösen und damit die Diagnose eindeutig stellen. Die Dauer der einzelnen Attacke ist fast immer kürzer als 1 Minute; viele Patienten befürchten, ihre letzte Stunde habe geschlagen. Es kommt zu heftigen vegetativen Reaktionen mit Erbrechen.

Tab. 22.1 Anamnestische Hinweise zur Schwindelursache

	Periphervestibulärer Schwindel	Zentraler Schwindel inkl. Intoxikation	Sensible Afferenzstörung	Orthostatischer Schwindel	Funktioneller Schwindel
Lokalisation	Labyrinth oder N. vestibularis	Kleinhirn, Hirnstamm, oder selten Kortex Hydrozephalus, Enzephalopathie	Rückenmark, Nervenwurzeln, periphere Neuropathie	Präsynkope, Synkope, autonome Neuropathie	früher „phobisch"
Art des Schwindels	Drehschwindel, gerichtet	gerichtet oder ungerichtet	Fallangst, Verstärkung bei geschlossenen Augen oder im Dunklen	Benommenheits- oder Schwankschwindel	Benommenheitsschwindel, Fallangst
Dauer des Schwindel	Schwindelattacke oder Episoden	Dauerschwindel, teilweise mit Attacken	Dauerschwindel	Episode	Episode/Dauerschwindel
Trigger	Auslöser	kein Auslöser	Verschlimmerung bei geschlossenen Augen oder im Dunkeln	meist nur im Stehen	Menschenmengen, leere Plätze etc.
Weitere Symptome	Begleitsymptome: • Hörstörung • Tinnitus • Oszillopsien • Fallneigung zur Seite	Mit/ohne Begleitsymptome: • Doppelbilder • Gleichgewichtsstörung („wie betrunken") • Dysarthrie • Kopfschmerzen • Delir	› Kap. 28.6 (Polyneuropathie)	selten Begleitsymptome • Schwitzen • Gesichtsblässe	soziale Einschränkungen, ausgeprägtes Vermeidungsverhalten
Nystagmus (vorhanden)	Nystagmus ++	Nystagmus +	Nystagmus – –	Nystagmus (–)	Nystagmus –
Erbrechen (vorhanden)	Erbrechen ++	Erbrechen +	Erbrechen –	Erbrechen (–)	Erbrechen –
Sturz/Stürze (typisch)	Sturz -	Sturz +	Sturz +	Sturz ++	Sturz –

In der körperlichen Untersuchung muss zur Vorbereitung des „Befreiungsmanövers" die Schwindel auslösende Position eingenommen werden. Der Untersucher sieht während des Schwindels fast immer einen Nystagmus, der erst mit einer kurzen Latenz einsetzt und nach ca. 20 weiteren Sekunden abklingt. Da am häufigsten der rechte posteriore Bogengang betroffen ist, haben wir eine Bilderstrecke ergänzt (➤ Abb. 22.1a–f), die das therapeutische **Sémont-Manöver** für diese Variante zeigt. Manche Patienten sind schon nach einmaliger Behandlung beschwerdefrei, andere müssen mehrere Tage behandelt werden. Etwa die Hälfte der Patienten bleibt rezidivfrei, andere kommen in längeren Abständen wieder.

22.3.2 Akute unilaterale Vestibulopathie

Eine akute einseitige Vestibulopathie (früher „Neuronitis vestibularis") kann in jedem Lebensalter auftreten. Typisch ist der akute Beginn mit Stunden bis Wochen anhaltendem Drehschwindel, häufig Fallneigung zur betroffenen Seite, anhaltendem Nystagmus zur Gegenseite und Verschlimmerung bei jeder Bewegung. Auf Befragen geben die Patienten Oszillopsien („wackelnde Bilder") an. In weniger heftigen Fällen ist der Nystagmus durch Fixation supprimierbar. Dies verhindert die **Frenzel-Brille** und erleichtert hiermit die Untersuchung (➤ Abb. 22.2). Gegen das bei vielen Patienten auftretende Erbrechen geben wir für höchstens 3 Tage Dimenhydrinat als Suppositorien oder in einer Infusion.

Die ursächliche Behandlung erfolgt mit Prednisolon, z. B. 100 mg Prednisolon für 10 Tage. Da viele Patienten inzwischen als Notfall sofort in die Notaufnahme kommen, kann die Behandlung schneller beginnen als früher. Seitdem sehen wir die therapierefraktären Verläufe fast gar nicht mehr. Unter dieser Behandlung kommt es zu einer Besserung. Dann sollte mit physiotherapeutischen Schwindelübungen das Gleichgewichtssystem rasch wieder trainiert werden, um den Schwindel wieder loszuwerden (➤ Box 22.1). Experimentell konnte gezeigt werden, dass das multisensorische Gleichgewichtssystem bei der Störung in einem oder mehreren Kanälen neu „kalibriert" werden muss. Da sedierende Medikamente diesen Lernvorgang stören, sollten sie baldmöglichst wieder abgesetzt werden.

22.3.3 Bilaterale Vestibulopathie

Die bilaterale Vestibulopathie ist eine chronische Störung, die einseitig nacheinander oder beidseits gleichzeitig entsteht (z. B. nach Aminoglykosid-Antibiotika). Das charakteristische Symptom sind bewegungsinduzierte Oszillopsien (unscharfes Sehen oder mit jedem Schritt hüpfende Bilder); es besteht Beschwerdefreiheit, wenn der Kopf im Sitzen oder Liegen angelehnt ist. Bewiesen werden kann das Syndrom

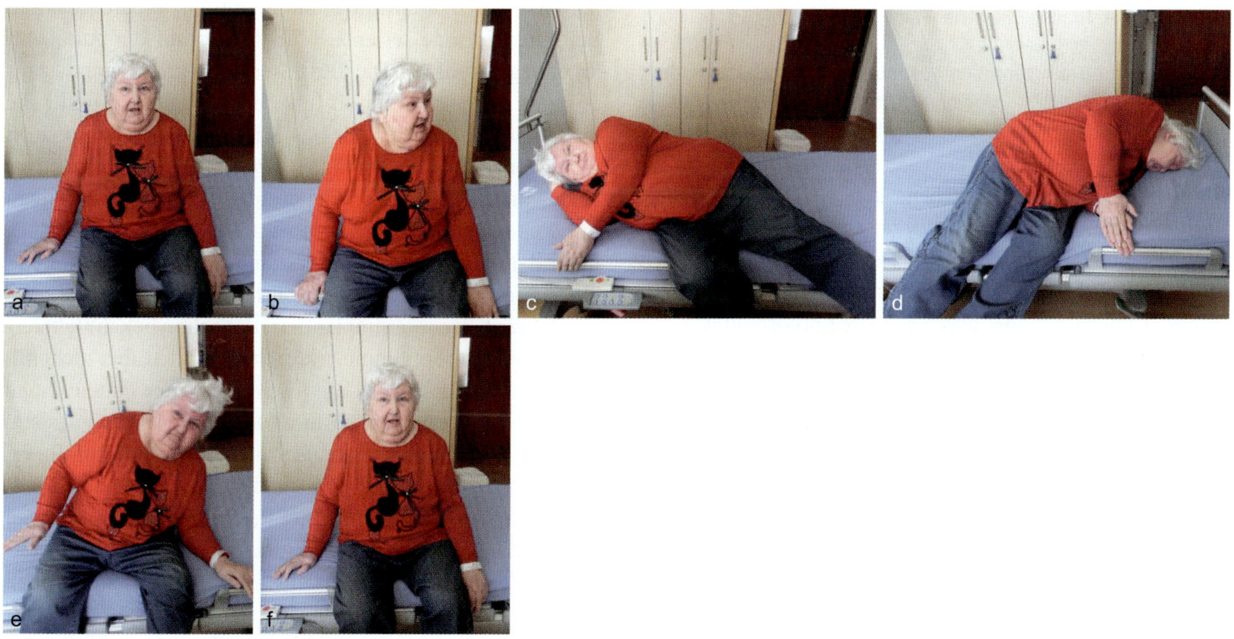

Abb. 22.1 Therapeutisches Sémont-Manöver: [T1133]
a) Ausgangsposition in der Bettmitte einnehmen.
b) Kopf zur linken Schulter drehen.
c) Rasch auf die rechte Schulter legen, Blick weiter zur linken Schulter (**cave**: Schwindel, Übelkeit); *trotzdem 1 Minute so liegen bleiben.*
d) Kopf weiterhin zur linken Schulter, in einem Bogen (am besten mit Hilfsperson) auf die linke Schulter werfen und *1 Minute so liegen bleiben.*
e) Mit Blick nach vorn langsam aufrichten.
f) Endposition: Anschließend mindestens 20 Minuten nicht hinlegen.

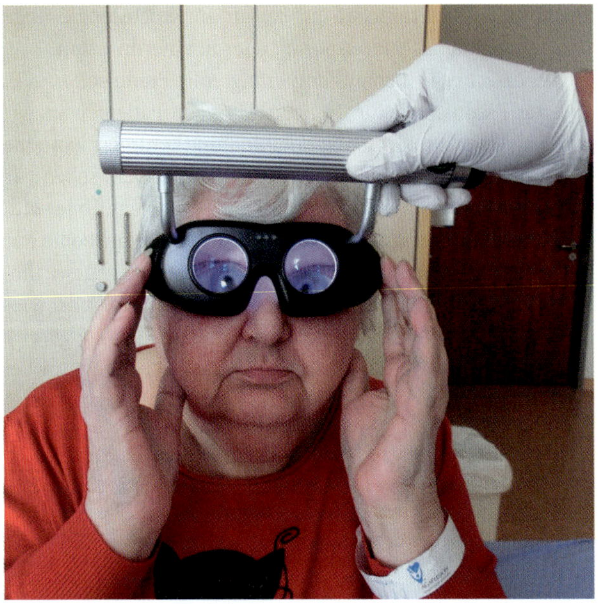

Abb. 22.2 Frenzel-Brille [T1133]

BOX 22.1

Therapie der akuten einseitigen Vestibulopathie

- **Symptomorientierte Therapie:** in der akuten Phase 1–3 Tage zur Unterdrückung der Symptome Übelkeit und Erbrechen (z. B. Dimenhydrinat als Suppositorien oder in einer Infusion).
- **Ursachenorientierte Therapie:** Die kurz dauernde Behandlung mit Prednisolon verbessert die Erholung der peripheren vestibulären Funktion signifikant und führt ggf. zur Abschwellung von entzündetem Gewebe.
- **Verbesserung der zentralen vestibulären Kompensation des peripheren Defizits:** stufenförmiges physikalisches Training unter krankengymnastischer Betreuung.

durch reduzierte oder erloschene kalorische Erregbarkeit[1]. Nach Brandt und Dieterich (2020) zeigen Patienten mit bilateraler Vestibulopathie im Gegensatz zu Patienten mit anderen vestibulären Erkrankungen keine vermehrten Ängste, „fear of falling", Höhenangst oder psychiatrische Komorbidität.

Die möglichen Ursachen der bilateralen Vestibulopathie sind in ➤ Box 22.2 zusammengefasst.

22.3.4 Morbus Menière

Für diese Diagnose sind mehrere Attacken erforderlich. Die einzelne Attacke dauert mehr als 20 Minuten, aber kürzer als 1 Tag. Der Abstand zwischen den Attacken kann anfangs mehrere Monate betragen, wird dann aber häufig kürzer. Die Patienten verspüren auf der betroffenen Seite Ohrdruck, einen Tinnitus oder eine Hörminderung. Um die Diagnose sicher stellen zu können, ist eine Audiometrie beim HNO-Arzt erforderlich. Bei dieser Krankheit kommt zur Vorbeugung von Attacken Betahistin bis 3 × 48 mg/Tag zum Einsatz. Geringere Dosierungen sind nicht wirksam. Die Studienlage zur Hochdosistherapie ist noch nicht eindeutig entschieden.

BOX 22.2

Ursachen der bilateralen Vestibulopathie

- Idiopathisch (20–30 %)
- Ototoxische Substanzen
- Zerebelläre Degeneration
- Meningitis oder Labyrinthitis
- Paraneoplastisch
- Autoimmunkrankheiten
- Neuropathien
- Bilaterale sequenzielle Neuritis vestibularis
- Bilateraler Morbus Menière
- Kongenitale Fehlbildungen

FALLBEISPIEL

Ein 73-jähriger „aktiver Rentner" berichtet über eine seit mehr als 1 Jahr unregelmäßig, laut Anfallskalender im Schnitt monatlich auftretende Symptomatik mit Schwindelepisoden, teilweise als Drehschwindel, ohne reproduzierbare Auslöser. Bei einer Episode sei er z. B. als Fahrer auf der Autobahn unterwegs gewesen. Die Beschwerden würden mindestens 1 Stunde andauern, danach fühle er sich schwach und habe das Bedürfnis zu schlafen. Das Schlafbedürfnis könne auch durch ein mäßig ausgeprägtes, unbehandeltes obstruktives Schlafapnoe-Syndrom erklärt werden. Da einige Episoden mit Kopfschmerzen verbunden waren, habe ein Neurologe unter dem Verdacht auf eine vestibuläre Migräne einen Betablocker angesetzt, jedoch ohne Erfolg. Der Kardiologe habe einen Event-Recorder implantiert, das schon bekannte intermittierende Vorhofflimmern korreliere zeitlich aber nicht mit den Schwindelepisoden. Psychisch macht der Patient einen altersentsprechend stabilen Eindruck, und während des stationären Aufenthalts trat keine Schwindelepisode auf. In der Video-Nystagmografie (VNG) fand sich ein normaler Kopf-Impuls-Test[2] bei abgeschwächter Reaktion in der kalorischen Testung beidseits. Da diese Befundkonstellation beim Morbus Menière häufig gefunden wird, diagnostizierten wir einen „wahrscheinlichen Morbus Menière", leiteten eine Prophylaxe mit Betahistin ein und empfahlen zur Bestätigung die ergänzende Audiometrie beim Hals-Nasen-Ohren-Arzt. Solch

[1] Kalorische Erregbarkeit: Durch plötzliche Temperaturänderung der Labyrinthflüssigkeit (hervorgerufen durch Kalt- und/oder Warmluft- oder Warmwasserapplikation) kommt es zu Viskositätsänderungen und zur Veränderung der Erregbarkeit, sichtbar und messbar an Nystagmen. Auf der gesunden Seite bekommt der Patient Schwindel und muss sich ggf. übergeben, auf der kranken Seite nicht. Wenn man schon ahnt, welche Seite erkrankt ist, untersucht man hier zuerst, da der Patient das nicht so unangenehm empfindet.

[2] Der Kopf-Impuls-Test testet klinisch oder apparativ die vestibulookulären Hirnstammreflexe, vorwiegend der horizontalen Bogengänge.

ein VNG-Befund kann auch bei der Presbyvestibulopathie (➤ Kap. 22.3.5) gefunden werden, dann haben die Patienten aber andere Beschwerden.

22.3.5 Presbyvestibulopathie (PVP)

Die früher Altersschwindel genannte Presbyvestibulopathie ist eine neue Entität mit folgenden Charakteristika (Agrawal et al. 2020):

- Nach den Klassifikationskriterien der Bárány-Gesellschaft handelt es sich um ein chronisches vestibuläres Syndrom mit Schwindel, Gleichgewichtsstörungen, Gangstörungen und/oder wiederholten Stürzen infolge leichter bilateraler vestibulärer Defizite bei über 60-Jährigen.
- Um die Diagnose stellen zu können, muss eine bilateral verminderte Funktion des vestibulookulären Reflexes nachweisbar sein. Die VNG zeigt Veränderungen einer inkompletten bilateralen Vestibulopathie.
- Das Syndrom lässt sich nicht besser durch eine andere Krankheit oder Störung erklären.

In unserem eigenen Krankengut haben wir nicht selten ältere Patienten, bei denen ein Kopf-Impuls-Test wegen reflektorischer Blepharospasmen nicht ausgewertet werden kann, die in der kalorischen Testung dann bilateral eine thermische Untererregbarkeit zeigen.

Extrapyramidale oder kognitive Störungen gehören nicht zur PVP. In diesen Fällen sollte die Differenzialdiagnose des Parkinson-Syndroms bzw. des Normaldruckhydrozephalus (➤ Kap. 28.4) geprüft werden.

In einer Arbeit wurde das gleichzeitige Vorkommen von PVP und Presbyakusis nachgewiesen. PVP tritt typischerweise zusammen mit anderen altersbedingten Defiziten des Sehvermögens, der Propriozeption und/oder der kortikalen, zerebellären und extrapyramidalen Funktion auf, die ebenfalls zur Manifestation der Symptome von Gangunsicherheit, Gangstörungen und Stürzen beitragen. Zur Differenzialdiagnostik ist daher eine quantitative Nystagmografie erforderlich.

Mit dieser Definition der PVP können Patienten für Studien eindeutig identifiziert werden. Die Hoffnung ist, durch die differenzialdiagnostische Unterscheidung von anderen ähnlichen oder überlappenden Ursachen eine gezieltere Therapie anbieten oder weglassen zu können.

22.3.6 Sonstige

Funktioneller Schwindel

Auf der Basis der Begriffe phobischer Schwankschwindel (Deutschland), chronisch subjektiver Schwindel („chronic subjective dizziness", USA) und visueller Schwindel („visual vertigo", Großbritannien) hat die Bárány Society die Definition „persistent postural-perceptual dizziness" (PPPD) erarbeitet (Strupp et al. 2020): Charakteristisch ist ein persistierender Schwindel und/oder eine persistierende Unsicherheit an den meisten Tagen über einen Zeitraum von 3 oder mehr Monaten, wobei die Symptome während eines Tages über Stunden, aber nicht notwendigerweise den ganzen Tag anhalten müssen. Die Symptome treten spontan auf, können aber durch eine aufrechte Körperposition, aktive oder passive Körperbewegungen und durch sich bewegende visuelle Stimuli verstärkt werden. Akute oder chronische organische vestibuläre, psychologische oder andere Störungen können diesen Symptomen vorausgehen, gleichzeitig bestehen und/oder sie überdauern. Die Symptome verursachen eine merkliche funktionelle Beeinträchtigung. Die Beschwerden lassen sich nicht besser durch eine andere Erkrankung erklären.

Bewegungsschwindel: Kinetosen und Pseudokinetosen

Visuell ausgelöster Schwindel und andere Bewegungsschwindel, die sog. Kinetosen, kommen durch einen gestörten Abgleich zwischen Bewegungsempfindung und Seheindruck zustande. Hierzu zählt auch die „Reisekrankheit", die mit zunehmendem Alter meistens abklingt.

Vestibuläre Migräne

Die vestibuläre Migräne gehört eigentlich in die Kategorie zentraler Schwindel, wird aber häufiger mit den oben erwähnten peripheren Vestibulopathien verwechselt und daher an dieser Stelle erwähnt. Migräne ist im Alter seltener als in den Jahren mit höheren Hormonspiegeln. Zur Behandlung der Migräne wird auf die entsprechende Literatur verwiesen.

Vestibularisparoxysmie

Die Vestibularisparoxysmie äußert sich durch rezidivierende Schwindelattacken, die nur wenige Sekunden bis Minuten andauern. Behandelt wird mit Natriumkanalblockern wie z. B. Carbamazepin (**cave:** kann bei älteren Menschen zur Hyponatriämie führen).

22.4 Visusstörungen

Manche Schwindelformen verschlimmern sich bei Wegfall der visuellen Kontrolle, z. B. bei Polyneuropathie. Hier hilft häufig ein zusätzlicher Fixpunkt, z. B. das Einhaken bei einer Begleitperson, oder ein Rollator.

Immer wieder klagen Patienten über Schwindel, wenn sie eine neue Brille haben. Hier gilt wie bei anderen Schwindelformen die Empfehlung, dass das Gleichgewichtssystem „neu kalibriert" werden muss. Dafür sind Übungen, anfangs ggf. mit Unterstützung von außen, auf dem Weg zum Wiedererlangen der Selbstständigkeit hilfreich.

Wenn die Ursache der Visusstörung eine Katarakt ist, sollte die operative Sanierung erwogen werden.

22.5 Weitere Ursachen

Hier kommen im Wesentlichen die in ➤ Kap. 28 beschriebenen degenerativen neurologischen Erkrankungen in Betracht (extrapyramidale Erkrankungen, auch infolge von Neuroleptika-Einnahme oder Normaldruckhydrozephalus als typische Alterskrankheit, die – wenn sie früh genug diagnostiziert wird – gut neurochirurgisch zu behandeln ist), des Weiteren chronische Ernährungsfehler oder paraneoplastisch die zerebelläre Atrophie, die spinale Atrophie/Ataxie oder als Autoimmunerkrankungen auch die entzündlichen Neuropathien. Es gibt sogar hereditäre Neuropathien, die sich erst im Alter bemerkbar machen.

Eine in der Klinik häufige Ursache von Schwindel sind auch Blutdruckregulationsstörungen infolge von vermuteter oder nachgewiesener chronisch-venöser Insuffizienz. Wenn eine positive Kipptischuntersuchung ohne Kompressionsstrümpfe anschließend mit Kompressionsstrümpfen wiederholt wird und negativ ausfällt, ist der therapeutische Effekt meist nachgewiesen, und der Patient versteht diese lästige Notwendigkeit.

22.6 Therapie

- **Medikamentöse Therapie:**
  - Eine *unspezifische Indikation* für Antivertiginosa besteht nur für den **kurzfristigen** Einsatz bei Schwindel mit dem Leitsymptom Übelkeit/Erbrechen: Kombination Cinnarizin plus Dimenhydrinat. Versuchsweise Sulpirid, Metoclopramid. Wegen der Angstkomponente kann auch ein Therapieversuch mit Pregabalin gerechtfertigt sein. Gelegentlich hilft auch das Absetzen von nicht mehr erforderlichen Medikamenten oder die zeitliche Trennung mit hauptsächlich abendlicher Gabe der Antihypertensiva.
  - *Spezifisch:* hochdosiertes Betahistin-Dihydrochlorid bei Morbus Menière, Carbamazepin retard bei Vestibularisparoxysmie, ggf. Betablocker bei rhythmogenem Schwindel, Antihypertensiva bei arterieller Hypertonie etc.
- **Physikalische Therapie:**
  - Bei gutartigem Lagerungsschwindel Befreiungsmanöver, z. B. nach Sémont
  - Bei unterschiedlichen Schwindelarten: Gleichgewichtsübungen zur Adaptation und Rekalibrierung
- **„Psychoedukative Therapie":** Vermeidungsverhalten abbauen. Desensibilisieren durch Eigenexposition und regelmäßigen Sport; bei Persistenz der Beschwerden Verhaltenstherapie mit oder ohne begleitende Pharmakagabe.

LITERATUR

Agrawal Y, van de Berg R, Wuyts F et al. Presbyvestibulopathie – Diagnosekriterien. Konsensdokument des Klassifikationskomitees der Bárány-Gesellschaft. Nervenheilkunde 2020; 39: 242–250.

Brandt T, Dieterich M. 'Excess anxiety' and 'less anxiety': Both depend on vestibular function. Curr Opin Neurol 2020; 33: 136–141.

Strupp M, Dlugaiczyk J, Ertl-Wagner BB et al. Schwindelsyndrome – Diagnose, neue Klassifikation und Therapie. Dtsch Arztebl 2020; 117: 300–310.

KAPITEL

23 Schlafstörungen

Konstantin Lekkos

Kernaussagen

- Schlafstörungen sind schwierig zu diagnostizieren.
- Ältere Menschen leiden am häufigsten unter einer Insomnie, d. h., sie können nicht ein- oder durchschlafen.
- Schlafstörungen können schwere Nebenwirkungen verursachen.
- Die Erhebung von Lebensumständen, Schlafgewohnheiten und Medikation ist wichtig.
- Eine Aufklärung und einfache Ratschläge zur Schlafhygiene können bereits helfen.
- Schlafmittel, vor allem Benzodiazepine und Z-Substanzen, dürfen auf keinen Fall automatisch, langfristig und unreflektiert verschrieben werden.
- Primär soll eine Therapie ohne Medikamente versucht werden.
- Eine Doppelverordnung von Hypnotika ist unbedingt zu vermeiden.
- Die Einbindung von Angehörigen bei demenziell bedingten Schlafstörungen kann eine Medikation verhindern und sich positiv auswirken.

23.1 Einleitung

Schlafstörungen im Alter gehören zu den häufigsten als belastend empfundenen Symptomen, die den Alltag erheblich einschränken können. Man geht davon aus, dass etwa 30–60 % aller älteren Menschen unter einer Insomnie (Ein- und Durchschlafstörung) leiden (Schwarz und Fröhlich 2013).

Schlafstörungen aufgrund von Veränderungen der Schlafgewohnheiten im Alter werden oft nicht als krankhaft wahrgenommen, sondern häufig als altersbedingte Phänomene gedeutet und bagatellisiert. Schwierig ist es, zwischen krankhaften Schlafstörungen und (physiologischen) altersbedingten Veränderungen des Schlafrhythmus zu unterscheiden. Bei Letzteren sind die daraus resultierenden Symptome unspezifisch, und die Ursache kann nicht sicher abgegrenzt werden.

CAVE

Die Therapie von Schlafstörungen kann genauso schwierig sein wie die Diagnosestellung und die Ursachenfindung. Wichtig ist die genaue Anamnese inkl. Fremdanamnese der Schlafgewohnheiten.

Schlafstörungen spielen nicht nur beim gestörten Tag-Nacht-Rhythmus von demenziell Erkrankten und ihren pflegenden Angehörigen eine Rolle, aber bei dieser Patientengruppe empfinden Angehörige die Schlafstörungen als besonders gravierend.

FALLBEISPIEL

In der Praxis stellt sich Herr P. vor (72 Jahre, 176 cm groß, 115 kg; verwitwet). An Vorerkrankungen sind ein arterieller Hypertonus, Diabetes mellitus Typ 2, eine diabetische Nephropathie und eine Adipositas bekannt. Er beklagt eine ausgeprägte Tagesmüdigkeit, dass er „immer vergesslicher“ werde, sich kaum konzentrieren könne, und seine Belastbarkeit immer mehr abnehme. Besonders falle ihm auf, dass er vermehrt „stolpere“. Er schlafe nachmittags ca. 2 Stunden und gehe gegen 22:00 Uhr ins Bett, und nachts wache er häufiger auf.
Er habe Baldrian und ein weiteres Schlafmedikament (Doxylaminsuccinat) aus der Apotheke genommen. Ein Arzt habe ihm Oxazepam 10 mg verschrieben, allerdings hätten die Beschwerden eher zugenommen.
Vorschlag für den Patienten: Verbesserung der Schlafhygiene (kein Mittagsschlaf mehr), langsame Reduktion der Schlafmedikamente. Diagnostisch ist eine Vorstellung im Schlaflabor sinnvoll, um ein obstruktives Schlafapnoe-Syndrom abzuklären.

Oft nehmen Patienten gar nicht wahr, dass sie an einer Schlafstörung leiden, aber sie leiden an den daraus resultierenden Symptomen.

Eine unbehandelte schwere Schlafstörung kann zu erheblichen gesundheitlichen Problemen führen. Die Mortalitätsrate ist gegenüber älteren Patienten mit einem altersentsprechenden gesunden Schlafrhythmus um das 1,7- bis 2-Fache erhöht (Dew et al. 2003).

23.2 Physiologischer Schlafrhythmus

Der gesamte Schlaf-Wach-Rhythmus wird durch einen homöostatischen und einen zirkadianen Rhythmus gesteuert. Der homöostatische Rhythmus beinhaltet eine sich aufbauende Müdigkeit und das Bedürfnis, nach einer entsprechenden Zeit im wachen Zustand zu schlafen.

Der zirkadiane Rhythmus obliegt einer sog. inneren Uhr, die äußerliche Faktoren wie Tageslicht und Dunkelheit benötigt. Tageslicht mit all seinen Facetten, von Sonnenaufgang über Sonnenhochstand bis Sonnenuntergang mit den unterschiedlichen Farbspektren, hat den wichtigsten Anteil am zirkadianen Rhythmus.

Die wesentliche hormonelle Steuerung erfolgt über das Hormon Melatonin, das nachts den höchsten Spiegel und tagsüber den niedrigsten Spiegel hat, sowie Kortisol, das über Nacht produziert wird und seinen höchsten Spiegel morgens mit einem zunehmenden Abfall zum Abend hin hat.

Der Schlafzyklus wird nach der Systematik von Rechtschaffen und Kales, die auch heute noch als Standard gilt, in vier Schlafstadien und eine Phase des „rapid eye movement" (REM-Schlaf) eingeteilt (➤ Abb. 23.1). Insgesamt dauert ein Schlafzyklus ungefähr 90 Minuten und wiederholt sich mehrfach in der Nacht, wobei die Dauer der Tiefschlafphasen im Laufe der Nacht ab- und die der REM-Phasen zunimmt.

Kleinere Wachphasen in der Nacht sind also nichts Ungewöhnliches und werden oft auch nicht als solche registriert.

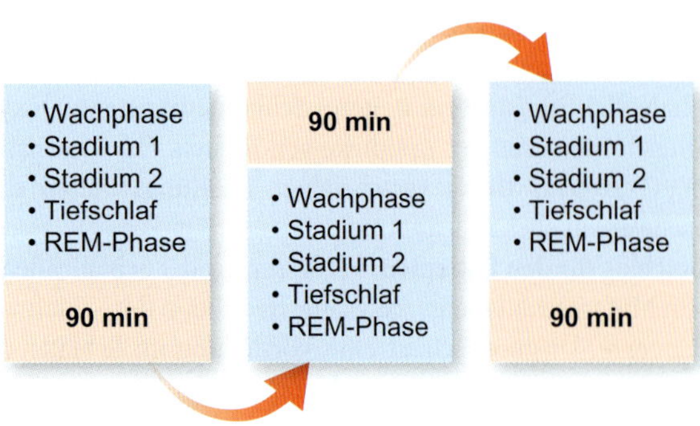

Abb. 23.1 Schlafphasen [L231]

23.3 Schlafrhythmus im Alter

Im Laufe des Lebens verändern sich das Schlafmuster und die Schlafgewohnheit. Ältere Menschen brauchen etwas weniger Schlaf als jüngere. Auch im Alter sind dabei rund 6,5 Stunden für einen erholsamen Schlaf wichtig, es ändert sich jedoch der Schlafrhythmus und häufig auch die Schlafhygiene.

Eine gute Anamnese ist daher besonders wichtig. Abgefragt werden sollten z. B. Medikamenteneinnahme, Tagesablauf, etwaige Hobbys, nächtliche Besonderheiten wie Nykturie, Wohnverhältnisse (wobei auch die Wohnlage, z. B. Wohnen an einer lauten Straße, wichtig ist) und die Schlafhygiene an sich. Sehr wichtig ist die Frage nach der Einnahme frei verkäuflicher Schlafmedikamente und bereits verordneter Hypnotika (→ Fallbeispiel).

Physiologische Veränderungen im Alter:

- Leichteres nächtliches Erwachen, z. B. durch Geräusche.
- Es wird viel mehr Zeit im Bett verbracht, ohne zu schlafen (Info an den Patienten: Das Bett sollte nur zum Schlafen oder Beischlaf genutzt werden).
- Die Einschlafzeit verlängert sich.
- Ältere Menschen legen sich häufiger auch tagsüber schlafen, was zu einem reduzierten Schlafbedürfnis nachts führt.
- Die reduzierte Dauer der Tiefschlafphasen im Alter führt zu mehrfachem nächtlichem Erwachen.
- Dadurch entsteht eine vermehrte Neigung zu Tagesmüdigkeit.

CAVE

Vereinsamung, fehlende Teilnahme am gesellschaftlichen Leben, ein längerer Mittagsschlaf und frühes Zubettgehen können Ursachen für einen veränderten Schlafrhythmus sein. Durch die altersbedingten Beeinträchtigungen des Sehens, des Hörens und des Gangbildes bestehen häufig Ängste, das Haus zu verlassen. Dadurch mangelt es an Tageslicht, das als Zeitgeber für den Tag-Nacht-Rhythmus einen wichtigen Faktor darstellt.

Auch der kulturelle Hintergrund kann wichtig sein; der Schlafrhythmus divergiert in verschiedenen Gesellschaften und Regionen. In Südeuropa wird oft erst spät abends gegessen und entsprechend spät zu Bett gegangen. In Nordeuropa dagegen wird das Abendessen traditionell am frühen Abend eingenommen und entsprechend früher zu Bett gegangen.

23.4 Pathologische Schlafstörungen

Pathologische Schlafstörungen, häufig auch sekundäre Schlafstörungen genannt, können durch eine Erkrankung ausgelöst werden.

Ursachen von Schlafstörungen können sein:
- Restless-Legs-Syndrom (ausführlich ➤ Kap. 28.5)
- (Hyperaktive) Demenz
- Obstruktives Schlafapnoe-Syndrom
- Nächtliche Schmerzen
- Nykturie durch Prostatahyperplasie oder kongestive Herzinsuffizienz
- Abendliche Gabe von Diuretika (→ nächtlicher Harndrang, unbedingt vermeiden)
- Delir
- Depression

Aber auch Medikamente wie Antidepressiva, L-Dopa oder Betablocker können zu Schlafstörungen führen (➤ Tab. 23.1).

Tab. 23.1 Medikamente, die Schlafstörungen auslösen können

Medikamente	Beispiele
Antidepressiva	Trizyklische Antidepressiva wie Amitriptylin und Doxepin
Schleifendiuretika abends	Furosemid, Azosemid, Torasemid
Anticholinergika	Tolterodin, Darifenacin
Neurotransmitter	L-Dopa
Betablocker	Metoprolol

23.5 Folgen von Schlafstörungen

- Tagesmüdigkeit
- Konzentrationsschwierigkeiten mit Beeinträchtigungen des Alltags und der Lebensqualität
- Kognitive Einschränkung („Pseudodemenz")
- Deutliche Zunahme des Sturzrisikos mit erheblichen Folgen (➤ Kap. 12)
- Erhöhte Mortalität (Dew et al. 2003)

Eine weitere gravierende Folge: Patienten mit Schlafstörungen ziehen sich zum Teil aus dem gesellschaftlichen Leben zurück.

CAVE

Eine Schlafstörung reduziert Konzentration, Kraft und Ausdauer. Sie kann die Mortalität steigern und ist ein Risikofaktor für Stürze. Eine „automatisierte" Verordnung und Einnahme von Hypnotika kann die Symptome teilweise sogar noch verschlimmern. Schlafstörungen können auch zu Aggressionen führen und stellen ein Konfliktpotenzial z. B. in der Altenpflege und im Krankenhaus dar.

23.6 Therapie von Schlafstörungen

Im Vordergrund steht eine ausführliche Anamnese, mit der die Wohnsituation, Tagesabläufe, Medikamenteneinnahme, kurzfristige Veränderungen der Medikation sowie Medikamentenmissbrauch und Vorerkrankungen erfragt werden.

Nichtmedikamentöse Therapie

Primär sollte immer eine nichtmedikamentöse Therapie versucht werden! Dazu gehören z. B. folgende Maßnahmen:
- Optimierung des Tagesablaufs
- Wenige oder gar keine Schlafeinheiten tagsüber
- Später ins Bett gehen
- Möglichst kein Alkohol, Koffein und Nikotin vor dem Schlafengehen
- Erhöhung der körperlichen Aktivität tagsüber (z. B. lange Spaziergänge)
- Einbindung von Angehörigen (guter Besuch macht müde!) und ggf. Anschaffen eines Haustiers
- Teilnahme an Gruppenveranstaltungen, z. B. Spiel- und Sportgruppen
- Auch für Ältere gilt: Direkt vor dem Schlafengehen und im Bett kein Fernsehen, Smartphone, Tablet etc.

PATIENTENINFO

Lichttherapie

Moderne Fertigungen in der Lampentechnik und Lichttechnik für den häuslichen Gebrauch, die z. B. die verschiedenen Sonnenphasen abspielen können, haben einen positiven Einfluss auf den zirkadianen Rhythmus (Shochat et al. 2001). Diese Leuchten sind nicht nur als feste Installation in Pflegeeinrichtungen oder Krankenhäusern, sondern auch im häuslichen Bereich sinnvoll. Es gibt durchaus auch kostengünstige Lösungen, die in bestehenden Lampenfassungen verwendet werden können.

Medikamentöse Therapie

Primär sollte eine mögliche verursachende Medikation bedacht und ggf. verändert bzw. abgesetzt werden. Bei langjähriger Einnahme von Benzodiazepinen darf auf keinen Fall abrupt abgesetzt werden, da dadurch z. B. ein Delir droht.

Eine medikamentöse Therapie sollte aufgrund der Gefahr einer Abhängigkeit mit Bedacht gewählt und immer eine kurzzeitige Behandlung (z. B. 2–4 Wochen) angestrebt werden.

Als schnell wirksame Medikation können **Benzodiazepine** angewendet werden. Auf Benzodiazepine mit langer Halbwertszeit wie Diazepam sollte bei älteren Patienten allerdings verzichtet werden. Hier sind Benzodiazepine mit einer kurzen Halbwertszeit vorzuziehen, z. B. Lorazepam. Auch benzodiazepinähnliche Substanzen wie Zolpidem und Zopiclon (sog. Z-Substanzen) können kurzfristig versucht werden. Wichtig ist dabei die altersentsprechende Dosis gemäß der PRISCUS-Liste (Zolpidem max. 5 mg/Tag, Zopiclon max. 3,75 mg/Tag, ➤ Kap. 9).

CAVE

Benzodiazepine können einen negativen Einfluss auf den Schlafrhythmus mit einer Verkürzung der Tiefschlafphasen und einer Abnahme der REM-Phasen haben; Albträume können ebenfalls auftreten.

Bei Schlafstörungen aufgrund einer manifesten Depression sind **Antidepressiva** wie das Mirtazapin oder ggf. Doxepin eine Möglichkeit, da sie zusätzlich eine sedierende Komponente aufweisen. Gemäß der FORTA-Liste (➤ Kap. 9.3) wird ihr Einsatz jedoch nur mit einem „C" bewertet (für den älteren Menschen wenig geeignet).

Neuroleptika wie Melperon werden häufig bei älteren, dementen Patienten eingesetzt. Die Nebenwirkungen sind jedoch zum Teil gravierend (extrapyramidale Störungen, ggf. paradoxe Reaktionen mit innerer Unruhe, Stürze, QT-Zeit-Verlängerung im EKG und gestörter Schlafrhythmus).

Melatonin findet vermehrt Anhänger in der Medikation von Schlafstörungen; besonders in den nordamerikanischen Ländern hat es großen Anklang gefunden. Die Therapie mit Melatonin ist schwierig, und ein Erfolg zeigt sich erst im Verlauf von Tagen und Wochen. Patienten mit einer verzögerten Einschlafphase müssen Melatonin am frühen Abend zwischen 18:00 und 20:00 Uhr einnehmen. Alle anderen Patienten sollten das Melatonin ½ Stunde vor dem Zubettgehen in der Zeit zwischen 21:00 und 22:00 Uhr einnehmen. Die Einnahme zu einer anderen Tages- oder Nachtzeit führt zu einer Veränderung des zirkadianen Rhythmus und zu Symptomen, die einem Jetlag ähneln und daher eher die Situation verschlimmern können.

LITERATUR

Dew MA, Hoch CC, Buysse DJ, et al. Healthy older adults' sleep predicts all-cause mortality at 4 to 19 years of follow-up. Psychosom Med 2003; 65(1): 63–73.

Schwarz S, Fröhlich L. Schlafstörungen. In: Wehling M, Burkhardt H (Hrsg.). Arzneimitteltherapie für Ältere. 3. A. Heidelberg: Springer 2013.

Shochat T, Martin J, Marlor M, et al. Illumination levels in nursing home patients: Effect on sleep and activity rhythms. J Sleep Res 2001; 9(4): 373–379.

KAPITEL

24 Exsikkose und Hyponatriämie

Olaf Krause

Kernaussagen

- Alte, multimorbide Menschen, vor allem im Pflegeheim, weisen ein hohes Risiko für eine Exsikkose auf.
- Dehydratation entsteht durch reinen Wassermangel, es folgt eine Hypernatriämie.
- Volumendepletion resultiert aus Salz- und Wassermangel und ist am häufigsten bei alten Menschen zu finden.
- Eine subkutane Infusionsgabe ist praktikabel und kann an die Pflege delegiert werden.
- Eine „leichtfertige" intravenöse Volumengabe, auch aus Bequemlichkeit, sollte unbedingt vermieden werden (Komplikation: Paravasat, Infektion durch Kanüle).
- Bei vorbekannter Herzinsuffizienz vorsichtige Volumensubstitution.
- Eine Hyponatriämie (HN) präsentiert sich klinisch häufig mit Übelkeit, Schwindel, Verwirrtheit, kognitiver Einschränkung und Fallneigung.
- Die HN erhöht somit das Risiko für Stürze, Delir und Mortalität.
- Bei der HN werden eine euvoläme, eine hypovoläme und eine hypervoläme Form unterschieden.
- Die häufigste Form bei geriatrischen Patienten ist die euvoläme HN.
- Ursachen für eine euvoläme Hyponatriämie sind z. B. Medikamente (HCT, Antiepileptika wie Carbamazepin, Antidepressiva), Operationen, starke Schmerzen, Tumoren und eine zu hohe Trinkmenge.

24.1 Exsikkose

DEFINITION

Der häufig benutzte Begriff Exsikkose (lat. ex: „aus", siccus: „trocken") beschreibt einen Flüssigkeitsmangel. Dieser entsteht durch Verlust oder zu geringe Aufnahme von Flüssigkeit. Der Wasseranteil am Körpergewicht sinkt beim älteren Menschen; die so verminderte „Flüssigkeitsreserve" ist eine der typischen geriatrischen Besonderheiten.

Zwei Formen der Exsikkose sind zu unterscheiden:

- **Dehydratation:** der reine Wassermangel, der zur Hypernatriämie führt und eher selten ist.
- **Volumendepletion:** ist wesentlich häufiger und beschreibt einen kombinierten Salz- und Wassermangel. Bei der Volumendepletion ist aufgrund des Salzverlustes das sog. Renin-Angiotensin-System stark aktiviert. Die Volumendepletion ist in der Regel das Problem des geriatrischen Patienten.

FALLBEISPIEL

Exsikkose und Hypernatriämie

Eine 83-jährige Frau wird per Rettungswagen aus ihrer Wohnung in die Notaufnahme gebracht. Die Patientin wirkt apathisch und schläft im Gespräch immer wieder ein. Die Verdachtsdiagnose lautet „erneute subarachnoidale Blutung (SAB)", da 2 Monate zuvor eine SAB nach Sturz zur Aufnahme geführt hatte. Eine erneute SAB wird im cCT ausgeschlossen. Klinisch zeigt sich eine „trockene" Haut, auch in den Achselhöhlen; der Blutdruck beträgt nur 90/50 mmHg. Das Natrium im Serum ist auf 155 mmol/l (Norm 135–145) und das Kreatinin auf 1,4 mg/dl erhöht. Die Patientin erhält auf der akutgeriatrischen Station anfangs intravenös eine Glukoselösung (G5 %) und dann mehrere Tage eine Elektrolytlösung. In der Vormedikation waren Torasemid und Mirtazapin enthalten, die beide abgesetzt werden. Die Entlassung in die eigene Wohnung erfolgt in deutlich gebessertem Zustand.

Der Flüssigkeitsanteil am Gesamtkörpergewicht beträgt bei jungen Erwachsenen etwa 60 % und ist bei 80-jährigen Menschen deutlich auf ca. 45 % verringert. Besonders das Extrazellularvolumen ist im Alter vermindert. Dadurch werden ältere Menschen besonders anfällig für einen Mangel an Flüssigkeit. Ursachen sind ein erhöhter Flüssigkeitsverlust (z. B. Fieber, Erbrechen, Blutung) oder eine verminderte Flüssigkeitsaufnahme (mangelnde Trinkmenge, Demenz, unzureichende Anreichung von Flüssigkeit, aus Scham bei Inkontinenz). Bereits ab 2 % Volumenverlust bezogen auf das Körpergewicht (KG) können sich Symptome zeigen. Die weiteren Symptome in Abhängigkeit vom Verlust (auf % KG) sind in ➤ Abb. 24.1 aufgeführt.

Klinische/laborchemische/sonografische Zeichen einer Exsikkose sind:

- Trockene Schleimhäute (Mund, Zunge; ➤ Abb. 24.2). **Cave:** bei Mundatmung unsicheres Zeichen
- Verminderter Hautturgor. Tipp: am Oberarm und Sternum testen (an den Händen häufig zu unsicher)
- Hypotonie, Tachykardie, fehlende Jugularvenenfüllung im Liegen
- Trockene Achselhöhlen
- „Schlanke" bzw. „kollabierte" Vena cava inferior im Ultraschall (**Cave:** eine pralle Vena cava bei Rechtsherzinsuffizienz schließt eine begleitende Exsikkose nicht aus)
- Erhöht im Serum: Harnstoff, Kreatinin, Hämatokrit

Die Therapie richtet sich nach der Form des Volumenmangels. Es sollte immer zuerst versucht werden, vermehrt Flüssigkeit oral zu geben! Dies bedeutet eine intensive pflegerische Zuwendung zum Patienten, unterstützt durch die Angehörigen. Die unkritische Gabe von intravenösen Infusionen („Gib dem mal 'ne Infusion, der trinkt immer so wenig") sollte unbedingt vermieden werden. Hier ist eine gute Kommunikation zwischen Pflegepersonal (im Heim/Krankenhaus) und Arzt besonders wichtig.

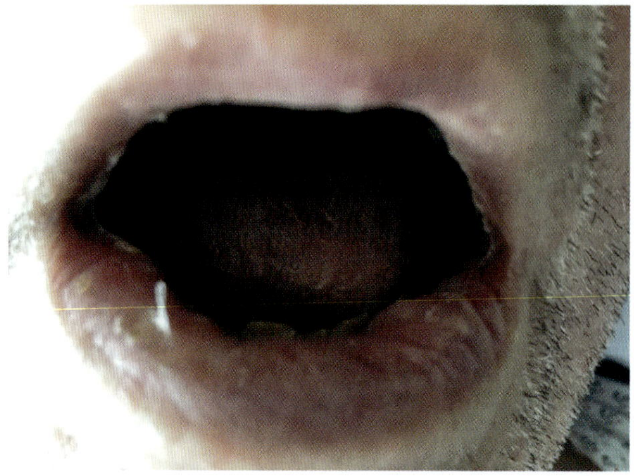

Abb. 24.2 Trockene Lippen und weißlich belegte, „borkige" Zunge bei Exsikkose [P335]

Passager kann z. B. bei Fieber oder Durchfall auch subkutan Flüssigkeit gegeben werden. Diese Methode ist verblüffend einfach, praktikabel und kann nach kurzer Einweisung gut an Pflegekräfte delegiert werden. Einstichstellen für die „Butterfly" sind z. B. Oberschenkel, Bauch oder Rücken. Dabei kann eine Voll- oder Halbelektrolytlösung, Natrium-Chlorid-Lösung (0,9 %) oder Glukoselösung (5 %) zur Anwendung kommen.

Eine intravenöse Volumengabe lässt sich oft nicht vermeiden. Die regelmäßige Inspektion der Venenkanüle/Einstichstelle ist dabei besonders wichtig. Ein schmerzhaftes Paravasat oder die potenziell lebensbedrohliche Kanüleninfektion entsteht schnell und unbemerkt. Die intravenöse Flüssigkeitsgabe bedarf stets einer strengen Indikationsstellung.

≤ 1 % KG	Unterer Normbereich
> 1–2 % KG	Subklinischer Bereich
> 2–5 % KG	Milde Symptomatik, Schleimhäute trocken, verminderte Schweißmenge (Temparaturausgleich ↓), geringe Harnmenge (Entgiftung ↓). Negativer Einfluss auf Psyche (Kognition, Stimmung) und körperliche Leistungsfähigkeit
> 5–10 % KG	Deutliche Abnahme der geistigen und körperlichen Leistungsfähigkeit, bei Hitze Körperkerntemperatur ↑. Haut trocken, starker Durst, Urin braun, Muskelkrämpfe, Blutkonzentration, Puls erhöht, Blutdruckabfall im Stehen. Kreislaufstörungen, zunehmende geistige Verwirrung
> 10–15 % KG	Schwere Symptome, Kreislaufkollaps, Tachykardie, Pseudodemenz, Unruhe, erhebliche zerebrale Störungen, Nierenversagen
> 15 % KG	Akute Lebensgefahr

Abb. 24.1 Symptome bei Dehydratation/Volumenmangel (*Dehydratation: isolierter Wassermangel) in Abhängigkeit vom Flüssigkeitsverlust in % des Körpergewichts [L231]

PATIENTENINFO

- Ältere Menschen müssen häufig zum Trinken ermuntert werden, Angehörige spielen dabei eine entscheidende Rolle. Es sollte mindestens eine Trinkmenge von 1,5 Litern angestrebt werden. Dazu ist ein Trink- bzw. Einfuhrprotokoll hilfreich.
- Mundtrockenheit ist unbedingt zu vermeiden. Dabei muss auch an eine entsprechende Nebenwirkung von Medikamenten (Diuretika, Anticholinergika) gedacht werden.
- Bei Durchfall, Fieber etc. ist die enterale Trinkmenge zu erhöhen; häufig ist eine Reduktion der Diuretika (z. B. Halbierung) sinnvoll.

Hypernatriämie

DEFINITION

Hypernatriämie: Serum-Natrium > 145 mmol/l

Eine Hypernatriämie resultiert aus einem erhöhten Wasserverlust im Extrazellularraum (Dehydratation). Ursachen sind Fieber und operative Eingriffe; die Mortalität ist bei Vorliegen einer Hypernatriämie deutlich erhöht (Grundmann 2016). Die Therapie besteht aus langsamer Volumengabe (5-prozentige Glukoselösung) und „freiem“ Trinken.

24.2 Hyponatriämie

24.2.1 Häufigkeit, Klinik und Folgen

DEFINITION

Hyponatriämie: Serum-Natrium < 135 mmol/l

Eine Hyponatriämie (HN) ist bei geriatrischen Patienten sehr häufig zu finden. In der Klinik des Autors fand sich eine Häufigkeit von 30 % bei stationären geriatrischen Patienten (Krause und Hensen 2016). In einer großen Studie zur HN bei geriatrischen Klinikpatienten fand sich bei 17 % eine HN (Gosch et al. 2012). Die Patienten mit einer HN schneiden in allen Bereichen des geriatrischen Assessments signifikant schlechter ab (z. B. MMST, Barthel-Index, Timed „Up and Go“-Test) (Gosch et al. 2012).

Symptome einer Hyponatriämie sind:

- Schwindel
- Gangunsicherheit und Stürze
- Gedächtnisstörung, Verwirrtheit, delirantes Syndrom (→ Beispiel und ➤ Kap. 11)
- Schwindel, Übelkeit, Erbrechen
- Krampfanfall und Koma

FALLBEISPIEL

Halluzinationen und Hyponatriämie

Eine 87-jährige Patientin wird mit dem RTW aus der eigenen Wohnung in unsere Notaufnahme gebracht. Die Patientin beklagt Übelkeit, Kopfschmerzen, starken Schwindel und belastende Halluzinationen („da sind immer fremde Männer im Zimmer“). Das RTW-Personal vermutet eine Hirnblutung (Protokoll: „Intrakranielle Sickerblutung bei Marcumar, DD Meningitis“), da die Patientin bei permanentem Vorhofflimmern Phenprocoumon einnimmt. Es erfolgt die Verlegung auf die Stroke Unit. Im Notfall-cCT wird eine Hirnblutung oder ein größerer stattgehabter ischämischer Hirninfarkt ausgeschlossen. Im Labor zeigt sich dann ein Serum-Natrium von 113 mmol/l (schwere Hyponatriämie). Typische Exsikkosezeichen (Haut, Zunge) liegen nicht vor, der Blutdruck ist jedoch mit 100/70 mmHg eher niedrig. Die Patientin wird in die Akutgeriatrie verlegt. Unter der Verdachtsdiagnose hypovoläme Hyponatriämie erfolgt die Gabe von physiologischer Kochsalzlösung bei freiem Trinken. Auf mehrfaches Nachfragen (Medikamentenanamnese!) wird ein Kombinationspräparat aus AT_1-Blocker und HCT erwähnt, sodass HCT als Verursacher dieser schweren Hyponatriämie ausgemacht wird. Die Entlassung erfolgt in gutem Zustand (selbstständig mobil) in die eigene Wohnung.

24.2.2 Formen und Ursachen

Bei der Hyponatriämie werden drei verschiedene Formen unterschieden (➤ Abb. 24.3):

- Hypervoläme HN: Das Extrazellularvolumen ist erhöht, z. B. bei Herzinsuffizienz und Leberzirrhose.
- Hypovoläme HN: Es liegt eine Volumendepletion vor, d. h. ein Salz- und Wassermangel, z. B. bei Erbrechen, Durchfall, Diuretika.
- Euvoläme HN: Über eine Stimulation von antidiuretischem Hormon (ADH) kommt es zu vermehrter Resorption von Flüssigkeit in den Sammelrohren der Niere. Das arterielle Blutvolumen ist leicht erhöht, das Serum-Natrium sinkt und damit die Osmolarität. Diese stimulierte ADH-Ausschüttung wird auch **Syndrom der inadäquaten ADH-Sekretion (SIADH)** genannt. Die Ursachen sind vielfältig: Operationen, Medikamente wie Antiepileptika und Antidepressiva (SSRIs, TZA), starke Schmerzen (z. B. Beckenbruch), Hirnschädigung (Apoplex), Pneumonie. Auch eine relativ zu hohe Trinkmenge kann zu einem Problem werden, z. B. die Empfehlung, bei einer Bronchitis viel zu trinken.
  Beachte: Die euvoläme Form ist bei geriatrischen Patienten häufig. Somit zeigt sich die Hyponatriämie im Alter oft als Hypoosmolarität!

Klassifikation der Hyponatriämie

EABV*	niedrig			leicht erhöht
ECV**	hypovoläm		hypervoläm	euvoläm
Ursachen	Renale Salzverluste, Diuretika, Hypoaldo-steronismus	Extrarenale Verluste, Erbrechen, Diarrhö, Pankreatitis	Leberzirrhose, CHF, nephrotisches Syndrom	SIADH Andere, z. B. HCT, sek. NNR-Insuffizienz, Hypothyreose
Klinik	RR_{ORTHO} ↓ und S-Krea + Harnsäure ↑			S-Krea + Harnsäure ↓
Spoturin	Urin-Na > 20 mmol/l	Urin-Na < 10 mmol/l	Urin-Na < 10 mmol/l	Urin-Na > 30 mmol/l

Abb. 24.3 Formen der Hyponatriämie (EABV: endarterielles Blutvolumen; ECV: Extrazellularvolumen; RR_{ORTHO}: Blutdruck im Stehen; S-Krea: Serum-Kreatinin) [L231]

CAVE

Hydrochlorothiazid (HCT) nimmt eine Sonderstellung ein. Es führt zu einer SIADH-ähnlichen euvolämen Hyponatriämie und kann besonders bei erhöhter Trinkmenge schwere Hyponatriämien auslösen. Besonders gefährdet sind ältere, schlanke Patientinnen. Bei einer Therapie mit HCT sollte das Serum-Natrium regelmäßig, am besten alle 6 Monate, kontrolliert werden. Nach einer stattgehabten HN unter HCT ist jegliche Reexposition unbedingt zu vermeiden.

24.2.3 Diagnostik und Therapie

Leitlinien

Englischsprachige Leitlinie der Europäischen Gesellschaft für Endokrinologie zur Diagnose und Therapie der Hyponatriämie (in Tabelle 7 auf Seite G16 sind die möglichen Ursachen, auch Medikamente, eines SIADH aufgeführt:

Spasovski G, Vanholder R, Allolio B, et al. Clinical practice guideline on diagnosis and treatment of hyponatraemia. Eur J Endocrinol 2014; 170(3): G1–G47

https://else4.de/d4i

Die Abklärung der Form der Hyponatriämie beginnt mit der klinischen Einschätzung des Volumenstatus (Blutdruck im Stehen, Ödeme?). Im Serum sollte man Natrium, Plasma-Osmolarität, Kreatinin, Harnstoff und Harnsäure erheben und Natrium im Spot-Urin bestimmen. Zur Diagnosefindung dient ➤ Abb. 24.3.

PRAXISTIPP

Bei der euvolämen Form (Hypoosmolarität) sind Kreatinin und Harnsäure sehr häufig vermindert.

Die **Therapie** richtet sich dann nach der Form der HN:

- Hypervoläme HN: Flüssigkeitsrestriktion, Diuretika
- Hypovoläme HN: Gabe von NaCl-Lösung (0,9 %)
- Euvoläme HN: Flüssigkeitsrestriktion, in schweren Fällen ggf. Tolvaptan als Antagonist von ADH (bei geriatrischen Patienten reichen sehr niedrige Dosen aus)
- Bei Hirnödem mit schweren Symptomen (Erbrechen, Krampfanfall) unabhängig von der Genese initial 150 ml 3 % NaCl über 20 min i. v.
- Bei schwerer HN (< 125 mmol/l) sollte der Ausgleich immer langsam erfolgen – nicht mehr als 10 mmol/l in den ersten 24 Stunden und nicht mehr als 8 mmol/l in den darauf folgenden 24 Stunden. Der Ausgleich erfolgt, bis ein Serum-Natrium von 130 mmol/l erreicht wird (Spasovski et al. 2014 → Leitlinienkasten).

Häufig werden im Krankenhaus bei einer HN Kochsalztabletten verordnet („orale Natriumsubstitution"). Dies kann nicht empfohlen werden, da die Ursache dadurch nicht behandelt wird und der Effekt fraglich ist. Zudem verursachen die Kochsalztabletten häufig ein Durstgefühl, sodass die Patienten dann – im Hinblick auf die häufig vorliegende euvoläme HN – ggf. wieder zu viel trinken.

PRAXISTIPP

Bei der euvolämen HN ist die Medikamentenanamnese wichtig, um typische „Verursacher" (Thiaziddiuretika, Antiepileptika, Antidepressiva) zu identifizieren. Als häufige verursachende Medikamente gelten nach meiner Erfahrung:

- Diuretika: Hydrochlorothiazid und Xipamid
- Antidepressiva wie Venlafaxin, Citalopram, Amitriptylin und Doxepin
- Antikonvulsiva wie Carbamazepin
- Neuroleptika

Eine ausführliche Liste aller möglichen Medikamente und Ursachen findet sich in Spasovski et al. (2014).

EVIDENZ

Eine Hyponatriämie führt bei alten Menschen bereits ab der milden Form (Serum-Natrium 130–135 mmol/l) zu einer erhöhten Mortalität (Wald et al. 2010). Die Sturzrate ist bei Hyponatriämie vermehrt. Außerdem besteht ein erhöhtes Risiko für ein Delir (Zieschang et al. 2016). Eine chronische HN begünstigt zudem eine Osteoporose.

LITERATUR

Gosch M, Joosten-Gstrein B, Heppner H-J, et al. Hyponatremia in geriatric inpatients: Effects on results of a comprehensive geriatric assessment. Gerontology 2012; 58: 430–440.

Grundmann F. Elektrolytveränderungen im Alter mit Fokus auf Hyponatriämie. Z Gerontol Geriatr 2016; 49: 477–482.

Krause O, Hensen J. Hyponatriämie ergänzen. Dtsch Arztebl 2016; 113(4): 58–59.

Wald R, Jaber BL, Price LL et al. Impact of hospital-associated hyponatremia on selected outcomes. Arch Intern Med 2010; 170: 294–302.

Zieschang T, Wolf M, Vellappallil T, et al. The association of hyponatremia, risk of confusional state, and mortality – a prospective controlled longitudinal study in older patients. Dtsch Arztebl Int 2016; 113: 855–862.

KAPITEL

25

Stefan Köppen

Schluckstörungen (Dysphagie)

Kernaussagen

- Mit zunehmendem Alter steigt die Prävalenz von Schluckstörungen („Presbyphagie").
- Die Ursachen sind mannigfaltig.
- Potenziell lebensbedrohliche Folgen sind Aspiration, Mangelernährung und Dehydratation.
- Die Diagnostik umfasst die Anamnese, die klinische Untersuchung und ggf. weitere Maßnahmen wie die flexible endoskopische Evaluation des Schluckaktes (FEES).
- Die Therapie richtet sich nach der Ursache; insbesondere bei neurologischen Ursachen steht die funktionelle Dysphagietherapie im Vordergrund.
- Zur Verhinderung lebensbedrohlicher Komplikationen wie Aspiration und Mangelernährung müssen rechtzeitig prophylaktische/therapeutische Maßnahmen eingeleitet werden.
- Wird eine enterale/parenterale Ernährung erwogen, sind prognostische und ethische Aspekte zu berücksichtigen.

25.1 Definition und Häufigkeit

DEFINITION

Schlucken bezeichnet die Fähigkeit, Speisen, Getränke und Speichel rasch aus dem Mund in den Magen zu befördern, ohne dabei die Atemwege zu gefährden. Ist dieser komplexe Vorgang eingeschränkt, spricht man von **Schluckstörung** oder **Dysphagie**.
Als **primäre Presbyphagie** werden Veränderungen bezeichnet, die auf altersphysiologischen Prozessen beruhen, z. B. Muskelabbau (Sarkopenie). Kommt es durch zusätzliche Erkrankungen wie z. B. einen Schlaganfall zu einer Überforderung von Kompensationsmechanismen und damit zu einer weiteren Einschränkung des Schluckvermögens, spricht man von **sekundärer Presbyphagie**.

Die Prävalenz von Schluckstörungen steigt mit zunehmendem Lebensalter an. Rund 70 % der im Krankenhaus behandelten geriatrischen Patienten sind betroffen, bei Pflegeheimbewohnern liegt die Prävalenz bei über 50 % und bei selbstständig lebenden älteren Menschen bei ca. 14 %.

CAVE

Trotz der hohen Prävalenz werden Schluckstörungen von alten Patienten häufig nicht als solche wahrgenommen oder nicht berichtet. Dann manifestiert sich die Dysphagie oft erst in typischen Folgeerscheinungen wie Exsikkose, Malnutrition oder Aspirationspneumonien.

25.2 Normaler Schluckakt

Obwohl der Schluckakt willentlich eingeleitet werden kann, läuft er meist unbewusst ab. So schluckt der gesunde Mensch im Wachzustand außerhalb der Mahlzeiten in Abhängigkeit von der Speichelproduktion etwa einmal pro Minute. Am hoch komplexen Schluckakt sind über 25 Muskelpaare in Mundhöhle, Rachen, Kehlkopf und Speiseröhre sowie fünf Hirnnerven beteiligt.

Der physiologische Schluckakt lässt sich in mehrere Phasen einteilen (➤ Abb. 25.1):

- Orale Vorbereitungsphase: Kauen der Nahrung und Mischung mit Speichel zur Bildung eines Bolus (➤ Abb. 25.1b)
- Orale Phase: Bolustransport in den Oropharynx (➤ Abb. 25.1c)
- Auslösung des Schluckreflexes (➤ Abb. 25.1d)
- Pharyngeale Phase: Bolus im Oropharynx, Hypopharynx und oberen Ösophagussphinkter (OÖS) (➤ Abb. 25.1e)
- Pharyngeale Phase: Bolus im Hypopharynx, OÖS (➤ Abb. 25.1f)
- Ösophageale Phase: Bolus im Ösophagus (➤ Abb. 25.1g)

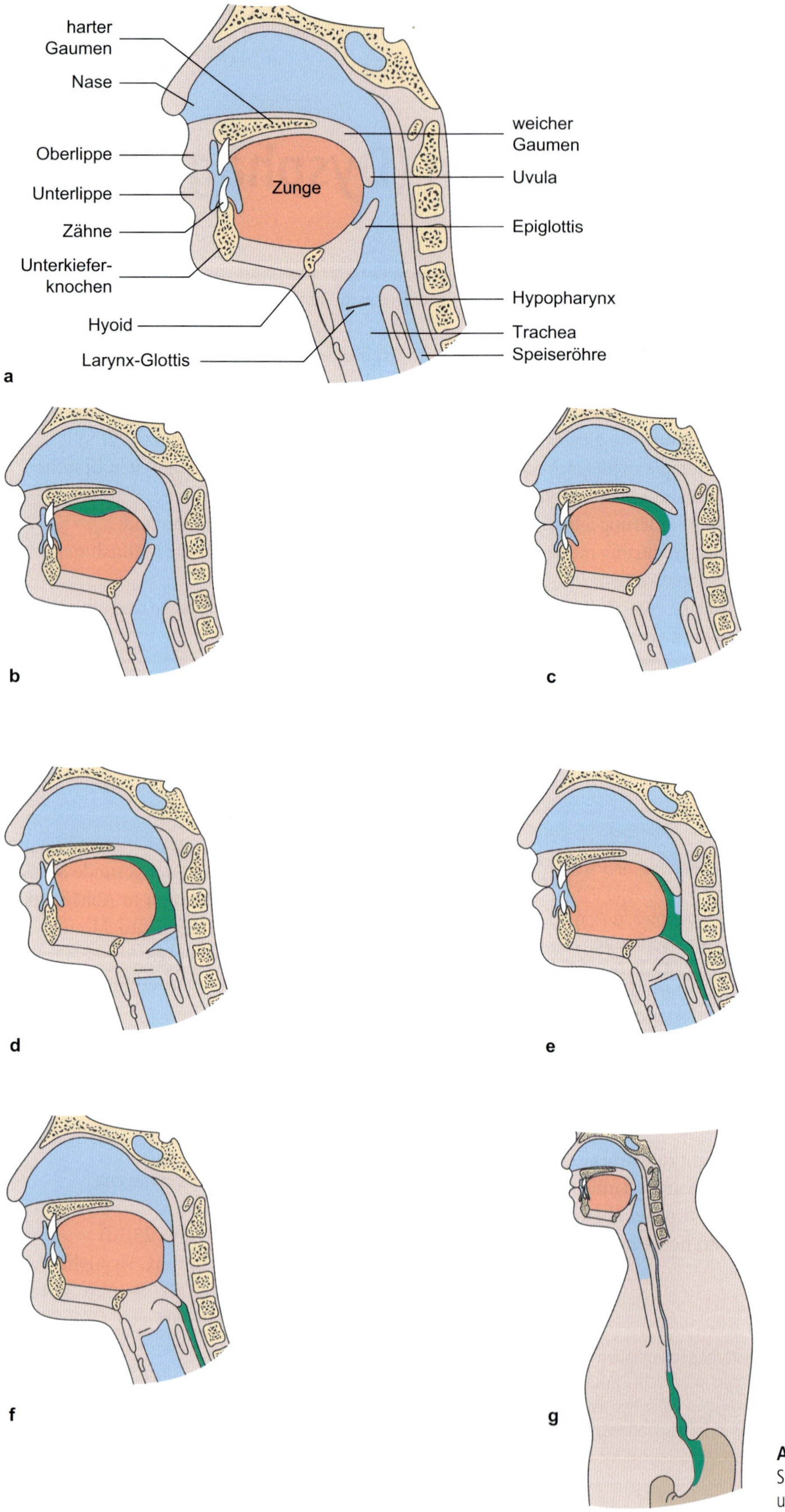

Abb. 25.1 Physiologischer Schluckvorgang (mod. nach Bartolome und Schröter-Morasch 2014) [L231]

25.3 Ursachen von Schluckstörungen

Die Ursachen von Schluckstörungen im Alter können mannigfaltig sein (➤ Tab. 25.1). Mit zunehmendem Lebensalter treten vielfältige anatomische und neurophysiologische Veränderungen auf, die den Schluckvorgang beeinträchtigen können. Dabei können alle Phasen des Schluckaktes betroffen sein:

- In der **oralen Vorbereitungsphase** wird die Nahrung zerkaut und mit Speichel gemischt. Bei alten Menschen bestehen oft eine verringerte Geruchs- und Geschmacksempfindung mit reduziertem Appetit und folglich eine Abnahme der Speichelproduktion. Dazu kommt ein vermindertes Durstgefühl, was das Auftreten einer Mundtrockenheit (Xerostomie) fördert. Als weitere Ursachen für eine verminderte Speichelproduktion sind Medikamente zu nennen, die häufig bei alten Menschen zum Einsatz kommen, z. B. Diuretika, Antihypertensiva und Antidepressiva. Das Kauen kann durch Zahnverlust, Abbau der Alveolarkämme und Kiefergelenkveränderungen beeinträchtigt werden.
- In der **oralen Phase** wird der Speisebolus durch die Zunge in den Oropharynx befördert. Störungen dieser Phase können mit einem Verlust an allgemeiner Muskelmasse (Sarkopenie) und damit einer Muskelschwäche in Verbindung gebracht werden. Außerdem kann die bei alten Menschen reduzierte orale Sensibilität eine weitere Rolle spielen (→ Fallbeispiel).

Tab. 25.1 Ursachen von Schluckstörungen im Alter (mod. nach Bartolome und Schröter-Morasch 2014)

Altersbedingte Organveränderungen	Weitere Einflussfaktoren der erhöhten Rate von Schluckstörungen im Alter
• Speichelproduktion ↓ • Durstgefühl ↓ • Geruchs- und Geschmackwahrnehmung ↓ • Oropharyngeale Sensibilität ↓ • Zahnverlust, Abbau der Alveolarkämme • Kiefer- und Kiefergelenkveränderungen • Stärkere Verknöcherung von Hyoid und Larynx, Abnahme der Kraft des Halteapparats und damit Absinken des Larynx-Hyoid-Komplexes • Muskelkraft und pharyngeale Konstriktion ↓ • Gewebeelastizität des OÖS ↓ • Auftreten von Zenker-Divertikeln • Ösophagusperistaltik ↓	• Neurologische Erkrankungen (z. B. Schlaganfall, Demenz, Morbus Parkinson) ↑ • Tumorerkrankungen ↑ • Degenerative HWS-Erkrankungen ↑ • Internistische Erkrankungen ↑, Medikamenteneinnahme ↑ • Veränderter sozialer Status, veränderte Essgewohnheiten • Kompensationsmechanismen des alten Gehirns ↓

- Die **pharyngeale Phase** beginnt mit der Auslösung des Schluckreflexes. Durch abnehmende Sensibilität der Rachenschleimhaut in höherem Alter kommt es zu einer Verlagerung der Triggerpunkte nach kaudal und damit zu einer verzögerten Auslösung des Schluckreflexes. Die pharyngeale Phase kann außerdem durch alterstypische Veränderungen des Achsenskeletts wie ein verminderter Abstand zwischen den Wirbelkörpern und ventrale zervikale Spondylophyten negativ beeinflusst werden. Außerdem nehmen im Alter Dauer und Umfang der Öffnung des OÖS durch eine verminderte Elastizität ab. Hinzu kommt ein verminderter Bolusdruck durch den Muskelabbau im Rahmen der alterstypischen Sarkopenie.
- In der **ösophagealen Phase** kann es durch altersbedingte strukturelle und funktionelle Veränderungen zu einer Abnahme der primären und sekundären Peristaltik kommen. Dabei können auch vermehrt nichtpropulsive Kontraktionswellen auftreten. Weitere Ursachen können Divertikel, Tumoren, eine Candidiasis oder eine Refluxösophagitis sein.

FALLBEISPIEL

Ein 84-jähriger Mann mit langjährig bestehendem Morbus Parkinson wird aus dem Pflegeheim mit Fieber und Luftnot ins Krankenhaus eingewiesen. Radiologisch findet sich ein Infiltrat im rechten Lungenunterlappen. Bereits 2 Monate zuvor war es zu einer rechtsbasalen Pneumonie gekommen. Vom Patienten ist zu erfahren, dass er immer mehr Zeit zum Kauen benötige und seit dem letzten stationären Aufenthalt schon ca. 5 kg Gewicht verloren habe. Es erfolgt eine parenterale Flüssigkeits- und Antibiotikagabe. Die klinische Schluckuntersuchung ergibt eine Störung der oralen Phase des Schluckaktes. Im Rahmen einer akutgeriatrischen Rehabilitation erfolgen eine funktionelle Dysphagietherapie und eine Anpassung der Parkinsonmedikation. Um die Dauer der deutlich verlängerten Nahrungsaufnahme zu verkürzen, werden überwiegend hochkalorische Nahrungsmittel eingesetzt. Aufgrund von Problemen der oralen Boluskontrolle bei dünnen Flüssigkeiten werden diese angedickt. Eine angebotene Ernährung über Sonde wird vom Patienten explizit nicht gewünscht. Im weiteren Verlauf kommt es zu einer Besserung des Allgemein- und Ernährungszustands, sodass der Patient mit entsprechenden ernährungs- und schlucktherapeutischen Empfehlungen ins Pflegeheim entlassen werden kann.

Die zentralnervöse Steuerung des Schluckvorgangs ist ein hochkomplexes Geschehen und beruht sowohl auf Schluckzentren im Hirnstamm als auch in supramedullären Hirnanteilen. Durch altersbedingte eingeschränkte zerebrale Kompensationsmechanismen ergibt sich eine erhöhte Vulnerabilität gegenüber zusätzlichen Hirnläsionen wie z. B. bei einem Schlaganfall.

In ➤ Abb. 25.2 ist dieses Konzept der primären und sekundären Presbyphagie grafisch dargestellt.

25.4 Diagnose

PATIENTENINFO

Bei Schluckstörungen sollte der Hausarzt informiert werden, damit eine Ursachensuche erfolgen kann.

Die Diagnose von Schluckstörungen beginnt zunächst mit der **Anamnese**. Dabei ist zu berücksichtigen, dass viele alte Patienten Schluckstörungen als solche nicht wahrnehmen und sie als normale Alterungseigenschaften interpretieren. Hier sollte daher aktiv nachgefragt und möglichst genau eruiert werden, welche Schluckphase betroffen ist. Dabei spielen auch Begleitsymptome wie Husten und die Nahrungsmittelkonsistenzen (flüssig, breiig, fest), bei denen Schluckstörungen auftreten, eine wichtige Rolle. Wichtig sind auch Fragen nach Art und Dauer der Schluckstörungen, Körpergewichtsverlauf, pulmonalen Infekten sowie Einnahme von Medikamenten. Auch müssen Begleiterkrankungen, die eine Schluckstörung verursachen oder begünstigen können (z. B. ein Morbus Parkinson) berücksichtigt werden. Bei eingeschränkter kognitiver Funktion wie bei Demenz sind fremdanamnestische Angaben durch Pflegekräfte und/oder Angehörige unumgänglich.

Bei der **körperlichen Untersuchung** erfolgt eine orientierende Prüfung der Hirnleistung und der Kommunikationsfähigkeit sowie der Gesamtmotorik und des Respirationssystems. In jedem Fall sollte eine Inspektion des Mund- und möglichst auch des Rachenraums durchgeführt werden. Hierbei ist besonders auf den Zahnstatus und die Beschaffenheit der Schleimhaut (z. B. Candida, Stomatitis, Malignome, Druckstellen durch Zahnprothese etc.) zu achten.

Da es infolge der Schluckstörung zu Exsikkose und Mangelernährung kommen kann, ist bei der körperlichen Untersuchung auf entsprechende Zeichen zu achten. Die thorakale Auskultation kann Hinweise auf eine Aspirationspneumonie ergeben.

Zur Abschätzung des Risikos für Schluckstörungen wurde das **Dysphagie Screening Tool Geriatrie (DSTG)** entwickelt. Hierbei wird zunächst beurteilt, ob der Patient zu sitzen in der Lage ist und über eine ausreichende Vigilanz und Aufmerksamkeit für 15 min verfügt. Dann sollte der Untersucher beobachten, ob sich die Zunge des Patienten frei bewegen lässt, keine auffälligen Beläge oder Nahrungsreste im Mund zu finden sind und der Patient spontan husten kann. Anschließend bekommt der Patient zweimal hintereinander einen Teelöffel mit Wasser gereicht, es folgen zwei Schluck Wasser aus einem normalen Glas. Dann wird auf Räuspern, Husten oder Stimmveränderungen direkt und bis zu 1 min nach dem Schlucken geachtet. Bei Auffälligkeiten oder anderen klinischen Dysphagiehinweisen kommen weitere Untersuchungsverfahren in Betracht.

PRAXISTIPP

Dysphagie Screening Tool Geriatrie (DSTG):

https://else4.de/7rw

Ein Sprachtherapeut kann eine **klinische Schluckuntersuchung (KSU)** durchführen. Diese umfasst eine Ruhebeobachtung, die Überprüfung reflektorischer Reaktionen und willkürlich intendierter Bewegungen sowie eine Beurteilung des Berührungsempfindens. Ziel dabei ist die Zuordnung zu den einzelnen Schluckphasen (oral/pharyngeal/ösophageal).

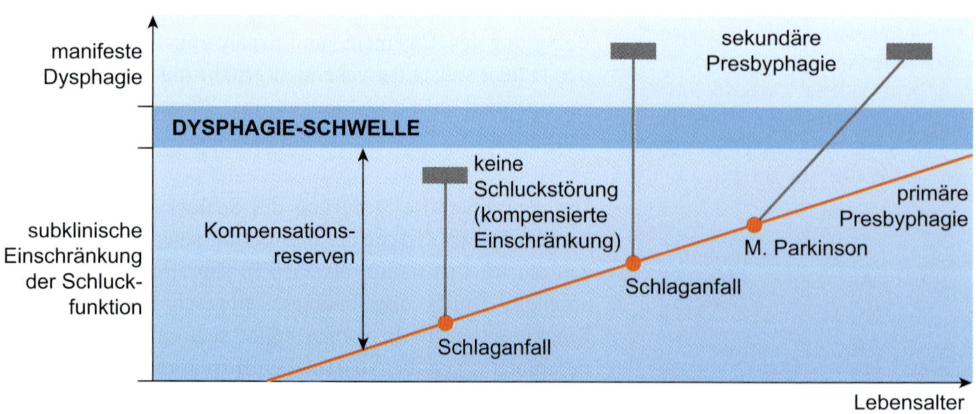

Abb. 25.2 Primäre und sekundäre Presbyphagie [L231]

Ergeben sich Hinweise auf eine Störung im Bereich des Ösophagus, ist eine weitere Untersuchung dieses Abschnitts im Rahmen einer Ösophagogastroduodenoskopie (ÖGD) und ggf. auch einer Ösophagusmanometrie indiziert.

Allerdings lassen sich durch Screeningverfahren und die KSU nur eingeschränkte Aussagen bzgl. Aspirationen und weiterer Folgen einer Schluckstörung wie Residuen (Verbleib von Nahrungsresten im Pharynx) und Penetrationen (Bolusanteile gelangen bis an den Kehlkopfeingang) treffen. Deshalb wurden bildgebende Verfahren wie die Hochgeschwindigkeitskinematografie entwickelt. Diese ist jedoch technisch aufwendig, mit Strahlenbelastung verbunden und nur bei kooperativen Patienten durchführbar.

Daher hat in den letzten Jahren die **flexible endoskopische Evaluation des Schluckaktes (FEES)** an Bedeutung gewonnen. Hierbei wird ein flexibles Endoskop (Rhinopharyngolaryngoskop) transnasal eingeführt und bis in den Pharynx vorgeschoben. Dann erfolgt die orale Gabe verschiedener, z. T. gefärbter „Konsistenzen" (flüssig, breiig, fest). Unter endoskopischer Sicht lässt sich beobachten, ob es zu Residuen, Penetrationen oder gar Aspirationen kommt. Tritt eine Aspiration ohne Hustenreiz („silent aspiration") auf, ist dies ein besonders schwerwiegender Befund.

INTERPROFESSIONELLES TEAM

Bei einem alten Patienten, der zu Hause oder im Heim lebt, ist beim Auftreten einer Schluckstörung in der Regel der Hausarzt der erste Ansprechpartner. Je nach vermuteter Ursache sollte der Patient beim Zahnarzt, Neurologen, HNO-Arzt, Geriater oder Gastroenterologen vorgestellt werden. Vor allem bei Ursachen aus dem neurologischen und HNO-Bereich ist eine schlucktherapeutische (logopädische) Diagnostik/Therapie wichtig. Bei pflegedürftigen Patienten spielt die Essensbegleitung durch Pflegekräfte, Ergotherapeuten oder Angehörige eine wichtige Rolle. Insbesondere bei einer zusätzlichen enteralen oder parenteralen Ernährung sollte eine Ernährungsberaterin einbezogen werden.

25.5 Behandlung

Die Behandlung richtet sich nach der Ursache. Hierbei sollten – wie bei allen Maßnahmen in der Geriatrie – die größtmögliche Lebensqualität und der (mutmaßliche) Patientenwunsch im Vordergrund stehen. Beantwortet werden sollten folgende Fragen:

- Besteht die Gefahr einer Aspiration?
- Ist der Patient in der Lage, in angemessener Zeit oral ausreichend Nahrung und Flüssigkeit zu sich zu nehmen?
- Handelt es sich um ein Akutereignis (z. B. Schlaganfall) oder um eine progrediente Erkrankung (z. B. Demenz, inkurabler Tumor)?

Bei Akutereignissen fällt die Entscheidung in Richtung invasiverer Maßnahmen wie eine Sondenernährung sicher leichter als im Falle progredient verlaufender Erkrankungen.

Wenn es die physische, psychische und kognitive Verfassung zulässt, ist die Indikation zu einem funktionellen Schlucktraining auch bei geriatrischen Patienten gegeben. Dabei werden restituierende Therapieverfahren (sensomotorisches Training der Schluckmuskulatur), kompensatorische Verfahren (Haltungsmodifikationen, Schlucktechniken) und adaptive Verfahren (externe Hilfen) unterschieden. Zum letzten Verfahren gehören z. B. diätetische Maßnahmen und spezielle Ess- und Trinkhilfen.

EVIDENZ

Es existieren wenige randomisierte, aber mehrere nichtrandomisierte Studien mit Nachweis der Wirksamkeit von funktioneller Schlucktherapie.

LITERATUR

Bartolome G, Schröter-Morasch H (Hrsg.). Schluckstörungen. Interdisziplinäre Diagnostik und Rehabilitation. 6. A. München: Elsevier Urban & Fischer 2018.

Muhle P, Wirth R, Glahn J, Dziewas R. Schluckstörungen im Alter – Physiologie und Pathophysiologie. Nervenarzt 2015; 86: 440–451.

KAPITEL

26 Knochen und Gelenke

Ulrike Wendt

Kernaussagen

- Die häufigsten Erkrankungen des Bewegungsapparats im Alter sind die Osteoporose, die Arthrose und die rheumatoide Arthritis.
- Osteoporose ist eine systemische Skeletterkrankung, die durch eine verminderte Knochenmasse und Knochenqualität sowie ein erhöhtes Frakturrisiko gekennzeichnet ist.
- Der größte Risikofaktor für eine Osteoporose ist der Alterungsprozess. Die Basisdiagnostik wird daher für Frauen ab 70, für Männer ab 80 Jahren empfohlen.
- Immobilität führt zu einer Verminderung von Knochensubstanz, Muskulatur und Koordination. Das Sturz- und Frakturrisiko steigt. Dieser Teufelskreis muss frühzeitig durch eine multimodale Therapie unterbrochen werden.
- Im Alter ist die Arthrose die häufigste degenerative und die rheumatoide Arthritis (RA) die häufigste entzündliche Gelenkerkrankung.
- Eine RA kann sich im Alter atypisch zeigen, z. B. durch Allgemeinsymptome wie Fieber, Abgeschlagenheit und Gewichtsverlust.

26.1 Osteoporose

DEFINITION

Die Osteoporose ist definiert durch eine nicht ausreichende Knochenfestigkeit, die durch einen Substanzverlust von organischem und anorganischem Knochenmaterial entsteht. Die Osteopenie stellt die Vorstufe der Osteoporose dar. Die Einteilung erfolgt durch die in der Osteodensitometrie ermittelte Standardabweichung (SD) vom Mittelwert der maximalen Knochendichte eines gesunden 30-jährigen Menschen. Danach gilt:

- Osteopenie: T-Score 1–2,5 SD unter der Norm
- Osteoporose: T-Score > 2,5 SD unter der Norm
- Manifeste Osteoporose: T-Score > 2,5 SD unter der Norm + Fraktur

26.1.1 Altersspezifische Ursachen

Neben genetischer Prädisposition gibt es individuelle Ursachen, die theoretisch beeinflussbar sind. Begleiterkrankungen wie Niereninsuffizienz, Diabetes mellitus und chronisch entzündliche Erkrankungen wirken sich negativ auf den Knochenstoffwechsel aus und fördern u. a. durch Mobilitätsverlust den Knochenabbau. Eine wichtige Rolle spielen auch die im Alter abnehmende Fähigkeit zur Bildung von Provitamin D_3 in der Haut sowie die reduzierte Aufnahme von Kalzium im Gastrointestinaltrakt durch eine alters- oder medikamentös bedingte verminderte Magensäureproduktion. Im Folgenden kann es zu einem sekundären Hyperparathyreoidismus kommen, der zu weiterem Knochenabbau führt (Jakob et al. 2014).

Ein weiterer zentraler Punkt ist die nachlassende Bewegung mit konsekutivem Verlust an Muskelmasse, Knochenmasse und Koordination sowie einem erhöhten Sturzrisiko. Dieses wird auch durch neurologische, kognitive sowie kardiovaskuläre Einschränkungen begünstigt. Auch unerwünschte Arzneimittelwirkungen können sowohl zu einem verstärkten Knochenabbau (z. B. sekundäre Osteoporose durch Glukokortikoide) als auch zu einem erhöhten Sturzrisiko führen (z. B. Schwindel durch Antihypertensiva/Diuretika). Seit Kurzem ist bekannt, dass als weiterer Risikofaktor die bei alten Menschen häufige chronische Hyponatriämie anzusehen ist.

CAVE

Die in der Praxis häufig gesehene Dauermedikation mit Protonenpumpeninhibitoren (PPI) kann durch eine Hypochlorhydrie zu einer verminderten Kalziumaufnahme über die Nahrung führen. Ein gleichzeitiger Mangel an Kalzium und Vitamin D kann einen sekundären Hyperparathyreoidismus und damit eine zusätzliche Entkalkung des Knochens bedingen. Daher ist die Indikation einer dauerhaften PPI-Therapie gezielt zu prüfen.

26.1.2 Basisdiagnostik

Laut DVO-Leitlinie Osteoporose 2017 wird eine **Basisdiagnostik** generell empfohlen, sofern

- das geschätzte 10-Jahres-Risiko für Wirbelkörperfrakturen und proximale Femurfrakturen 20 % übersteigt,
- sie unmittelbare therapeutische oder diagnostische Konsequenzen hat,
- aktuell das Risiko einer Fraktur besteht oder bis vor weniger als 1–2 Jahren bestand.

Darüber hinaus sollte eine Diagnostik bei allen Fragilitätsfrakturen ab 50 Jahren sowie bei Einnahme von Glukokortikoiden über eine Dauer von 3 Monaten (ab 7,5 mg/d Prednisolon-Äquivalent) eingeleitet werden. Dieses gilt, sofern eine antiosteoporotische Therapie grundsätzlich infrage kommt. Dabei spielt eine genaue Anamnese die wichtigste Rolle. Die Bestandteile der Basisdiagnostik sind in ➤ Tab. 26.1 aufgeführt.

Tab. 26.1 Basisdiagnostik Osteoporose

Anamnese und Klinik → Aufdecken von Risikofaktoren	Hinweise auf Frakturen? • Rückenschmerzen? • BWS-Kyphose? • Tannenbaumphänomen? • Abnehmende Körpergröße? • Gewichtsverlust? Medikamenteneinnahme? Nikotin? Koordinationsprobleme, Schwindel, stattgehabte Stürze? Einschränkung der Mobilität und Kraft? (z. B. Timed „Up & Go"-Test) Kontraindikationen für medikamentöse Osteoporosetherapie (insb. fortschreitende Niereninsuffizienz)?
Knochendichtemessung	DXA-Messung an LWS, Oberschenkelknochen und Oberschenkelhals zur Beurteilung des Frakturrisikos und der Therapieindikation
Bildgebende Verfahren	Erkennen osteoporotischer Frakturen bei klinischen Hinweisen, insb. Wirbelkörperfrakturen
Labor	Ausschluss sekundärer Osteoporose (TSH, Serum-Kalzium, AP, GGT, CRP) Elektrolytstörungen (**cave** Hyponatriämie), Anämie? Überprüfung der Nierenfunktion zur Therapieplanung

26.1.3 Therapie und Prävention

Das Ziel der Therapie und Prävention der Osteoporose ist die Erhaltung von Mobilität, Selbstständigkeit und Lebensqualität im Alter. Grundsätzlich sollten Risikofaktoren minimiert werden, z. B. durch Überprüfung der Indikation einer Dauermedikation, Vermeidung von „Stolperfallen" im häuslichen Umfeld oder Nykturie (**cave**: häufig nächtliche Stürze beim Toilettengang durch späte Einnahme von Diuretika). Ebenso wichtig sind die Sicherstellung einer ausreichenden und ausgewogenen Nahrungsaufnahme sowie die Beendigung eines Nikotinkonsums.

Zum Erhalt bzw. zur Verbesserung von Mobilität, Kraft und Ausdauer ist ein gezieltes Bewegungs- und Krafttraining in jedem Alter sinnvoll. Insbesondere die Koordination sollte zur Sturzprophylaxe trainiert werden. Über die Verordnung von Rehabilitationssport oder Funktionstraining kann der Zugang zu passenden Sportgruppen erreicht werden.

Medikamentöse Osteoporosetherapie

Zur medikamentösen Basistherapie gehört die ausreichende Versorgung mit Vitamin D und Kalzium. Grundsätzlich sollten etwa 1.000 mg Kalzium täglich über die Nahrung aufgenommen werden. Dieses ist im Alltag jedoch häufig nicht ausreichend möglich, sodass dann eine Supplementierung nötig ist. Die zusätzliche Gabe von 800–1.000 IE Vitamin D pro Tag wird ebenfalls empfohlen. Wenn eine **manifeste Osteoporose** vorliegt, d. h. eine osteoporotische Fraktur nachgewiesen ist (z. B. Schenkelhals- oder Wirbelkörperfraktur ohne adäquates Trauma), besteht laut DVO-Leitlinie auch ohne Knochendichtemessung die Indikation zur spezifischen medikamentösen Therapie. Behandlungsziel ist die Frakturprävention. Individuelle Therapieindikationen müssen in Abhängigkeit von Geschlecht, Lebensalter, DXA-Messung und weiteren Risikofaktoren gestellt werden. Dabei soll Folgendes beachtet werden (DVO 2017):

- Die einzelnen Präparate weisen Unterschiede bezüglich der Art der Wirkung und der Pharmakokinetik auf. Für die individuelle Auswahl des Medikaments sollten mögliche Zusatz- und Nebenwirkungen, Kosten und Einnahmemodalität mit in die Überlegungen einbezogen werden.
- Bei sekundärer Osteoporose aufgrund einer Behandlung mit Glukokortikoiden sind bei postmenopausalen Frauen Alendronat, Risedronat, Teriparatid und Zoledronat zugelassen, bei Männern Alendronat, Teriparatid und Zoledronat.
- Bei allen Patienten sollte auf eine ausreichende Versorgung mit Vitamin D geachtet werden, um eine bestmögliche Reduktion des Frakturrisikos zu erreichen.
- Eine fachspezifische Therapie wird bei allen sekundären Osteoporosen empfohlen.

Leitlinien

Dachverband Osteologie e.V. (DVO): Prophylaxe, Diagnostik und Therapie der Osteoporose bei postmenopausalen Frauen und bei Männern. AWMF-Registernummer 183-001. Stand: 12/2017

https://else4.de/fn0

Insgesamt sollte eine multimodale Therapie durchgeführt werden (➤ Abb. 26.1), d. h., jede medikamentöse Therapie zur Verbesserung der Knochenqualität sollte von ergänzenden Maßnahmen, die das Sturzrisiko vermindern, begleitet werden. Erst dann kann eine relevante Reduktion des Frakturrisikos erreicht werden.

26.2 Arthrose und rheumatoide Arthritis im Alter

DEFINITION

- **Arthrose:** degenerative Gelenkerkrankung, die primär nicht entzündlich ist und mit einem Verlust an Gelenkknorpel einhergeht. Die Entstehung einer Arthrose wird durch eine Überlastung des betroffenen Gelenks (z.B. durch Übergewicht oder Fehlstellung) begünstigt. Sie kann prinzipiell jedes Gelenk betreffen.
- **Rheumatoide Arthritis:** chronisch entzündliche Autoimmunerkrankung von Gelenken, die häufig auch mit Organbeteiligung einhergeht. Charakteristisch ist eine symmetrische Entzündung der kleinen Gelenke von Händen und Füßen. Die Erkrankung verläuft schubartig und führt zu einer Destruktion der betroffenen Gelenke.

26.2.1 Diagnosestellung

Nach Erhebung der typischen Symptome und klinischen Befunde (➤ Tab. 26.2) wird zur Diagnosesicherung, Differenzialdiagnostik und ggf. Therapieplanung häufig ein konventionelles Röntgen durchgeführt (**immer im belasteten Zustand des Gelenks!**). Eine Arthrose ist meist leicht zu erkennen, lediglich im Zustand der intermittierend auftretenden aktivierten Arthrose, in dem die klassischen Entzündungszeichen sowie ein Ruheschmerz im Vordergrund stehen, kann sie mit einer rheumatoiden Arthritis (RA) verwechselt werden. Wichtig ist, dass sich eine RA im Alter atypisch darstellen kann: z. B. durch einen plötzlichen „infektähnlichen" Krankheitsbeginn mit Fieber, Abgeschlagenheit und erhöhten Werten von BSG und CRP (Köller 2009). Somit sollten bei jedem Patienten mit einer solchen Symptomatik immer auch eine **gezielte Inspektion und Funktionsuntersuchung der Gelenke** erfolgen. Dabei ist auch die Gichtarthropathie als Differenzialdiagnose zu bedenken, bei genauer Inspektion lassen sich dabei die Harnsäurekristalle als leuchtend-gelbe Knötchen in geschwollenen kleinen Gelenken (z. B. an den Fingern) erkennen.

26.2.2 Therapie

Die übliche Unterteilung in primäre (verursacht durch alters-/belastungsinduzierte Abnutzung) und sekundäre Arthrose (verursacht durch gelenkschädigenden Mechanismus) ist im Alter für die Therapieplanung weniger relevant, da z. B.

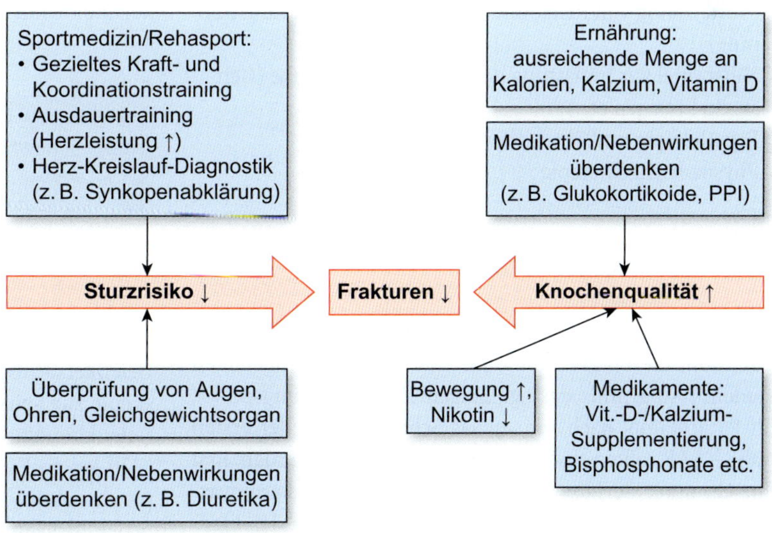

Abb. 26.1 Management des Frakturrisikos im Alter [L231]

Tab. 26.2 Typische Symptome und Befunde von Arthrose und RA im Alter

Arthrose	Rheumatoide Arthritis
Schmerzen und Funktionseinschränkung sind führende Symptome	
Anlauf- und Belastungsschmerz, selten Ruheschmerz	Ruheschmerz „Händedruckschmerz" (Gaenslen-Zeichen)
Symptombeginn schleichend, langsame Progression, ausschließlich lokale Beschwerden	Im Alter oft plötzlicher Beginn mit Allgemeinsymptomen wie Fieber und Abgeschlagenheit
Morgensteifigkeit kürzer als 30 min	Morgensteifigkeit für mind. 1 h
Meist einzelne betroffene Gelenke: Hüft-/Kniegelenke, Großzehen-/Daumengrundgelenke, proximale/distale Interphalangealgelenke **Besonderheit im Alter: häufig Polyarthrose der Finger**	Meist polyartikulärer Befall (mind. 3 Regionen): Finger-, Hand-, Ellenbogen-, Knie-, Sprung-, Zehengelenke **Besonderheit im Alter: häufig Befall proximaler Extremitätengelenke**
Derbe knöcherne Gelenkauftreibungen Krepitation bei Bewegung	Weiche entzündliche Gelenkschwellungen mit Rötung, Überwärmung und Ergussbildung
Zeichen im konventionellen Röntgen: Gelenkspaltverschmälerung, subchondrale Sklerosierung, osteophytäre Anbauten, Geröllzysten	Zeichen im konventionellen Röntgen: knöcherne Erosionen, gelenknahe Dekalzifikation
Labor (weniger relevant): ggf. leichte CRP-Erhöhung und schwach positiver Rheumafaktor	Labor: häufig Erhöhung von CRP, BSG und Rheumafaktor **Besonderheit im Alter: Rheumafaktor oft nur schwach positiv oder auch negativ**

gelenkerhaltende operative Verfahren wie Umstellungsosteotomien häufig nicht mehr infrage kommen. Es sollte der Grundsatz gelten: **„nichtmedikamentöse konservative Therapie vor medikamentöser Therapie vor operativer Therapie"**.

Nichtmedikamentöse Therapie

Die nichtmedikamentösen konservativen Therapiemaßnahmen bei Arthrose entsprechen denen der RA und umfassen insbesondere:

- Regelmäßige körperliche Aktivität (auch zur Gewichtsreduktion bei Adipositas und Schmerzen in gewichttragenden Gelenken) sowie Krafttraining zum Muskelaufbau (Verordnung von Rehabilitationssport oder Funktionstraining)
- Hilfsmittel zur Entlastung der betroffenen Gelenke (Gehstock, Einlagen etc.)
- Ergotherapie und Physiotherapie
- Physikalische Therapie

Medikamentöse Therapie

Ziel der medikamentösen Arthrosetherapie ist die Schmerzreduktion, die Progression kann dadurch nicht aufgehalten werden. Aufgrund des günstigen Nebenwirkungsprofils gilt Paracetamol nach wie vor als Schmerzmittel der ersten Wahl. NSAR sollten zusätzlich topisch eingesetzt werden. Erst danach, unter Berücksichtigung des renalen und kardiovaskulären Risikoprofils, sollten NSAR systemisch in der niedrigsten wirksamen Dosis zyklisch eingesetzt werden; dies gilt auch für das Frühstadium der RA. Die dauerhafte Gabe von Opioiden im nächsten Schritt ist aufgrund der verstärkten Nebenwirkungen im Alter wie Sturzneigung, Depression und kognitivem Leistungsverlust nicht indiziert. Intraartikuläre Injektionen mit Glukokortikoiden und Lokalanästhetika werden mit Erfolg bei Arthrose und RA an den großen Gelenken eingesetzt, sind jedoch bei polyartikulärem Befall wenig praktikabel. Die intraartikuläre Applikation von Hyaluronsäure bleibt weiterhin umstritten.

Bei der RA kann im Gegensatz zur Arthrose durch eine frühzeitige gezielte und dauerhafte medikamentöse „Basistherapie" eine – zumindest zeitweise – Remission erreicht werden. Mittel der ersten Wahl ist hier Methotrexat oder bei Kontraindikationen ein anderes „disease-modifying antirheumatic drug" (DMARD). Im akuten Schub können Glukokortikoide **kurzfristig** systemisch eingesetzt werden.

CAVE

Die Einnahme des am häufigsten verwendeten NSAR Ibuprofen sollte aufgrund einer erhöhten Blutungsgefahr nicht mit ASS kombiniert werden.

Die systemische und insbesondere langfristige Gabe von Glukokortikoiden wird aufgrund der multiplen Nebenwirkungen (besonders relevant im Alter: Osteoporose, Infekte) nicht empfohlen.

Als Ultima Ratio bleibt die operative Therapie im Sinne eines Gelenkersatzes oder einer Arthrodese. Von einer Arthroskopie zur Spülung des Gelenks wird bei Nichtvorliegen von Gelenkbinnenschäden abgeraten.

In jedem Falle ist begleitend zur medikamentösen Therapie eine aktive Mitarbeit des Patienten im Sinne einer körperlichen Bewegungstherapie essenziell.

Leitlinien

Deutsche Gesellschaft für Orthopädie und Orthopädische Chirurgie (DGOOC):

- S2k-Leitlinie Koxarthrose. AWMF-Registernummer 033-001. Stand: 7/2019

  https://else4.de/493

- S2k-Leitlinie Gonarthrose. AWMF-Registernummer 033-004. Stand: 1/2018

  https://else4.de/obg

LITERATUR

Jakob F, Seefried L, Schwab M. Alter und Osteoporose. Auswirkungen der Alterung auf die Osteoporose, deren Diagnostik und Therapie. Internist 2014; 55: 755–761.

Köller M. Rheumatische Erkrankungen im Alter. Rheuma Plus 2009; 3: 6–9.

KAPITEL

27

Thomas Weiss

Herz-Kreislauf-Erkrankungen

Kernaussagen

- Erkrankungen des Herz-Kreislauf-Systems schränken die Teilhabe alter Menschen erheblich ein.
- Die Diagnostik und Therapie kardiovaskulär erkrankter alter Menschen muss das Vorliegen (auch subklinisch) bestehender Endorganschäden bedenken.
- Die regelhaft bestehende Multimorbidität alter Menschen macht ihre Behandlung für Hausärzte und Fachspezialisten schwierig. Die wissenschaftliche Datenbasis der Behandlung alter Menschen mit Herz-Kreislauf-Erkrankungen bleibt schmal.
- Auch alte Menschen können und müssen von den zahlreichen Möglichkeiten einer modernen Kardiologie (medikamentös, interventionell, operativ) profitieren.
- Ein therapeutischer Nihilismus ist nicht angezeigt!

27.1 Herzinsuffizienz

DEFINITION

Als Herzinsuffizienz wird ein komplexes klinisches Syndrom bezeichnet, dem eine Störung der kardialen Struktur oder Funktion zugrunde liegt. Diese führt zu einem reduziertem Herzzeitvolumen und/oder einem erhöhten intrakardialen Druck in Ruhe oder bei Belastung. Die Symptome können Luftnot und Schwäche, Ödeme, Tachykardie oder pulmonale Rasselgeräusche umfassen.

Grundsätzlich können Erkrankungen aller kardialen Strukturen, z. B. der Muskulatur, der Gefäße und Klappen, des Reizleitungssystems oder seltener des Herzbeutels, zu einer Herzinsuffizienz führen. Die Behandlung der Grunderkrankungen stellt die Basis der Behandlung von alten Menschen mit einer Herzinsuffizienz dar. Daneben steht die Beeinflussung neuroendokriner Systeme (z. B. Renin-Angiotensin-Aldosteron-System Sympathikus etc.) im Zentrum der pharmakologischen Therapie.

Die linksventrikuläre Dysfunktion kann in zwei Formen der Herzinsuffizienz eingeteilt werden:

- **H**eart **F**ailure with **r**educed **E**jection **F**raction (HF-rEF), d. h. eingeschränkte systolische linksventrikuläre Pumpfunktion, EF < 40 %. Die Störung betrifft die Systole (z. B. bei Verlust kontraktilen Gewebes durch einen Herzinfarkt).
- **H**eart **F**ailure with **p**reserved **E**jection **F**raction (HF-pEF), erhaltene systolische linksventrikuläre (Pump-)Funktion. Hier ist die Diastole betroffen (z. B. bei hypertensiver Herzerkrankung).

Es sind verschiedene Diagnosekriterien für das Vorliegen einer Herzinsuffizienz mit erhaltener systolischer Funktion erarbeitet worden; neben dem Biomarker NT-pro-BNP umfassen sie mehrere echokardiografisch zu erhebende Parameter. Welches Score-System sich dabei letztendlich durchsetzt, ist noch offen. Mit zunehmendem Alter steigt der Anteil der Patienten mit diastolischer Herzinsuffizienz, wobei Frauen häufiger betroffen sind.

Überzeugende Daten für eine prognostisch relevante Therapie liegen noch nicht vor. Die Einteilung der Herzinsuffizienzformen wird aktuell um eine Gruppe mit leicht reduzierter Pumpfunktion (EF 40–49 %, **H**eart **F**ailure with **m**id-range **E**jection **F**raction, HF-mEF) erweitert. Bedeutung und therapeutische Konsequenzen sind allerdings noch unklar.

EVIDENZ

Eine Übersichtsarbeit zur **akuten Herzinsuffizienz** zeigt, dass bei nahezu 100.000 Patienten, die wegen einer Herzinsuffizienz ins Krankenhaus aufgenommen worden waren, 49 % eine HF-rEF,

38 % eine HF-pEF und 13 % eine HF-mEF aufwiesen (Martindale et al. 2016). Wichtigste Auslöser der kardialen Dekompensation waren **Atemwegsinfektionen** (28 %), **Rhythmusstörungen** (22 %), **Medikationsprobleme** (16 %), verschlechterte **Nierenfunktion** (15 %), und unkontrollierte **Hypertonie** (15 %). Angesichts unzureichender Impfraten in Deutschland untermauern diese Daten zusätzlich die Bedeutung der Schutzimpfungen (Influenza, Pneumokokken) für alte Menschen.

Die **chronische Herzinsuffizienz** hat weitreichende Folgen für die Funktionalität alter Menschen, z. B. wenn Treppensteigen nicht mehr möglich ist oder Einkaufswege wegen Luftnot nicht mehr bewältigt werden können.

Die Therapie erfolgt auch beim älteren Patienten entsprechend den aktuellen Leitlinienempfehlungen. Eine bedeutende Weiterentwicklung der medikamentösen Therapie stellt die Einführung der Kombination aus einem **A**ngiotensin-**R**ezeptor Antagonisten mit dem **N**eprilysin-**I**nhibitor Sacubitril dar – kurz **ARNI** genannt. Ihre günstigen Effekte auf die Prognose sind eindeutig bei Patienten mit reduzierter systolischer Pumpfunktion belegt. Eine Behandlung ist dann angezeigt, wenn die Therapie mit einem ACE-Hemmer oder AT-Blocker nicht zu ausreichender Symptomkontrolle geführt hat. Die entsprechenden Hinweise für eine Umstellung sind zu beachten. Es ist davon auszugehen, dass die ARNIs in Zukunft sehr früh in der Behandlung eingesetzt werden.

Häufig werden bei **Ödemen** (kongestive Herzinsuffizienz) Schleifendiuretika eingesetzt. Zu prüfen ist allerdings, ob die Ödeme tatsächlich Ausdruck einer Herzinsuffizienz sind (➤ Abb. 27.1). Oft besteht beim alten Menschen ein lagerungsabhängiges Ödem bei Immobilität, ein chronisches Lymphödem z. B. nach einem Erysipel, oder – am häufigsten – eine chronisch venöse Insuffizienz. Bei diesen Erkrankungen stehen physiotherapeutische oder physikalische Maßnahmen (Krankengymnastik, Lymphdrainage, Kompressionstherapie) im Vordergrund. Hilfreich kann hier die Bestimmung des (NT-pro-)BNP zur Klärung einer kardialen Genese sein.

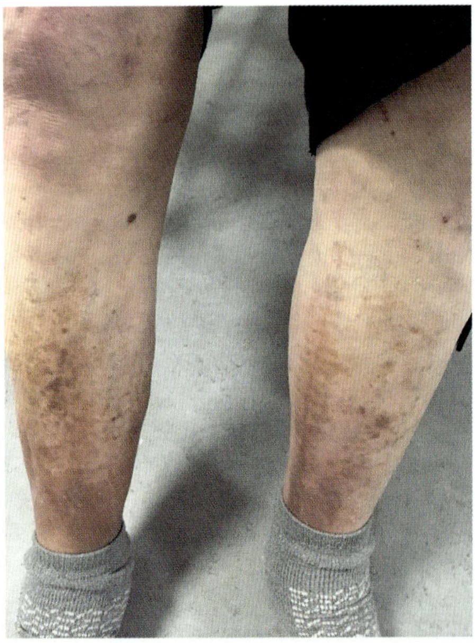

Abb. 27.1 Beidseitige Beinödeme und Stauungsdermatitis, Z. n. Saphenektomie links, bei 92-jährigem Patienten mit bekannter ischämischer Kardiomyopathie [P335]

MERKE

Die Herzinsuffizienz bedarf einer engmaschigen Überwachung und Anpassung der Therapie.

Kommt es zu einer sog. hydropischen Dekompensation, also einer Lungenstauung, oder zur Entwicklung peripherer Ödeme, sind **Schleifendiuretika** unverzichtbar. Mit zunehmender Ausschwemmung des Flüssigkeitsüberschusses muss die Dosis reduziert, auf ein Schleifendiuretikum mit längerer Halbwertszeit (Torasemid) in angepasster Dosierung bzw. auf ein weniger potentes Diuretikum umgestellt werden. Die prognostisch bedeutende Therapie mit Substanzen wie **ACE-Hemmern** und **Betablockern** tritt in den Vordergrund. Diese sollen langsam – d. h. über einen Zeitraum von mehreren Wochen – unter Berücksichtigung der aktuellen Leitlinienempfehlungen in den Bereich der maximal verträglichen empfohlenen Dosis gesteigert werden.

Größte Aufmerksamkeit ist den „kaliumsparenden" Diuretika zu widmen. Dies trifft besonders für den Einsatz von Medikamenten zu, die als Gegenspieler des körpereigenen Hormons Aldosteron wirken, sog. **Mineralkortikoid-Rezeptor-Antagonisten** (MRA). Ohne Zweifel stellte die Entdeckung, dass die zusätzliche Gabe von **Spironolacton** bei systolischer Herzinsuffizienz im Vergleich zur Standardtherapie günstige Effekte hat, einen Meilenstein in der konservativen Behandlung von Menschen mit chronischer Herzinsuffizienz dar. In der Folgezeit führte aber die häufigere Verordnung dieser Substanzen gerade bei alten Menschen mit Niereninsuffizienz und/oder gleichzeitiger Einnahme nichtsteroidaler Antiphlogistika bei Schmerzsyndrom zu vermehrten Todesfällen. Gerade die Verordnung der MRA bedarf bei alten Menschen deshalb einer engmaschigen klinischen und laborchemischen Überwachung. Wenn möglich, sollte die tägliche Dosis von Spironolacton 25 mg 1 × 1 nicht überschreiten.

FALLBEISPIEL

Eine 82-jährige Patientin kommt unter dem Bild eines Lungenödems zur stationären Aufnahme. Das kardiovaskuläre Risikoprofil beinhaltet einen langjährigen Hypertonus und einen Diabetes mellitus Typ 2. Sie leidet unter permanentem Vorhofflimmern. Schutzimpfungen wurden nicht durchgeführt. Seit etwa 1 Woche bestehen hochfieberhafte bronchitische Beschwerden. Das Röntgenbild zeigt neben der Lungenstauung eine Mittellappenpneumonie rechts. Nach zunächst erfolgreicher kardialer Rekompensation und antibiotischer Therapie der Pneumonie entwickelt die Patientin typische pektanginöse Beschwerden im Sinne eines akuten Koronarsyndroms. Im Rahmen der invasiven Diagnostik zeigt sich eine hochgradige Stenose der rechten Kranzarterie durch eine Plaqueruptur, die durch Dilatation und einen medikamentenbeschichteten Stent versorgt wird.

Leitlinien

2016 ESC Guidelines for the diagnosis and treatment of acute and chronic heart failure. Eur Heart J 2016; 37: 2129–2200

https://else4.de/xlj

27.2 Koronare Herzerkrankung (KHK)

Die Manifestation der Arteriosklerose an den Herzkranzarterien führt zu einem Missverhältnis zwischen Sauerstoffbedarf und Sauerstoffangebot im Herzmuskel, das typischerweise zu Angina pectoris und Belastungsluftnot führt:

- Treten Beschwerden lediglich auf einer bestimmten Belastungsstufe auf und bleiben in ihrer Frequenz und Intensität unverändert, so liegt eine **stabile Angina pectoris** oder nach neuer Terminologie ein **chronisches Koronarsyndrom** vor. Dieses kann mit guter Prognose konservativ (Lebensstil und Medikamente) behandelt werden, wenn die Einschränkung der Belastbarkeit den Patienten in seiner Lebensqualität nicht wesentlich limitiert.
- Nimmt die Angina pectoris an Intensität und Frequenz zu oder tritt sie in Ruhe auf, so liegt eine **instabile Angina pectoris** (und damit definitionsgemäß ein **akutes Koronarsyndrom**) vor, die einer stationären Diagnostik und Therapie bedarf.

Die **konservative Behandlung** einer KHK beim alten Menschen beinhaltet neben der Gabe von Thrombozytenaggregationshemmern (ASS, ggf. Clopidogrel) den Einsatz von Statinen (Senkung des Serum-Cholesterins, Plaquestabilisierung) sowie eines ACE-Hemmers und die Gabe von Betablockern, wenn dafür eine entsprechende Indikation wie eingeschränkte myokardiale Pumpfunktion, Hypertonie oder Z. n. Myokardinfarkt vorliegt. Lässt sich durch Betablocker keine ausreichende Herzfrequenzsenkung erzielen, ist die Gabe eines If-Kanal-Blockers (Ivabradin) möglich. Beim akuten Angina-pectoris-Anfall wird ein Nitrat eingesetzt.

Als akutes Koronarsyndrom kann sich ein **Herzinfarkt** präsentieren, der sich elektrokardiografisch als ein sog. ST-Strecken-Hebungsinfarkt (STEMI) zeigt oder sich aber als Nicht-ST-Strecken-Hebungsinfarkt (NSTEMI mit Erhöhung eines kardialen Troponins) darstellen kann. Ein STEMI erfordert eine sofortige Koronarintervention. Für den NSTEMI bzw. die instabile Angina pectoris sehen die aktuellen Leitlinien eine zeitnahe **invasive Diagnostik** und, wenn möglich, eine **kathetertechnische Intervention** am Infarktgefäß vor. Eine Risikoeinschätzung bezüglich der Krankenhaussterblichkeit kann mit dem sog. GRACE-Score (www.gracescore.org) erfolgen, in den z. B. das Alter der Patienten, Kreatinin, Troponin und Endstreckenveränderungen im EKG einfließen.

Aus der Komorbidität alter Menschen resultiert ein erhöhtes periprozedurales Risiko (z. B. Nierenversagen, Gefäßverletzungen), daneben finden sich gegenüber jüngeren Menschen häufiger Mehrgefäßerkrankungen und komplexe Koronarläsionen. Dennoch gilt auch für alte Menschen, dass sie von einer frühinvasiven Strategie mit reperfusionsfördernden Maßnahmen (Ballondilatation und Implantation von Stents) profitieren. Die anschließende Therapie mit Thrombozytenaggregationshemmern (ASS, Clopidogrel, Prasugrel, Ticagrelor) richtet sich nach der Empfehlung der Kardiologen (Zeitraum von 3–12 Monaten), wobei die Dosisreduktion von Prasugrel ab 75 Jahren zu beachten ist. Schwierig ist die Antikoagulation bei gleichzeitig bestehendem Vorhofflimmern. Eine sog. **Triple-Therapie** (ASS, weiterer Thrombozytenhemmer und orales Antikoagulans) kann bei geriatrischen Patienten zu schweren Blutungskomplikationen führen (➤ Kap. 9, ➤ Abb. 9.1). Neuere Studien zeigen allerdings eindeutig, dass eine Triple-Therapie nur sehr kurz (einige Tage bis max. 4 Wochen) notwendig ist und die duale Therapie mit einem oralen Antikoagulans, bevorzugt ein direktes orales Antikoagulans (DOAK) kombiniert mit Clopidogrel, eine Stentthrombose bei reduziertem Blutungsrisiko ausreichend sicher verhindert.

Leitlinien

- Nationale VersorgungsLeitlinie „Chronische KHK". AWMF-Registernummer nvl-004, 5. Auflage Version 1. Stand: 2019

  https://else4.de/wxt

- 2019 ESC Guidelines for the diagnosis and management of chronic coronary syndromes. Eur Heart J 2020; 41: 407–477

  https://else4.de/b08

27.3 Arterielle Hypertonie und Hypotonie

In Europa gilt ein systolischer/diastolischer Blutdruck von < 120/80 mmHg als „optimal". Die Begriffe „normal" und „hochnormal" beschreiben den Bereich zwischen 120 und 129 mmHg systolisch und 80–84 mmHg diastolisch bzw. 130–139 mmHg systolisch und 85–89 mmHg diastolisch.

27.3.1 Arterielle Hypertonie

Die **Klassifikation** der arteriellen Hypertonie der Europäischen Fachgesellschaften gilt auch für den alten Menschen. Unterschieden wird zwischen der sog. essenziellen oder primären Hypertonie (keine der Hypertonie zugrunde liegende Erkrankung) und den sekundären Formen (z. B. bei Schilddrüsenfunktionsstörung, Nebennierenerkrankung etc.). Zwei Drittel aller Menschen, die älter als 65 Jahre werden, erkranken während ihres Lebens an einer Hypertonie. 90 % aller Menschen, die im 55. Lebensjahr noch nicht an einer Hypertonie litten, werden diese bis zu ihrem 80. Lebensjahr entwickeln.

Der Schweregrad der Hypertonie, aber auch der prozentuale Anteil nicht ausreichend therapierter Patienten nimmt mit dem Alter zu. Die Regulierung des Blutdrucks unterliegt zahlreichen Einflussfaktoren. Diese betreffen das Herz und die Gefäße selbst, daneben den Volumenhaushalt. Wichtigstes Stellglied des Blutdrucks stellt neben dem Herzzeitvolumen (als Produkt von Herzfrequenz und Schlagvolumen) der periphere Gefäßwiderstand dar. Der **periphere Gefäßwiderstand** unterliegt hormonellen Einflüssen, so z. B. durch das vegetative Nervensystem oder das Renin-Angiotensin-Aldosteron-System. Mit zunehmender Alterung zeigen die Gefäße des Menschen eine Elastizitätsabnahme. Dehnt sich die Aorta jüngerer Menschen bei jedem Schlag um 10 %, so sind es im Alter nur noch 3 %. Der Elastizitätsverlust hängt aber auch mit der altersbedingten Abnahme endothelabhängiger gefäßaktiver Hormone zusammen. Die Reninaktivität und der Aldosteronspiegel nehmen ab, während die Spiegel der Sympathikushormone steigen.

Folgeschäden

Die Hypertonie erhöht u. a. das Risiko für die Entwicklung eines Schlaganfalls, einer KHK, einer Herzinsuffizienz, einer chronischen Nierenschädigung und auch einer Demenz.

Aber bereits vor dem Eintritt dieser klinischen Ereignisse bestehen auf der Ebene der Endorgane Schädigungen, die durch das Hochdruckleiden hervorgerufen werden. Die Verhinderung dieser Endorganschäden, zumindest aber ihres Fortschreitens muss Ziel der Behandlung alter Menschen sein, die an einer Hypertonie leiden (→ Therapie).

Zentral erscheint die Berücksichtigung von **Endorganschäden**, die im Rahmen einer arteriellen Hypertonie auftreten können.

- **Herzmuskel:** Die Hypertonie bewirkt eine Wandverdickung (Hypertrophie) der linken Herzkammer, d. h. des kontraktilen Gewebes. Die Veränderungen erfassen aber auch die Gefäß- bzw. Bindegewebsanteile des Herzens. Der Begriff des „Hochdruckherzens" meint u. a. Hypertrophie, Schädigungen der großen und insbesondere kleinen Gefäße, sog. diastolische und mögliche systolische Funktionseinschränkungen und die Triggerung von Rhythmusstörungen, besonders Vorhofflimmern (➤ Kap. 27.5). Die chronische Druckbelastung der Herzmuskelzellen bei der Hypertonie führt zunächst zur Hypertrophie der Kardiomyozyten, die aber dann im Verlauf durch Schädigung der kleinen Gefäße („Mikroangiopathie") untergehen und durch Bindegewebe ersetzt werden.
- **Niere:** Sowohl das Alter selbst als auch die Hypertonie beeinflussen die Nierenfunktion negativ. Das *Systolic Hypertension in the Elderly Program* (SHEP) zeigte, dass die Höhe des systolischen Blutdrucks ein unabhängiger Prädiktor für eine Verschlechterung der Nierenfunktion ist.
- **Gefäßsystem:** Wie dargelegt, führt die Hypertonie zu Veränderungen sowohl der großen als auch der kleinen Blutgefäße aller Gefäßprovinzen. Sie erhöht das Risiko für einen Schlaganfall oder einen Herzinfarkt, für die periphere arterielle Verschlusskrankheit (pAVK) oder eine Unterversorgung der Bauchorgane.

CAVE
Die linksventrikuläre Hypertrophie erhöht die Wahrscheinlichkeit für eine „Plaqueruptur" mit der Folge eines akuten Koronarsyndroms um fast das 5-Fache!

Das Risiko für ein kardiovaskuläres Ereignis nimmt um knapp 20 % pro erreichter 10 mmHg Senkung des systolischen Blutdrucks ab.

Diagnostik

Die Diagnostik des alten Menschen mit einer arteriellen Hypertonie soll laut Empfehlungen der ESC wie folgt aussehen:

- **Routineuntersuchungen:** Bestimmung von Nüchternglukose, HbA_{1c}, Gesamtcholesterin, LDL- bzw. HDL-Cholesterin, Nüchterntriglyzeriden, Natrium, Harnsäure, Kreatinin und Kreatinin-Clearance (Formelberechnungen), Hb und Hkt, Urinstatus inkl. Mikroalbuminurie und EKG
- **Empfohlene Untersuchungen:** Echokardiografie, Karotis-Doppler, quantitative Proteinurie, Knöchel-Arm-Index, Fundoskopie, Glukosetoleranztest

(falls Nüchtern-BZ > 5,6 mmol/l [100 mg/dl]), ambulante 24-h-Blutdruckmessung und Pulswellengeschwindigkeitsmessung (falls verfügbar).

Wichtig ist, den Blutdruck nicht nur am liegenden/sitzenden Patienten, sondern bei verschiedenen körperlichen Anforderungen zu messen. Unabdingbar ist auch die Bestimmung bei orthostatischen Belastungen, also beim Transfer bzw. im Stehen. Im klinischen und im ambulanten Versorgungssektor ist eine **24-h-Langzeitblutdruckmessung** unverzichtbar. Immer ist eine klinische Einschätzung der Einnahmezuverlässigkeit (Adhärenz), des funktionellen Status und der Komorbidität (Endorganschäden!) notwendig.

MERKE

Die Therapie des alten Menschen mit einer Hypertonie darf sich nie an einzelnen, oft nur im Liegen oder Sitzen erhobenen Blutdruckwerten in der Hausarztpraxis orientieren. Notwendig sind zahlreiche Messungen unter alltagstypischen funktionellen Anforderungen. Gerade bei alten Menschen muss immer auch an die „Weißkittelhypertonie" gedacht werden.

Multimodale Therapie

DEFINITION

Multimodal bedeutet, dass die Therapie immer sogenannte Lifestyle-Ansätze (z. B. Ernährung und Bewegung) und pharmakologische Behandlungen kombiniert. Bei den sekundären Hypertonieformen (z. B. Schilddrüsen- oder Nebennierenerkrankungen) ist die Grunderkrankung zu behandeln. Dies gilt auch und gerade beim alten Menschen.

Die Berücksichtigung der insbesondere im Alter häufig ausgeprägten Komorbidität (z. B. eines Diabetes mellitus oder einer Niereninsuffizienz) führt zur Notwendigkeit einer individualisierten Behandlung. Das kardiovaskuläre Risiko des an einer Hypertonie leidenden Patienten muss also zweidimensional stratifiziert werden: Es resultiert aus der Höhe des Blutdrucks und der Summe der Komorbiditäten und der kardiovaskulären Risikofaktoren.

Die **pharmakologische Therapie** alter Menschen mit einer Hypertonie ist Gegenstand einer dynamischen, oft sehr kontroversen wissenschaftlichen Diskussion, die als nicht abgeschlossen angesehen werden muss. Unstrittig gilt aber gerade bei alten Menschen das Therapieprinzip: **„Niedrig dosiert starten, langsam steigern"** (➤ Kap. 9). Zielwert für Patienten > 65 Jahre ist ein systolischer Blutdruck in der Praxis zwischen 130 und 139 mmHg und diastolisch unter 80 mmHg. Falls toleriert, sollte auch bei über 80-jährigen Patienten ein Zielblutdruck zwischen systolisch 130–139 mmHg und diastolisch < 80 mmHg angestrebt werden. Allerdings wird bei über 80-Jährigen erst bei einem Praxisblutdruck von > 160/90 mmHg eine Indikation zur Einleitung einer antihypertensiven Therapie gesehen.

Die Einnahmezuverlässigkeit hängt bei alten Menschen stark von der durch sie wahrgenommenen „Verträglichkeit" der Medikamente, daneben aber auch vom Vertrauen zwischen Patient und verordnendem (Haus-)Arzt ab. Nur selten lässt sich eine ausreichende Blutdruckführung durch die Gabe einer einzelnen Medikamentengruppe erzielen. Meist ist eine Kombinationstherapie, die auch bereits primär in den aktuellen Leitlinien favorisiert wird, notwendig, um das Therapieziel zu erreichen.

Folgende Medikamentengruppen eignen sich zur **Therapie** von alten Menschen, die an **Hypertonie und/oder Herzinsuffizienz** leiden:

- **ACE-Hemmer** sind Substanzen, denen über die Senkung sowohl des systolischen als auch des diastolischen Blutdrucks hinaus eine Verminderung von Endorganschäden zugeschrieben wird (u. a. „Nephro- und Kardioprotektion). Vor dem Hintergrund ihrer großen Bedeutung in der Behandlung von Patienten mit Herzinsuffizienz (sowohl vorbeugend als auch therapeutisch) müssen sie als „first-line drugs" in der Behandlung alter Menschen angesehen werden (Empfehlungsstärke A in der FORTA-Liste, ➤ Kap. 9.3). Bei Unverträglichkeitsreaktionen (z. B. Reizhusten oder Quincke-Ödem) können die **AT-Blocker** als weitgehend gleichwertige Austauschpräparate gelten.
- Auch die **Kalziumantagonisten** stellen zuverlässig wirksame Antihypertensiva dar, die sich sowohl mit den sog. ACE-Hemmern als auch mit Diuretika kombinieren lassen. Im Vordergrund der Behandlung des alten Menschen mit einer Hypertonie stehen seit einigen Jahren lang wirksame Dihydropyridine (Leitsubstanzen u. a. Amlodipin oder Felodipin). Durch die gegenüber der „Muttersubstanz" Nifedipin günstige langsame Anflutung am Rezeptor und lange Wirkdauer sind diese Substanzen in der Regel gut verträglich und zeigen eine überschaubare Rate unerwünschter Arzneimittelwirkungen (u. a. Ödementwicklung).
- Als gut geeignete Kombinationspartner gelten die **Diuretika.** Die Einteilung der Diuretika folgt unterschiedlichen Klassifikationsansätzen, die u. a. deren chemische Struktur, Wirkort oder Wirkmechanismus („Schleifendiuretika", „kaliumsparende Diuretika") aufnehmen. Als Kombinationspartner der ACE-Hemmer sind die **Thiazide** in der Behandlung von alten Menschen mit einer Hypertonie geeignet. Als gefährliche Nebenwirkung ist jedoch bei alten Menschen die Hyponatriämie zu beachten (➤ Kap. 24.2). Für Hydrochlorothiazid wird ein erhöhtes Auftreten von nichtmelanozytärem Hautkrebs beschrieben (➤ Kap. 29.2.6). Regelmäßige Kontrollen werden diesbezüglich empfohlen bzw. bei anamnestischen Angaben über maligne Hautveränderungen sollten andere Substanzen wie u. B. Chlortalidon oder Indapamid zum Einsatz kommen. Die hochwirksamen Schleifendiuretika (z. B. Furosemid) sind der Behandlung der kongestiven Herzinsuffizienz (➤ Kap. 27.1) vorbehalten.

Leitlinien

2018 ESC/ESH Guidelines for the management of arterial hypertension:

https://else4.de/cwj

PATIENTENINFO

Auch im höheren Lebensalter erhöht eine unzureichende Blutdruckeinstellung das Risiko für Schlaganfälle, Herzinfarkte, Nieren- und Herzinsuffizienz. Änderungen der medikamentösen Behandlung sollten niemals ohne eine fachliche Beratung durch den Arzt oder Apotheker erfolgen. Bei jeder neuen Erkrankung muss insbesondere die medikamentöse Behandlung neu bewertet werden!

27.3.2 Arterielle Hypotonie

DEFINITION

Unter dem Begriff der **arteriellen Hypotonie** werden Blutdruckwerte unter 100/60 mmHg zusammengefasst. Für gesunde jüngere Patienten gilt, dass der arteriellen Hypotonie nur dann eine Bedeutung zukommt, wenn es zu klinischen Beschwerden kommt, die objektiv auf die arterielle Hypotonie zurückzuführen sind (z. B. beim Lagewechsel vom Sitz in den Stand).

Seit Langem ist bekannt, dass ein niedriger Blutdruck beim älteren Patienten nicht selten Prädikator einer schlechten Prognose (Lebenserwartung und funktionelle Gesundheit) ist. Beschrieben wurde eine sog. J-Form der Sterblichkeitskurve: Ein niedriger Blutdruck geht in der untersuchten Kohorte zunächst mit einer verringerten Sterblichkeit einher, die Sterblichkeit nimmt dann aber bei Blutdruckwerten von etwa < 90 mmHg systolisch wieder zu. Dabei ist unklar, ob die Übersterblichkeit der Hypotonie selbst geschuldet ist oder ob die Hypotonie des alten und multimorbiden Patienten Ausdruck der zugrunde liegenden Erkrankungen ist (z. B. einer eingeschränkten Pumpfunktion oder Durchblutung des Herzens).

Dies zeigt, dass die arterielle Hypotonie des alten Menschen einer differenzierten Betrachtung bedarf. So sind (in der Regel gut korrigierbare) Störungen des Volumenhaushalts bei Infektionen (z. B. bei Diarrhö bei Magen-Darm-Infektion oder Fieber bei Pneumonie), aber auch ein chronisches „Vorwärtsversagen" bei hochgradiger systolischer Herzinsuffizienz denkbar. Auszuschließen sind auch sekundäre Hypotonieformen, z. B. endokrine Erkrankungen wie eine Schilddrüsenunterfunktion oder einer Nebennierenerkrankung.

Für die Behandlung des alten Menschen mit einer Hypotonie ist interessant, dass die Internationale Klassifikation der Krankheiten und verwandter Gesundheitsprobleme (ICD) Codes für die „Orthostatische Hypotonie" und auch die „Hypotonie durch Arzneimittel" kennt. Gerade für das Herz-Kreislauf-System des alten Patienten stellt die Sicherung einer ausreichenden zerebralen Durchblutung bei Lagewechseln ein regulatorisches Problem mit der Folge von orthostatisch bedingten Synkopen dar. Dies unterstreicht erneut die Bedeutung der Blutdruckbestimmung unter funktionellen Anforderungen, die nach Erfahrungen des Autors weder im klinischen noch im ambulanten Versorgungssektor ausreichend geschieht.

Die am Defizitmodell des Alters entwickelten „geriatrischen Is" (wie Immobilität) haben mit der „iatrogenen Schädigung" einen Unterpunkt aufgenommen, in dem die „Hypotonie durch Arzneimittel" gut verortet werden kann (➤ Kap. 3.2). Gerade am Beispiel der arteriellen Hypotonie des alten Menschen wird damit die Bedeutung einer möglichen schädlichen Wirkung der bekannt weitverbreiteten Polypharmazie alter Menschen sichtbar.

CAVE

Die beim alten Menschen häufig bestehende Multimorbidität kann bei unkritischer Befolgung kardiologischer Leitlinien zu einer Polypharmakotherapie führen. Die oft eingeschränkte Funktionsreserve zahlreicher an der Homöostase beteiligter Organsysteme (u. a. Leber und Nieren) alter Menschen erhöht das Risiko unerwünschter Arzneimittelwirkungen mit Gefährdung der Patienten.

27.4 Synkopen

Synkopen alter Menschen können vielfältige Ursachen haben. Sie lassen sich in Reflexsynkope, Synkope bei Orthostase oder kardial bedingt einteilen sowie als neuro- bzw. psychogen und medikamentös induziert klassifizieren.

Im Rahmen von Herz-Kreislauf-Erkrankungen des alten Menschen können Synkopen als ein kurzzeitiger Bewusstseinsverlust aufgrund einer unzureichenden Durchblutung des Gehirns auftreten.

Einen Schlüssel zur korrekten Einordnung der Ursachen der Synkope stellen sowohl die erweiterte Vorgeschichte (strukturelle Herz- oder Gefäßerkrankung?) als auch die Analyse der Situation dar, die der Synkope voranging. Initiale diagnostische Schritte sind das Ruhe-EKG und die Messung des Blutdrucks im Liegen und Stehen. Der aus einem typischen Adams-Stokes-Anfall bei einem Herzblock höheren Grades resultierenden Bewusstlosigkeit gehen typischerweise keine Symptome voran. Andererseits können sich sowohl bradykarde als auch tachykarde Rhythmusstörungen zunächst als „Schwindel" äußern, der dann in einer Synkope endet.

In der Regel zeigt bereits das Ruhe-EKG des alten Menschen mit einer Synkope eine Vielzahl unterschiedlichster Auffälligkeiten: Reizbildungs- und Reizleitungsstörungen ebenso wie Hinweise auf einen stattgehabten Herzinfarkt oder eine Hypertrophie der Herzkammer. Die Sensitivität des konventionellen 24-h-Langzeit-EKGs zur Entdeckung von Rhythmusstörungen ist oft nicht ausreichend. Daher gibt es ebenso für ältere Menschen die sog. Event-Rekorder, die subkutan implantiert den Herzrhythmus über deutlich längere Zeiträume überwachen können. Zukünftig werden andere nichtinvasive „smart devices" zur Verfügung stehen. Die Leitlinien von 2018 geben sehr gute Handlungsempfehlungen für eine risikoadaptierte Diagnostik, wobei alte Menschen aufgrund der Anamnese KHK oder Herzinsuffizienz oder eingeschränkter Pumpfunktion meist zur Hochrisikogruppe gehören. Auch hier erlaubt jedoch in der Regel die genaue Erhebung der Situation, in der die Synkope aufgetreten ist, eine erste Zuordnung zu einer Risikoklasse.

Leitlinien

2018 ESC Guidelines for the diagnosis and management of syncope:

https://else4.de/emv

27.5 Vorhofflimmern

Nach Angaben des Kompetenznetzwerks Vorhofflimmern leiden in Deutschland fast 1,8 Mio. Menschen – das entspricht 2,2 % der Bevölkerung – an dieser häufigsten anhaltenden Herzrhythmusstörung. Dabei zeigt ihr Auftreten eine hohe Altersabhängigkeit. So liegt die Prävalenz bei den über 80-Jährigen bei > 10 %.

Neben dem Lebensalter ist es die alterstypische Multimorbidität, die zum häufigeren Auftreten dieser Herzrhythmusstörung beim alten Menschen führt. So erhöht eine Hypertonie das Risiko für das Auftreten von Vorhofflimmern um das Doppelte, eine Herzinsuffizienz etwa um das Fünffache.

Vorhofflimmern kann sich klinisch anfallsweise („paroxysmal"), umkehrbar („persistierend") oder anhaltend („permanent") zeigen. Klinisch kann es zu Herzrasen, Schwindel, Atemnot oder Brustschmerz kommen. Die Rhythmusstörung kann auch unbemerkt bleiben; dies gilt in bis zu 70 % beim paroxysmalen Vorhofflimmern. Sind die genannten Symptome Ausdruck hämodynamischer Auswirkungen des Vorhofflimmerns, so sind thrombembolische Ereignisse, bevorzugt in den Hirnkreislauf, eine weitere gefürchtete Folge dieser Erkrankung. So werden etwa 20–25 % aller Schlaganfälle in Deutschland auf ein Vorhofflimmern zurückgeführt. Schlaganfälle bei Vorhofflimmern sind häufig besonders schwer. Das Risiko, bei einem Vorhofflimmern einen Schlaganfall zu erleiden, hängt neben dem Lebensalter auch von der Komorbidität ab. Dieses Risiko wird durch den CHA_2DS_2-VASc-Score (➤ Tab. 27.1) abgebildet, der sich trotz der bestehenden Unschärfe dieser Risikoabschätzung etabliert hat.

Tab. 27.1 CHA_2DS_2-VASc-Score

Risikofaktor	Punkte
Herzinsuffizienz/LV-Dysfunktion	1
Arterielle Hypertonie	1
Alter > 75 Jahre	2
Diabetes mellitus	1
Schlaganfall/TIA/Thrombembolie	2
Vaskuläre Erkrankung	1
Alter 65–74 Jahre	1
Geschlecht (weiblich)	1
Maximale Punktzahl	**9**

Lediglich ein Score von 0 lässt bei Vorhofflimmern eine Antikoagulation verzichtbar erscheinen, jeder Score von 2 (bzw. 3 bei Frauen) oder größer führt zur Empfehlung einer oralen Antikoagulation.

CAVE

Das höhere Lebensalter erhöht das Risiko einer Thrombembolie ebenso wie eine Schlaganfallanamnese!

Die Diagnostik und Therapie des Vorhofflimmerns bei alten Menschen schließt immer auch die der Grunderkrankungen ein.

Unter hämodynamischen Gesichtspunkten ist eine **frequenzbegrenzende („bradykardisierende") medikamentöse Therapie** zentral, die in der Regel durch die Gabe von Betablockern erreicht wird. Hier stehen mit Metoprolol, Bisoprolol, Carvedilol und Nebivolol geeignete Substanzen zur Verfügung. Bei einer EF > 40 % können auch Kalziumkanalblocker vom Nicht-Dihydropyridin-Typ wie Diltiazem oder Verapamil zum Einsatz kommen. Eine Kombination aus Betablockern und Kalziumantagonisten ist wegen der Gefahr von Bradykardien zu vermeiden. Bei unzureichender Frequenzkontrolle können Glykoside (Digitalis) erwogen werden, sie zeigen aber ein ungünstiges Nutzen-Risiko-Profil. In Einzelfällen kann die Gabe von Amiodaron zur Frequenzkontrolle notwendig sein. Ziel ist das Erreichen einer Ruhefrequenz von < 110/min. Eine medikamentöse oder elektrisch kardiovertierende Therapiestrategie blieb den Nachweis einer Überlegenheit gegenüber einer frequenzbegrenzenden Strategie schuldig, kann aber auch beim alten Menschen bei erstmalig auftretendem Vorhofflimmern sinnvoll sein. Aufgrund der häufigen Begleiterkrankungen wie KHK oder Herzinsuffizienz bei alten Menschen ist die Auswahl an Antiarrhythmika zum Rhythmuserhalt eingeschränkt; meist wird

Amiodaron übrigbleiben. Die Nebenwirkungen von Amiodaron führen allerdings bei einer dauerhaften Therapie in etwa 20 % zum Absetzen des Medikaments.

Eine **orale Antikoagulationstherapie** mit Vitamin-K-Antagonisten oder direkten oralen Antikoagulanzien (DOAK) kann das thrombembolische Risiko, gerade bei alten Menschen, deutlich reduzieren. Das geringere Risiko für intrazerebrale Blutungen und das einfachere Management sprechen für die Gabe von DOAK unter Beachtung der entsprechenden Dosierungsempfehlungen der jeweiligen Substanzen bezüglich Nierenfunktion oder Körpergewicht. Eine inadäquate Dosisverringerung mindert den Schutz vor Thrombembolien bei nur minimal gesenktem Blutungsrisiko. Bei Kontraindikationen gegen eine orale Antikoagulation kann ein interventioneller Verschluss des Vorhofsohrs sinnvoll sein.

CAVE

Leider steigt unter der Antikoagulation das Blutungsrisiko. Wichtig ist die Beachtung der eingeschränkten Leber- oder Nierenfunktion beim alten Menschen! Zudem sollten alte Menschen bzw. ihre Angehörigen darauf hingewiesen werden, genau auf Blutungshinweise (z. B. Blutauflagerung im Stuhl, Teerstuhl) zu achten.

Sofern die Entscheidung für eine orale Antikoagulation in besonderer Weise eine Nutzen-Risiko-Abwägung bleibt, dann stellt eine Sturzneigung oder Gebrechlichkeit allein keine Kontraindikation dar. Schon seit Ende der 1990er-Jahre ist bekannt, dass statistisch gesehen mehr als 290 Stürze/Jahr notwendig sind, um den Nutzen einer oralen Antikoagulation aufzuwiegen. Diese ist auch – eine ausreichende Therapiebegleitung vorausgesetzt – bei kognitiv eingeschränkten und mobilitätsgestörten alten Menschen sicher möglich.

27.6 Erkrankungen der Herzklappen

Besondere Bedeutung beim alten Menschen kommt den degenerativen Erkrankungen der Aorten- und der Mitralklappe zu. Die Erkrankungen der rechtskardialen Pulmonal- und Trikuspidalklappe treten demgegenüber in ihrer Bedeutung zurück.

27.6.1 Aortenklappenstenose

Beim alten Menschen spielt die degenerativ-kalzifizierende Aortenklappenstenose (AS) die wichtigste Rolle (➤ Abb. 27.2). Die Prävalenz dieser Form der AS bei über 80-jährigen Menschen soll bis zu 30 % betragen. Bei der Auskultation fällt das typische spindelförmige Holosystolikum mit Punctum maximum über dem Aortenareal auf. Oft stellt das Vitium auch einen Zufallsbefund bei der Echokardiografie dar. Der Schweregrad der AS lässt sich mittels Doppler-Technik zuverlässig einschätzen. Die Therapie bleibt konservativ (ACE-Hemmer, Diuretika), solange das Vitium asymptomatisch ist, also weder Synkopen, therapierefraktäre Angina pectoris noch eine Herzinsuffizienz auftreten. Kommt es zu diesen Beschwerden, so ist die Sterberate unter konservativer Behandlung mit bis zu 50 % in den folgenden 2 Jahren so hoch, dass ein operativer oder interventioneller Herzklappenersatz erwogen werden muss. Eine Abnahme der myokardialen Pumpfunktion stellt auch bei asymptomatischen Patienten eine Indikation zum Klappenersatz dar. Durch die Einführung des interventionellen Klappenersatzes („transcatheter aortic valve implantation", TAVI) können auch alte und sehr alte Menschen mit vertretbarem Risiko behandelt werden.

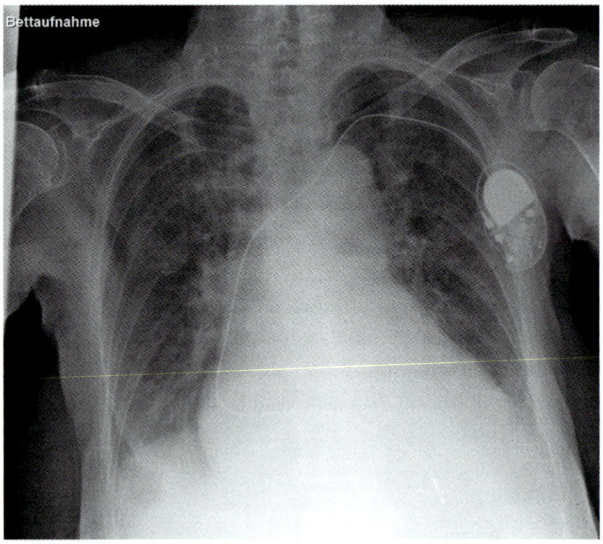

Abb. 27.2 82-jährige Patientin mit Orthopnoe bei links betonter dekompensierter Herzinsuffizienz aufgrund einer schweren Aortenklappenstenose. Radiologisch links betonte globale Herzvergrößerung, pulmonalvenöse Stauung, interstitielles Lungenödem und Pleuraergüsse beidseits. 1-Kammer-Herzschrittmacher [P338]

27.6.2 Aortenklappeninsuffizienz

Die Aortenklappeninsuffizienz kann Ausdruck einer Erkrankung des Klappengewebes selbst, nicht selten aber auch der die Klappe tragenden Aorta (z. B. bei einem Aortenaneurysma) sein. Dies ist in der Regel aber bereits durch eine transthorakale Echokardiografie differenzierbar. Die transösophageale Echokardiografie stellt auch beim alten Menschen eine wenig belastende und gut verfügbare Untersuchungsmethode für Klappen- und Aortenerkrankungen dar. Auch für die Aortenklappeninsuffizienz gilt, dass die Therapie konservativ (ACE-Hemmer) ist, solange sich die Symptomatik beherrschen lässt und es nicht zu einer Verschlechterung der linksventrikulären Funktion kommt.

27.6.3 Mitralklappeninsuffizienz

Eine Mitralklappeninsuffizienz (MI) kann aus einer degenerativen oder entzündlichen Erkrankung der Segelklappe (primäre MI) selbst resultieren, daneben als „sekundäre" MI durch eine Störung des Klappenhalteapparats bedingt sein. So kann sich z. B. bei einer Nekrose der Papillarmuskeln bei einem Herzinfarkt rasch eine akute oder bei einer zunehmenden Dilatation der linken Herzkammer langsam progredient eine MI entwickeln, die im Sinne eines Circulus vitiosus fortschreitet. Der Anteil des Blutes, das in der Systole über die insuffiziente Mitralklappe in das Niederdrucksystem der Lungenstrombahn zurückfließt, wird auch durch den systemischen Blutdruck beeinflusst, sodass eine Senkung des Systemwiderstands (in der Regel durch ACE-Hemmer) zentraler Bestandteil einer konservativen Therapie ist.

Im Hinblick auf eine operative Therapie hat die klappenerhaltende Rekonstruktionsoperation große Vorteile gegenüber dem Klappenersatz (Thrombembolierisiko, Antikoagulation). In der Regel wird hierbei ein Segel der Mitralklappe reseziert, daneben ein sog. Anuloplastiering eingesetzt, um die Schlussfähigkeit der Mitralklappe wiederherzustellen. Auch für die Korrektur einer MI beim alten Menschen wurden minimalinvasive Techniken entwickelt. Ein bereits etabliertes Verfahren stellt das Mitralklappen-Clipping dar, bei dem interventionell der Grad der Insuffizienz reduziert werden kann. Andere Ansätze verfolgen das Ziel, den Mitralklappenanulus kathetertechnisch zu „raffen".

INTERPROFESSIONELLES TEAM

Für alle Fragen, ob ein geriatrischer Patient einem operativen bzw. interventionellen Verfahren zugeführt wird, ist die Besprechung in einem interdisziplinären Herzteam sinnvoll. Die Einschätzung des Hausarztes und ggf. eines Geriaters wäre in einem solchen Team ebenfalls wertvoll.

Leitlinien

2017 ESC/EACTS Guidelines for the management of valvular heart disease:

https://else4.de/cvw

LITERATUR

Douros A, Tölle M, Ebert N, et al. Control of blood pressure and risk of mortality in a cohort of older adults: The Berlin Initiative Study. Eur Heart J 2019; 40: 2021–2028.

Ettehad D, Emdin CA, Kiran A, et al. Blood pressure lowering for prevention of cardiovascular disease and death: A systemic review and meta-analysis. Lancet 2016; 387: 957–967.

Martindale JL, Wakai A, Collins SP, et al. Diagnosing acute heart failure in the emergency department: A systemic review and meta-analysis. Acad Emerg Med 2016; 23: 223–242.

KAPITEL

28 Neurologische Erkrankungen

Peter Lüdemann

Kernaussagen

- Jeder Schlaganfallpatient sollte schnellstmöglich einer Stroke Unit zugeführt werden. Schon während der Akutbehandlung sollte so früh wie möglich mit der Sekundärprophylaxe und Rehabilitation begonnen werden.
- Das EEG ist bei alten, nicht kommunikationsfähigen Patienten ein wichtiges diagnostisches Instrument zur Detektion einer fokalen Epilepsie bzw. eines nichtkonvulsiven Status epilepticus.
- Verschiedene Tremorformen erfordern jeweils unterschiedliche Medikamente.
- Die wichtigste medikamentöse Behandlungsstrategie des idiopathischen Parkinson-Syndroms ist der Ausgleich des Dopaminmangels im Striatum. Daneben sollte von Anfang an auch eine Bewegungs- oder Sporttherapie durchgeführt werden.
- Die Prävalenz des Restless-Legs-Syndroms nimmt mit steigendem Alter zu. Alle bislang zugelassenen Medikamente wirken ausschließlich symptomatisch.
- Die häufigsten Ursachen der Polyneuropathie sind der Diabetes mellitus und Vitaminmangelzustände. Auch wenn aus Sicht der Patienten die symptomatische Therapie Vorrang hat, muss der Arzt die Ursache klären, um eine Verschlechterung zu verhindern.

28.1 Schlaganfall

28.1.1 Diagnostik und Akutbehandlung

Jeder Schlaganfall ist ein Notfall. Neben der Erfassung des **plötzlichen Beginns** genügt eine einfache körperliche Untersuchung, um den Verdacht auf einen Schlaganfall zu lenken. Schon eines der folgenden drei Symptome reicht aus:

- Sehstörungen (Hemianopsie, Doppelbilder)
- Paresen (schiefes Gesicht, einseitige Pronation im Armhalteversuch)
- Sprach- oder Sprechstörungen

Der Patient sollte schnellstmöglich einer **Stroke Unit** zugeführt werden. Die wenige Tage dauernde Behandlung auf einer Stroke Unit ist geeignet, Morbidität und Mortalität anhaltend zu reduzieren und die Lebensqualität langfristig zu verbessern.

Bei eindeutigen Symptomen eines akuten Schlaganfalls soll mit dem Ziel einer **systemischen Thrombolyse** eine Hirnblutung mittels zerebraler Bildgebung ausgeschlossen werden. Die Lysetherapie kann ohne Altersgrenze nach oben zum Einsatz kommen. Durch den Einsatz bestimmter MRT-Techniken kann das Alter eines subakuten Schlaganfalls häufig so präzise bestimmt werden, dass eine Lysetherapie auch z. B. bei einem aphasischen Patienten durchgeführt werden kann, der den Beginn der Symptomatik nicht eindeutig benennen kann.

Bei Kontraindikationen gegen eine systemische Lyse und proximalem Gefäßverschluss soll primär eine **Thrombektomie** angestrebt werden, die meistens zusätzlich zur systemischen Lysetherapie erfolgt. Da in der Thrombektomie versierte Neuroradiologen nicht flächendeckend zur Verfügung stehen, hat jede Stroke Unit ein entsprechendes Verlegungsszenario vorgeplant. Meist erfolgt die Zusammenarbeit zwischen regionaler und überregionaler Stroke Unit nach dem Motto „drip and ship"; der Patient wird hierbei ohne Zeitverlust auf dem Transport systemisch lysiert.

Die bei ausgewählten jüngeren Patienten lebensrettende **Kraniotomie** nach kompletten Mediainfarkten erfordert eine mindestens 3-jährige Rehabilitationsfähigkeit und wird daher alten Patienten meist nicht mehr angeboten.

FALLBEISPIEL

Die 71-jährige Frau K. erscheint morgens nicht zum Frühstück. Ihre Tochter findet sie im Schlafzimmer mit einer mäßig ausgeprägten Hemiparese rechts und einer erheblichen Aphasie. Sie vermutet einen Schlaganfall bei ihrer Mutter und ruft den Rettungsdienst. Innerhalb weniger Minuten wird die Patientin ins Klinikum gebracht. Ob die Symptomatik im Schlaf begonnen hat, kann nicht geklärt werden. Im Perfusions-CT findet sich ein sehr kleines minderperfundiertes Areal, eine Lyse ist nicht erforderlich. Die Patientin wird auf der Stroke Unit behandelt. Die Symptome sind in den folgenden Stunden weitgehend rückläufig, und die Patientin kann nach 5 Tagen nahezu asymptomatisch entlassen werden. Neben der Sekundärprophylaxe werden nur noch wenige ambulante Logopädie-Einheiten empfohlen.

28.1.2 Sekundärprophylaxe

Schon während der Akutbehandlung sollte möglichst rasch mit der meist lebenslang notwendigen Sekundärprophylaxe begonnen werden.

Thrombozytenaggregationshemmer (TAH)

Wenn es keine Indikation zur Antikoagulation gibt, sollen alle Patienten mit ischämischem Schlaganfall oder transitorischer ischämischer Attacke (TIA) mit Thrombozytenaggregationshemmern behandelt werden.

Abweichend von den (abgelaufenen) Leitlinienempfehlungen wird nach den neuesten Erkenntnissen häufig ein TAH-Bolus gegeben, gefolgt von einer doppelten TAH-Prophylaxe mit ASS und Clopidogrel oder Ticagrelor. Nach 8–21 Tagen wird dann – abgesehen von Sonderfällen mit speziellen Indikationen – auf die meist lebenslang notwendige TAH-Monotherapie umgestellt.

Infrage kommen die Monotherapie mit ASS, die Kombinationstherapie von ASS mit verzögert freigesetztem Dipyridamol oder die Monotherapie mit Clopidogrel. Daten zum Vergleich von Clopidogrel mit ASS bei älteren Patienten liegen bisher nicht vor. Die Leitlinien geben mangels Daten keine Empfehlung zur Therapieeskalation bei wiederholtem Schlaganfall oder TIA unter bereits laufender TAH-Therapie. Sie empfehlen lediglich, die Ätiologie des Schlaganfalls erneut zu evaluieren. Gemäß Leitlinien soll die Therapie mit TAH dauerhaft erfolgen, es sei denn, dass Kontraindikationen bestehen oder sich im Verlauf eine Indikation zur Antikoagulation ergibt.

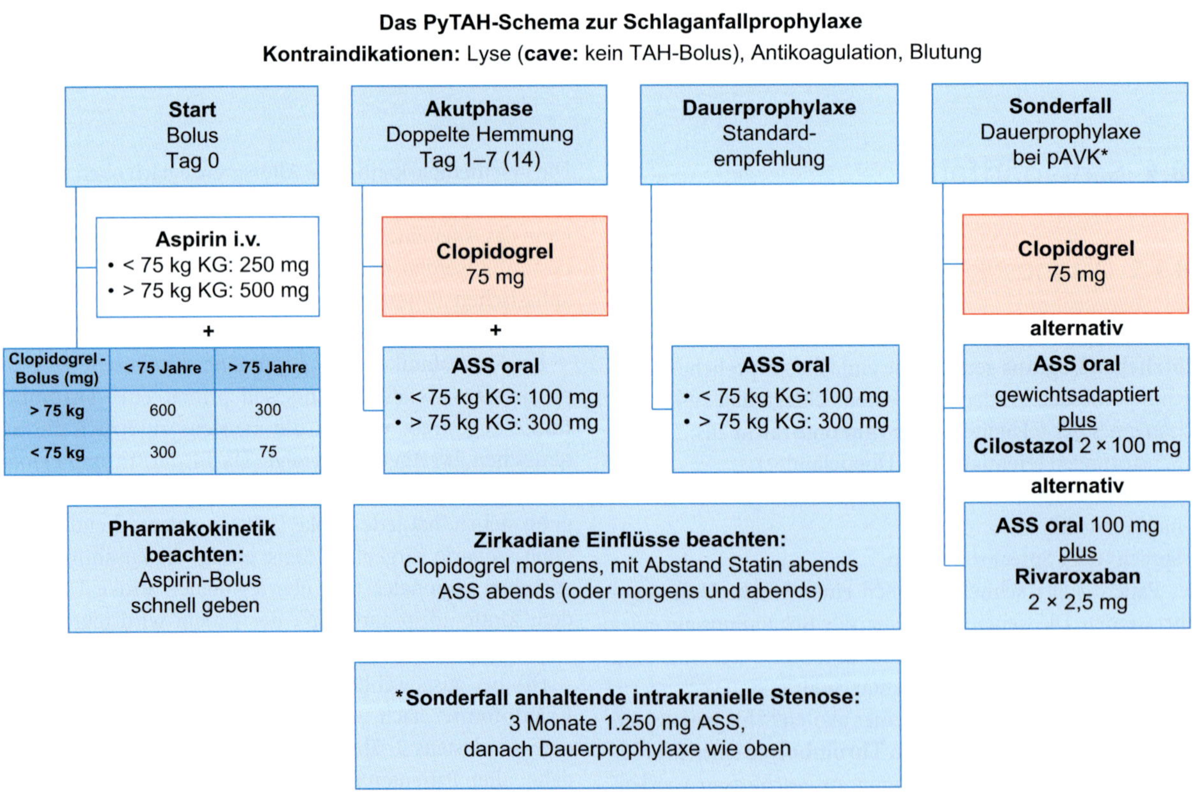

Abb. 28.1 Das Bad Pyrmonter Thrombozytenaggregationshemmer-Schema PyTAH zur Schlaganfallprophylaxe [T1133, L231]

Statine

Patienten mit ischämischem Schlaganfall oder TIA sollen unabhängig vom Cholesterinwert mit einem Statin behandelt werden. In der Akutphase eines Schlaganfalls soll eine bereits bestehende Statinmedikation nicht abgesetzt werden. Patienten mit Hirnblutungen sollten nur mit einem Statin behandelt werden, wenn hierzu eine andere eigenständige Indikation vorliegt. Dabei ist eine sorgfältige Abwägung von Risiken und Nutzen erforderlich.

Blutdruckbehandlung

Nach einem ischämischen Schlaganfall oder einer TIA mit arterieller Hypertonie ist eine langfristige antihypertensive Behandlung angezeigt. Eine Metaanalyse von zehn randomisierten, kontrollierten Studien kam zu dem Ergebnis, dass eine antihypertensive Therapie nach ischämischem Schlaganfall das Risiko für ein Schlaganfallrezidiv um knapp ein Drittel reduziert (Lakhan und Sapko 2009).

Vorhofflimmern/Antikoagulation

Für Patienten mit ischämischem Schlaganfall oder TIA, bei denen ein permanentes, persistierendes oder paroxysmales Vorhofflimmern diagnostiziert worden ist, empfehlen die Leitlinien eine orale Antikoagulation. TAH sollten jedoch bei diesen Patienten in der Sekundärprävention nicht zusätzlich eingesetzt werden, es sei denn, hierfür besteht eine zusätzliche kardiologische Indikation (wie Z. n. koronarer Stentimplantation).

Die Leitlinien empfehlen, dass auch Patienten in höherem Lebensalter nach ischämischem Schlaganfall oder TIA mit Vorhofflimmern antikoaguliert werden sollen. Weder ein höheres Alter noch eine Sturzgefahr sind per se Kontraindikationen für eine orale Antikoagulation. Auch bei Patienten mit kognitiven Einschränkungen oder einer Demenz ist die Antikoagulation bei Vorhofflimmern gerechtfertigt. In diesen Fällen müssen allerdings die regelmäßige Medikamenteneinnahme und Kontrolle gewährleistet sein.

Eine schwere zerebrale Mikroangiopathie erhöht das Risiko von zerebralen Blutungskomplikationen unter oraler Antikoagulation. Unter Berücksichtigung des Nettonutzens der oralen Antikoagulation sehen die Leitlinien jedoch für die Mehrheit der Schlaganfall- und TIA-Patienten in der zerebralen Mikroangiopathie keine Kontraindikation. Hinsichtlich der altersbedingten Dosisanpassungen und Kontraindikationen ist die jeweils aktuelle Fachinformation hinzuzuziehen.

Leitlinien

Deutsche Schlaganfall-Gesellschaft (DSG), Deutsche Gesellschaft für Neurologie (DGN) (Hrsg.). S3-Leitlinie Teil 1 „Sekundärprophylaxe ischämischer Schlaganfall und transitorische ischämische Attacke". AWMF-Registernummer 030-133.Stand: 31.1.2015

https://else4.de/te1

Karotisstenosen

Allen Patienten mit asymptomatischen oder symptomatischen Karotisstenosen soll eine gesunde Vollwert-Mischkost, körperliche Aktivität und ggf. ein Rauchstopp empfohlen werden. Alle Patienten mit einer > 50-prozentigen atherosklerotischen Karotisstenose sollen Thrombozytenaggregationshemmer (TAH) einnehmen, sofern das Blutungsrisiko niedrig ist. Wenn die Indikation für eine Antikoagulation vorliegt, ist diese vorrangig. Die Kombination Antikoagulation plus TAH ist für die Indikation Karotisstenose nicht ausreichend untersucht und wird daher nicht empfohlen.

In der Regel wird die Empfehlung zur Intervention (Operation oder Stenting) an der A. carotis interna nur ausgesprochen, wenn es sich um 70- bis 99-prozentige **symptomatische Stenosen** (embolischer Infarkt oder TIA in einem abhängigen Gefäßterritorium) handelt. Vor und nach einer Karotisintervention sollen die Patienten TAH einnehmen; eine Dauertherapie mit TAH soll perioperativ nicht unterbrochen werden.

Das Risiko eines ipsilateralen Hirninfarkts bei ≥ 50-prozentiger asymptomatischer Karotisstenose ist aufgrund einer optimierten konservativen Therapie kontinuierlich gesunken und liegt aktuell bei ca. 1 % pro Jahr. Bei **asymptomatischen Stenosen** dieses Ausmaßes sind in Studien mit ausgesuchten Patienten und versierten Studienärzten periprozedurale Ereignisse (Schlaganfall, Herzinfarkt, Tod) in ca. 3,5 % der Fälle aufgetreten. Dennoch kann eine Karotisintervention bei 60- bis 99-prozentigen asymptomatischen Karotisstenosen erwogen werden, denn sie reduziert das Schlaganfallrisiko bei diesen Patienten in zwar geringem, aber statistisch signifikantem Maß. Von der Karotisintervention bei asymptomatischer Karotisstenose profitieren vor allem Männer und Patienten mit einer verbleibenden Lebenserwartung von mindestens 5 Jahren. Progression einer asymptomatischen Karotisstenose ist mit einem statistisch signifikant erhöhten Schlaganfallrisiko verbunden, daher sollten nach einer ersten 6-Monats-Kontrolle weitere Kontrollen in jährlichen Abständen erfolgen. Die Karotisintervention bei asymptomatischer Karotisstenose ist nur dann sinnvoll, wenn sie mit einer Komplikationsrate von < 3 % einhergeht. Es ist davon auszugehen, dass bei multimorbiden geriatrischen Patienten die

Komplikationsrate höher liegt. Daher sollte diesen Patienten bei asymptomatischen Stenosen meistens eine ausschließlich konservative Therapie empfohlen werden.

Die Frage, ob die **offene Operation** oder das **Stenting** kurz- und langfristig für den Patienten besser ist, hängt auch von der lokalen Expertise ab. In Studien haben insbesondere Patienten, die älter als 68 Jahre alt waren, bei Operationen offenbar ein geringeres Risiko für ein periprozedurales Ereignis als beim scheinbar harmloseren Stenting.

Außerhalb von Studien haben die Patienten häufig konkurrierende Schlaganfallursachen, z. B. eine Stenose der A. carotis interna und Vorhofflimmern. Oder man kann aus dem Infarktmuster nicht sicher differenzieren, ob es sich um eine mikroangiopathische Lakune oder um eine Embolie in eine lentikulostriatale Arterie handelt. Hier kann die Untersuchung auf **mikroembolische Signale** (MES, „Embolusdetektion") in der transkraniellen Doppler-Sonografie (TCD) weiterhelfen.

FALLBEISPIEL

Der 89-jährige Herr N. wurde wegen einer akut aufgetretenen brachiofazial betonten Hemiparese links stationär aufgenommen. Innerhalb von 4 Stunden war die Symptomatik vollständig rückläufig. Wegen eines Herzschrittmachers war ein MRT nicht möglich. Wir gehen von einer TIA aus. Hinsichtlich der Frage, ob es sich um eine Embolie aus der 80-prozentigen Stenose der A. carotis interna rechts handelt oder um eine Embolie infolge des bei der aktuellen Aufnahme diagnostizierten Vorhofflimmerns, führten wir unter neu begonnener Antikoagulation eine Embolusdetektion durch, die keine Embolien zeigte, weshalb wir dem 89-jährigen Patienten von einer Karotisintervention abrieten.

In einer Metaanalyse von vier Studien zum Zusammenhang zwischen dem Nachweis von MES und dem Auftreten eines erneuten Schlaganfalls war der Nachweis von MES mit einem fast 10-fach erhöhten Risiko für einen erneuten Schlaganfall assoziiert (King und Markus 2009). Wir setzen gerade bei den in diesem Abschnitt besprochenen Situationen häufig die Embolusdetektion ein, um diejenigen Patienten zu identifizieren, die mit höherer Wahrscheinlichkeit von einer Karotisintervention profitieren.

Leitlinien

Deutsche Gesellschaft für Gefäßchirurgie und Gefäßmedizin (DGG) et al. (Hrsg.). S3-Leitlinie zur Diagnostik, Therapie und Nachsorge der extrakraniellen Karotisstenose. 2. Auflage. AWMF-Registernummer 004-028. Stand: 3. Februar 2020

https://else4.de/knu

28.1.3 Rehabilitation

Die Rehabilitation aphasischer Störungen, der Mobilität und sensomotorischer Störungen beginnt schon auf der Stroke Unit und sollte fortgesetzt werden, solange das Defizit besteht und funktionelle Verbesserungen unter Therapie oder funktionelle Verschlechterungen nach deren Absetzen nachweisbar sind.

Nachweislich wirksam ist die **Sprachtherapie** bei einer Intensität von mindestens 5–10 Stunden pro Woche. Die intensive Aphasietherapie kann durch Medikamente (z. B. Piracetam, Memantin u. a.) noch unterstützt werden. Die Gabe der gleichen Medikamente ohne intensive Aphasietherapie nützt diesbezüglich jedoch nichts. Wann der Einsatz von **computergestützten Kommunikationsmitteln** empfohlen werden soll, lässt sich noch nicht abschließend beurteilen. Je nach den individuellen Rehabilitationszielen und der Dynamik der erreichbaren Verbesserungen sind intensive logopädische Intervallbehandlungen auch mehr als 12 Monate nach dem Schlaganfall zu empfehlen.

Beim Schlaganfall haben Alter und Ausmaß der Hemiparese den wichtigsten prognostischen Wert. Patienten, die nach einem Schlaganfall früh mobilisiert werden, erreichen früher eine unabhängige Gehfähigkeit und haben bessere motorische Fähigkeiten. Bei gehfähigen hemiparetischen Patienten verbessert ein Laufbandtraining die Gehgeschwindigkeit und Ausdauer. Inzwischen ist auch belegt, dass **Stimulationstechniken** wie repetitive Magnetstimulation und transkranielle Gleichstromstimulation das motorische Lernen unterstützen können. Die Verfahren stehen aber noch nicht flächendeckend zur Verfügung.

Leitlinien

Deutsche Gesellschaft für Neurologie (DGN) et al. (Hrsg.). S2k-Leitlinie Rehabilitation von sensomotorischen Störungen. AWMF-Registernummer 030-123, Stand: 18. April 2018

https://else4.de/aey

28.2 Differenzialdiagnose fokaler Anfall/Epilepsie

28.2.1 Epilepsie bei zerebrovaskulären Erkrankungen

Im Zusammenhang mit zerebrovaskulären Erkrankungen kommt es häufig zu epileptischen Anfällen. Wichtig ist die Unterscheidung zwischen den sog. **Frühanfällen**, die während der ersten Woche nach einem Schlaganfall auftreten können, und **Spätanfällen**, die erst nach der ersten Woche beginnen. Bei Frühanfällen ist eine langfristige antikonvulsive Medikation nicht erforderlich; falls mehrere Frühanfälle auftreten, könnte z. B. Clonazepam für 4–6 Wochen zum Einsatz kommen. Die meisten der Patienten mit Spätanfällen entwickeln jedoch eine Epilepsie mit wiederholten Anfällen; daher kann in diesem Fall schon nach dem ersten epileptischen Anfall mit einer antikonvulsiven Dauermedikation begonnen werden. Spätestens wenn der Abstand zwischen zwei Anfällen weniger als 1 Jahr beträgt, sollte mit einer antikonvulsiven Medikation begonnen werden. Von einer strukturellen fokalen Epilepsie nach Schlaganfall sind fast 10 % der Schlaganfallpatienten betroffen.

Inzwischen gibt es fast 30 Antikonvulsiva (Auswahl in ➤ Tab. 28.1). Phenytoin und Carbamazepin wirken bei symptomatischer fokaler Epilepsie gut, werden aber wegen häufiger Probleme mit der Verträglichkeit und als Induktor am Cytochrom P_{450} von vielen Experten nicht mehr empfohlen. Gerade der multimorbide Patient sollte mit einem Medikament behandelt werden, das die Sturzneigung durch Schwindel und Müdigkeit nicht erhöht und an wenigen Interaktionen beteiligt ist. Die meisten Epileptologen behandeln immer noch nach dem Grundsatz **„Monotherapie vor Kombinationstherapie"**. Auffallend ist, dass in der Altersepilepsie die Medikamente häufig schon in niedriger Dosis wirksam sind und selten die Notwendigkeit einer Add-on-Therapie besteht. Blutspiegelbestimmungen sind nur selten indiziert, z. B. wenn Anfälle auftreten, zur Compliance-Kontrolle oder bei Verdacht auf unerwünschte Arzneiwirkungen (UAW) unter dem Verdacht auf eine Überdosierung. Je nach Begleitkrankheiten wird man sich eher für oder gegen einen bestimmten Wirkstoff entscheiden; so wird man z. B. bei einem Patienten mit Tremor nicht auch noch Valproinsäure geben wollen. Bei der Beendigung einer Therapie mit Antikonvulsiva wird man in der Regel das Medikament nicht abrupt absetzen, sondern „ausschleichen".

Tab. 28.1 Antikonvulsiva in der Geriatrie (Auswahl in alphabetischer Reihenfolge)

Wirkstoff	Typische Erhaltungsdosis	Besonderheiten
Carbamazepin retard	2–3 × 200–400 mg	Eindosierung erforderlich. Enzyminduktor, häufig Allergien, Hyponatriämie
Clonazepam	1–3 × 0,5–1 mg	Wirkverlust nach wenigen Wochen, daher nur zur Überbrückung einsetzbar
Gabapentin	3 × 300–800 mg	Relativ schwach wirksames Antikonvulsivum, renale Elimination Häufiger Einsatz bei neuropathischen Schmerzen
Lamotrigin	2 × 100 mg	Schwierige Eindosierung, viele Interaktionen, sehr seltene, aber gefährliche UAW
Levetiracetam	2 × 0,5–2 g	Keine Eindosierung erforderlich, renale Elimination, wenig Interaktionen
Phenytoin	2–3 × 100 mg	Spiegelkontrollen ratsam, Enzyminduktor, viele UAW in der Langzeitanwendung, die aber in der Geriatrie wenig relevant sind
Pregabalin	2 × 25–150 mg	Eindosierung erforderlich, renale Elimination, wenig Interaktionen
Topiramat	2 × 25–100 mg	Eindosierung erforderlich, renale Elimination, sehr wirksam, aber häufig UAW
Valproinsäure chrono	2–3 × 300–500 mg	Spiegelkontrollen ratsam, Spiegel wird durch Enzyminduktoren gesenkt. Sehr viele UAW
Zonisamid	1 × 100–300 mg	Nur begrenzte Informationen zur Anwendung bei geriatrischen Patienten verfügbar

28.2.2 Epilepsie bei alten Menschen

Zwei besondere Gruppen von Patienten, die immer wieder vorkommen, sind zu erwähnen:

1. Alte Patienten mit nichtkonvulsivem Status epilepticus
2. Alte Patienten mit plötzlicher Aphasie: „Speech Arrest"

In beiden Fällen handelt es sich um **fokale Epilepsien**, die nur mittels EEG identifiziert werden können. Häufig landen diese Patienten als „nicht ansprechbar" auf der Intensivstation. Neben der Aphasie sind die Patienten entweder apathisch oder seltener psychomotorisch unruhig; neue, eindeutig fokale Ausfälle bestehen meist nicht. Eine Ursache wird in der Regel nicht gefunden, das cCT zeigt eine Atrophie oder irgendeine alte Schädigung, die der Radiologe möglicherweise als altersentsprechend einordnet. Das Aufnahmelabor ist unspezifisch, vielleicht findet sich eine leichte Hyponatriämie. Die bei Exsikkose hilfreiche Infusion wirkt nicht. Nicht selten kommt es am nächsten Tag zu einem Infekt.

Wenn die Diagnose Epilepsie zügig gestellt und sofort behandelt wird, haben die Patienten eine gute Chance der Restitutio ad integrum. Wird die rasche Diagnose verpasst, entsteht der therapierefraktäre, nichtkonvulsive Status epilepticus. Häufig wird der Patient nach einigen Tagen aufgegeben. In einzelnen Fällen verbessert sich der Zustand der Patienten aber auch noch nach mehreren Wochen so weit, dass sie selbstständig bei ihrer Familie wohnen und zum Haushalt beitragen können. Viele der Patienten, die in unserem Klinikum aufgenommen werden, erhalten neben den Laboruntersuchungen als erste technische Untersuchung ein EEG, da hiermit differenzialdiagnostisch wichtige Weichen früh gestellt werden können.

28.3 Tremor

An dieser Stelle werden lediglich vier Tremorformen angesprochen, vertiefend wird auf die Lehrbücher der Neurologie verwiesen:

1. Der **physiologische Tremor** ist altersunabhängig und tritt z. B. situativ auf. Überwiegend ist es ein Haltetremor. Als verstärkter physiologischer Tremor tritt er auf bei Hyperthyreose, im Entzug, als unerwünschte Arzneimittelwirkung (UAW) etc. Häufig wird er von den Betroffenen als weniger störend empfunden als von der Umgebung.
2. Der **essenzielle Tremor** kann in jedem Lebensalter auftreten und nimmt im Laufe des Lebens eher zu als ab. Meist ist die Familienanamnese positiv. Auf Nachfrage wird häufig bestätigt, dass der Tremor unter dem Einfluss von hochprozentigem Alkohol abnimmt. Die Tremorfrequenz ist etwas niedriger als beim physiologischen Tremor, die Amplitude kann deutlich höher sein. Manchmal tritt der essenzielle Tremor nur bei bestimmten Aktionen auf. Der Tremor kann dermaßen behindern, dass die Betroffenen ihre Alltagstätigkeiten nicht mehr erledigen können. Meist sind die Hände betroffen, der Tremor kann aber auch in jedem anderen Körperteil auftreten. Therapeutisch kommt in erster Linie Propranolol zur Anwendung, aber auch Primidon, Gabapentin und Topiramat werden mit Erfolg eingesetzt. Manche Patienten profitieren außerordentlich von einer stereotaktischen Operation. Bei umschriebenen Tremorformen wie Gaumensegeltremor, Kopftremor usw. kann Botulinumtoxin eingesetzt werden.
3. Zur **Parkinson**-Tetrade gehören Akinese – Rigor – **Tremor** – posturale Instabilität. Von den hier beschriebenen Tremores ist der Parkinson-Tremor der langsamste. Am meisten profitieren die Patienten von den Medikamenten, die gegen Akinese und Rigor eingesetzt werden. Gelegentlich können auch Propranolol oder Anticholinergika den Tremor verbessern. Sollten medikamentöse Therapien nicht greifen, kommt die Tiefenhirnstimulation in Betracht.
4. Als ungewöhnliches Tremorsyndrom, das überwiegend bei älteren Patienten beobachtet wird, soll hier der **orthostatische Tremor** vorgestellt werden. Die Tremorfrequenz liegt bei 16–18 Hz und wird nicht als Tremor wahrgenommen. Die Betroffenen können vielmehr nicht mehr still stehen bleiben, z. B. in der Schlange vor einer Kasse. Sie klagen über Schwindel, drohen umzufallen, müssen sich festhalten oder umherlaufen. Wenn sie sich hinstellen, kann der Arzt an der Beinmuskulatur den Tremor ähnlich wie das Vibrieren eines Handys fühlen. Die Therapie ist an der des essenziellen Tremors orientiert, allerdings mit einer Bevorzugung von Primidon, Gabapentin oder Clonazepam.

28.4 Parkinson-Syndrome

Die Parkinson-Syndrome lassen sich grob in drei Kategorien einteilen:

1. **Morbus Parkinson:**
   a) Idiopathisches Parkinson-Syndrom (IPS)
   b) Seltene genetisch bedingte Parkinson-Syndrome
2. **Sekundäre Parkinson-Syndrome (SPS):** Dazu zählen das medikamenteninduzierte, das vaskuläre, das posttraumatische und andere Parkinson-Syndrome. Hier ergeben sich eventuell andere Behandlungsmöglichkeiten als beim IPS, die zum Rückgang der Symptome führen können. Außerdem ist eine progrediente Verschlechterung nicht zwingend zu erwarten, da es sich möglicherweise nicht um eine unumkehrbare Neurodegeneration handelt.
3. **Parkinson-Syndrome bei anderen neurodegenerativen Erkrankungen** (atypische Parkinson-Syndrome, APS; vertiefend: Levin et al. 2016): Hierunter fallen (in alphabetischer Reihenfolge) folgende Syndrome:
   a) Kortikobasale Degeneration
   b) Lewy-Körperchen-Demenz
   c) Multisystematrophie (MSA)
   d) Progressive supranukleäre Blickparese (PSP, „Steele-Richardson-Olszewski-Syndrom“): Untergang der Zellen mit den Dopamin-Rezeptoren

Die Inzidenz des idiopathischen Parkinson-Syndroms korreliert stark und positiv mit dem Alter. Im fortgeschrittenen Stadium nimmt die Anzahl und Schwere von IPS-assoziierten Symptomen zu. Oft treten dann die nichtmotorischen Symptome in den Vordergrund.

Die Diagnosesicherheit bei Parkinson-Syndromen ist immer noch ungenügend. Einer Metaanalyse zufolge liegen bei der Parkinson-Diagnose Nicht-Fachärzte bei 3 und selbst Neurologen bei 2 von 10 Patienten falsch. Dies betrifft sowohl falsch positive als auch falsch negative Diagnosen. Mit einer Häufigkeit von bis zu 27 % am häufigsten als idiopathisches Parkinson-Syndrom (IPS) fehlinterpretiert werden sowohl der – damit leicht verwechselbare – essenzielle Tremor (➤ Kap. 28.3) und – in bis zu 25 % der Fälle – die progressive supranukleäre Paralyse (PSP), die zur Gruppe der Tauopathien gehört. Mit bis zu 20 % etwas seltener als Parkinson-Syndrom fehlgedeutet werden die vaskuläre Enzephalopathie (SAE) und die Multisystematrophie (MSA).

28.4.1 Diagnostik

Diagnostische Kriterien

Von der typischen Parkinson-Tetrade Akinese – Rigor – Tremor – posturale Instabilität muss neben der obligaten Akinese (besser: Hypo-/Bradykinese) mindestens ein weiteres

Kardinalsymptom hinzukommen: Rigor, Ruhetremor und/oder posturale Instabilität. Als Frühzeichen kann eine Riechstörung oder eine depressive Stimmung vorliegen. Typisch für das IPS sind ein einseitiger Beginn (Asymmetrie), das Vorhandensein eines Ruhetremors und das gute Ansprechen auf L-Dopa. Störungen der Okulomotorik und eine zerebelläre Symptomatik sprechen gegen ein IPS.

Hirnparenchymsonografie, quantitative Tremoranalyse, autonome Testungen und Polysomnografie werden überwiegend von Spezialisten durchgeführt, daher wird hier nicht weiter darauf eingegangen. Ein klinischer Riechtest, ggf. mit einer standardisierten Riechbatterie, kann in jeder neurologischen oder ergotherapeutischen Praxis durchgeführt werden.

Hirnszintigrafie

Durch die präsynaptische Dopamintransporter-Szintigrafie mit ^{123}Jod-FP-CIT (DaTSCAN®) kann das Maß der dopaminergen Aktivität bestimmt werden. Parkinson-Syndrome sind dadurch gekennzeichnet, dass Nervenzellen in der Substantia nigra degenerieren und eine verminderte Anreicherung der radioaktiv markierten Substanz aufweisen. Bei einem normalen Untersuchungsergebnis kann ein Parkinson-Syndrom mit etwa 97-prozentiger Sicherheit ausgeschlossen werden. Bei einem krankhaften Ergebnis kann ggf. eine Szintigrafie mit ^{123}Jod-IBZM ergänzt werden, um den postsynaptischen Teil des dopaminergen Systems, die Dopaminrezeptoren im Striatum darzustellen. So kann ein IPS von einem sekundären oder atypischen Parkinson-Syndrom differenziert werden. In den Leitlinien wird allerdings empfohlen, die bei IPS typische postganglionäre Innervationsstörung des Sympathikus am Herzen mittels ^{123}Jod-MIBG-SPECT nachzuweisen.

CT/MRT

Zur Diagnosestellung eines IPS ist eine zerebrale Bildgebung nicht zwingend erforderlich. Sie kann jedoch in Zweifelsfällen helfen, sekundäre oder atypische Fälle zu identifizieren. Auch zur Unterscheidung von Differenzialdiagnosen (z. B. Normaldruckhydrozephalus, Hirntumor etc.) trägt die zerebrale Bildgebung bei.

Weitere nichtmotorische Symptome

Mangelnde Aufmerksamkeit, sozialer Rückzug und Interesselosigkeit, Veränderungen der Persönlichkeit, Vergessen von Verabredungen, Schwierigkeiten beim Fällen von Entscheidungen, Schlafstörungen und Halluzinationen können sowohl auf eine **Depression** als auch auf eine **Demenz** hinweisen. Zudem können sie sowohl durch die Neurodegeneration als auch durch die medikamentöse Behandlung entstehen. Das gilt auch für die gelegentlich auftretende Hypersexualität und die sehr häufigen **Schlafstörungen.** Neben Tagesmüdigkeit und Tagesschläfrigkeit kann eine REM-Schlaf-Verhaltensstörung auch als Erstsymptom auftreten. Weniger bekannt ist das Auftreten von stereotypen hypnagogen visuell-szenischen **Halluzinationen** und **Non-REM-Parasomnien** als verwirrtes Erwachen, Schlafwandeln oder Pavor nocturnus. Die Halluzinationen sind häufig sehr hartnäckig und therapierefraktär. Therapeutisch stehen bei Parkinsonpatienten als Neuroleptika lediglich Clozapin (**cave**: Anwendungsbeschränkungen) und Quetiapin zur Verfügung. Manchmal haben wir unter Melatonin eine günstige Beeinflussung sowohl des Schlafes und der REM-Schlaf-Verhaltensstörung als auch der Halluzinationen gesehen. Durchschlafstörungen infolge der Unfähigkeit, sich nachts im Bett zu drehen, können manchmal durch die Umstellung auf Retardpräparate günstig beeinflusst werden.

Sonstige Symptome und entsprechende Therapieoptionen

- **Dysphagie:** Optimierung der dopaminergen Medikation. Spezielle logopädische Übungen, z. B. das Lee Silverman Voice Treatment (LSVT®)
- **Obstipation:** Sowohl die Beteiligung des vegetativen Nervensystems als auch der Bewegungsmangel, falsche Ess- und Trinkgewohnheiten sowie Medikamente tragen zur Obstipation bei. Eventuell kann es hilfreich sein, zwischen einer verlangsamten Darmpassagezeit und einer Defäkationsstörung zu unterscheiden. Therapeutisch kann außer einer qualifizierten Ernährungsberatung regelmäßig Macrogol gegeben werden.
- **Schmerzen:** In einer placebokontrollierten Studie über Oxycodon/Naloxon bei chronischen Schmerzen gab es einen positiven Trend für das Verum. Zwar kam es zu Übelkeit und Verstopfung, nicht aber zu einer Verschlechterung der motorischen Parkinson-Symptome (Trenkwalder et al. 2015).
- **Neurogene orthostatische Hypotension und Synkopen:** Die Neigung zu orthostatischer Hypotonie bei Morbus Parkinson hat sowohl zentrale als auch kardiale Ursachen. Der Untergang der Sympathikusinnervation kann mittels MIBG-SPECT eindrucksvoll belegt werden. Bei den Kipptischuntersuchungen zeigt sich häufig ein Fehlen des bei Blutdruckabfällen physiologischen kompensatorischen Herzfrequenzanstiegs. Auch bei Multisystematrophie und Lewy-Körperchen-Demenz findet sich eine Dysautonomie, die in einzelnen Fällen so ausgeprägt ist, dass Sitzen und Stehen nicht mehr möglich sind. Manchmal tragen die Dopamin-Agonisten zur neurogenen orthostatischen Hypotension bei und müssen dann abgesetzt werden. Natürlich können geriatrische Patienten auch

andere Gründe für orthostatische Hypotension haben (z. B. Diabetes mellitus, Varikosis etc.). Therapeutisch sind salzreiche Kost mit zusätzlicher Flüssigkeitszufuhr, Kompressionsstrümpfe/-hosen und die Vermeidung von Triggerfaktoren häufig hilfreich. Bei den zugelassenen Medikamenten ist die Studienlage günstig für das kurzfristig erfolgreiche Midodrin. Darüber hinaus könnte dem in Europa noch nicht zugelassenen Sympathomimetikum Droxidopa in Zukunft eine wichtige Rolle zukommen.

28.4.2 Therapie

Medikamentöse Therapie

Die wichtigste medikamentöse Behandlungsstrategie ist der Ausgleich des Dopaminmangels im Striatum. Da Dopamin nicht die Blut-Hirn-Schranke überwinden kann, wird mit **L-Dopa** eine Vorstufe eingesetzt, die in den präsynaptischen Nerven in Dopamin umgewandelt wird. Um die Dopaminkonzentration im synaptischen Spalt zusätzlich zu erhöhen, wird L-Dopa regelmäßig mit einem Decarboxylasehemmer kombiniert. Hier stehen Benserazid (ursprünglich in Madopar®) und Carbidopa (ursprünglich in Nacom®) zur Verfügung. Die Therapie kann mit 3 × 50 mg L-Dopa begonnen werden. Bei Nichtansprechen kann die Dosis nach wenigen Tagen verdoppelt werden; bei weiterhin ausbleibendem Therapieerfolg sollte die Diagnose eines IPS bezweifelt werden und L-Dopa wieder abgesetzt werden.

In späteren Krankheitsstadien wird der Abbau von L-Dopa und Dopamin in der Leber durch Zugabe eines COMT-Hemmers zur Kombination aus L-Dopa und Decarboxylasehemmer verzögert. Durch den höheren Blutspiegel kann mehr L-Dopa ins Gehirn übertreten; folglich steht zerebral mehr L-Dopa zur Verfügung.

Dopamin-Agonisten ahmen die Wirkung von Dopamin nach. Wegen Fibrosen bei Ergotderivaten werden in erster Linie nur noch die Non-Ergot-Dopamin-Agonisten empfohlen. Hauptverantwortlich für den Abbau von Dopamin im Gehirn ist die Monoaminoxidase (MAO) Typ B. Das beim Dopaminabbau entstehende Wasserstoffperoxid beschleunigt möglicherweise die Entwicklung des Morbus Parkinson. **MAO-B-Hemmer** blockieren den Dopaminabbau und sollen daher in frühen Stadien den degenerativen Abbau verlangsamen. In späteren Stadien helfen sie, Spiegelschwankungen zu reduzieren, und beugen somit Hypokinesen („Off-Zeiten") vor.

Beim Morbus Parkinson soll die niedrigste erforderliche L-Dopa-Dosis eingesetzt werden. Um dies zu erreichen, wird man früh eine Dreifachkombination aus L-Dopa, Dopamin-Agonist und MAO-B-Hemmer geben. Anticholinergika verringern das Überangebot an Acetylcholin und werden manchmal gegen Tremor eingesetzt. NMDA-Agonisten hemmen den Botenstoff Glutamat im Gehirn und stabilisieren das Gleichgewicht der Transmitter.

Eine Übersicht über die in der konventionellen medikamentösen Therapie eingesetzten Wirkstoffe gibt ➤ Tab. 28.2.

Leitlinien

Deutsche Gesellschaft für Neurologie (DGN) et al. (Hrsg.). S3-Leitlinie Idiopathisches Parkinson-Syndrom. AWMF-Registernummer 030-010, Stand: 1.1.2016

https://else4.de/xgw

Tab. 28.2 Konventionelle medikamentöse Therapie für die „typischen" motorischen Parkinson-Symptome

Wirkstoffe	Besonderheiten
L-Dopa mit Decarboxylasehemmer 3–5 × 62,5–125 mg	Einsatz von L-Dopa zur symptomatischen Therapie im Frühstadium. Austausch des Decarboxylasehemmers nur nach reiflicher Abwägung; differenzierter Einsatz unterschiedlicher Galenik (lösliche Tablette bis Retardkapseln). Einsatz von L-Dopa-Dosen > 500 mg/Tag nur durch Spezialisten (UAW: z. B. Augmentation eines Restless-Legs-Syndroms)
COMT-Hemmer (Entacapon, Opicapon, Tolcapon)	Einsatz in der Spätphase der Erkrankung. Blockade des peripheren Dopaminabbaus, aber keine eigene Wirkung gegen Parkinson-Symptome
Dopamin-Agonisten (Piribedil, Pramipexol, Ropinirol und Rotigotin)	Einsatz zur symptomatischen Therapie im Frühstadium. Kombination unterschiedlicher Dopamin-Agonisten nicht vorgesehen. Bei Schwankungen der Effektivität Wechsel auf Retardpräparate. Rotigotin hat durch seine Pflasterapplikation schon von vornherein gleichmäßige kontinuierliche Wirkspiegel
MAO-B-Hemmer, irreversibel (Rasagilin, Selegilin)	Einsatz zur symptomatischen Therapie im Frühstadium. Rasagilin in Kombination mit Levodopa bei motorischen Fluktuationen zur Verkürzung der Off-Zeiten
MAO-B-Hemmer, reversibel (Safinamid)	Zusätzlich zur reversiblen Inhibierung von MAO-B blockiert Safinamid die spannungsabhängigen Natrium- und Kalziumkanäle
Anticholinergika	Verringerung des Acetylcholin-Übergewichts; aufgrund des erhöhten Risikos von Halluzinationen und Verwirrtheitszuständen für geriatrische Patienten nicht zu empfehlen
NMDA-Agonisten (Amantadin)	Vermehrte Freisetzung von Dopamin im Gehirn
Cholinesterase(AchE)-Inhibitoren (Rivastigmin und Donepezil)	Therapie von Gang- und Gleichgewichtsstörungen (gut dokumentierte positive Resultate)

Weitere Therapieformen

- Kontinuierliche Therapieformen:
  - Jejunale Gel-Applikation von Levodopa-Carbidopa (LCJG)
  - Apomorphin-Pumpe, subkutan
- Neurochirurgie:
  - Tiefe Hirnstimulation
  - Gamma-Knife-Thalamotomie

INTERPROFESSIONELLES TEAM

Körperliche Fitness ist vermutlich der wichtigste Faktor für eine verlangsamte Progression des IPS. Neben der medikamentösen Therapie sollte von Anfang an auch eine Bewegungs- oder Sporttherapie stehen. In fortgeschrittenen Stadien werden angeleitete Bewegungen in Form von Physio- und Ergotherapie sowie Logopädie immer wichtiger. Neue Therapieformen wie BIG und Lee Silverman Voice Treatment (LVST) werden wissenschaftlich evaluiert und können als evidenzbasierte Maßnahmen auch gut gegenüber den Kostenträgern begründet werden.

28.5 Restless-Legs-Syndrom (RLS)

Das Restless-Legs-Syndrom (RLS) ist eine zentrale Bewegungsstörung mit dem Leitsymptom Bewegungsdrang in den Beinen. Gemäß Leitlinie müssen u. a. die „essenziellen Kriterien" erfüllt sein, um die Diagnose stellen zu können (➤ Box 28.1). Es handelt sich um eine klinische Diagnose, die mit keiner technischen Untersuchung belegt werden kann. Hinweise auf diese Diagnose ergeben sich aber teilweise im Schlaflabor, da viele RLS-Patienten auch periodische Beinbewegungen im Schlaf aufweisen.

BOX 28.1

Essenzielle Kriterien des Rest-Legs-Syndroms

Es müssen alle Kriterien erfüllt sein:

- **Bewegungsdrang** in den Beinen; meist, aber nicht immer begleitet oder subjektiv verursacht von unangenehmen **Missempfindungen** in den Beinen.
- Der Bewegungsdrang und die Missempfindungen beginnen oder verschlechtern sich während **Ruhe- oder Inaktivitätsperioden.**
- Der Bewegungsdrang und die Missempfindungen **bessern sich** teilweise oder komplett **durch Bewegung** wie Gehen oder Dehnen, zumindest für die Dauer der Aktivität.
- Der Bewegungsdrang und die Missempfindungen treten nur **abends oder nachts** auf oder verschlechtern sich zu diesen Zeiten.
- Das Auftreten der Beschwerden kann nicht einer anderen medizinischen Ursache zugeordnet werden (z. B. Myalgien, Venenstau, Beinödeme, Arthritiden, Beinkrämpfe, lagerungsbedingt etc.).

Die Ursache des RLS ist unklar. Frauen sind häufiger betroffen als Männer; mit zunehmendem Alter steigt die Prävalenz, und individuell nehmen die Beschwerden meistens zu. Bei mehr als der Hälfte der Betroffenen gibt es eine familiäre Häufung. Alle bislang zugelassenen Medikamente wirken symptomatisch, d. h., sie lindern die Beschwerden, helfen aber nicht gegen die (noch unbekannte) Ursache. Sollten Patienten jedoch eine ursächliche Krankheit haben, spricht man von einem **sekundären RLS**. In diesen Fällen kann sich die Bekämpfung der Ursache lohnen, sodass eine symptomatische Behandlung nicht mehr erforderlich ist.

Zugelassen wurden seit 2000 zuerst Anti-Parkinsonmittel: Neben einem L-Dopa/Benserazid-Kombinationspräparat sind dies die Dopamin-Agonisten Pramipexol, Ropinirol und Rotigotin. Von Pramipexol und Ropinirol gibt es Retardpräparate, die in Deutschland aber bislang nicht für RLS zugelassen sind. Eine Retardentwicklung für Rotigotin erübrigt sich, da der Wirkstoff als Pflaster gleichmäßig über 24 Stunden durch die Haut aufgenommen wird. Die neueste Zulassung besteht für ein retardiertes Opioid, nämlich ein Oxycodon/Naloxon-Kombinationspräparat. Als weitere Wirkstoffgruppe konnten einige Antikonvulsiva als wirksam nachgewiesen werden. Der Wirkstoff Gabapentin enacarbil ist in Deutschland nicht zugelassen. Pregabalin ist in Deutschland zugelassen, aber nur für andere Indikationen, nicht für das RLS.

CAVE

Je höher die Dosis der dopaminergen Therapie, desto wahrscheinlicher kommt es zur **Augmentation.** Augmentation bedeutet, dass die RLS-Symptome im Tagesverlauf früher auftreten und die Intensität zunimmt – mit oder ohne Ausweitung auf andere Körperteile (meist die Arme). Die Augmentation ist eine ernst zu nehmende Nebenwirkung, die zu einer Dosisminderung oder zum Absetzen des Medikaments führen sollte.

Von Ausnahmen abgesehen sollte L-Dopa bei RLS-Patienten daher nicht über 400 mg/24 h dosiert werden. Einige Tage nach Reduktion bzw. Absetzen des auslösenden Medikaments verschwindet die Augmentation meist wieder. Schnell wirkende Medikamente lösen häufiger eine Augmentation aus als langsam wirkende. Insofern könnte sich auch die Umstellung auf ein Retardpräparat (Off-Label-Use) lohnen.

Leitlinien

Deutsche Gesellschaft für Neurologie (DGN) et al. (Hrsg.). S1-Leitlinie Restless-Legs-Syndrom (RLS) und Periodic Limb Movement Disorder (PLMD). AWMF-Registernummer 030-081

https://else4.de/e7y

28.6 Polyneuropathie

Bei der Symptomatik der Polyneuropathie (PNP) wird zwischen Positiv- und Negativsymptomen unterschieden:

- **Positivsymptome** sind spontane neuropathische Schmerzen, induzierte Schmerzen auf einen schmerzhaften Reiz (Hyperpathie) oder auf einen üblicherweise nicht schmerzhaften Reiz (Hyperalgesie) und entsprechende Dys- oder Parästhesien.
- **Negativsymptome** sind neben Anästhesie und Analgesie das gestörte Vibrationsempfinden, die Pallhypästhesie und verschiedene Varianten des gestörten Temperaturempfindens.

Die meisten Polyneuropathien entwickeln sich allmählich über Monate bis Jahre. Wie schnell sich andererseits eine PNP ausbreiten kann, lässt sich am Beispiel des Guillain-Barré-Syndroms beobachten: Gelegentlich kommt es aus voller Gesundheit innerhalb weniger Stunden zur beatmungspflichtigen Tetraparese.

28.6.1 Diagnostik

Da erworbene Polyneuropathien potenziell behandelbar sind, ist zur genauen Charakterisierung die ausführliche Anamnese ebenso wichtig wie die neurologische Untersuchung des entkleideten Patienten (Reflexe, Sensibilitätsstörungen, trophische Störungen etc.). Mittels Elektroneurografie und Elektromyografie (ggf. nach wenigen Wochen wiederholt) bildet man die Arbeitshypothese hinsichtlich der PNP-Ursache. Die konventionelle Elektroneurografie erfasst ausschließlich die schnell leitenden myelinisierten motorischen und afferenten Fasern, die aber nur 15–25 % der Axone im peripheren Nerv ausmachen. Somit entgeht eine PNP, bei der ausschließlich marklose oder schwach myelinisierte Nerven betroffen sind (Small-Fiber-Neuropathie, SFN) der Diagnostik. Je nach Verdachtsdiagnose wird man mittels Blutuntersuchungen weiter differenzieren können. Manchmal wird eine ergänzende Liquoruntersuchung erforderlich. Bei Verdacht auf eine entzündliche PNP ist eine Nervenbiopsie eines rein sensiblen Nervs zu erwägen, bei Verdacht auf SFN eine Hautbiopsie.

EVIDENZ

Die neu in der PNP-Diagnostik eingesetzten Verfahren der MR-Neurografie und des hochauflösenden Nervenultraschalls sind bislang nur in kleineren Studien, meist nicht vergleichend, untersucht worden, sodass zur Wertigkeit dieser Verfahren bei der PNP noch keine abschließende Stellung bezogen werden kann. Bei der Untersuchung des N. medianus im Karpaltunnel und des N. ulnaris am Ellenbogen (Kubitaltunnel, früher Sulcus ulnaris) ist der Stellenwert beider Verfahren aber schon unbestritten.

Die beiden häufigsten PNP-Ursachen sind der Diabetes mellitus und Vitaminmangelzustände. Der Vitamin-B_{12}-Mangel in geriatrischen Populationen wird durch Mangelernährung, Malabsorption, Magenschleimhautatrophie, regelmäßige Einnahme von Protonenpumpen-Inhibitoren und andere Faktoren verstärkt. Eine weitere behandelbare Ursache, die häufig übersehen wird, ist die **chronisch-inflammatorische demyelinisierende PNP** (CIDP). Im Gegensatz zu den beiden letztgenannten Ursachen ist bei der **diabetischen PNP** meist auch das autonome Nervensystem beteiligt. Anfangs bemerken die Patienten, dass sie keine Schweißfüße mehr haben; manche suchen den Arzt wegen einer Hyperhidrose an Kopf und Thorax auf, die hierauf zurückzuführen ist. Bei Männern kommt dann die erektile Dysfunktion hinzu. In späten Stadien kommt es zur orthostatischen Hypotension mit Synkopen und trophischen Störungen.

Differenzialdiagnosen

Differenzialdiagnostisch ist die lumbale Spinalkanalstenose abzugrenzen, die ausschließlich die Wurzeln zu den Beinnerven betrifft. Die Diagnostik wird durch eine zervikale Spinalkanalstenose und eine zerebrale Mikroangiopathie häufig erschwert. Alle diese Faktoren tragen zur Gangstörung der Patienten bei. Manchmal kann man durch MRT oder Myelografie mit anschließendem Myelo-CT und elektrophysiologischen Untersuchungen herausarbeiten, ob der Patient an einer der Spinalkanalstenosen operiert werden sollte. Ziel dieser Operationen ist meist nicht die Besserung, sondern die Verhinderung einer weiteren Verschlechterung.

28.6.2 Therapie

Unabhängig von der Ursachenabklärung ist die symptomatische Therapie aus Sicht des Patienten vordringlich einzuleiten. Gegen die o. g. Positivsymptome stehen die in ➤ Tab. 28.3 aufgeführten Medikamente zur Verfügung. Im Wesentlichen handelt es sich um ursprünglich als Antikonvulsiva oder Antidepressiva zugelassene Wirkstoffe mit breitem Wirkspektrum. Bei neuropathischen Schmerzen können auch Opioide mit Erfolg eingesetzt werden. NSAR hingegen helfen meistens nicht. In schwierigen Fällen wird man einen Neurologen oder Schmerztherapeuten hinzuziehen, um mit den topischen Analgetika Capsaicin oder Lidocain eine Linderung zu erreichen.

Die intrathekale Gabe von Ziconotid über eine implantierte Pumpe ist vorerst auf Patienten mit starken chronischen Schmerzen begrenzt. Nichtmedikamentös stehen elektrische Stimulationstechniken zur Verfügung: transkutan TENS oder invasiv die Rückenmarkstimulation SCS.

Die Leitlinienempfehlungen zur schmerzhaften diabetischen Polyneuropathie unterscheiden sich zwischen Deutschland und anderen Ländern und auch zwischen den beteiligten Fachgesellschaften (Diabetologen, Neurologen, Schmerztherapeuten); hier kann man sich an ➤ Tab. 28.3 orientieren. Manchmal ist es wegen der Nebenwirkungen besser, mehrere Substanzen (außer Gabapentin mit Pregabalin) in niedriger Dosis zu kombinieren.

Tab. 28.3 Medikamente zur Behandlung neuropathischer Schmerzen bei Polyneuropathie. Als „übliche Tagesdosis" kann bei geriatrischen Patienten schon die kleinste genannte Tagesdosis effektiv sein.

Substanz	Übliche Tagesdosis [mg]	NNT
Trizyklische Antidepressiva (TZA), vorzugsweise Amitriptylin retard	10–200	2,4
Gabapentin	300–3.600	3,7
Pregabalin	50–600	3,4
Oxycodon	10–40	2,6
Tramadol	200–400	4,3
Alpha-Liponsäure (schmerzhafte diabetische PNP, i. v. Gabe)	600	> 4
Duloxetin (diabetische PNP)	60–120	5

NNT = Number needed to treat

Negativsymptome lassen sich bei fehlenden klinisch einsetzbaren neuroregenerativen Therapien derzeit nur schwer behandeln und sind nur über Primärprävention vermeidbar. Außer Medikamenten wird man Physio- oder Ergotherapie verordnen, zudem bei sensiblen PNPs einen Gehstock oder einen Rollator, bei motorischen PNPs eventuell auch einen Rollstuhl. In solch ausgeprägten Fällen sollte mindestens ein stationärer Aufenthalt zur Diagnostik/Therapieeinleitung in einer neurologischen Abteilung erfolgen.

LITERATUR

Hao Q, Tampi M, O'Donnell M, et al. Clopidogrel plus aspirin versus aspirin alone for acute minor ischaemic stroke or high risk transient ischaemic attack: Systematic review and meta-analysis. BMJ 2018; 363: k5108.

King A, Markus H. Doppler embolic signals in cerebrovascular disease and prediction of stroke risk. A systematic review and meta-analysis. Stroke 2009; 40(12): 3711–3717.

Lakhan SE, Sapko MT. Blood pressure lowering treatment for preventing stroke recurrence: A systematic review and meta-analysis. Int Arch Med 2009; 2(1): 30.

Levin J, Kurz A, Arzberger T. et al. Differenzialdiagnose und Therapie der atypischen Parkinson-Syndrome. Dtsch Arztebl 2016; 113(5): 61–69.

Trenkwalder C, Chaudhuri KR, Martinez-Martin P, et al. Prolonged-release oxycodone-naloxone for treatment of severe pain in patients with Parkinson's disease (PANDA): A double-blind, randomised, placebo-controlled trial. Lancet Neurol 2015; 14(12): 1161–1170.

KAPITEL

29 Lungenveränderungen und Pneumonie

Klaus Hager

Kernaussagen

- Die Lungenfunktion lässt im Laufe des Alterns nach. So sinken Vitalkapazität und Gasaustauschfläche, während die Totalkapazität steigt.
- Damit vermindern sich auch das Atemminutenvolumen und die maximale Sauerstoffaufnahme und somit die maximale körperliche Belastbarkeit.
- Als Folge sinkt der Sauerstoffpartialdruck im arteriellen Blut langsam ab.
- Der Begriff „Altersemphysem" ist nicht zutreffend und sollte vermieden werden.
- Die Lungenveränderungen begünstigen das Entstehen von Pneumonien im Alter.
- Die Pneumonie verläuft beim alten Menschen häufig atypisch mit plötzlicher Verschlechterung des Allgemeinbefindens oder mit Verwirrtheit.
- Eine initial kalkulierte Antibiotikatherapie sollte so bald wie möglich eingeleitet werden.
- Eine rasche Mobilisierung muss die Antibiotikabehandlung der Pneumonie begleiten.
- Die Schutzimpfungen gegen Influenza und Pneumokokken sind im Alter wichtig.
- Auch die COVID-19-Impfung ist im Alter essenziell.

29.1 Altersbedingte Lungenveränderungen

Die Lungen erreichen im jungen Erwachsenenalter von 20–30 Jahren ein Maximum an Funktionsfähigkeit und erleben mit zunehmendem Alter eine Vielzahl von Veränderungen (Kleibrink und Teschler 2012), von denen nachfolgend einige aufgeführt werden.

Die altersabhängigen Lungenveränderungen bilden eine der Grundlagen der Zunahme von Erkrankungen mit steigendem Alter, insbesondere der chronisch obstruktiven Lungenerkrankung (COPD).

29.1.1 Veränderungen des Brustkorbs

- Elastizität des Brustkorbs nimmt ab (z. B. Rippenknorpelverkalkungen)
- Kraft der Interkostalmuskulatur sinkt
- Kraft der Bauchmuskulatur sinkt
- Kraft des Zwerchfells sinkt
- Verstärkte Kyphose der Brustwirbelsäule

Dies führt dazu, dass der Thorax bei der tiefen Inspiration nicht mehr so stark geweitet werden kann, was wiederum im Sinne einer restriktiven Ventilationsstörung wirkt. Dies nimmt noch zu, wenn es zu osteoporotischen Keilwirbelbildungen und einer Kyphosierung der Brustwirbelsäule gekommen ist. Die Vitalkapazität sinkt im Vergleich zum Jugendlichen um ca. 50 %. Die geringere Kraft der Bauchmuskulatur trägt dazu bei, dass das Minutenvolumen abnimmt. Bei Rippenbrüchen oder Operationen im Abdomen sinkt die Atemtiefe noch weiter ab.

29.1.2 Veränderungen der Lungen

- Rarefizierung der Alveolarsepten
- Alveolenzahl sinkt deutlich (von etwa 110 auf 60 Mio.)
- Elastische Fasern in der Lunge werden seltener
- Bronchialquerschnitt wird enger
- Strömungswiderstand für die Atemluft steigt an
- Emphysemblasen

Auch die Abnahme der Zahl der Alveolen trägt zu einer Verminderung der Vitalkapazität bei. Durch den Funktionsverlust der elastischen Fasern kann es schon in der Atemmittellage dazu kommen, dass Alveolen kollabiert sind, was wiederum den Gasaustausch und die Oxygenierung behindert und Infektionen begünstigt.

Auswirkungen auf die Lungenvolumina

Dies hat folgende Auswirkung auf die Lungenvolumina:
- Totalkapazität ↑
- Residualraum und Totraumvolumen ↑
- Vitalkapazität ↓
- Atemzug- und Atemminutenvolumina ↓
- 1-Sekunden-Kapazität ↓

Entfernt erinnern diese Veränderungen an die bei einem Emphysem zu beobachtenden Veränderungen, erreichen jedoch nicht deren Ausmaß. Da ein normales Altern nicht zu einem Emphysem führt, sollte der Ausdruck „Altersemphysem" vermieden werden.

Auswirkungen auf den Gasaustausch

Die beschriebenen Prozesse führen natürlich zu Einschränkungen des Gasaustauschs:
- Empfindlichkeit des Atemzentrums sinkt
- Nicht luftdurchströmte Lungenabschnitte nehmen zu
- Verminderte Gasaustauschfläche
- Maximal mögliche Sauerstoffaufnahme sinkt
- Rechts-Links-Shunt nimmt zu, d. h., es gelangt vermehrt nicht mit Sauerstoff angereichertes Blut in den arteriellen Kreislauf
- Sauerstoffpartialdruck im arteriellen Blut sinkt mit zunehmendem Alter

Die verminderte Empfindlichkeit der Atemzentren fördert das Auftreten von Schlafapnoe-Syndromen oder pathologischen Atemmustern (z. B. Cheyne-Stokes-Atmung). Müdigkeit und Kurzatmigkeit können resultieren. Wenn es zusätzlich zu einer Pneumonie mit noch weiter verminderter Gasaustauschfläche kommt, dann sinkt der pO_2 weiter ab, sodass Verwirrtheit oder Benommenheit resultieren können. Neben einer respiratorischen Partialinsuffizienz kann schließlich auch der pCO_2 im Sinne einer respiratorischen Globalinsuffizienz ansteigen.

Auswirkungen auf die Immunabwehr

Die genannten Veränderungen wirken sich auch auf die Immunabwehr aus. Einige der Faktoren sind:
- Sekretion der Bronchien sinkt
- Hustenreiz und Hustenintensität sinken, Selbstreinigung der Lungen nimmt ab
- Aspirationsrisiko steigt
- Immunabwehr sinkt (➤ Kap. 14)

Weitere Faktoren

Vermutlich bedeutsamer als die geschilderten Alternsveränderungen sind jedoch zusätzliche Faktoren wie Bettlägerigkeit oder Schluckstörungen. Wenn alte Menschen bettlägerig werden, können dorsale bzw. basale Lungenabschnitte noch weniger ventiliert werden. Bei sedierenden Medikamenten sinkt die Atemtiefe ebenfalls. Auch (kleine) Aspirationen im Rahmen von Schluckstörungen, Neuroleptika-Überdosierungen, Sedierung oder durch die Parkinson-Krankheit nehmen zu. Eine Aspirationsgefahr besteht auch bei schwerer Demenz und dem Delir. All dies steigert zusätzlich das Infektionsrisiko.

29.2 Pneumonie im Alter

Im hohen Alter stellt eine Pneumonie eine häufige Erkrankung dar, die jedoch aufgrund des selteneren Auftretens typischer Symptome wie Fieber, Husten oder Auswurf schwieriger zu erkennen ist (Janssens und Krause 2004). Husten tritt nur bei etwa 50 % der alten Patienten auf.

Pneumonien zählen zu den häufigsten Todesursachen im Alter. In der früheren Literatur wurde die Pneumonie manchmal als „Freund des alten Menschen" bezeichnet. Das Risiko, an einer Pneumonie zu sterben, steigt nach dem 70. Lebensjahr exponentiell an. Dies liegt in den in ➤ Kap. 26.1.2 beschriebenen Lungenveränderungen sowie der Multimorbidität begründet. Ein besonders hohes Sterberisiko tragen alte Menschen mit malignen oder neurologischen Erkrankungen (z. B. Morbus Parkinson), unspezifischen Symptomen (z. B. Verwirrtheit) oder der Notwendigkeit wiederholter Antibiotikagaben. Daher ist die Pneumonie eher ein „Feind des alten Menschen".

FALLBEISPIEL

Ein 85-jähriger Mann wird wegen eines verschlechterten Allgemeinzustands ins Krankenhaus eingewiesen. Er ist somnolent, isst und trinkt nicht. Das CRP beträgt 11,7 mg/dl, die Leukozytenkonzentration ist normal, kein Fieber, kein Husten. In der Thoraxaufnahme im Liegen findet sich eine geringe Verdichtung im Unterlappen der linken Lunge. Eine Sputumgewinnung ist nicht möglich, eine Blutkultur wird angelegt. Unter der Verdachtsdiagnose einer schweren ambulant erworbenen Bronchopneumonie wird eine kalkulierte Antibiose mit Ceftriaxon 2 g 1 ×/Tag i. v. begonnen. Zusätzlich wird eine Antidekubitusmatratze beschafft, und es erfolgt eine parenterale Flüssigkeits- und Kalorienzufuhr. Nach 2 Tagen ist das CRP auf 5,8 mg/dl abgefallen, die Leu-

kozytenkonzentration bleibt unverändert, weiterhin besteht kein Fieber. Der Patient ist jedoch viel wacher, aber unruhiger, will aufstehen, „redet vor sich hin". Es erfolgt eine rasche Mobilisation in den Rollstuhl, und nach weiteren 3 Tagen sind erste Schritte wieder möglich.
Retrospektiv betrachtet war es im Rahmen des Infekts zu einem hypoaktiven Delir gekommen, das sich nach Rehydrierung und Infekttherapie zu einem hyperaktiven Delir entwickelt hat. Die Abwesenheit von Fieber und Leukozytose ist im Alter typisch. Die Antibiose musste empirisch begonnen und die Wirksamkeit anhand des CRP-Verlaufs kontrolliert werden.

29.2.1 Häufigkeit

Die Inzidenz der ambulant erworbenen Pneumonie steigt mit dem Lebensalter an. Bei den ambulant erworbenen Pneumonien kann zwischen der sog. „community acquired pneumonia" (CAP) und der im Pflegeheim erworbenen Pneumonie („nursing-home acquired pneumonia", NHAP) unterschieden werden. Die im Seniorenheim erworbene NHAP stellt die größte Subgruppe der ambulant erworbenen Pneumonie dar (vgl. S3-Leitlinie).

29.2.2 Prädisponierende Faktoren

Wichtige prädisponierende Faktoren für eine Pneumonie im Alter sind:

- Kolonisation des Oropharynx mit potenziell pathogenen Erregern
- Schlechte Mundhygiene
- Verminderte Speichelproduktion
- Schluckstörungen, stumme oder nächtliche Aspiration (z. B. Morbus Parkinson, Sedativa)
- Bettlägerigkeit, Immobilität
- Konsumierende oder schwere Grunderkrankungen
- Sedativa, Alkohol, Nikotin
- Vorbehandlung mit Antibiotika

Bei Stuhlinkontinenz kann der Oropharynx durch einen anal-oralen Übertragungsweg mit gramnegativen Erregern (z. B. *E. coli*) besiedelt werden, was zu einem Wechsel der typischen Erreger führen kann.

CAVE

Bei längerer Bettlägerigkeit steigt einerseits das Risiko einer Lungenentzündung, andererseits kann eine Lungenentzündung zu plötzlicher Bettlägerigkeit führen.

29.2.3 Diagnostik

Symptome

Die typischen Symptome der Pneumonie wie Fieber, Husten und Auswurf werden mit zunehmendem Alter seltener, dagegen können unspezifische Zeichen wie Tachypnoe oder eine plötzliche Verschlechterung des Allgemeinzustands erste Hinweise auf eine Pneumonie sein.

CAVE

Die Pneumonie im Alter zeichnet sich durch atypische bzw. oligosymptomatische Krankheitszeichen aus. Bei einer Infektion im Alter muss neben einem Harnwegsinfekt immer auch an eine Pneumonie gedacht werden.

Diese atypische Präsentation mag einer der Gründe dafür sein, dass in Pflegeheimen nur ein Teil der Patienten von einem Arzt gesehen wird. Nur in etwa einem Drittel der Fälle wird eine Röntgenaufnahme angefertigt, Sputumkulturen werden nur bei einem kleinen Teil der Fälle entnommen.

INTERPROFESSIONELLES TEAM

Auch das Altenpflegepersonal sollte über die atypischen Symptome einer Pneumonie im Alter Bescheid wissen.

Das typische röntgenologische Äquivalent im Alter ist nicht das typische Bild der Lobärpneumonie, sondern das der Bronchopneumonie mit streifigen, fleckigen Verdichtungen im Röntgenbild (➤ Abb. 29.1). Da diese Veränderungen diskret sein können bzw. eine narbig-streifige Zeichnungsvermehrung vorbestehen kann, ist das Röntgenbild nicht alleine zu werten, sondern immer im Zusammenhang mit dem Verlauf der Laborwerte (z. B. CRP, PCT) bzw. der Klinik.

CURB-65- bzw. CRB-65-Score

Mit dem CURB-65-Score kann die Letalität der ambulant erworbenen Lungenentzündung eingeschätzt werden. Die Buchstaben stehen für:

C	Confusion (Verwirrtheit), Desorientiertheit zu Ort, Zeit oder Person
U	Urea (Serumharnstoff) > 7 mmol/l
R	Respiratory rate (Atemfrequenz) > 30/min
B	Blood pressure (Blutdruck) (systolisch < 90 mmHg oder diastolisch < 60 mmHg)
65	Alter ≥ 65 Jahre

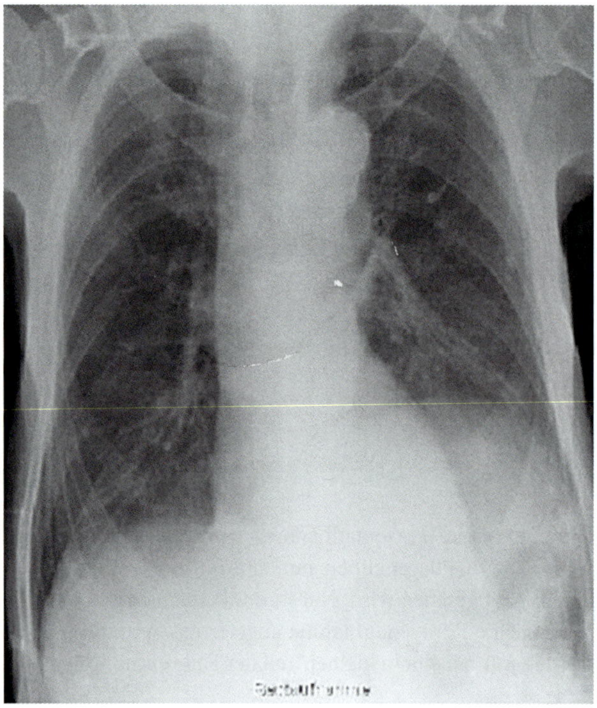

Abb. 29.1 Thorax-Liegendaufnahme mit diskreten flauen Verdichtungen links basal als Hinweis auf eine Bronchopneumonie (Aufnahme des Patienten aus dem Fallbeispiel) [P334]

Die S3-Leitlinie zur Behandlung von erwachsenen Patienten mit ambulant erworbener Pneumonie gibt einen verkürzten Score (CRB 65) mit vier Punkten an:

- Atemfrequenz ≥ 30/min
- Diastolischer Blutdruck ≤ 60 mmHg oder systolischer Blutdruck < 90 mmHg
- Bewusstseinstrübung
- Alter ≥ 65 Jahre

Für jeden Buchstaben kann eine „0" oder eine „1" vergeben werden. Die Letalität steigt mit zunehmendem Score:

0	0 %
1–2	6 %
3–4	23 %

Bei einem Score von 0 kann ambulant behandelt werden, bei einem Score von 1–2 sollte eine Einweisung ins Krankenhaus erwogen werden, bei 3–4 die Behandlung auf einer Überwachungsstation (S3-Leitlinie). Bei einer ambulanten Behandlung sollte nach 24–48 Stunden eine erneute Bewertung erfolgen.

29.2.4 Therapie

Die Gewinnung von Sputum zur Erregerdiagnostik ist bei Hochaltrigen erfahrungsgemäß schwierig. Blutkulturen sind natürlich möglich, ggf. auch ein tiefes Absaugen zur Sputumgewinnung.

Für die Therapieplanung muss aufgrund der vermutlich unterschiedlichen Erreger zwischen nosokomial bzw. ambulant erworbenen Pneumonien unterschieden werden. Häufige Keime bei Pneumonien im Alter sind ➤ Tab. 29.1 zu entnehmen.

Bei der Erregerdiagnostik sollten seltenere Erreger wie Chlamydien, Mykoplasmen oder Mykobakterien nicht vergessen werden.

CAVE

Ein langes Zuwarten auf eine exakte mikrobiologische Diagnose kann die Kompensationsfähigkeit des alten Organismus überfordern. Eine Lösung ist, nach Entnahme einer Blutkultur und dem Versuch einer Sputumgewinnung, die initiale kalkulierte Antibiotikatherapie aufgrund von Leitlinienempfehlungen und der lokalen Erreger- bzw. Resistenzlage mit einer kurzfristigen Kontrolle von CRP bzw. Procalcitonin (PCT).

Die Behandlung der Pneumonie im Alter wird in vielen Fällen eine Krankenhauseinweisung notwendig machen. Zum einen wird die Schwere der Pneumonie aufgrund der atypischeren Manifestation gerne unterschätzt, zum anderen gefährdet das Vorhandensein von Begleiterkrankungen den Patienten zusätzlich.

INTERPROFESSIONELLES TEAM

Das in der Regel durch Antibiotika zu erreichende Überwinden der Pneumonie muss immer mit energischen Mobilisierungsbemühungen begleitet werden. Bleibt der Patient bettlägerig, so kennzeichnen nicht selten mehrere Pneumonien nacheinander den Verlauf, der zu weiterer Abnahme der Kraft und schließlich zum Tod des Patienten führt.

Tab. 29.1 Häufige Erreger von Pneumonien im Alter

Entstehung	Häufige Erreger	Therapie
Ambulant	Pneumokokken, *Haemophilus influenzae*, Staphylokokken, RS-Viren, Grippevirus	Je nach Schwere z. B. Amoxicillin, Amoxicillin/Clavulansäure, Ampicillin/Sulbactam oder Cefuroxim (S3-Leitlinie)
Im Krankenhaus	*Pseudomonas, Proteus, E. coli, Enterobacter,* Pilze	z. B. Ceftriaxon, Piperacillin/Tazobactam
Durch Aspiration	Anaerobier, Staphylokokken	z. B. Ceftriaxon und Metronidazol, Meropenem

29.2.5 Prävention

Wichtige Maßnahmen zur Vermeidung einer Pneumonie im Alter sind:

- Allgemein im Alter:
  - Vermeidung von Bettlägerigkeit; Mobilisation
  - Mobilisation auch im Krankenhaus und Altenheim
  - Vermeidung von Sedativa
  - Ausreichende Flüssigkeitszufuhr und Ernährung
  - Gute Mundhygiene (Mundpflege!)
  - Atemgymnastik, Förderung der Atemtiefe
  - Vorsicht bei Schluckversuchen bei aspirationsgefährdeten Patienten
  - Impfungen (Pneumokokken)
- Perioperativ:
  - Prä- und postoperative Atemtherapie
  - Postoperative Verbesserung der Atemtiefe (z. B. Triflow)
  - Frühmobilisation

Die Ständige Impfkommission (STIKO) des Robert Koch-Instituts empfiehlt ab 60 Jahren eine Impfung gegen Pneumokokken. Ob die Grippeimpfung Pneumonien verhindert, ist nicht sicher (S3-Leitlinie). Generell sollte alten Menschen aber zur jährlichen Influenza-Impfung geraten werden. Ebenso sollten alte Menschen gegen COVID-19 geimpft werden.

Leitlinien

Deutsche Gesellschaft für Pneumologie und Beatmungsmedizin (DGP) et al. (Hrsg.). S3-Leitlinie „Behandlung von erwachsenen Patienten mit ambulant erworbener Pneumonie und Prävention". AWMF-Registernummer 020-020. Update 2016

https://else4.de/zr9

LITERATUR

Cillóniz C, Dominedò C, Pericàs JM, et al. Community-acquired pneumonia in critically ill very old patients: A growing problem. Eur Respir Rev 2020; 29: 190126.

Kleibrink B, Teschler H. Wie funktioniert die Lunge im Alter? Pneumologe 2012; 9: 331–341.

KAPITEL

30 Grundzüge der onkologischen Therapie im Alter

Valentin Goede

Kernaussagen

- Krebserkrankungen sind im Senium häufig.
- Auch bei Hochbetagten ist Verdachtsfällen diagnostisch nachzugehen, wenn sich daraus Konsequenzen für die weitere Versorgung ergeben.
- Validierte geriatrische Screenings und Assessments helfen bei onkologischen Therapieentscheidungen.
- Auch hochbetagte Krebspatienten werden dank moderner onkologischer Behandlungsverfahren (inkl. zielgerichteter Medikamente) zunehmend tumorspezifisch behandelt.
- Gute Kooperation von Onkologen, Geriatern und Hausärzten trägt zum Behandlungserfolg bei.

30.1 Biologie und Epidemiologie

Neben mutagenen Noxen (z. B. Tabakrauch, ionisierende Strahlung) gelten das fortgeschrittene Lebensalter und damit verbundene alternsbiologische Phänomene (z. B. Akkumulation genetischer Läsionen, fehlerhafte DNA-Reparatur, abnehmende Immunsurveillance) als Hauptrisikofaktoren für das Auftreten einer Krebskrankheit. Krebserkrankte sind zum Diagnosezeitpunkt zu etwa einem Drittel zwischen 70 und 80 Jahre alt und zu einem weiteren Fünftel sogar älter als 80 Jahre. Im Zuge des altersdemografischen Wandels mit einem wachsendem Anteil alter Menschen an der Gesamtbevölkerung hat sich die absolute Anzahl der jährlich in Deutschland neu diagnostizierten Krebserkrankungen in den letzten 50 Jahren bereits verdoppelt, und ein weiterer Anstieg wird für die kommenden Jahrzehnte prognostiziert.

Für einige Krebsentitäten wurden tumorbiologische Unterschiede in Abhängigkeit des Patientenalters beschrieben (z. B. unterschiedliche Genexpressionsmuster oder verschiedenartig aktivierte Signalwege bei älteren verglichen mit jungen Patienten). Eine allgemeine Regel, dass sich Krebserkrankungen im fortgeschrittenen vs. jüngeren Lebensalter biologisch besonders aggressiv oder aber weniger aggressiv verhalten, gibt es jedoch nicht. Statt tumorbiologischer Faktoren ist für die bei alten im Vergleich zu jungen Krebspatienten oft schlechteren Behandlungsergebnisse vielmehr die altersassoziierte Vulnerabilität (Frailty) durch reduzierte Organfunktionsreserven und Komorbiditäten ursächlich. Bei der Diagnostik und Therapie onkologischer Erkrankungen im Alter spielt Frailty daher eine große Rolle.

FALLBEISPIEL

Ein 80-jähriger, chronisch vielfach vorerkrankter und bereits eingeschränkter Patient (hypertensive Kardiomyopathie und Nephropathie, diabetische PNP, Spondylarthrose mit Lumbago, Mangelernährung, Rollatorpflichtigkeit, Polypharmazie) wird beim Hausarzt vorstellig, der ihn wegen Fatigue, Adynamie und leichter Verwirrung in eine geriatrische Akutklinik einweist. Dort sind laborchemisch u. a. eine vormals nicht beschriebene Anämie, eine Hyperkalzämie und eine akut-auf-chronische Nierenfunktionsverschlechterung objektivierbar. Von ärztlicher Seite wird der Verdacht auf ein multiples Myelom geäußert. Der Patient und seine Angehörigen sind sich unsicher, ob es sich angesichts seines fortgeschrittenen Lebensalters und bereits vorliegender chronischer Multimorbidität „noch lohnt“, der Verdachtsdiagnose weiter nachzugehen. Damit ist auch unklar, ob spezifische Therapieoptionen möglich sind oder besser gleich ein rein symptomorientiertes Palliativvorgehen einzuschlagen ist.

30.2 Diagnostische Besonderheiten

Die onkologische Diagnostik mit Histopathologie, Tumorstaging und Tumorgrading erfolgt bei älteren und jüngeren Patienten meist ohne wesentliche Vorgehensunterschiede. Bei manchen diagnostischen Verfahren ist ein im Alter erhöhtes Prozedurenrisiko zu beachten (z. B. Risiko einer renalen Funktionsverschlechterung nach Kontrastmittelgabe im Rahmen eines computertomografischen Stagings bei bereits bestehender chronischer Niereninsuffizienz, Risiko eines Delirs bei interventioneller Diagnostik mit Kurznarkose und vorbestehender kognitiver Einschränkung). Grundsätzlich sollte aber auch bei fortgeschrittenem Lebensalter im Fall eines Krebsverdachts die notwendige Diagnostik zur Diagnosesicherung eher vorgenommen als unterlassen werden, weil trotz Hochbetagtheit womöglich „schonende" Behandlungsverfahren in Betracht kommen, oder aber, um einfach die Gesamtprognose und den Nutzen etwaiger sonstiger medizinischer Pläne (z. B. andere geplante Operationen, Rehabilitationsvorhaben) sicher einschätzen zu können.

CAVE

Bei sehr alten Patienten mit per se bereits prognoselimitierenden schweren Dauerbegleiterkrankungen bzw. -einschränkungen muss vor Durchführung einer extensiven onkologischen Diagnostik jedoch immer mit Betroffenen und/oder Angehörigen geklärt werden, ob ein positiver Befund tatsächlich Konsequenzen für die weitere Versorgung hätte.

30.2.1 Performanz-Scores in der Onkologie

Zur Beurteilung des Allgemeinzustands und generellen Aktivitätsniveaus eines Krebserkrankten wird in der Onkologie traditionell der sog. **Performanzstatus** mithilfe von Scores z. B. nach Karnofsky oder ECOG (Eastern Cooperative Oncology Group) erhoben. Anders als bei geriatrischen Assessments erfolgt die Vergabe eines Score-Wertes dabei jedoch nicht durch explizite Funktionstestung, sondern lediglich nach dem groben klinischen Eindruck (➤ Tab. 30.1). Aus Beobachtungsuntersuchungen an älteren Krebspatienten weiß man, dass häufig ein „zu guter" Scorewert attestiert und tatsächliche Funktionsressourcen der Betroffenen überschätzt bzw. relevante Funktionsdefizite übersehen werden (z. B. Sturzneigung, kognitive Leistungseinbuße, Mangelernährungsrisiko). Mit der Verträglichkeit z. B. einer Chemotherapie korrelieren Performanz-Scores wie Karnofsky oder ECOG nur schwach.

Tab. 30.1 Scores zur Beschreibung des Performanzstatus in der Onkologie

Eastern Cooperative Oncology Group (ECOG; mod. nach Oken et al. 1982)	
0	Normale Leistungsfähigkeit und Aktivität
1	Eingeschränkte Leistungsfähigkeit, aber gehfähig, leichte körperliche und nichtkörperliche Arbeit möglich
2	Eingeschränkte Leistungsfähigkeit, nicht arbeitsfähig, aber selbstversorgend, Aufstehen/Gehen > 50 % der Wachzeit
3	Eingeschränkte Leistungsfähigkeit, nur begrenzt selbstversorgend, Aufstehen/Gehen < 50 % der Wachzeit
4	Stark eingeschränkte Leistungsfähigkeit, völlig pflegebedürftig, faktisch bettlägerig
5	Tod
Karnofsky-Index (mod. nach Karnofsky und Burchenal 1949)	
100	Normalbefinden, keine Beschwerden
90	Normale Leistungsfähigkeit, geringe Krankheitssymptome
80	Normale Leistungsfähigkeit mit Anstrengungsgefühl, geringe Krankheitssymptome
70	Eingeschränkte Leistungsfähigkeit, kann sich selbst versorgen, ist aber arbeitsunfähig
60	Eingeschränkte Leistungsfähigkeit, benötigt nur gelegentlich fremde Hilfe
50	Eingeschränkte Leistungsfähigkeit, benötigt pflegerische und ärztliche Betreuung, nicht anhaltend bettlägerig
40	Bettlägerig, Pflege notwendig
30	Schwer krank, Krankenhauspflege notwendig
20	Schwer krank, Krankenhauspflege und weitere Unterstützungsmaßnahmen notwendig
10	Moribund, schnell fortschreitende Krankheit
0	Tod

30.2.2 Geriatrisches Screening und Assessments in der Onkologie

Zur systematischen Erfassung und Bewertung der Vulnerabilität älterer Krebspatienten – also deren Anfälligkeit für onkologische Behandlungskomplikationen sowie krebsunabhängige altersmedizinische Probleme (Frailty) – wird jenseits von Performance-Scores von mehreren Fachgesellschaften und einer wachsenden Anzahl von S3-Leitlinien ein mehrstufiges Verfahren vorgeschlagen (➤ Abb. 30.1).

1. Ein geriatrisches Screening bei Krebspatienten ab 70 Jahre soll zunächst solche mit Bedarf für ein umfassendes geriatrisches Assessment identifizieren. Als Screening-Werkzeug wird dabei für den onkologischen Kontext das sog. **G8** favorisiert (➤ Tab. 30.2). Das Instrument ist validiert und auch im verdichteten Routinebetrieb in onkologischen Praxen, Ambulanzen und Kliniken ressourcenschonend einsetzbar.

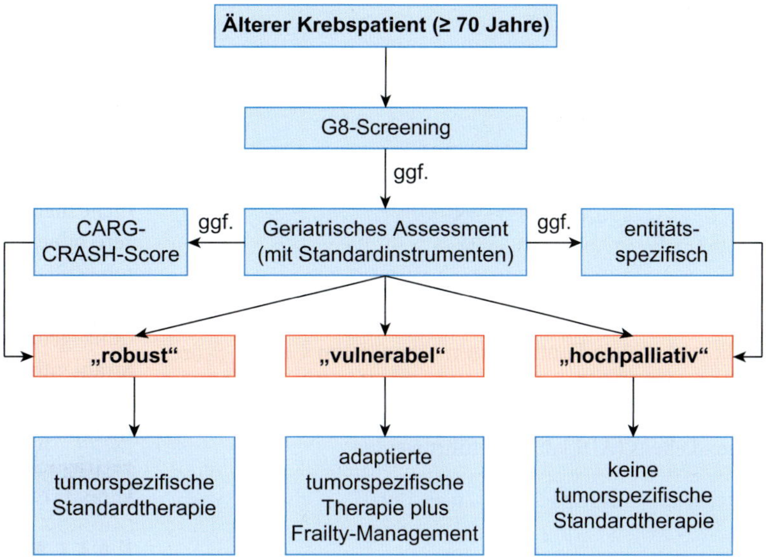

Abb. 30.1 Erfassung von und Umgang mit altersassoziierter Vulnerabilität bei geriatrisch-onkologischen Patienten [L231]

Tab. 30.2 G8-Screening für die geriatrische Onkologie (mod. nach Bellera et al. 2012)

Nahrungsaufnahme in den letzten 3 Monaten?	0: schwer eingeschränkt 1: mäßig eingeschränkt 2: normal
Gewichtsverlust in den letzten 3 Monaten?	0: > 3 kg 1: unbekannt 2: 1–3 kg 3: keiner
Mobilität?	0: nur Bett oder Stuhl 1: Aufstehen/Gehen innerhalb der Wohnung 2: Aufstehen/Gehen außerhalb der Wohnung
Neuropsychologie?	0: schwere Demenz/Depression 1: milde Demenz/Depression 2: keine neuropsychologischen Defizite
Body Mass Index?	0: < 19 1: 9–21 2: 21–23 3: ≥ 23
Medikamente?	0: > 3/Tag 1: ≤ 3/Tag
Subjektiver Zustand (Patienten-Selbsteinschätzung)?	0: nicht gut 0,5: weiß nicht 1: gleich gut 2: besser
Alter?	0: > 85 1: 80–85 2: < 80
Auswertung:	**Ab ≤ 14 Punkte auffällig → Geriatrisches Assessment**

2. Für das im positiven Screeningfall angezeigte, aber aufwendigere geriatrische Assessment gibt es keine einheitlichen Vorschläge bezüglich zu benutzender Instrumente. Alle geriatrisch-onkologischen Empfehlungen haben aber gemeinsam, dass dabei mit validierten Standardassessments mindestens die Dimensionen Autonomie, Mobilität, Nutrition, Kognition sowie Emotion evaluiert werden sollen und basierend auf den Befunden dann eine Kategorisierung individueller Patienten in „robust“, „vulnerabel“ und nicht mehr tumorspezifisch behandelbar versucht werden soll. Dazu vorgeschlagene konkretere Kategorisierungsalgorithmen (z. B. Balducci-Algorithmus) haben sich in der klinischen Routine bislang nicht durchgesetzt. Und nur für die allerwenigsten Krebskrankheiten (z. B. multiples Myelom) stehen entitätsspezifische Vulnerabilitäts- bzw. Frailty-Prädiktoren auf dem Boden geriatrischer Assessments zur Verfügung.

Bei alten Krebspatienten in der klinischen Praxis besonders bedeutsam ist die Einschätzung des Risikos einer Chemotherapie-Toxizität vor Behandlungsbeginn. Hierzu existieren Kalkulatoren, welche die Ergebnisse des geriatrischen Assessments einbeziehen. Diese Scores können im Internet auf komfortable Weise erhoben werden.

Links

Mit den folgenden Tools lässt sich für ältere Krebspatienten die Wahrscheinlichkeit einer Grad 3–5 Toxizität während einer Chemotherapie in % abschätzen:

- CARG-Score:

https://else4.de/lgq

- CRASH-Score:

https://else4.de/7km

Beim CARG-Score sind dabei Angaben zu den geriatrischen Assessment-Dimensionen Mobilität und Sturzneigung, Sensorik und soziale Kontakte zu machen. Beim CRASH-Score müssen geriatrische Assessments zu Kognition (MMSE), Nutrition (MNA) und instrumentellen Aktivitäten des täglichen Lebens (ADL) durchgeführt werden.

30.3 Therapeutisches Vorgehen

Bei der onkologischen Behandlung von älteren Krebspatienten, die nach geriatrischem Assessment trotz fortgeschrittenen Lebensalters als „robust" und ressourcenstark eingeschätzt werden, kann oft identisch zu jüngeren Patienten vorgegangen werden. Patienten, bei denen wegen schwerer chronischer Begleiterkrankungen bzw. -einschränkungen eine tumorspezifische Behandlung hingegen als überhaupt nicht mehr nutzbringend oder zumutbar erachtet wird, sollen eine symptomorientierte Palliativtherapie erhalten („best supportive care", z. B. SAPV, Hospiz). Dies gilt auch für solche, die einen expliziten Wunsch nach Unterlassen jedweder onkologischen Therapie äußern.

Eine Herausforderung stellt die Behandlung von älteren Krebspatienten dar, welche nach geriatrischem Screening/Assessment als „vulnerabel" identifiziert wurden und einen Therapiewunsch formulieren. Hier müssen beeinflussbare Frailty-Faktoren im Sinne einer supportiven, Prä- oder rehabilitativen Therapie soweit wie möglich ausgeschaltet und die onkologische Behandlung an die Vulnerabilität angepasst werden (➤ Abb. 30.1).

Die hierfür vorhandene Studienevidenz ist begrenzt, denn „vulnerable" Krebspatienten, d. h. solche mit Hochbetagtheit, Multimorbidität oder geriatrischen Syndromen, sind in klinischen Studien regelhaft unterpräsentiert. Studienergebnisse (z. B. aus Zulassungsstudien für neue Krebsmedikamente) sind daher auf diese Patientengruppe nicht einfach zu generalisieren. Dieser Evidenzlücke steht aber die stetige Entwicklung neuer onkologischer Behandlungsverfahren gegenüber, von denen nicht wenige auch bei vulnerablen hochbetagten Patienten als zumutbar und durchaus noch erfolgversprechend erscheinen.

30.3.1 Operation, Radio- und Chemotherapie im Alter

„Stahl", „Strahl" und „Chemo" galten in früheren Jahrzehnten bei hochbetagten Krebspatienten als sehr belastende Behandlungsverfahren und in dieser Altersgruppe oft als nicht mehr gangbar. Inzwischen stehen aber vielfach präzisere oder weniger invasive Operationsverfahren (z. B. robotergestützte oder „Schlüsselloch"-Chirurgie) zur Verfügung, die auch bei vulnerablen älteren Krebspatienten zur Anwendung gebracht werden können. Auch intensitätsreduzierte Strahlentherapie (z. B. mit verkürzten Behandlungsdauern oder längeren Behandlungspausen) bzw. adaptierte Chemotherapie (z. B. mit geringerer Zytostatikadosierung) ist oft so verträglich, dass sie noch Hochbetagten angeboten werden kann.

FALLBEISPIEL

Fortsetzung

Es erfolgen ein geriatrisches Screening und Assessment einschließlich Anwendung eines myelomspezifischen Frailty-Scores *(Revised Myeloma Comorbidity Index)*. Nach Diagnosesicherung wird in einer Tumorkonferenz eine medikamentöse, aber chemotherapiefreie Myelombehandlung vorgeschlagen. Im weiteren ambulanten Therapieverlauf kommt es bei Appetitlosigkeit zu einem deutlichen Gewichtsverlust und schließlich zu einem Sturz in der Häuslichkeit mit anschließendem Liegetrauma. Nach einer funktionell ausgerichteten geriatrischen Behandlung wird der Patient jedoch wieder hämatologisch therapiefähig, und die Myelombehandlung kann fortgesetzt werden.

30.3.2 Zielgerichtete Medikamente im Alter

Neue zielgerichtete Medikamente, die zum Teil nicht intravenös, sondern per os in Tablettenform verabreicht werden, haben das traditionelle Spektrum der medikamentösen Krebstherapie (also Chemo- und Hormontherapie) erheblich erweitert und sind in einigen Fällen insbesondere für ältere vulnerable Krebspatienten zu einer wichtigen Behandlungsalternative zur Chemotherapie geworden. In der geriatrischen Onkologie bedeutsam gewordene Medikamente sind dabei u. a. Kinase-Inhibitoren und monoklonale Antikörper, welche die Chemotherapie in einigen Situationen wegen Nicht-Unterlegenheit und besserer Verträglichkeit entbehrlich gemacht bzw. völlig abgelöst haben. Hierzu zählen auch die in jüngster Zeit bei einer wachsenden Anzahl von Krebsleiden (z. B. Lungenkarzinom) gut einsetzbaren Immuncheckpoint-Inhibitoren, die als echte Innovation bei der Krebsbehandlung im fortgeschrittenen Lebensalter gelten.

CAVE

Ältere Krebspatienten werden heute vermehrt chemotherapiefrei mit neuen, zielgerichteten Medikamenten behandelt. Dem Nutzen dieser Präparate (keine chemotherapietypischen Nebenwirkungen, Einnahme in Tablettenform) müssen allerdings andere Risiken gegenübergestellt werden (substanzspezifische Nebenwirkungen, Wechselwirkungspotenzial, medikamentöse Non-Compliance).

Zahlreiche zielgerichtete Medikamente werden über das hepatische Cytochrom P_{450} (vor allem CYP3A4) enzymatisch metabolisiert und wirken darüber hinaus als CYP-Inhibitoren. Eine sorgfältige Überprüfung der Medikation, gerade bei Polypharmazie (➤ Kap. 9), durch alle Behandler (Onkologen, Geriater, Hausärzte etc.) ist bei älteren Krebspatienten daher besonders essenziell.

30.3.3 Geriatrische Intervention bei onkologischen Patienten

INTERPROFESSIONELLES TEAM

Ergebnisse aus Studien legen nahe, dass sich durch ein gezieltes „Frailty-Management" und geriatrische Interventionen (z. B. systematische Polypharmazie-Überprüfung, Ernährungs-, Physio-, Ergotherapie, Hilfsmittelverordnung, sozialmedizinische Leistungen) die Verträglichkeit und Durchführbarkeit onkologischer Behandlungen einschließlich Chemotherapie bei älteren Krebspatienten verbessern lassen. In der Praxis erfordert dies einen kontinuierlichen fachlichen Austausch und eine gute Zusammenarbeit zwischen Krebs-, Alters- und Allgemeinmedizinern.

LITERATUR

Bellera CA, Rainfray M, Mathoulin-Pélissier S, et al. Screening older cancer patients: first evaluation of the G-8 geriatric screening. Ann Oncol 2012; 8: 2166–2172.

Decoster L, van Puyvelde K, Mohile S, et al. Screening tools for multidimensional health problems warranting a geriatric assessment in older cancer patients: An update on SIOG recommendations. Ann Oncol 2015; 26: 288–300.

Goede V, Wedding U. Vom geriatrischen Assessment zur geriatrischen Intervention. Onkologe 2019; 25: 776–783.

Karnofsky DA, Burchenal JH. The clinical evaluation of chemotherapeutic agents in cancer. In: MacLeod CM. (ed.). Evaluation of Chemotherapeutic Agents. New York: Columbia University Press 1949, p. 196.

Mohile SG, Dale W, Somerfield MR, et al. Practical Assessment and Management of Vulnerabilities in Older Patients Receiving Chemotherapy: ASCO Guideline for Geriatric Oncology. J Clin Oncol 2018; 36: 2326–2347.

Oken MM, Creech RH, Tormey DC, et al. Toxicity and response criteria of the Eastern Cooperative Oncology Group. Am J Clin Oncol 1982; 6: 649–655.

RKI – Robert Koch-Institut. Bericht zum Krebsgeschehen in Deutschland 2016. Zentrum für Krebsregisterdaten; www.krebsdaten.de/Krebs/DE/Content/Publikationen/Krebsgeschehen/Krebsgeschehen_node.html (letzter Zugriff: 22.1.2021).

Wildiers H, Heeren P, Puts M, et al. International Society of Geriatric Oncology consensus on geriatric assessment in older patients with cancer. J Clin Oncol 2014; 32: 2595–2603.

KAPITEL

31 Stoffwechselerkrankungen und Hormonsystem

Johannes Hensen

Kernaussagen

- Der Diabetes mellitus ist bei geriatrischen Patienten sehr häufig! Schlecht eingestellte und unerkannt erkrankte Patienten sind durch erhebliche Dehydratation, Elektrolytverluste und Infekte gefährdet.
- Hypercholesterinämie ist ein Hauptrisikofaktor für Arteriosklerose. Eine Monotherapie mit einem Statin in niedriger Dosis kann erwogen werden.
- Eine Hyperurikämie bzw. die Anamnese einer „chronischen Gicht" allein ist keine Indikation zur Therapie mit einem Urikosurikum oder Xanthinoxidase-Hemmstoff. Der Nutzen einer prophylaktischen „Gicht"-Therapie bei geriatrischen Patienten ist nicht erwiesen.
- Bei einer gesicherten manifesten primären Hypothyreose mit einem TSH > 10 mU/l muss immer substituiert werden.
- Hyperthyreose ist ein Risikofaktor für Vorhofflimmern, Osteoporose und eine verschlechterte kognitive Leistung. Bei alten Patienten sind atypische Verlaufsformen häufig.

31.1 Typ-2-Diabetes mellitus

31.1.1 Häufigkeit und Stellenwert

Die Prävalenz des Diabetes mellitus steigt mit zunehmendem Lebensalter stark an. Bei mehr als der Hälfte der über 80-Jährigen muss mit einem Diabetes gerechnet werden.

Eine dauernde Blutzuckererhöhung (Hyperglykämie), fast immer im Rahmen eines Typ-2-Diabetes, führt bei geriatrischen Patienten zur Gewichtsabnahme sowie zur Ausscheidung von Elektrolyten, Wasser und Glukose. Es kommt zu einer chronischen Dehydrierung, einer Abnahme der Muskelmasse und rasch zunehmender Gebrechlichkeit. Dadurch steigt das Risiko für Erkrankungen und Komplikationen (z. B. Infektionen). Der Organismus verliert zunehmend seine Leistungs- bzw. Kompensationsfähigkeit, sodass weitere Störungen weniger gut bewältigt werden können.

CAVE

Selbst bei Patienten, bei denen nach den üblichen Kriterien kein Diabetes mellitus vorliegt, kann es im Rahmen von Krankheiten oder Krankenhausaufenthalten zu schweren Hyperglykämien kommen, welche die Prognose weiter ungünstig beeinflussen. In dieser Situation ist die vorübergehende Gabe von Insulin unvermeidbar.

Folgeerkrankungen des Diabetes mellitus wie Neuropathie, Retinopathie, Nephropathie und Fußsyndrom beeinträchtigen die Lebensqualität erheblich. Optimierte Stoffwechseleinstellung und die Vermeidung von nephrotoxischen Medikamenten bei regelmäßiger Kontrolle von HbA_{1c}, Kreatinin und GFR, ergänzt durch regelmäßige Augenarztbesuche und ärztliche Begutachtung der Füße, können den geriatrischen Patienten ein erhebliches Maß an Lebensqualität sichern.

Bei Patienten mit behandeltem Diabetes mellitus ist regelmäßig, in der Regel mindestens einmal täglich, eine Kontrolle des Blutzuckers erforderlich und zu dokumentieren. Bei Problemen mit der Einstellung bedarf es eines Mehrpunktprofils mit mehreren Messungen über den Tag verteilt, ggf. auch um 2:00 Uhr nachts. Die Bestimmung des HbA_{1c} sollte einmal im Quartal erfolgen.

Für jeden geriatrischen Patienten mit behandeltem Diabetes mellitus sollte ein Insulin-Korrekturplan vorbereitet sein, der regelmäßig angepasst wird.

FALLBEISPIEL

Eine 87-jährige alleinstehende Frau meldet sich nicht mehr bei ihrer Nachbarin; Feuerwehr und Rettungsdienst (RTW-Protokoll ➤ Abb. 31.1) müssen die Tür aufbrechen. Die hilflos am Boden liegende Patientin gibt unverständliche

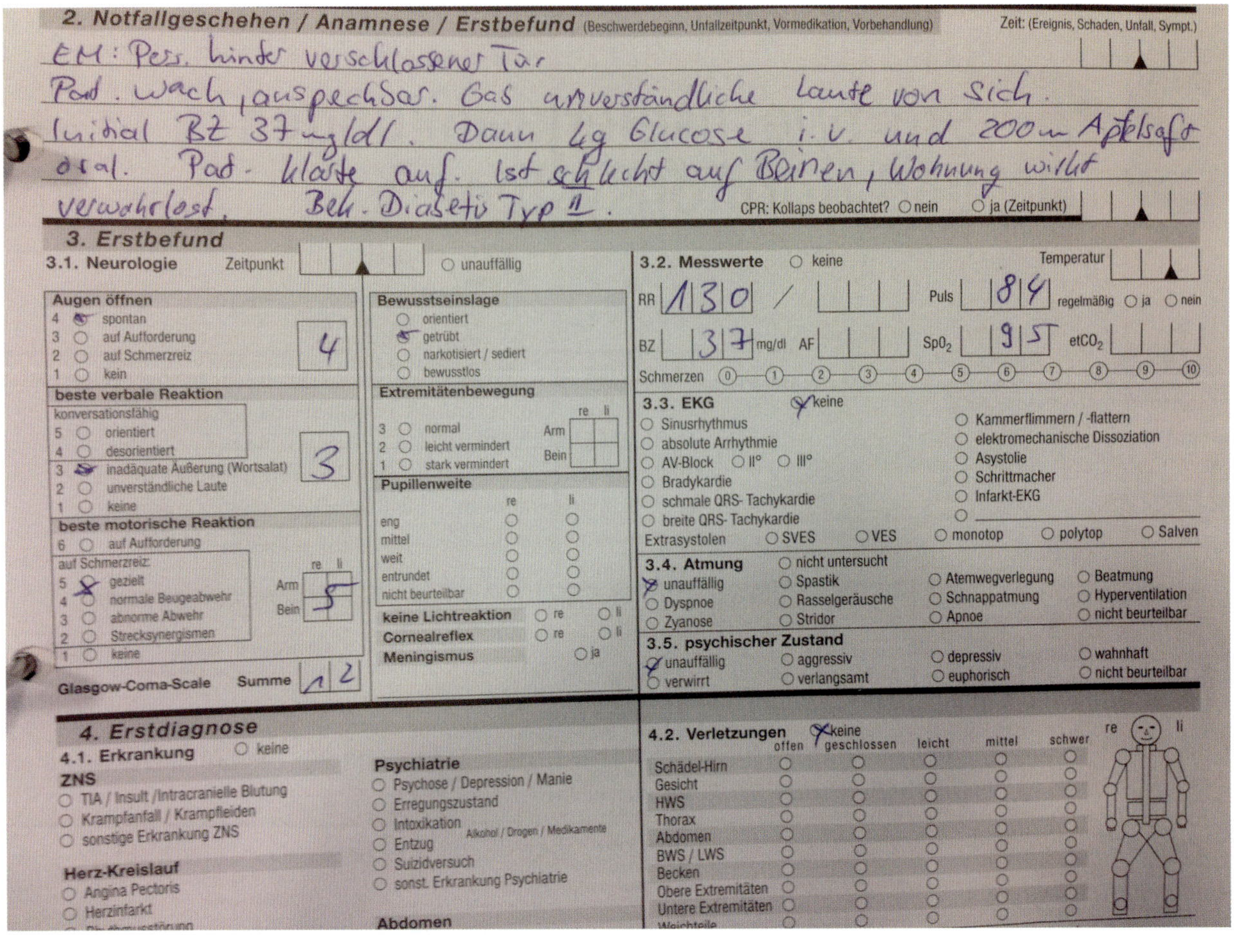
2. Notfallgeschehen / Anamnese / Erstbefund (Beschwerdebeginn, Unfallzeitpunkt, Vormedikation, Vorbehandlung) Zeit: (Ereignis, Schaden, Unfall, Sympt.)

EM: Pers. hinter verschlossener Tür
Pat. wach, ansprechbar. Gab unverständliche Laute von sich.
Initial BZ 37 mg/dl. Dann 4g Glucose i.v. und 200 ml Apfelsaft
oral. Pat. klarte auf. Ist schlecht auf Beinen, Wohnung wirkt
verwahrlost. Bek. Diabetis Typ II.

CPR: Kollaps beobachtet? nein / ja (Zeitpunkt)

3. Erstbefund

3.1. Neurologie Zeitpunkt — unauffällig

Augen öffnen: 4 spontan (angekreuzt), 3 auf Aufforderung, 2 auf Schmerzreiz, 1 kein — 4

Bewusstseinslage: orientiert, getrübt (angekreuzt), narkotisiert / sediert, bewusstlos

beste verbale Reaktion: konversationsfähig; 5 orientiert, 4 desorientiert, 3 inadäquate Äußerung (Wortsalat) (angekreuzt), 2 unverständliche Laute, 1 keine — 3

Extremitätenbewegung (re / li): 3 normal, 2 leicht vermindert, 1 stark vermindert; Arm, Bein

Pupillenweite (re / li): eng, mittel, weit, entrundet, nicht beurteilbar

beste motorische Reaktion: 6 auf Aufforderung; auf Schmerzreiz: 5 gezielt (angekreuzt), 4 normale Beugeabwehr, 3 abnorme Abwehr, 2 Strecksynergismen, 1 keine — Arm/Bein (re / li): 5

keine Lichtreaktion re / li; Cornealreflex re / li; Meningismus ja

Glasgow-Coma-Scale Summe 12

3.2. Messwerte — keine; Temperatur
RR 130 / ; Puls 84 regelmäßig ja / nein
BZ 37 mg/dl; AF; SpO_2 95; $etCO_2$
Schmerzen 0–10

3.3. EKG — keine (angekreuzt)
Sinusrhythmus; absolute Arrhythmie; AV-Block II° / III°; Bradykardie; schmale QRS-Tachykardie; breite QRS-Tachykardie; Kammerflimmern / -flattern; elektromechanische Dissoziation; Asystolie; Schrittmacher; Infarkt-EKG
Extrasystolen: SVES, VES, monotop, polytop, Salven

3.4. Atmung: unauffällig (angekreuzt); Dyspnoe; Zyanose; nicht untersucht; Spastik; Rasselgeräusche; Stridor; Atemwegverlegung; Schnappatmung; Apnoe; Beatmung; Hyperventilation; nicht beurteilbar

3.5. psychischer Zustand: unauffällig (angekreuzt); verwirrt; aggressiv; verlangsamt; depressiv; euphorisch; wahnhaft; nicht beurteilbar

4. Erstdiagnose

4.1. Erkrankung — keine
ZNS: TIA / Insult / Intracranielle Blutung; Krampfanfall / Krampfleiden; sonstige Erkrankung ZNS
Herz-Kreislauf: Angina Pectoris; Herzinfarkt; …
Psychiatrie: Psychose / Depression / Manie; Erregungszustand; Intoxikation Alkohol / Drogen / Medikamente; Entzug; Suizidversuch; sonst. Erkrankung Psychiatrie
Abdomen

4.2. Verletzungen — keine (angekreuzt)

	offen	geschlossen	leicht	mittel	schwer
Schädel-Hirn					
Gesicht					
HWS					
Thorax					
Abdomen					
BWS / LWS					
Becken					
Obere Extremitäten					
Untere Extremitäten					
Weichteile					

re li

Abb. 31.1 Rettungsdienstprotokoll: schwere Hypoglykämie (BZ 37 mg/dl) bei einer geriatrischen Patientin [P335]

Laute von sich. Der Blutzucker beträgt 37 mg/dl. Nach Gabe von Glukose i. v. und dann Apfelsaft kommt es schnell zu einer Besserung. Die Patientin wird in eine Akutgeriatrie eingeliefert. In der Vormedikation finden sich u. a. Metformin 1.000 mg 2 × 1 und Glibenclamid 3,5 mg 1 × 1. In der Klinik zeigt sich bei der exsikkierten Patientin eine auf 35 ml/kg/m² verminderte GFR.

31.1.2 Orale Therapie

INTERPROFESSIONELLES TEAM

Die Behandlung des Diabetes mellitus erfolgt am wirksamsten multifaktoriell und im interprofessionellen Team. Dabei haben eine regelmäßige Nahrungsaufnahme, körperliche Bewegung und die Vermeidung großer Mengen schnell anflutender Kohlenhydrate sowie die Blutzuckerkontrolle und die daraus erfolgenden Schlussfolgerungen einen hohen Stellenwert. Sehr hilfreich ist es, wenn im Team ein Mitarbeiter über besondere Qualifikationen im Diabetesbereich verfügt (z. B. als Diabetesassistent DDG).

Medikamente

Metformin Therapeutisch ist Metformin unter Beachtung von Vorsichtsmaßnahmen auch im Alter das Medikament der ersten Wahl (➤ Abb. 31.2). Der große Vorteil von Metformin besteht in der nahezu nicht vorhandenen Hypoglykämiegefahr.

- Bis 2015 war Metformin ab einer Kreatinin-Clearance von < 60 ml/min (bzw. eGFR < 60 ml/min/1,73m²) kontraindiziert. Heute liegt die Grenze in Deutschland bei 45 ml/min (bzw. eGFR < 45 ml/min/1,73m²). Diese Absenkung der Vorgaben gilt allerdings nur unter der Voraussetzung, dass keine anderen Erkrankungen bestehen, die das Risiko für eine Laktatazidose erhöhen könnten. Die Tageshöchstdosis wird dabei für diese Patienten auf 1.000 mg beschränkt, gegeben in zwei Einzeldosen.
- Fällt die Kreatinin-Clearance unter 45 ml/min (bzw. eGFR < 45 ml/min/1,73m²), ist das Metformin abzusetzen. Die Fachinformation lässt nur minimalen Spielraum; hier wird unter enger Beobachtung bis zu einer eGFR von 30 ml/min/1,73m² maximal 2 × 500 mg Metformin jedoch erlaubt. Aus diesem Grund muss die Nierenfunktion regel-

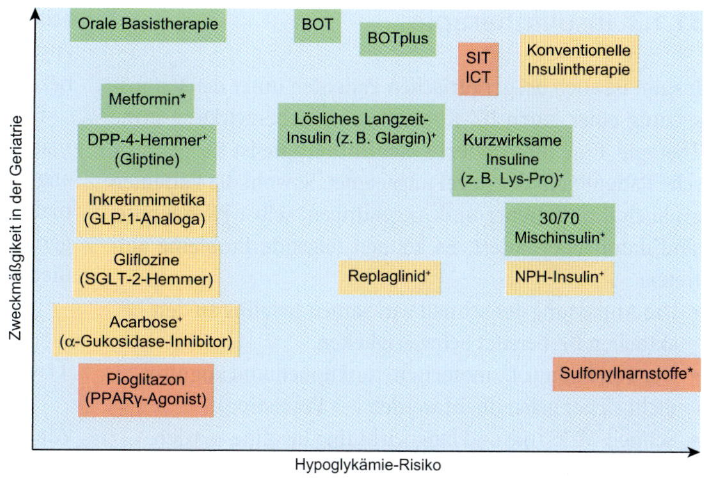

Abb. 31.2 Antidiabetische Medikation im Alter unter Berücksichtigung des Hypoglykämierisikos und einer pragmatischen Betrachtung des zweckmäßigen Einsatzes in der Geriatrie (grün).
* Nephrologisch problematisch können insbesondere Metformin, Sulfonylharnstoffe und Gliflozine sein.
+ Nephrologisch weitgehend unbedenklich sind Insuline, DPP-4-Hemmer (Gliptine), Acarbose und Repaglinid. Magen-Darm- und Verdauungsbeschwerden können durch Metformin, Acarbose und Inkretinmimetika (GLP-1-Agonisten) verursacht werden. [L231]

mäßig kontrolliert werden. Praktikabel lässt sich dies alle 3 Monate mit der HbA_{1c}-Bestimmung kombinieren.
- Bei fehlender Kontraindikation und guter Verträglichkeit sollte in der geriatrischen Population bei einer GFR > 60 eine Metformin-Zieldosis von 2 × 750 mg – maximal 2 × 1.000 mg angestrebt werden.

DPP-4-Hemmer (Gliptine) Die DPP-4-Hemmer (Gliptine) zeigen ebenfalls ein nahezu fehlendes Hypoglykämierisiko. Große Endpunktstudien haben ihre kardiovaskuläre Wirksamkeit und Sicherheit belegt. Auch bei Niereninsuffizienz können diese Substanzen dosisadaptiert verordnet werden. Diese Substanzklasse ist ein idealer Kombinationspartner für Metformin.
SGLT2-Hemmer (Gliflozine) Für den geriatrischen Patienten sind die SGLT2-Hemmer (Gliflozine) eingeschränkt geeignet. Sie führen durch Hemmung der tubulären Glukoserückresorption zu einer vermehrten Glukoseausscheidung und somit zu einer Blutzuckersenkung. Der Blutdruck sinkt diskret. Bei nachlassender Nierenfunktion lässt die Wirkung der Gliflozine nach, zudem ist je nach Präparat eine Anpassung an die GFR notwendig, und es ergeben sich Kontraindikationen. Insbesondere bei Frauen besteht durch die Glukosurie ein erhöhtes Risiko für Harnwegsinfektionen und urogenitale Mykosen. Außerdem entsteht ein kontinuierlicher Kalorienverlust, der bei vielen geriatrischen Patienten unbedingt zu vermeiden ist. Ein Hypoglykämierisiko besteht nicht.
Sulfonylharnstoffe Weitgehend ungeeignet sind inzwischen die jahrzehntelang eingesetzten lang wirkenden Sulfonylharnstoffe. Es besteht die Gefahr lang anhaltender Hypoglykämien. Eine kardiovaskuläre Übersterblichkeit ist in Studien belegt.
Inkretinmimetika Als GLP-1-Analoga müssen die Inkretinmimetika injiziert werden, verursachen keine Hypoglykämien und erfordern ebenfalls eine Anpassung an die Nierenfunktion. Die Gabe ist meist mit einem im Alter unerwünschten Gewichtsverlust verbunden. Es wird sich noch zeigen, ob lang wirksame Analoga wie z. B. Dulaglutid in Kombination mit einem lang wirkenden Insulinpräparat für geriatrische Patienten geeignet sein könnten.
Acarbose Bei recht guten Studiendaten zur Senkung des kardiovaskulären Risikos wird Acarbose auch im Alter nur schlecht akzeptiert, da die gastrointestinalen Nebenwirkungen mit Flatulenz zu sozialer Unverträglichkeit führen.

PATIENTENINFO
Patienten unter Glibenclamid oder Repaglinid haben, insbesondere bei unterbrochener Nahrungsaufnahme, ein erhöhtes Hypoglykämierisiko. Daher ist auf eine adäquate Nahrungszufuhr zu achten.

Dosierungstipps

- Ein orales Diabetesmedikament kann den HbA_{1c} im Mittel bestenfalls um etwa 1 Prozentpunkt reduzieren. Eine Senkung um 1 Prozentpunkt entspricht einer Reduktion des mittleren Blutzuckers um 30 mg/dl. Die Wirkung wird meist schon bei einer submaximalen Dosis des Medikaments erreicht. Eine weitere Dosiserhöhung bringt kaum noch weiteren Zusatznutzen!
- Es ist kaum sinnvoll, bei einem mittleren Blutzucker von 200 mg/dl (entsprechend HbA_{1c} etwa 9 %) Metformin von 1 auf 2 g zu erhöhen. Dies wird wenig bewirken und könnte insbesondere bei geriatrischen Patienten im Rahmen eines Kreatininanstiegs zu einer Laktatazidose führen, besonders in einer hohen Dosierung von 2 g.

CAVE
Bei jeder Verschlechterung des Allgemeinzustands sollten Ärzte und Pflegekräfte Metformin selbstständig pausieren oder wenigstens die Dosis halbieren.

- Bei geriatrischen Patienten sollten in der Regel maximal zwei orale Diabetesmedikamente verordnet werden.

31.1.3 Insulintherapie

Insulin ist auch bei geriatrischen Patienten unter der Voraussetzung einer guten BZ-Kontrolle eine nebenwirkungsarme Therapie. Eine **intensivierte Insulintherapie** ist für geriatrische Patienten in der Regel ungeeignet. Sowohl die Patienten als auch ihre Betreuer und Angehörigen, selbst Pflegekräfte, sind damit überfordert. Es können folgende Probleme auftreten:

- Die Anpassung des schnell wirksamen Insulins an den aktuellen BZ bereitet Schwierigkeiten.
- Der Pen kann u. U. motorisch, funktionell und kognitiv nicht sicher gehandhabt werden (→ Praxistipp).
- Schnell wirksame und lang wirksame Insuline werden verwechselt.
- Mischinsuline werden nicht geschwenkt.
- Bevorzugt wird immer wieder in dieselbe Hautregion injiziert, was zu Lipohyperplasien mit variabler Insulinwirkung führt.

PRAXISTIPP

Zur Prüfung, ob ein geriatrischer Patient für die Handhabung eines Pens geeignet ist, eignet sich der **Geldzähltest nach Nikolaus.** Hierbei soll der Patient eine bestimmte Geldmenge (9,80 Euro) aus einem Portemonnaie nehmen und addieren. Dieser Test prüft so das Zahlenverständnis (und damit auch die Kognition), das Sehvermögen und die Fingerfunktion und erlaubt gute Rückschlüsse auf die Fähigkeit, einen Insulin-Pen zu handhaben.

Basal unterstützte orale Therapie (BOT)

DEFINITION

Der langsame Einstieg in die Insulintherapie wird „basal unterstützte" orale Therapie (kurz BOT) genannt.

Die BOT mit 1 × täglicher Gabe eines lang wirksamen Insulins unter Fortführung der oralen Therapie eignet sich gut als Einstieg in die Insulinbehandlung geriatrischer Patienten mit Typ-2-Diabetes (z. B. zusätzlich zu Metformin 500 mg 2 × 1 Beginn mit Insulin Glargin 10 IE zum Abendessen). Die BOT glättet den Verlauf des Blutzuckers im Tagesverlauf.

Der Zeitpunkt der Insulininjektion kann variabel gehalten werden, sollte aber jeweils zur gleichen Tageszeit erfolgen. Das Insulin kann dabei sowohl abends als auch morgens verabreicht oder auf zwei Portionen verteilt werden. Dies ist vor allem praktikabel, wenn die Insulingabe durch einen Pflegedienst erfolgt. Die Dosis des Langzeitinsulins wird an den morgendlichen Blutzucker angepasst.

Mit fortschreitender Krankheitsdauer nimmt die Insulin-Sekretionskapazität im Allgemeinen weiter ab. Dies geht in der Regel mit zunehmend erhöhten und komplexeren Anforderungen an die Therapie einher. Dann kann es sinnvoll sein, im Rahmen der Therapieeskalation zunächst zur Hauptmahlzeit des Patienten eine kleine Menge kurz wirksames Insulin zusätzlich zu geben. Dieses Vorgehen wird als „**BOTplus**" bezeichnet.

Eine weitere Eskalation in Form einer Kombination von mahlzeitenbezogenem schnell wirksamem Insulin, jeweils angepasst an den aktuellen Blutzucker und an ein- bis zweimal tägliche Gaben von lang wirksamem Insulin, ist für den geriatrischen Patienten kaum zu bewältigen, und auch Pflegedienste scheitern im Pflegealltag an der Komplexität.

Therapie mit Mischinsulin

Alternativ ist bei regelmäßiger Einnahme der Mahlzeiten mit etwa gleicher Nahrungsmenge die konventionelle Therapie mit 2 × täglicher Injektion einer fixen Dosierung eines Mischinsulins (üblicherweise Mischverhältnis 30 Normal- und 70 NPH-Insulin) möglich. Mit dieser verhältnismäßig einfachen Therapie lässt sich längerfristig häufig eine zufriedenstellende Stoffwechseleinstellung erzielen. Allerdings ist die Hypoglykämiegefahr in der Nacht und während des Tages höher als unter BOTplus einzuschätzen.

Die NPH-Insulin-Suspension muss, bedingt durch den milchig-trüben Bodensatz, durch mehrfaches vorsichtiges Kippen und Schwenken aufgeschlämmt werden und sollte auch nicht geschüttelt werden. Zum Aufmischen des NPH-Insulins wird der Insulin-Pen dabei vor jeder Injektion mindestens 20-mal im Wechsel langsam zwischen den Handflächen gerollt und hin und her geschwenkt.

Das in der Geriatrie häufig verwendete trübe NPH-Insulin geht mit einem deutlich höheren Hypoglykämierisiko einher (besonders in der Nacht) als andere lösliche Langzeitinsuline (z. B. Glargin).

Zur Blutzuckerkorrektur bei Infekten müssen bei allen Patienten ein kurz wirksames Insulin und ein Korrekturplan zur Verfügung stehen (➤ Tab. 31.1).

Therapiedurchführung und Dosierung

- Insulin ist in unterschiedlichen Konzentrationen auf dem Markt (U100, U200, U300). Bei U200-Insulin enthält 1 ml Lösung 200 Einheiten (Units).
- Bei geriatrischen Patienten ist es aus pragmatischen Gründen häufig sinnvoll, das abendliche Glargin-Insulin

Tab. 31.1 Korrekturplan anhand eines „Gelegenheitsblutzuckers"

Blutzuckerwert	
> 250 mg/dl	bis zu 4 IE SWI zusätzlich
> 350 mg/dl	bis zu 6 IE SWI zusätzlich
> 450 mg/dl	Bis zu 8 IE SWI zusätzlich

zum Abendessen und nicht wie sonst üblich zur Nacht zu injizieren.

- Die Dosis kann dann abhängig vom morgendlichen Glukosespiegel um 2–4 Einheiten alle 3 Tage langsam gesteigert werden.
- Im Verlauf kann es sinnvoll sein, eine kleine Menge eines kurz wirksamen Insulins (z. B. LysPro-Insulin) unmittelbar vor der Hauptmahlzeit hinzuzugeben, z. B. beginnend mit 4 IE (BOTplus).

Bei jedem insulinpflichtigen geriatrischen Patienten sollte ein individueller – und regelmäßig aktualisierter – Insulinkorrekturplan vorliegen. Im Notfall kann folgender **Insulinkorrekturplan** nach der sog. 30er-Regel mit einem schnell wirkenden Insulin (SWI) verwendet werden (➤ Tab. 31.1).

Kontrolle immer nach 2 Stunden! Die Insulininjektion kann alle 2 Stunden wiederholt werden!

Mögliche Komplikationen

CAVE

Bei einem mehrfach innerhalb von 24 h gemessenen Blutzucker > 300 mg/dl in einem Heim ist eine unverzügliche Krankenhauseinweisung zur Optimierung der Insulintherapie erforderlich, wenn kein sachkundiger Arzt die Intensivierung der Insulintherapie übernehmen kann bzw. wenn eine solche erfolglos ist.
Eine Erhöhung des Blutzuckerniveaus, die sich bei sonst unveränderter Diabetestherapie innerhalb von Stunden bis wenigen Tagen entwickelt, hat immer eine Ursache! Meist sind es Infekte (Harnwegsinfekt, Bronchitis, Magen-Darm-Erkrankungen oder eine beginnende Sepsis) oder Glukokortikoide.

- Die Hypoglykämie erhöht das Risiko für Demenz und für kardiovaskuläre Ereignisse.
- Weitere Ursachen einer Hypoglykämie gerade bei alten Menschen sind Lipodystrophien, Sulfonylharnstoffe, Ruhelosigkeit und „Dauerlauf" bei Demenz und Verwechslung (!) von Insulinen oder oralen Medikamenten.

PATIENTENINFO

Patient, Pflegekräfte und Angehörige müssen über die Symptome und das Verhalten bei Unterzuckerungen informiert werden.

31.2 Hyperlipidämie/ Hypercholesterinämie

Im hohen Alter ist unabhängig von den Serum-Cholesterinwerten bei den meisten Individuen eine ausgeprägte Arteriosklerose festzustellen, zu einem großen Teil mit Gefäßstenosen: Bis zu 80 % der älteren Bevölkerung weisen bei der Obduktion arteriosklerotische Koronarstenosen auf. Die Hypercholesterinämie gilt als Hauptrisikofaktor für diese Erkrankung. Insbesondere bei geriatrischen Patienten bedingt sie außerdem eine Erhöhung des Risikos für alle kardiovaskulären Ereignisse.

EVIDENZ

Studien über eine cholesterinsenkende Therapie in der geriatrischen Population liegen nicht vor. Es ist allerdings zu vermuten, dass diese Patientengruppe von einer cholesterinsenkenden Behandlung mit Statinen wesentlich stärker profitiert als jüngere Patienten, da sie die Gesamtmortalität und das Risiko großer kardiovaskulärer Ereignisse senkt.

Es kann somit durchaus sinnvoll sein, Patienten im hohen Alter medikamentös zu behandeln. Dabei sind allerdings das biologische Alter, die allgemeine Lebenserwartung und die Lebensqualität zu berücksichtigen. Die Weiterführung einer cholesterinsenkenden Therapie bei geriatrischen Patienten – auch aus „kardiologischer" Indikation – bedarf einer ständigen Überprüfung und Neubewertung unter Abschätzung des individuellen Nutzen-Risiko-Profils im Alter.

Bei Beachtung möglicher Medikamentenwechselwirkungen ist diese Behandlung auch bei älteren Patienten im Allgemeinen sicher und verträglich. Als sehr häufige Nebenwirkung ist auf eine Myopathie zu achten. Die Statine sollen das durchschnittliche Risiko der Entstehung von Demenzerkrankungen absenken, können aber in sehr seltenen Fällen während der Einnahme auch zu anhaltenden Gedächtnisstörungen führen, die nach Absetzen reversibel sind.

31.3 Gicht (Hyperurikämie)

Formen Man unterscheidet zwischen akuter und chronischer sowie primärer und sekundärer Gicht. Letztere kann bei Zellzerfall und vermehrter Harnsäureanflutung auftreten, insbesondere bei Leukämie und unter Zytostatikatherapie.

Lokalisation Meist ist das Großzehengrundgelenk betroffen, oft auch das Kniegelenk, das obere Sprunggelenk oder das Daumengrundgelenk.

Symptome Typisch sind heftiger Schmerz, Schwellung, Rötung und Überwärmung.

Diagnose Im Anfall kann die Harnsäure im Serum erhöht, normal oder sogar etwas erniedrigt sein, weil die Harnsäure im Gewebe auskristallisiert.

Therapie Die **Akuttherapie** erfolgt in der Regel mit NSAR. Für einige Tage kann auch Prednisolon, z. B. 3 × 20 mg/Tag, sinnvoll sein. Initial kann zur schnellen Schmerzbehandlung eine höhere Dosis, z. B. 100 mg, gegeben werden. Colchicin wird in der geriatrischen Population nicht gerne verordnet.
Etwa 2 Wochen nach einem schweren Anfall kann nach Besserung mit einem Xanthinoxidase-Hemmstoff begonnen

werden, z. B. mit Allopurinol oder Febuxostat. Es wird empfohlen, mit einer niedrigen Dosis Allopurinol von bis zu 100 mg zu beginnen. Eine Hyperurikämie bzw. die Anamnese einer „chronischen Gicht“ allein stellt keine Indikation zur Behandlung dar.

31.4 Schilddrüsenfehlfunktion

31.4.1 Schilddrüsenunterfunktion (Hypothyreose)

Symptomatik und Ursachen

Die **Symptome** können bei alten Menschen sehr variabel sein, oft werden sie als Zeichen anderer chronischer Erkrankungen fehlinterpretiert.

Hauptursache sind Autoimmunthyreopathien mit sukzessivem TSH-Anstieg und Anstieg der Schilddrüsen-Autoantikörper (Anti-TPO, TgAk). Hinzu kommen vorangegangene Schilddrüsenoperationen oder Radiojodtherapien.

Therapie

TSH-Werte zwischen 4,0 und 10,0 mU/l werden derzeit bei alten Menschen als primär nicht behandlungsbedürftig angesehen.

- Bei manifester Hypothyreose mit einem TSH von > 10 mU/l soll mit L-Thyroxin behandelt werden, weil ansonsten mit verschlechterten kognitiven Leistungen gerechnet werden muss – im Unterschied zur latenten Hypothyreose.
- Wichtig ist die sehr vorsichtige und einschleichende L-Thyroxin-Behandlung mit regelmäßiger TSH-Kontrolle. Als Zielbereich sollen 2–4 mU/l angestrebt werden, um Überdosierungen zu vermeiden.
- Eine neu diagnostizierte Hypothyreose bei geriatrischen Patienten wird bei erhöhtem KHK-Risiko einschleichend behandelt, z. B. mit 12,5–25 µg/Tag, gesteigert um etwa 12,5–25 µg alle 14 Tage.
- Ein TSH zwischen 2 und 4 mU/l gilt als optimal. Bei tachykarden Herzrhythmusstörungen oder paroxysmalem Vorhofflimmern kann eine Einstellung auf ein TSH von bis zu 7 mU/l sinnvoll sein.
- Wegen der langen Halbwertszeit von L-Thyroxin (10 Tage) können im Einzelfall auch alternative Dosierungsintervalle erwogen werden, L-Thyroxin kann auch alle 2 Tage und theoretisch auch in einer einzigen Wochendosis gegeben werden.
- Die Einnahme sollte morgens oder zur Nacht auf nüchternen Magen erfolgen.
- Bei einer Schilddrüsenunterfunktion ohne weitere die Schilddrüse beeinflussende Medikamente und ohne vorhergehende Radiojodtherapie ist die Schilddrüse in der Regel sonografisch klein, das Schilddrüsenvolumen liegt unter 5 ml.
- Eine normal große Schilddrüse spricht – ohne weitere die Schilddrüse beeinflussende Medikamente und ohne vorhergehende Radiojodtherapie – gegen eine Substitutionspflicht für L-Thyroxin.

CAVE

Ausnahme: Bei einem Myxödem-Koma mit hoher Letalität wird initial immer hoch dosiert behandelt.

31.4.2 Schilddrüsenüberfunktion (Hyperthyreose)

DEFINITION

Von einer **subklinischen (latenten) Hyperthyreose** wird bei TSH-Werten < 0,4 mU/l mit noch normalen peripheren Schilddrüsenhormonwerten gesprochen. Sind die peripheren Werte erhöht, handelt es sich um eine **manifeste Hyperthyreose.**

Bereits die latente und erst recht die manifeste Hyperthyreose erhöhen das Risiko für Vorhofflimmern, fördern Osteoporose und verschlechtern die kognitive Leistung. Deshalb soll bei diesen Patienten schon früh die Therapie eingeleitet werden.

Diagnose

Im Alter überwiegt die Schilddrüsenautonomie als Ursache der Hyperthyreose. In der Schilddrüsensonografie findet man in diesem Fall einen oder mehrere Schilddrüsenknoten. Ein Knotenvolumen ab 5 ml stellt ein Risiko für Autonomie dar (➤ Abb. 31.3). Höhere Dosen Jod können in dieser Situation eine Hyperthyreose triggern. Die Schilddrüse kann normal groß oder vergrößert sein.

Atypische Verlaufsformen der Altershyperthyreose

In der geriatrischen Population sind atypische bzw. mono- bis oligosymptomatische Verlaufsformen der Hyperthyreose häufig.

- Die **apathische Hyperthyreose** kennzeichnet sich durch Antriebsarmut, Lethargie, depressive Verstimmung und Adynamie.
- Bei der **kardial akzentuierten Erscheinungsform** der Hyperthyreose stehen Herzrhythmusstörungen und Herzinsuffizienz im Vordergrund.

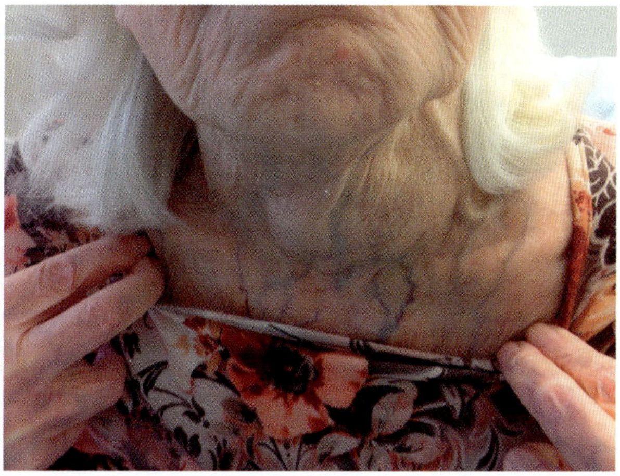

Abb. 31.3 Bei sichtbarem Kropf oder bei einem Knotenvolumen ab 5 ml (Sonografie) muss mit einer Autonomie gerechnet werden. [P335]

Therapie

Bei der autonomen Hyperthyreose ist primär ein ablatives Verfahren, z. B. eine Radiojodtherapie oder eine Schilddrüsenoperation, zu empfehlen. Eine Vorbehandlung mit Thiamazol ist sinnvoll. In Einzelfällen kann aus pragmatischen Erwägungen eine dauerhafte thyreostatische Monotherapie sinnvoll sein. Da sich der Bedarf an Thiamazol während der Therapie ändern kann, sind unter der Therapie regelmäßige Schilddrüsenhormonkontrollen Voraussetzung.

Eine Dauertherapie mit Thyreostatika kann unbemerkt – bei fehlender regelmäßiger TSH-Kontrolle – zur raschen Entwicklung einer Struma und Schilddrüsenvergrößerung durch ständige Übersekretion von TSH führen. In Einzelfällen kann deshalb eine pragmatische Kombinationstherapie mit z. B. 10 mg Thiamazol und 75 µg Thyroxin sinnvoll sein.

Leitlinien

Nationale VersorgungsLeitlinie „Typ-2-Diabetes". 2. Auflage, 2020.

https://else4.de/tr6

KAPITEL

32 Anämie im Alter

Gabriele Röhrig-Herzog und Gerald Kolb

Kernaussagen

- Es gibt keine „Altersanämie", sondern nur eine Anämie im Alter.
- Eine Anämie bei älteren Patienten ist überwiegend mild, normozytär und normochrom.
- Die Anämie im Alter gilt als multikausal bedingt, wobei die „Entzündungsanämie" („anemia of chronic inflammation", ACI) am häufigsten gesehen wird.
- Ältere Patienten mit einer Anämie weisen auch funktionelle und kognitive Einbußen auf, die durch ein geriatrisches Assessment aufgedeckt werden können.
- Die Diagnostik und Therapie der Anämie im Alter ist durch die noch unzureichende Datenbasis zu altersspezifischen Referenzbereichen hämatologischer Parameter erschwert.
- Die Interpretation anämierelevanter Laborparameter sollte immer unter Berücksichtigung von ethnischer Zugehörigkeit und Alter erfolgen.

32.1 Definition

DEFINITION

Anämie (griech. „αν-" = „ohne" und „-αιμία" = „Blut"): Mangel an roten Blutzellen (Erythrozyten).

Der Mangel an Erythrozyten ist mit einem verminderten Hämatokritwert (Hkt, Anteil der Erythrozyten am Blutvolumen) ebenso wie mit einem erniedrigten Hämoglobinwert (Hb) verbunden. Hämoglobin ist als eisenhaltiges Metalloprotein in den Erythrozyten für den physiologischen Sauerstofftransport im menschlichen Körper verantwortlich. Ein Sauerstoffmangel kann in Abhängigkeit von Ausmaß und Dauer zu organischen Dysfunktionen führen und im Extremfall auch zu Organversagen. Eine Anämie ist daher ein unphysiologischer Zustand, der zum Erhalt der Organfunktion einer Kompensation bedarf. Während jüngere Menschen bei der Kompensationsfähigkeit gewöhnlich auf ausreichende Organreserven zählen dürfen, sind die Organreserven bei hochbetagten Menschen oft infolge von Multimorbidität eingeschränkt. Daher ist es inkorrekt, von einer „Altersanämie" zu sprechen, da Anämie kein altersphysiologisches Phänomen darstellt. Korrekterweise spricht man von einer **Anämie im Alter**, die einen krankhaften Zustand beschreibt, den es grundsätzlich zu korrigieren gilt. Eine Anämie hat nachweislich negative Auswirkungen auf die Funktionalität und Komorbidität der betroffenen älteren Patienten (➤ Kap. 32.4).

FALLBEISPIEL

Die 83-jährige Patientin lebt in einer betreuten Wohneinrichtung und ist bis auf Unterstützung bei der Körperpflege durch einen ambulanten Pflegedienst im Alltag selbstständig. Wegen eines akuten Schubs einer bekannten rheumatischen Polyarthritis nahm sie in Eigenregie mehrere Wochen lang rezeptfrei erhältliche Antiphlogistika vom NSAR-Typ ein. Darunter entwickelte sie eine obere gastrointestinale Blutung und musste stationär aufgenommen werden.

Auf Basis des Routinelabors (Hb 9,3 g/dl, TSAT 10 %, Ferritin 800 µg/l, CRP 10 mg/dl, Cobalamin und Folsäure normwertig) wurde die Diagnose einer kombinierten Eisenmangel- und Entzündungsanämie gestellt.

Aufgrund der erhöhten Entzündungsparameter wurde noch während des stationären Aufenthalts eine intravenöse Eisensubstitution durchgeführt. Darunter stieg der Hb-Wert an. Nach Entlassung wurde die Patientin auf Initiative des Hausarztes rheumatologisch angebunden und interdisziplinär weiterbetreut.

32.2 Diagnostik

32.2.1 Referenzwertproblematik bei alten Menschen

Leitlinien

Eine leitlinienbasierte Diagnostik und Therapie der Anämie im Alter ist aufgrund eingeschränkter Datenbasis derzeit noch nicht möglich.

Die Basisdiagnostik der Anämie beim älteren Menschen folgt der bei jüngeren Menschen: **Blutbild mit Hämoglobinwert, Ferritin, Transferrinsättigung.** Die Bestimmung des Eisenspiegels ist verzichtbar. Eine erweiterte Basisdiagnostik kann in Abhängigkeit von den Komorbiditäten und der Fragestellung erfolgen. Beim geriatrischen Patienten sollte dabei das Ausmaß der diagnostischen Maßnahmen grundsätzlich vom individuellen Patientenwunsch, von der Prognose und von den Ergebnissen des multidimensionalen geriatrischen Assessments („comprehensive geriatric assessment", CGA) im stationären Bereich bzw. eines Basisassessments im ambulanten Bereich abhängig gemacht werden.

32.2.2 Hämatologische Referenzwerte

Die Diagnostik der Anämie älterer Menschen unterlag lange Zeit der Schwierigkeit, dass über die Gültigkeit verfügbarer Laborgrenzwerte Unklarheit herrschte, da keine validen Referenzwerte für anämierelevante hämatologische Parameter bei älteren Menschen existierten.

Ein Grund dafür war der Mangel an entsprechenden Datenerhebungen an dem oft multimorbiden und infolgedessen polymedizierten heterogenen geriatrischen Kollektiv. In den folgenden Abschnitten wird auf einzelne Parameter näher eingegangen.

Hämoglobin

Nachdem die Anwendung der Kriterien der World Health Organization (WHO) bei älteren Menschen lange Zeit kontrovers beurteilt wurde, da sie allein auf der Basis von Laborwerten junger männlicher Skandinavier und schwangerer Frauen formuliert wurden, konnte in einer gemeinsamen Untersuchung der Deutschen Gesellschaft für Geriatrie (DGG) und der Deutschen Gesellschaft für Hämatologie und Medizinische Onkologie (DGHO) über hämatologische Normwerte älterer Menschen > 60 Jahre jedoch gezeigt werden, dass bei (deutschen) Senioren die WHO-Referenzwerte zur Anämiedefinition herangezogen werden können und eine Anämie im Alter als unphysiologisch zu betrachten ist (Röhrig et al. 2018). Zur korrekten Einordnung von Hämoglobinwerten und zur Beantwortung der Frage, ob eine Anämie vorliegt, muss demzufolge weniger auf das Alter als vielmehr auf das Geschlecht und die ethnische Zugehörigkeit geachtet werden (Ambayya et al. 2014).

EVIDENZ

Untersuchungen an größeren Kollektiven älterer Menschen konnten zeigen, dass nicht nur ein erniedrigter, sondern auch ein erhöhter Hb-Wert mortalitätsbehaftet zu sein scheint (z. B. Culleton et al. 2006).

Ferritin

Während der klassische Eisenspeicher-Parameter Ferritin bei jüngeren Menschen eine schnelle und bei den meisten jüngeren Patienten auch zuverlässige Orientierung über den individuellen Eisenvorrat zulässt, geht die Zuverlässigkeit dieses Parameters bei hochaltrigen Patienten sehr oft verloren. Das liegt an der Doppelfunktion von Ferritin, das einerseits als Speicherprotein, andererseits auch als Akute-Phase-Protein fungiert. Untersuchungen an Kollektiven älterer Menschen konnten zeigen, dass der Ferritinwert mit dem Alter ansteigt, was im Zusammenhang mit dem altersassoziiert auftretenden chronisch-inflammatorischen Zustand gesehen wird, dem „inflamm-aging" (Franceschi und Campisi 2014). Daher werden heute bei Patienten > 65 Jahre höhere **Ferritin-Grenzwerte** empfohlen: 665 µg/l (Männer) bzw. 651 µg/l (Frauen).

Transferrinsättigung

Bei der Bestimmung der Transferrinsättigung wird der Anteil des an das Transportprotein Transferrin gebundene Eisen prozentual angegeben. Bei älteren Menschen kann die Aussagekraft dieses Laborwertes jedoch komorbiditätsbedingt eingeschränkt sein, da ein Eiweißmangel, wie er sowohl bei Mangelernährung als auch bei chronischer Niereninsuffizienz vorkommt, zu falsch hohen (normalen) Werten führen und damit einen Eisenmangel verschleiern kann. Transferrin hat zudem aber auch eine Funktion als Entzündungsprotein, wobei in der Literatur kontrovers diskutiert wird, ob es eher als positives Akute-Phase-Protein (Anstieg bei Entzündung) oder als negatives Akute-Phase-Protein (Abfall bei Entzündung) fungiert. Daher empfiehlt es sich, bei der Interpretation der Transferrinsättigung des betagten Patienten auf die Komorbiditäten zu achten und zusätzlich ggf. auch Gesamteiweiß und Entzündungswerte heranzuziehen.

MERKE

Bei älteren Patienten sollten Ferritin und Transferrinsättigung im Zusammenschau mit den Begleiterkrankungen interpretiert und ggf. zusätzliche Parameter zum Ausschluss einer Entzündung herangezogen werden.

Unter der Erythrozytenverteilungsbreite („red blood cell distribution width", RDW) versteht man die Variation der Erythrozytengröße. Der Parameter wird in vielen Laboreinrichtungen automatisch beim Blutbild mitbestimmt. Erhöhte RDW-Werte (Normbereich 6–8 µm) weisen auf eine Anisozytose hin, weswegen die RDW im Zusammenhang mit den MCV-Werten zu interpretieren ist und sich bei Auffälligkeiten eine mikroskopische Einschätzung anbietet. Erniedrigte RDW-Werte deuten eine eher reduzierte Variationsbreite der Erythrozytengröße an und finden sich öfter bei Makro-/Mikrozytose. Untersuchungen der letzten Jahre weisen bei geriatrischen Patienten vermehrt auf einen Zusammenhang zwischen einem erhöhten RDW-Wert und einer Zunahme der Mortalität hin. Erhöhte RDW-Werte gelten daher als Risikofaktor für erhöhte Mortalität bei älteren Patienten, auch wenn die zugrunde liegenden Mechanismen bisher noch unbekannt sind. Ein möglicher Zusammenhang könnte mit der Eryptose bestehen (➤ Kap. 32.3.2).

Mittleres Zellvolumen (MCV)

Die Erythrozytengröße lässt bei jüngeren Anämiepatienten oft eine erste orientierende Vermutung darüber zu, um welche Art von hämatologischer Störung es sich handelt: Eine Mikrozytose findet sich z. B. bei Eisenmangel oder Thalassämie; eine Makrozytose ist z. B. bei einem Vitamin-B_{12}-Mangel oder einem myelodysplastischen Syndrom zu beobachten. Bei älteren Patienten wird diese Orientierung erschwert, da sich – vermutlich multimorbiditätsbedingt – viele Variationen des MCV ohne die Möglichkeit pathogenetischer Zuordnungen zeigen (Röhrig et al. 2018). So kann z. B. neben einem malnutritionsbedingten Vitamin-B_{12}-Mangel eine medikamentös induzierte gastrointestinale Blutungsanämie vorliegen, da der Patient aufgrund einer chronischen Polyarthritis (= chronisch inflammatorischer Zustand) regelmäßig NSAR eingenommen hat.

32.3 Epidemiologie

32.3.1 Anämie

Angaben zur Prävalenz der Anämie unter älteren Menschen variieren in Abhängigkeit vom betrachteten Kollektiv: Gemäß Daten der nationalen US-amerikanischen Gesundheitserhebung NHANES III zeigte sich unter unabhängig lebenden Senioren > 85 Jahre eine Prävalenz von 20 %. Einer US-amerikanischen Metaanalyse zufolge stieg die Prävalenz unter geriatrischen Krankenhauspatienten > 65 Jahren schon bis 40 %. Die Datenlage zu deutschen Kollektiven ist noch recht dünn und beschränkte sich lange auf monozentrische Erhebungen. Die kürzlich publizierten Ergebnisse der ersten deutschen Multicenterstudie zur Anämieprävalenz unter stationär geriatrischen Patienten > 70 Jahre ergab eine Prävalenz von > 55 %. Diese Daten belegen, dass Anämie auch unter stationär geriatrischen Patienten in Deutschland ein häufiges Problem darstellt.

Gemäß der NHANES-III-Erhebung kann die Anämie im klinischen Alltag in drei unterschiedliche Formen eingeteilt werden:

1. Anämie im Zusammenhang mit Nahrungsdefiziten hinsichtlich Eisen („iron deficiency anemia", IDA), Vitamin B_{12} und/oder Folsäure;
2. Anämie ohne Nahrungsdefizite wie die renale Anämie (renal anemia, RA) oder die Anämie chronischer Entzündungen ("anemia of chronic inflammation", ACI) und die
3. (noch) nicht klassifizierbare „unerklärbare Anämie" („unexplainable anemia", UA).

Bezogen auf die gesamte US-amerikanische Bevölkerung im Rahmen von NHANES III machte jede der Anämieformen etwa ein Drittel aus. Epidemiologische Untersuchungen an älteren Patientenkollektiven zeigen jedoch, dass die **ACI unter geriatrischen Patienten die häufigste Anämieform** ist.

Vor dem Hintergrund der Multimorbidität geriatrischer Patienten mit Aspekten wie chronischer Nierenerkrankung, Malignomen und rheumatischen Erkrankungen, die alle die Entwicklung einer ACI begünstigen können, erscheint eine **multikausale Pathogenese der Anämie im höheren Lebensalter** sehr wahrscheinlich. Die Theorie des altersassoziierten chronischen Entzündungsprozesses („inflamm-aging") kann als mögliches Bindeglied zwischen Multimorbidität, Frailty (= Gebrechlichkeitssyndrom, ➤ Kap. 17) und Anämie im Alter gesehen werden.

32.3.2 Eryptose

Unter Eryptose wird ein physiologischer nichthämolytischer Zelluntergang roter kernloser Zellen verstanden, ähnlich dem programmierten Zelltod kernhaltiger Zellen (Apoptose). Charakteristischerweise beginnt die Eryptose mit einer Zellschrumpfung der roten Zellen in Verbindung mit einer Verlagerung von Phosphatidylserinmolekülen an die Erythrozytenoberfläche, welche die Phagozytose der Zellen ermöglichen. Als Auslöser für die Eryptose werden gegenwärtig oxidativer Stress und Medikamenteneinwirkungen, Energiemangel und systemische Entzündungssituationen diskutiert. In einer Studie, in der erythrozytäre Zellen jüngerer (31,3 Jahre ± 1,7) und älterer Menschen (88,6 Jahre ± 0,9) verglichen wurden, konnte bei den älteren Menschen eine signifikant höhere Eryptosetendenz nachgewiesen werden, weswegen die Eryptose als interessante mögliche Ursache für die Anämie im Alter in Erwägung gezogen wird (Lupescu et al. 2015).

32.3.3 Paraproteinämie

Monoklonale Gammopathien unklarer Signifikanz („monoclonal gammopathy of unknown significance“, MGUS) sind asymptomatische prämaligne Veränderungen des blutbildenden Knochenmarks, die charakteristischerweise mit einer Vermehrung von Plasmazellen einhergehen, jedoch ohne begleitende Organschäden wie Knochenläsionen, Anämie oder Nierenversagen. Diagnostisch fallen sie durch sog. M-Gradienten (Paraprotein) in der Serum- bzw. Urin-Elektrophorese auf, die auf einer monoklonalen Produktion von Immunglobulinen basieren. Daten über die Prävalenz von MGUS unter geriatrischen Patienten sind rar. Untersuchungen an größeren Einzelkollektiven ergaben jedoch Prävalenzraten um 3 % ab dem 70. Lebensjahr. Da sich bei gut zwei Dritteln der Patienten aus einem MGUS eine maligne Systemerkrankung (z. B. multiples Myelom, lymphoproliferative Erkrankung, Morbus Waldenström) entwickeln kann, ist in Abhängigkeit von der individuellen therapeutischen Konsequenz, basierend auf dem Therapiewunsch und den Ergebnissen des geriatrischen Assessments, eine regelmäßige Kontrolle sinnvoll: **bei Erstdiagnose nach 3 und 6 Monaten,** im weiteren Verlauf dann risikoadaptiert (Onkopedia-Leitlinie der DGHO).

Leitlinien

Deutsche Gesellschaft für Hämatologie und medizinische Onkologie (DGHO) (Hrsg.): Onkopedia-Leitlinie „Monoklonale Gammopathie unklarer Signifikanz“. Stand: 6/2019

https://else4.de/m63

32.4 Klinische Auswirkungen

Aktuelle Untersuchungen an größeren Kollektiven konnten zeigen, dass vor allem milde Anämieformen mit Hämoglobinwerten zwischen 10 g/dl und unterem WHO-Normwert bei älteren geriatrischen Patienten mit einer erhöhten stationären Wiederaufnahmerate sowie einer höheren Mortalität innerhalb von 3 Monaten nach Entlassung verbunden waren.

Alltagskompetenz

Von besonderer Relevanz für den geriatrischen Anämiepatienten ist die **negative Auswirkung der Anämie auf die Alltagskompetenz.** In letzter Zeit konnte eine negative Auswirkung der Anämie auf die Ergebnisse des geriatrischen Assessments gezeigt werden: Der Nachweis funktioneller Einschränkungen auf der Basis des Barthel-Index (BI) im Zusammenhang mit einer Anämie gelang sowohl bei stationären geriatrischen Patienten als auch bei unabhängig lebenden Senioren. Die Ergebnisse bestätigten frühere Daten der eigenen Arbeitsgruppe, die einen anämiebedingten multidimensionalen Funktionsverlust bei geriatrischen Patienten aufwiesen: Stationär geriatrische Patienten mit Anämie hatten im Vergleich zu nichtanämischen Patienten ein 4,3-fach erhöhtes Risiko, einen multidimensionalen Funktionsverlust zu erleiden. Dieses Risiko gilt es nach Ansicht der Autoren durch eine frühzeitige Diagnostik und Therapie zu reduzieren.

Kognitive Defizite

Eine Anämie im Alter scheint ebenfalls im Zusammenhang mit der Entwicklung kognitiver Defizite zu stehen: Mehrere voneinander unabhängige Studien der letzten Zeit legen eine Einflussnahme von Anämie auf die Entwicklung kognitiver Defizite bei älteren Patienten nahe. Dabei zeigten Anämiepatienten basierend auf dem MMST ein signifikant höheres Risiko (RR 1,64) für die Entwicklung einer Demenz.

32.5 Prävention

Da die Anämie bei älteren Menschen über lange Zeit als „altersphysiologisch“ betrachtet wurde, fehlt es bisher an einer entsprechenden Leitlinie zur Prävention, Diagnostik und Therapie der Anämie im Alter.

Präventive Maßnahmen sind bei der Multikausalität der Anämie im höheren Lebensalter nur schwer zu bestimmen. Bezieht man sich jedoch auf die vorgeschlagene Einteilung der Anämie in drei Unterformen (➤ Kap. 32.3.1), so bietet es sich an, **nutritive Defizitlagen** (z. B. Folsäuremangel, Eisenmangel) zu verhindern oder auszugleichen. Bei **Infekten** oder **Entzündungen** sollte frühzeitig mit einer Therapie begonnen werden, wobei zur Eisensubstitution die intravenöse Eisengabe erwogen werden sollte. Diese Überlegung beruht auf der Beobachtung, dass bei entzündlichen Geschehen Zytokine aktiviert sind, die eine Eisensubstitution blockieren können (➤ Kap. 32.6). Leider gibt es bisher keine ausreichende Datenbasis in Bezug auf Präventionsmaßnahmen, um generelle Empfehlungen aussprechen zu können.

32.6 Therapie

Der gemeinsame Nenner einer Anämietherapie ist die Eisensubstitution, unabhängig davon, ob es sich um einen absoluten oder um einen funktionellen Eisenmangel handelt. Bei einem absoluten Eisenmangel liegen leere Eisenspeicher vor, die durch einen hohen Verbrauch (z. B. Blutung) oder eine verminderte Substitution (z. B. eisenarme Kost) entstehen können. Bei einem funktionellen Eisenmangel sind die Eisenspeicher gefüllt, das Eisen kann jedoch nicht freigesetzt werden (z. B. zytokinvermittelt). In beiden Fällen fehlt dem Organismus das Eisen, weswegen die Eisensubstitution bei allen drei genannten Anämiearten (IDA, ACI und UA) als Standardtherapie gilt. Diagnostische Abklärung und Behandlung der Grunderkrankung sind sowohl bei IDA als auch bei ACI indiziert; allerdings muss die Intensität des diagnostischen Vorgehens bei geriatrischen Patienten immer den Ergebnissen des CGA, der individuellen Prognose und dem Patientenwillen angepasst werden.

Die **orale Eisensubstitution** gilt seit Jahrzehnten als **Goldstandard.** Die Entdeckung des Oligopeptids Hepcidin – des Schlüsselfaktors des Eisenstoffwechsels – und seiner Rolle im Zusammenhang mit chronischen Entzündungen hat jedoch zu einer differenzierteren Betrachtung der oralen Eisensubstitution geführt. Hepcidin kann über eine Degradierung des Eisenexportproteins Ferroportin die enterale Eisenresorption ebenso blockieren wie die Freisetzung aus Makrophagen und Hepatozyten. Daher ist bei Patienten mit ACI und einem entzündungsbedingten Anstieg von Hepcidin (= Akute-Phase-Protein) die orale Eisensubstitution oft ineffektiv. Bei diesen Patienten sollte eine **intravenöse Eisensubstitution** erwogen werden. Inzwischen gibt es eine zunehmende Datenlage zur intravenösen Eisengabe bei geriatrischen Patienten, die auch bei unterschiedlichen Grunderkrankungen eine komplikationslose Anwendung zeigt.

Bei absolutem Eisenmangel empfiehlt sich die orale Eisensubstitution, wobei der Therapieerfolg durch den Nachweis eines Hb-Anstiegs **innerhalb von 4–6 Wochen nach Beginn der oralen Gabe** kontrolliert werden sollte. Ziel wäre der Anstieg von mindestens 1 g/dl. Allerdings gibt es auch noch nicht ausgeräumte Zweifel an der Eisenresorptionsfähigkeit von IDA-Patienten ≥ 65 Jahre. Sollte der angestrebte Hb-Anstieg nach 4–6 Wochen ausbleiben, bietet es sich an, eine intravenöse Eisengabe zu erwägen.

MERKE

Bei Anämie mit absolutem Eisenmangel sollte primär eine orale Eisensubstitution erfolgen. Steigt der Hb-Wert nach 4–6 Wochen nicht um mindestens 1 g/dl an, ist die Durchführung einer intravenösen Eisengabe anstelle einer oralen Substitution zu erwägen. Nach Normalisierung des Hb-Werts sollte eine Eisensubstitution nicht direkt beendet, sondern noch 6–8 Wochen weitergeführt werden, um eine ausreichende Auffüllung der Eisenspeicher zu gewährleisten.

Erythrozytentransfusionen sind auch im höheren Lebensalter indiziert, obgleich die Datenlage in Bezug auf hochaltrige Patienten dünn ist. Die Transfusionsleitlinie der Bundesärztekammer in Deutschland empfiehlt die Übertragung erythrozytärer Blutprodukte bei Patienten ohne kardiovaskuläre Erkrankungen ab einem Hb-Wert von < 6 g/dl.

Leitlinien

Bundesärztekammer (BÄK): Querschnittleitlinie zur Therapie mit Blutkomponenten und Plasmaderivaten. 4. überarbeitete Auflage. Köln: Deutscher Ärzte Verlag 2014, S. 10–19)

https://else4.de/w3y

Einzelne Studien empfehlen höhere Grenzwerte. Insgesamt fehlt es jedoch noch an einer ausreichenden Datenbasis, um generelle Empfehlungen in Bezug auf transfusionsmedizinische Maßnahmen für geriatrische Patienten formulieren zu können. Im klinischen Alltag machen wir die Transfusionsindikation auch vom Patientenwillen und der klinischen Symptomatik abhängig.

INTERPROFESSIONELLES TEAM

Diagnostik und Therapie der Anämie im höheren Lebensalter kann am effektivsten interprofessionell erfolgen:

- Hausarzt: Basisdiagnostik der Anämie und ggf. Überweisung an Fachspezialisten
- Therapeutisches Team: Erfassung von Ressourcen und Defiziten basierend auf den Ergebnissen des CGA
- Hämatologe/Onkologe: Durchführung weiterführender Spezialdiagnostik (z. B. Knochenmarkpunktion) sowie spezieller therapeutischer Maßnahmen (z. B. Erythrozytentransfusionen, intravenöse Eisengaben, Chemotherapien)

LITERATUR

Ambayya A, Su AT, Osman NH, et al. Haematological reference intervals in a multiethnic population. PloS One 2014; 9(3): e91968.

Culleton BF, Manns BJ, Zhang J, et al. Impact of anemia on hospitalization and mortality in older adults. Blood 2006;107(10): 3841–3846.

Franceschi C, Campisi J. Chronic inflammation (inflammaging) and its potential contribution to age-associated diseases. J Gerontol A Biol Sci Med Sci 2014; 69 (Suppl 1): S4–9.

Lupescu A, Bissinger R, Goebel T, et al. Enhanced suicidal erythrocyte death contributing to anemia in the elderly. Cell Physiol Biochem 2015; 36(2): 773–783.

Röhrig G, Becker I, Gutensohn K, Nebe T. Red blood cell counts and indices in the elderly German population. LaboratoriumsMedizin 2018; 42(4): 131–139.

KAPITEL

33 Hauterkrankungen des älteren Menschen

Wolfgang Lensing

Kernaussagen

- Hauterkrankungen des älteren Menschen müssen ernst genommen werden.
- Die Diagnostik erfordert die Untersuchung der gesamten Hautoberfläche.
- Hauttumoren sollten, soweit zumutbar, in jedem Lebensalter behandelt werden.
- Gesteigerte Lebenserwartung führt zu vermehrter Hautbelastung – Meidung von irritativen Faktoren und von UV-Belastung ist essenziell und erfordert intensive Beratung.
- Medikamente können Hauterkrankungen triggern.

33.1 Die Haut – ein lebendiges Tagebuch

Die Haut ist mit ca. 2 m^2 Oberfläche das größte Organ des Menschen. Zeitpunkt und Intensität sichtbar und spürbar gealterter Haut werden wesentlich durch genetische Faktoren bestimmt.

33.1.1 Intrinsischer Alterungsprozess

Der natürliche Alterungsprozess der Haut geht u. a. mit einer Verdünnung von Oberhaut und Bindegewebe einher, dessen verringerte Elastizität die Verletzlichkeit steigert. Die Verminderung des Fettgewebes erschwert die Temperaturregulation und reduziert die mechanische Belastbarkeit (Marks 1990). Die Wundheilung erfolgt verzögert. Die Zahl der Pigmentzellen schwindet um 10–20 %/Jahrzehnt. Gefäße werden fragil, Einblutungen in die Oberhaut (Purpura senilis) folgen. Veränderte Talg- und Schweißdrüsenaktivität ergeben eine trockene Haut; der Hautschutzfilm wird geschwächt, was eine steigende Infektionsgefahr zur Folge hat.

Die natürliche und unbelastet gealterte Haut eines gesunden Menschen weist jedoch auch im hohen Lebensalter kaum wesentliche Veränderungen auf.

33.1.2 Extrinsischer Alterungsprozess

Überwiegend äußere (extrinsische) Belastungen lösen jene physiologischen und optischen Veränderungen aus, die man gemeinhin als „Haut des älteren Menschen" bezeichnet:

- UV-Strahlen (UVA, UVB, Infrarot)
- Nikotinabusus/Rauchen
- Umwelteinflüsse
- Medikamente (Immunsuppressiva, Chemotherapeutika, Steroide u. v. a. m.)

Die UV-Exposition führt zu Hautatrophie mit tiefen Falten, Verdickung der Epidermis mit Rauigkeit, Teleangiektasien, Pigmentstörungen sowie schnellerer und stärkerer Kollagendegeneration (➤ Abb. 33.1).

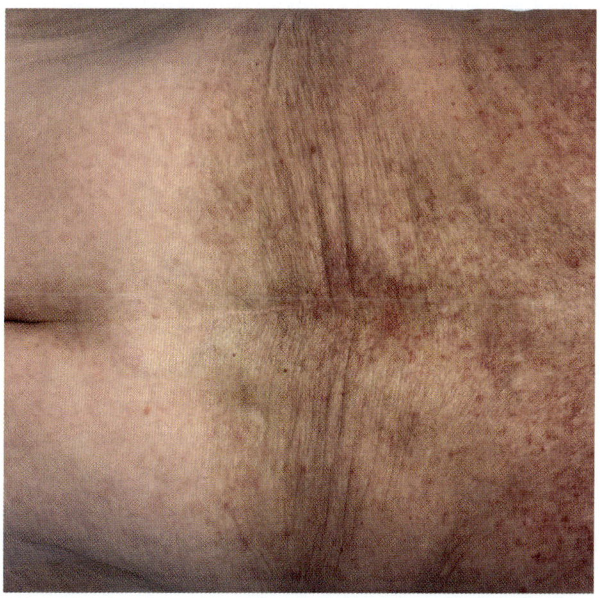

Abb. 33.1 76-jähriger Mann: in UV-exponierter Haut Faltenbildung, Pigmentstörungen, Atrophie, Teleangiektasien; gluteale Haut weitgehend intakt [P336]

MERKE
Man sieht primär eine belastete, (vor-)gealterte, nicht eine „alte" Haut.

Intensität und Ausmaß der Hautbelastung ergeben sich ferner durch alle Faktoren, die den Stoffwechsel der Haut in irgendeiner Form beeinflussen:

- Nikotinabusus
- Mangelernährung
- Gastrointestinale, hämatologische, Leber-, Nieren- und Schilddrüsenerkrankungen
- Minderdurchblutung (reduziert Regenerationsfähigkeit)
- Neurologische Erkrankungen (können zur Fehlbelastung führen)

Viele systemische Medikamente beeinflussen die Haut direkt oder führen als Nebenwirkung zur direkten Schädigung bzw. lösen Arzneimittelallergien aus. Lange bekannt ist die Phototoxizität von z. B. Hydrochlorothiazid; hierdurch getriggerte phototoxische Arzneireaktionen (Ekzeme nur im Bereich der UV-exponierten Hautpartien) treten im Sommer häufig auf. Auch eine deutlich gesteigerte Lebenserwartung und die Multimorbidität (oft verbunden mit vielfacher Medikation) sowie die Pflegebedürftigkeit erhöhen die Belastung bei andererseits nachlassender Widerstandsfähigkeit.

33.2 Dermatologische Krankheitsbilder älterer Menschen

Zu den typischen, jedoch **nicht krankhaften** Hautveränderungen älterer Menschen gehören Pigmentflecken, meist an Handrücken und Gesicht, seborrhoische Keratosen („Alterswarzen"), pendelnde Fibrome und kleine Blutschwämmchen („senile Angiome").

Häufige dermatologische Krankheitsbilder älterer Menschen sind Gürtelrose, bullöses Pemphigoid, Juckreiz, Schuppenflechte (Psoriasis vulgaris), Druckgeschwüre (Dekubitus) und Hauttumoren.

33.2.1 Gürtelrose (Zoster)

DEFINITION
Die Gürtelrose entsteht durch Reaktivierung des Varicella-zoster-Virus (VZV), das in den Spinalganglien nach einer Windpocken-Erkrankung oder Varizellenimpfung lebenslang verbleibt.

Prävalenz Betroffen ist ca. 1 % der Bevölkerung pro Jahr, 75 % sind älter als 50 Jahre.

Verlauf Die Gürtelrose ist normalerweise nicht ansteckend; Kontakt zu Säuglingen, ungeimpften Schwangeren ohne Windpocken-Vorgeschichte und Immunsupprimierten sollte vermieden werden. Rund 80 % der Patienten erleiden im Versorgungsgebiet der befallenen Nerven brennende, ziehende Schmerzen, die den Hautveränderungen einige Tage, teilweise länger vorangehen (Zoster sine herpete). Es folgen Rötung und dann gruppiert stehende kleine Bläschen. Die Bläschen gehen schließlich ineinander über, trüben ein, werden zu Krusten, die innerhalb von 2–3 Wochen abfallen. Schwere Verläufe können zu Nekrosen, Narben etc. führen. Besondere Beschwerden bereitet der Zoster im Gesichtsnervenbereich: Auge und Mundschleimhaut können beteiligt sein, und es können Hirnhautentzündungen vorkommen. Bei ca. 25 % der Betroffenen folgt eine oft extrem schmerzhafte postzosterische Neuralgie.

Diagnose Serologisch ist der Nachweis von VZV-IgA-Antikörpern spezifisch, aber nicht immer bei der Frühinfektion schon positiv. Bei Verdacht auf Zoster bzw. eine Frühinfektion ist die Bestimmung von Antikörpertitern daher nicht therapieentscheidend.

Therapie Aciclovir, Valaciclovir, Famciclovir und Brivudin (**cave**: potenziell tödliche Wechselwirkung mit 5-Fluoropyrimidinen) werden eingesetzt. Bereits bei Verdacht auf Zoster sollte ab dem 50. Lebensjahr systemisch behandelt werden. Bei Immunsupprimierten oder komplizierten Verläufen besonders im Gesichtsnervenbereich ist eine i. v. Therapie mit Aciclovir hilfreich. Der frühestmögliche Einsatz der Medikamente entscheidet über deren Erfolg. Lokaltherapie mit antiviralen Mitteln ist nicht angezeigt. Für die Behandlung der postzosterischen Neuralgie werden NSAR, Antikonvulsiva und Opioid-Analgetika eingesetzt.

Impfung Ein Herpes-zoster-Totimpfstoff wird von der Ständigen Impfkommission (STIKO) seit 2018 als Standardimpfung für Personen ab 60 bzw. bei immunsupprimierenden Grundkrankheiten ab 50 Jahren empfohlen. Er kann die Prävalenz von Zoster-Erkrankungen von 33/100 auf 3/100 senken. Eine Zoster-Impfung senkt auch die Zahl der postzosterischen Neuralgien um 50 % und mindert Schweregrad und Komplikationsrate des Zosters.

33.2.2 Bullöses Pemphigoid

DEFINITION
Das bullöse Pemphigoid (BP) ist eine blasenbildende Autoimmunerkrankung älterer Menschen. Betroffene leiden oft zunächst unter Juckreiz ohne wesentliche Hauterscheinungen. Es folgen Rötung, Bläschen und prall serös gefüllte Blasen, die platzen und Erosionen hinterlassen. Überwiegend besteht eine Bluteosinophilie.

CAVE
Bei älteren Patienten mit Juckreiz unklarer Genese sollte ein BP ausgeschlossen werden.

Diagnose Um festzustellen, ob der Patient an einem BP leidet, müssen direkt (Hautprobe) oder indirekt (Serologie) spezifische Autoantikörper nachgewiesen werden. Sind Schleimhäute betroffen, kann es sich um einen Pemphigus vulgaris handeln, eine seltenere blasenbildende Autoimmunerkrankung.

Therapie Die Erkrankungen werden lokal, meist aber systemisch mit Kortikosteroiden, Azathioprin, Mycophenolat-Mofetil und Cyclophosphamid behandelt; Dapson als übliche Einstiegsmedikation (Wirkmechanismus unklar) kann bei unzureichendem Effekt auch mit Doxycyclin oder Kortikosteroiden kombiniert werden (Rose et al. 2007).

33.2.3 Juckreiz

Mit steigendem Lebensalter werden viele Menschen von Juckreiz (Pruritus) gequält. Häufige entzündliche juckende Dermatosen sind:

- Irritative oder allergische Kontaktdermatitis
- Mykosen
- Follikulitiden
- Bullöses Pemphigoid (➤ Kap. 33.2.2)
- Atopische Dermatitis

Skabiesfälle nehmen im Alter stark zu. In komplizierten Fällen kann die lokale auch durch eine orale Therapie mit Ivermectin ergänzt werden. Kontaktpersonen sollten untersucht und mitbehandelt werden, ggf. sind gesetzliche Meldepflichten zu beachten.

Stark **juckende braunrote Knötchen** und Knoten (Prurigo nodularis) treten klassisch nur an den Hautpartien auf, welche die Patienten gut erreichen können, bedürfen dermatologischer Diagnostik und sind oft therapieresistent.

Folgende Erkrankungen können Juckreiz provozieren:

- Nieren- und Lebererkrankungen
- Diabetes mellitus
- Malabsorption
- Eisenmangel
- Genitoanale Karzinome bei dort lokalisiertem Pruritus

Auch eine nervale Irritation im Bereich (nicht nur, jedoch meist) der Wirbelsäule kann zu lokalisiertem starkem, schwer beeinflussbarem Juckreiz im Bereich der zugeordneten Hautareale führen (Notalgia paraesthetica). Der Juckreiz wird im Lauf der Nervenbahn aufgeschaltet, nicht im Bereich der zerebral repräsentierten Hautpartien erzeugt!

Medikamente sind ein häufiger Triggerfaktor: Psychopharmaka, Betablocker, Diuretika und ACE-Hemmer (auch nach längerer Zeit tolerierter Einnahme!) können Juckreiz auslösen (Ständer et al. 2003).

CAVE

Eine *Helicobacter-pylori*-Infektion als Ursache einer Urtikaria, die subklinisch als Juckreiz imponieren kann, sollte ausgeschlossen bzw. behandelt werden.

Rissige, trockene Haut (Exsikkationsdermatitis) löst oft heftigen Juckreiz aus. Die **Exsikkationsdermatitis** kann u. a. bei Mangelernährung, Eisen-, Protein-, Vitamin-B-Mangel auftreten, ist aber meist Folge fehlerhafter Pflege.

PATIENTENINFO

Die Haut älterer Menschen sollte möglichst nur mit klarem Wasser gewaschen werden. Dusch- und Badezusätze können die altersgemäß fragile Oberhautbarriere schädigen, was einen gesteigerten Feuchtigkeitsverlust zur Folge hat. Sind Körperpflegeprodukte nicht auf die ältere Haut abgestimmt (was meist der Fall ist), verstärken sie den Austrocknungseffekt noch.

Bewusste oder unbewusste Selbstschädigungen (Artefakte) imponieren im Alter wesentlich häufiger als allgemein angenommen. Schmerzmedikation wie Opioide, psychiatrische (Psychopharmaka) und neurologische Erkrankungen (Anästhesie, Parästhesie) sowie soziale Isolation führen dazu, dass sich die Patienten ihres „Ichs" und seiner Grenzen vergewissern müssen, oft mit erheblichen Selbstverletzungen (Ipsatio).

Die **Diagnostik** des Juckreizes erfordert eine umfassende Anamnese (Erkrankungen, Medikamente, Ernährung, Körperpflege), klinische und serologische Diagnostik.

Therapeutisch steht die Beratung über Meidung irritativer Faktoren vor der Empfehlung von Hautpflegeprodukten.

33.2.4 Dekubitus

Das Druckgeschwür (Dekubitus) gehört zu den schweren Komplikationen in der Versorgung multimorbider bzw. mobilitätseingeschränkter Personen. Hierbei entsteht unter längerfristigem Druck auf die oberen Hautschichten eine Wunde, die sich in die Tiefe ausbreiten kann.

Die entscheidende **Ursache** eines Druckgeschwürs ist zu lange dauernder Druck. Ein Druckschaden ersten Grades (➤ Tab. 33.1) kann nach 30–240 min entstehen.

Risikofaktoren sind:

- Natürliche Risiken wie altersgemäße Minderung des Unterhautfettgewebes, der Widerstandskraft des Hautbindegewebes, der Durchblutung
- Krankheiten mit Auswirkungen auf die Haut

Tab. 33.1 Gradeinteilung

Grad 1	Druckzone mit nicht wegdrückbarer Rötung bei intakter Haut
Grad 2	Abschürfung, Blase; betroffen sind Oberhaut, oberes Bindegewebe
Grad 3	Verlust aller Hautschichten mit Schädigung oder Nekrose des subkutanen Gewebes
Grad 4	Nekrose von Muskeln, Knochen oder stützenden Strukturen

- Neurologische Erkrankungen
- Schmerzmittel
- Psychopharmaka, z. B. Neuroleptika
- Übergewicht
- Kachexie

Eine umfassende Diagnostik sollte von exakter (wichtig: aussagekräftiger Foto-)Dokumentation begleitet werden.

INTERPROFESSIONELLES TEAM

Bei Druckgeschwüren aller Grade, auch bei Grad 1, sollte umgehend mit Optimierung der Lagerung (Sitzkissen-bzw. Matratzenversorgung, häufiger Lagerungswechsel, Freilegung der Haut etc.) begonnen werden (Anders et al. 2010). Etwaige Therapiehindernisse (z.B. fehlende Umlagerungsmöglichkeit, Lieferschwierigkeiten bei Hilfsmitteln etc.) müssen dokumentiert werden.

Druckvermeidung ist die wesentliche Maßnahme zur Behandlung von Druckschäden. Lokaltherapeutische Maßnahmen sind nachrangig und erst indiziert, wenn klinisch relevante Wundinfektionen festgestellt werden. Eine Lokaltherapie kann die notwendige Druckentlastung nicht ersetzen; sie sollte nur gezielt und sparsam erfolgen.

33.2.5 Schuppenflechte (Psoriasis vulgaris)

Die Psoriasis (Schuppenflechte) betrifft als genetisch determinierte entzündliche Systemerkrankung ca. 2–3 % der Bevölkerung und manifestiert sich an Haut, Augen, Gefäßen, Darm, Gelenken und Fettgewebe. Rund 30 % der Fälle treten erstmals nach dem 50. Lebensjahr auf. Die Psoriasis vulgaris wird daher als Systemerkrankung eingeordnet: Adipositas, Dyslipidämie, Diabetes mellitus, arterielle Hypertonie, metabolisches Syndrom, nichtalkoholische Steatohepatitis, Depression, chronisch entzündliche Darmerkrankungen (Morbus Crohn) und Psoriasis-Arthritis sind wesentliche mit der Psoriasis vulgaris assoziierte Komorbiditäten. Ein Alkoholabusus und besonders ein Nikotinabusus sind erhebliche Triggerfaktoren. Dazu zählen auch bakterielle, insbesondere Streptokokkenherde im HNO- und oft im Zahnbereich (Parodontitis). Mögliche medikamentöse Auslöser sind Betablocker und weitere Pharmaka.

Die Psoriasis erfordert regelhaft eine breit angelegte interdisziplinäre Abklärung: Dermatologie, Allgemeinmedizin, Innere Medizin (Diabetologie, Kardiologie, Rheumatologie, Gastroenterologie), Ophthalmologie, HNO- und Zahnmedizin. Bei Koinzidenz nachgewiesener psoriatischer Hautveränderungen mit einer möglichen Systembeteiligung sollten Systemtherapien erwogen werden (MTX, TNF-α-Inhibitoren, monoklonale Antikörper gegen bestimmte Interleukine [sog. Biologika], Phosphodiesterase-4-Hemmer). Diese weisen ein unterschiedliches Wirkungs- und Indikationsspektrum auf, haben sich aber in der Therapie nicht nur der Hautveränderungen, sondern gerade auch der Systemmanifestationen als hoch effektiv erwiesen. Sie können in jedem Lebensalter je nach Beschwerdebild indiziert sein und eingesetzt werden.

MERKE

Adipositas, Dyslipidämie, Diabetes mellitus, arterielle Hypertonie, metabolisches Syndrom, nichtalkoholische Steatohepatitis, Depression, chronisch entzündliche Darmerkrankungen (Morbus Crohn), diverse Augenerkrankungen und Arthritis sind wesentliche mit der Psoriasis vulgaris assoziierte Komorbiditäten. Eine genaue klinische Diagnostik zum Ausschluss einer Psoriasis bzw. im Nachweisfall ggf. die Einleitung einer systemischen Medikation ist vielfach indiziert.

33.2.6 Hauttumoren

Ursache Klimatisch und artifiziell (Solarien) vermehrte UV-Belastung sowie ein verändertes Freizeitverhalten des älteren Menschen bei gesteigerter Lebenserwartung bedingen eine erhebliche Zunahme von Hauttumoren.

Hydrochlorothiazid (HCT) kann abhängig von einer kumulativen Dosis das Risiko, an nichtmelanozytärem Hautkrebs (NMSC) zu erkranken, auf das 7-Fache für Plattenepithelkarzinome und auf das 1,5-Fache für Basalzellkarzinome erhöhen (AkdÄ 2018). Es sollen 0,6 % der Basalzellkarzinome und 9 % der Plattenepithelkarzinome auf die Koinzidenz von HCT plus UV-Exposition zurückzuführen sein. Eine generelle Therapieumstellung aller mit HCT-behandelten Patienten ist allerdings nicht erforderlich, eine individuelle Prüfung (z. B. UV-Vorschäden, Freizeitverhalten) sollte erfolgen sowie regelmäßige Eigen- und Fremdinspektion der Haut. Essenziell ist der bestmögliche UV-Schutz.

Diagnose Eine aufmerksame, genaue Beobachtung der Haut ergibt eine frühe Diagnose und folglich eine bessere Prognose. Neue Hautveränderungen sollten fachlich beurteilt werden, wenn auch nur ein geringer Zweifel an deren Gutartigkeit besteht. Die Mehrzahl der (überwiegend nichtmelanozytären) Hautkrebse tritt zwar im Bereich der „Sonnenterrasse" des Menschen auf, also an Kopfhaut, Gesicht, Ohren, Hals, Halsausschnitt, Handrücken, Unterschenkeln ventral. Alle Hautkrebsformen können jedoch ubiquitär auftreten. Zu ihrem Ausschluss ist daher eine vollständige Untersuchung der Haut erforderlich.

Prävalenz Alle Hautkrebsarten steigen mit wachsendem Lebensalter exponentiell an. Ältere Männer haben ein höheres Risiko, an Hautkrebs zu erkranken oder auch zu versterben. Zahlenmäßig dominieren das Basalzellkarzinom (Basaliom), der häufigste Tumor der hellhäutigen Bevölkerung überhaupt, das Plattenepithelkarzinom und das maligne Melanom. Auch der nichtmelanozytäre Hautkrebs (jährliche Steigerungsrate ca. 3 %) kann tödlich verlaufen. Die 5-Jahres-Prävalenz in Deutschland stieg von ca. 1 Mio. Patienten in 2016 auf geschätzt 1,6 Mio. in 2020 (10-Jahres-Prävalenz).

MERKE

Inzidenz

Die Melanom-Fallzahl lag im Jahr 2016 bei 23.000 (ca. 3.000 Sterbefälle), die Zahl der Plattenepithel- + Basalzellkarzinome bei 230.000 (ca. 900 Sterbefälle; Schätzung für 2020: 265.000; Quelle: Robert Koch-Institut, Krebsregisterdaten). 34 % der Patienten weisen bei der Erstdiagnose bereits weitere – statistisch nicht erfasste – Hauttumoren auf. Die reale Tumorzahl liegt daher wesentlich höher: Nichtmelanozytäre Hautkrebse werden nur unzureichend statistisch erfasst!

Melanom

DEFINITION

Melanome, also Karzinome der Pigmentzellen (Melanozyten), werden von den nichtmelanozytären Hautkrebsen (fälschlich „weiß" genannt) unterschieden.

Diagnose Melanome befallen Haut und Schleimhäute. Es kommt darauf an, den neuen bzw. sich verändernden Leberfleck frühzeitig zu entdecken, der sich von den anderen Leberflecken (melanozytären Naevi) unterscheidet. Melanome können braun, schwarz, selten auch rot (amelanotisch) sein. Für die Diagnose ist die ABCD-Regel hilfreich (→ Merke-Kasten; ➤ Abb. 33.2). Eine Untersuchung mit Auflichtmikroskop erhöht die diagnostische Treffsicherheit. Im Zweifelsfall sollten nach dermatologischer Klärung verdächtige Leberflecke in jedem Lebensalter entfernt werden („If in doubt, cut it out!").

MERKE

ABCD-Regel

Achsenasymmetrie, unscharfe **B**egrenzung, unregelmäßiges **C**olorit (Farbgebung), **D**urchmesser > 5 mm bilden die klinisch hilfreiche ABCD-Regel.

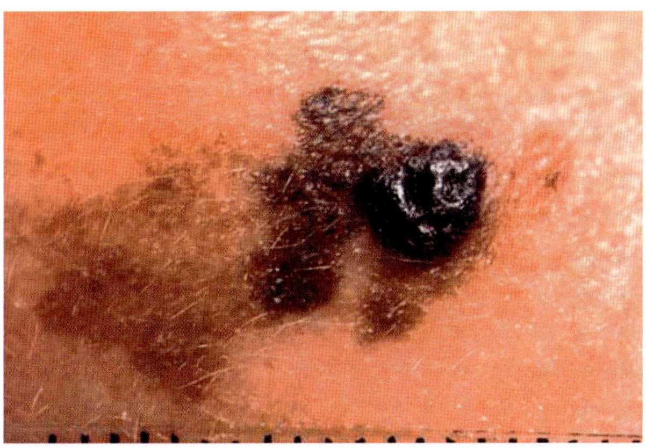

Abb. 33.2 Melanom, das die ABCD-Regel erfüllt [P336]

Auch mit großer Erfahrung lassen sich Melanomsimulatoren, also gutartige Leberflecke, die einem Melanom jedoch sehr ähnlich sind, nicht immer unterscheiden. Die endgültige Diagnose stellt daher der Pathologe.

Therapie Der primär kompletten Exzision folgen bei Tumordicke > 1 mm die Entfernung von spezifischen („Sentinel"-)Lymphknoten, ggf. dann umfangreiche Untersuchungen zum Metastasenausschluss bzw. zunehmend wirksame, auf den Melanomtyp zugeschnittene Systemtherapien.

Basalzellkarzinom

Basalzellkarzinome gehen von den teilungsfähigen Hornzellen der Oberhaut aus. Sie zeigen mit ihren zahlreichen Varianten ein ausgesprochen buntes Bild vom roten, scharf begrenzten Fleck bis zum roten, braunen, gelegentlich schwarzen Knoten oder gar Tumor. Nur in sehr seltenen Fällen metastasieren sie.

Etwa 80 % der Basalzellkarzinome treten in sonnenexponierter Region auf. Diagnostische Zweifelsfälle erfordern eine Probebiopsie zur pathologischen Sicherung, dann ggf. die nachgewiesen komplette Exzision.

Aktinische Keratose

Aktinische (griech. „aktis" = Strahl, aktinisch: durch Strahlung; engl.: „solar") Keratosen sind hautfarbene, braune, teilweise rote, selten auch schwarze meist mit schuppiger oder verhornter Oberfläche versehene Hautveränderungen fast ausschließlich in den sonnenexponierten Arealen. Hornzellen der Oberhaut bilden diese Präkanzerose. Sie entwickeln sich in 1–20 % der Fälle zum Plattenepithelkarzinom.

Im höheren Lebensalter tritt selten eine singuläre aktinische Keratose auf. Meist handelt es sich um eine „Feldkanzerisierung". Das Auftreten von aktinischen Keratosen weist auf das höhere Risiko hin, weitere nichtmelanozytäre Tumoren und auch Melanome zu entwickeln. Kryotherapie, Kürettage, oberflächliche chirurgische Abtragung, diverse Lokaltherapien und Varianten der photodynamischen Therapie sind hilfreich.

Plattenepithelkarzinom

Bei nässenden Erosionen bis hin zu tiefen Hautdefekten, kleinen Knötchen, Knoten, neu auftretenden Verhornungen mit warzenartiger Oberfläche, Tumoren an Haut und Schleimhäuten (Lippen, genitale und anale Haut) sollte ein Plattenepithelkarzinom ausgeschlossen werden. Lichtexponierte Areale besonders an den Ohren, den Wangen, der Stirn, den Handrücken und ventralen Unterschenkeln sind bevorzugte Manifestationsorte.

Plattenepithelkarzinome können abhängig von Tumordicke und Lokalisation metastasieren. Bei allen Hautdefekten ohne Heilungstendenz ist eine pathologische Diagnostik durch Probebiopsie in jedem Lebensalter indiziert.

PATIENTENINFO

Hauttumoren nehmen mit steigendem Lebensalter oft schnell an Größe zu. Sie entwickeln sich unbehandelt zu erheblicher subjektiver und pflegerischer Belastung. Eine frühe Diagnostik durch aufmerksame Beobachtung, regelmäßige Inspektion der ganzen Haut und ggf. Therapie, soweit irgendwie zumut- und durchführbar, verhindern oder lindern Leid.

LITERATUR

AkdÄ – Arzneimittelkommission der deutschen Ärzteschaft. Hydrochlorothiazid: Risiko von nichtmelanozytärem Hautkrebs – Empfehlungen der AkdÄ zur Behandlung von Hypertonie und Herzinsuffizienz; www.akdae.de/Stellungnahmen/Weitere/20181220.pdf (letzter Zugriff: 8.2.2021).

Anders J, Heinemann A, Leffmann C et al. Dekubitalgeschwüre – Pathophysiologie und Primärprävention. Dtsch Arztebl 2010; 107; 21:371–380

Marks R Hauterkrankungen beim älteren Menschen. Köln: Deutscher Ärzteverlag 1990.

Rose E, Kasperkiewicz M, Rose C, Zillikens D. Bullöse Autoimmundermatosen – Neues zur Diagnostik und Therapie. Der Deutsche Dermatologe 2007; 9: 617–623.

Ständer S, Weisshaar E, Steinhoff M et al. Pruritus – Pathophysiologie, Klinik und Therapie – Eine Übersicht. JDDG 2003; 1: 105–118.

Wild T, Altenburg A, Karagiannidis I et al. Tumorigenese und Hauttumoren im Alter. Hautarzt 2016; 67: 132–139.

KAPITEL

34 Magen-Darm-Erkrankungen und akutes Abdomen

Yuri A. Cabanillas Diaz, Olaf Krause und Peter Landwehr

Kernaussagen

- Magen- und Darmerkrankungen im Alter haben meistens eine multifaktorielle Genese (z. B. Immobilität, Medikamente).
- Die Symptomatik manifestiert sich häufig anders als bei Jüngeren.
- Eine anhaltende Symptomatik kann auf eine organische Magen-Darm-Erkrankung hindeuten.
- Die gastroösophageale Refluxerkrankung zeigt sich im Alter anders: mit Erbrechen, Dysphagie, respiratorischen Symptomen (bis hin zur Aspirationspneumonie).
- Das akute Abdomen ist eine Notfallsituation und stellt bei älteren Menschen eine Herausforderung dar. Gerade bei Verdacht auf Mesenterialischämie, Perforation oder Ileus muss die Diagnostik umgehend erfolgen.

34.1 Refluxösophagitis

Viele Menschen im Alter, insbesondere bettlägerige, sind von einer Refluxösophagitis betroffen. Sie beklagen häufig retrosternale Schmerzen, Schluckstörungen bis hin zum Hämatinerbrechen, Sodbrennen und häufiges Aufstoßen.

DEFINITION

- Bei der **Refluxkrankheit** handelt es sich um einen gehäuften Reflux mit Beschwerden.
- Die **Refluxösophagitis** umfasst die Refluxkrankheit mit endoskopisch erkennbaren Defekten der Ösophagusschleimhaut.

34.1.1 Symptomatik

Bei alten Menschen verläuft die gastroösophageale Refluxerkrankung (GERD) häufig anders als bei jüngeren. Komplikationen wie Ulcus oesophagi, Barrett-Ösophagus und Strikturen sind bei älteren Patienten häufiger zu beobachten. Insgesamt kommt es sozusagen zu einer Verschiebung der Symptomatik: Während bei jüngeren Menschen mit GERD Sodbrennen und retrosternale Schmerzen im Vordergrund stehen, treten bei älteren Menschen **Erbrechen, Dysphagie und respiratorische Symptome (bis hin zur Aspirationspneumonie)** häufiger auf (Layer und Rosien 2017). Bestimmte Medikamente wie Anticholinergika (z. B. Antidepressiva) oder Theophyllin können bei alten Menschen eine Refluxkrankheit verursachen bzw. verstärken.

Die Ösophagogastroduodenoskopie kann auch bei Älteren als eher gering invasive Untersuchung eine hohe diagnostische Erkenntnis liefern, gerade auch in der Differenzialdiagnostik (Ulcus ventriculi, Tumor, Soor-Ösophagitis).

34.1.2 Therapie

Wichtig ist eine ausreichende Hochlagerung des Oberkörpers, gerade bei komplett bettlägerigen Patienten.

Eine medikamentöse Therapie mit einem **Protonenpumpen-Inhibitor** (PPI) wird von älteren Patienten meist gut vertragen. Hier ist aber auf die Interaktionen mit anderen Wirkstoffen (**cave:** verminderte Kalziumresorption im Magen) und die Einnahme möglichst 30 min vor einer Mahlzeit zu achten. Bei Vorhandensein von begünstigenden Faktoren (z. B. einer Hiatushernie) wird eine PPI-Dauertherapie empfohlen.

34.2 Obstipation

Die Stuhlfrequenz im Alter ist individuell zu betrachten und kann sehr unterschiedlich sein. Bei alten Menschen ist eine Stuhlfrequenz zwischen zweimal täglich und dreimal in der Woche als normal anzusehen.

34.2.1 Ursachen

Folgende Erkrankungen bzw. Ursachen können eine Obstipation verursachen bzw. verstärken:

- Bettlägerigkeit, Immobilität, Flüssigkeitsmangel
- Hypokaliämie und Hypokalzämie
- Hypothyreose
- Diabetische autonome Neuropathie
- Morbus Parkinson (als Folge der Krankheit selbst oder als Nebenwirkung der medikamentösen Therapie)
- Medikamente: Antidepressiva, Opioide, Verapamil, Anticholinergika, Benzodiazepine und Neuroleptika
- „Stenosierende" Darmerkrankungen: Briden, kolorektales Karzinom, Divertikulitis

CAVE

Manchmal führt eine Obstipation zur Bildung von Kotsteinen (vor allem im Rektum), an denen flüssiger Stuhl vorbeifließt. Auch Stenosen z. B. im Sigma führen durch die „Andauung" des Stuhls oralwärts der Stenose zu „Durchfall". Diese Phänomene werden als **„paradoxe Diarrhö"** bezeichnet.

Zum Ausschluss von impaktierten Kotsteinen im Rektum oder eines tiefsitzenden Prozesses (z. B. Rektumkarzinom) sollte die rektaldigitale Untersuchung bei Obstipation immer durchgeführt werden.

34.2.2 Therapie

Allgemeinmaßnahmen zur Behandlung der Obstipation im Alter

- Therapie der ursächlichen Erkrankungen (wenn möglich)
- Umstellung oder Weglassen der Medikation
- Ausreichende Flüssigkeitszufuhr („Glas Wasser nüchtern reizt den gastrokolischen Reflex")
- Aufklärendes Gespräch/Diätberatung: ballaststoffreiche Kost
- Körperliche Aktivität
- Elektrolytstörung ausgleichen

Wenn diese Allgemeinmaßnahmen nicht ausreichen, kann eine medikamentöse Behandlung erwogen werden.

Medikamentöse Maßnahmen

CAVE

Laxanzien möglichst kurzfristig einsetzen, da sie eine Hypokaliämie verursachen können, die wiederum die Obstipation verstärkt.

- **Osmotische Laxanzien:**
  - Macrogol (sehr gut verträglich), Lactulose (**cave**: häufig Blähungen): orale Applikation
  - Sorbit (Microklist®), Natriumhydrogencarbonat (Supp.): rektale Applikation
- **Stimulierende Laxanzien:** Natriumpicosulfat (Tropfen – orale Applikation), Bisacodyl supp.
- **Opioidrezeptor-Antagonist:** Einsatz bei opioidbedingter Obstipation: Methylnaltrexon ist ein peripherer, nicht liquorgängiger μ-Rezeptor-Antagonist. Vorteil: Der analgetische Effekt der Opioide bleibt unverändert erhalten.
- **Wenig geeignet im Alter** sind salinische Abführmittel: für kurzfristige Applikation bei schwerwiegender Obstipation. Magnesiumsulfat (Bittersalz, oral) und Natriumsulfat (Glaubersalz, oral oder rektal). **Cave:** Vorsicht bei Nieren- und Herzinsuffizienz.

MERKE

Gleitmittel wie Paraffin sollten bei älteren Menschen nicht zur Anwendung kommen. Bei der oralen Resorption können Fremdkörpergranulome auftreten, bei Aspiration führt es zu Lipidpneumonien.

34.3 Divertikulitis

Divertikel gehören zu den häufigsten Befunden im Gastrointestinaltrakt; die Inzidenz steigt mit dem Lebensalter an. Divertikel treten am häufigsten (ca. 90 % der Fälle) im unteren Dickdarmabschnitt/Sigma auf. Die Divertikulitis und ihre Komplikationen sind im Alter besonders gefürchtet.

34.3.1 Symptomatik

Die Patienten klagen über Bauchschmerzen, meistens im linken Unterbauch (auch „linksseitige Appendizitis" genannt). Des Weiteren können Übelkeit, Obstipation und seltener auch Diarrhöen auftreten. Im akuten Schub kann auch Fieber vorhanden sein. Im linken Unterbauch kann manchmal dabei eine „walzenförmige Resistenz" ertastet werden.

34.3.2 Diagnostik

Laborchemische (BSG ↑, Leukozytose, CRP ↑) und bildgebende Untersuchungen wie die Abdomensonografie und Computertomografie kommen zum Einsatz. Ein CT wird notwendig, wenn die Sonografie nicht zur Klinik passt oder wenn der Verdacht auf eine **komplizierte Divertikulitis (Abszess, Perforation oder Fistel, Blutung)** besteht.

Nach einer konservativ therapierten Divertikulitis wird eine Koloskopie in 4–6 Wochen (nach Ausheilung der Entzündung) empfohlen. Eine Endoskopie in der akuten Entzündungsphase ist nicht indiziert, da diese mit einem erhöhten Perforationsrisiko einhergeht.

FALLBEISPIEL

Bei einer 70-jährigen Patientin wurde vor 2 Jahren eine gedeckt perforierte Colon-descendens-Divertikulitis erfolgreich konservativ behandelt (➤ Abb. 34.1). Jetzt wird sie notfallmäßig bei Exsikkose und akutem prärenalem Nierenversagen stationär aufgenommen. Anamnestisch ist ein insulinpflichtiger Diabetes mellitus Typ 2 bekannt. Die Patientin wird auf die Intensivstation verlegt; ihr Zustand bessert sich unter Infusionstherapie. Im weiteren Verlauf kommt es zu linksseitigen Bauchschmerzen. Klinisch und sonografisch zeigt sich der V. a. eine Sigmadivertikulitis. Es wird eine „konservative Therapie" mit Antibiose durchgeführt. Darunter kommt es im weiteren Verlauf zu einem deutlichen Anstieg der Entzündungsparameter und klinisch zu einem Peritonismus. Die umgehend durchgeführte Röntgenübersichtsaufnahme des Abdomens (➤ Abb. 34.2) zeigt freie intraperitoneale Luft als Zeichen einer freien Perforation, sodass die Patientin notfallmäßig operiert wird. Im Verlauf erfolgt die Verlegung zur geriatrischen Rehabilitation. Später kann die Patientin in ihre eigene Wohnung zurückkehren.

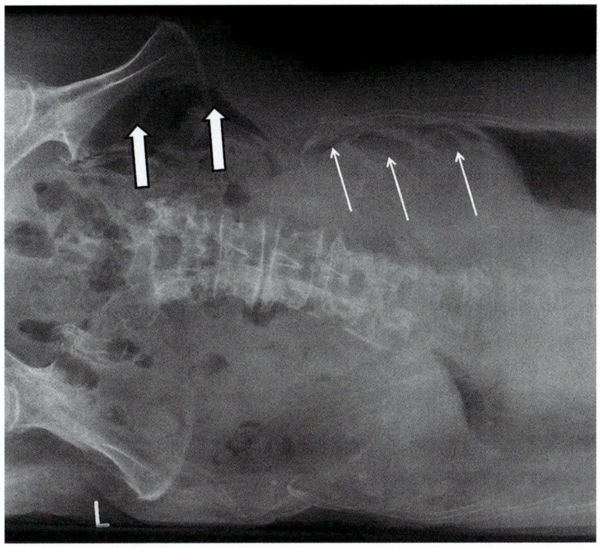

Abb. 34.2 Aktuelle Röntgenübersichtsaufnahme des Abdomens in Linksseitenlage. Freie intraperitoneale Luft bei freier Perforation (große Pfeile: Luft am Beckenkamm; kleine Pfeile: Luft zwischen Leber und lateraler Bauchwand) [P338]

34.3.3 Therapie und Prophylaxe

Therapie Bei der unkomplizierten Divertikulitis erfolgt eine antibiotische Therapie parallel zur ballaststoffarmen Ernährung. Eine komplizierte Divertikulitis hingegen (vor allem bei freier Perforation, → Fallbeispiel) ist eine der häufigeren Ursachen eines akuten Abdomens im Alter (➤ Kap. 34.4). Hier ist die sofortige Operation zwingend notwendig, um weitere Komplikationen wie eine Peritonitis und damit einen letalen Ausgang zu vermeiden.

Prophylaxe Um einer Divertikulitis bei bekannter Kolondivertikulose vorzubeugen, werden regelmäßige Bewegung, Erhöhung der Flüssigkeitszufuhr, eine überwiegend ballaststoffreiche Ernährung sowie auch ein intensives Kauen empfohlen.

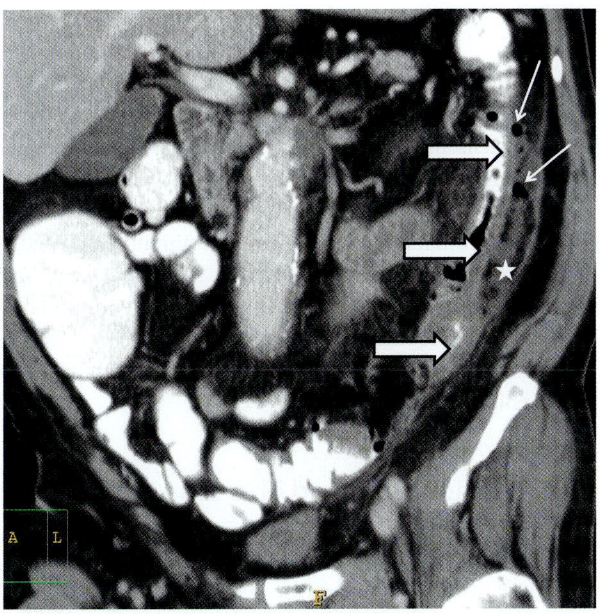

Abb. 34.1 CT-Untersuchung 2 Jahre vor der aktuellen stationären Aufnahme. Gedeckt perforierte Divertikulitis des linken Hemikolons (große Pfeile: wandverdicktes Colon descendens; kleine Pfeile: retroperitoneale Luft; Stern: entzündliches Infiltrat parakolisch) [P338]

CAVE

Antiphlogistika vom NSAR-Typ erhöhen im Alter das Risiko einer Divertikelblutung deutlich.

34.4 Akutes Abdomen

CAVE

Das akute Abdomen ist eine absolute Notfallsituation, auch und gerade bei alten Patienten. Es besteht eine vitale Bedrohung. Eine schnelle Bildgebung und chirurgische Vorstellung sind essenziell. Ein vorsichtiges Abwarten verschlechtert die Überlebenschancen umso mehr.

34.4.1 Ursachen bei alten Menschen

Folgende Ursachen kommen bei älteren Menschen in Betracht:

- Komplizierte Divertikulitis
- Mesenterialinfarkt
- Ischämische Kolitis

- Ausgeprägte Koprostase bis Ileus
- Stenosierendes kolorektales Karzinom
- Briden (Ileus)
- Akuter Harnverhalt
- Akute Cholezystitis
- Appendizitis
- Perforation eines Bauchaortenaneurysmas

34.4.2 Symptomatik

Häufig können diffuse, krampfartige abdominale Schmerzen, Abwehrspannung, Meteorismus sowie Übelkeit und Erbrechen auftreten. Bei alten Menschen kann die Symptomatik jedoch auch gering ausgeprägt sein, oder der Patient zeigt nur eine Unruhe ohne typische „Bauchsymptomatik". Im Alter lässt sich, bedingt durch die Muskelatrophie der Bauchdecken, häufig auch nur eine geringere Abwehrspannung tasten.

34.4.3 Diagnostik und Therapie

Klinische Untersuchung Das akute Abdomen ist eine Notfallsituation. Es bleibt wenig Zeit für diagnostische Maßnahmen. Bei der klinischen Untersuchung ist die Reihenfolge wichtig: Inspektion – Auskultation – Palpation/Perkussion, da ein Ileus durch die Manipulation verschleiert werden kann. Wichtig ist die rektal-digitale Untersuchung (Frage: Blut im Stuhl? Stuhl in der Ampulle? Tumor tastbar?). Ergänzend ist eine Blutentnahme (Blutbild, CRP, Elektrolyte, ggf. Laktat) hilfreich.

Apparative Diagnostik
- Die **Abdomensonografie** ist eine erste mögliche bildgebende Diagnostik und kann direkt am Patientenbett erfolgen.
- Die **Röntgen-Abdomen-Übersichtsaufnahme** im Stehen und in Linksseitenlage kann einen Hinweis auf einen Ileus oder eine Perforation bei Nachweis freier Luft geben.
- Durch Sonografie und Abdomen-Röntgen darf kein Zeitverlust entstehen, denn die **Computertomografie** des Abdomens (in der Akutsituation ohne orale, aber mit rektaler und insbesondere i. v. Kontrastmittelapplikation) ist die aussagekräftigste und sensitivste Untersuchung mit dem breitesten Untersuchungsspektrum. Mit den heutigen CT-Scannern (ab 16-Zeilen-CT) erhält man in einem Untersuchungsgang auch eine arterielle und venöse Gefäßdarstellung (z. B. zum Ausschluss einer Mesenterialischämie).
- Ein **EKG** ist sinnvoll bei Patienten mit Oberbauchschmerzen (Hinweis auf einen inferioren Myokardinfarkt?).

Therapie Die häufig erforderliche operative Therapie erfolgt je nach Empfehlung der chirurgischen Kollegen mittels Laparoskopie bzw. Laparotomie.

INTERPROFESSIONELLES TEAM

Patienten mit einem akuten Abdomen werden oft in der Notaufnahme bzw. auf der Station zuerst dem Internisten und nicht dem Chirurgen vorgestellt. Es ist wichtig, gemeinsam mit dem Chirurgen eine umgehende klinische Beurteilung des Patienten durchzuführen, um – unabhängig vom Alter – diejenigen mit der Indikation für einen operativen Eingriff zu identifizieren. Ein akutes Abdomen bedeutet Teamarbeit.

34.5 Mesenterialischämie

Die Mesenterialischämie/der Mesenterialinfarkt ist eine typische Erkrankung des alten Patienten.

CAVE

Beim Mesenterialinfarkt kommt es unweigerlich zur ischämischen Darmnekrose mit rasch eintretender Peritonitis und – unbehandelt – häufig letalem Ausgang. Daher sind hier eine rasche Diagnostik und Therapie notwendig – ohne jegliche Zeitverzögerung.

Die perioperative Letalität beträgt ca. 80 %, wobei Hauptgründe nicht die Operation oder die Multimorbidität der Patienten sind, sondern die zeitlich verzögerte Diagnostik (Gassel et al. 2005).

In der Anamnese ist manchmal ein Vorhofflimmern zu finden, ebenso eine mikro- oder makrovaskuläre Arteriosklerose (pAVK).

34.5.1 Symptomatik

Die Mesenterialischämie kann sich gerade im Alter „schleichend" mit unspezifischen Symptomen, aber auch durch akute Bauchschmerzen präsentieren. Die „Angina abdominalis" anamnestisch bei alten Menschen zu erfragen ist nach Ansicht der Autoren häufig schwierig. Die akute Ischämie ist meist thrombembolischer Genese, während eine Angina abdominalis eine länger bestehende Minderperfusion bei chronischen arteriellen Verschluss- bzw. Stenosesituationen darstellt. Die Mesenterialischämie kann sich durch eine schleichende wie auch eine akute Schmerzsymptomatik manifestieren.

34.5.2 Diagnostik und Therapie

Die Computertomografie mit angiografischer Darstellung der Mesenterialgefäße (➤ Abb. 34.3) ist der Goldstandard in der Diagnostik der Mesenterialischämie. Liegt bildgebend der V. a. auf einen Mesenterialinfarkt nahe, sollte der Chirurg sofort informiert und die explorative Laparotomie

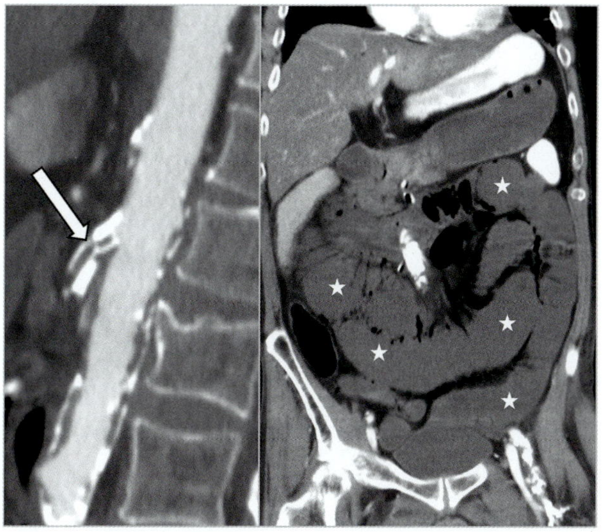

Abb. 34.3 Akute mesenteriale Ischämie. Linke Bildhälfte: sagittale CT-Angiografie, frischer Thrombus in stark arteriosklerotisch verkalkter A. mesenterica superior (Pfeil). Rechte Bildhälfte: koronare CT-Darstellung, kompletter Dünndarminfarkt, erweiterte Dünndarmschlingen (Sterne) ohne Wandperfusion [P338]

zügig begonnen werden. Wird ein akuter Mesenterialarterienverschluss früh erkannt, kann eine Katheterintervention (Thrombektomie, Stent etc.) mit Second-Look-Laparoskopie sinnvoll sein.

LITERATUR

Gassel HJ, Meyer D, Sailer M et al. Nichtonkologische Viszeralchirurgie im Alter. Chirurg 2005; 76: 35–42.
Layer P, Rosien U. Facharztwissen Gastroenterologie. 1. A. München: Elsevier Urban & Fischer 2017.

KAPITEL

35 Nierenerkrankungen

Roland Schmitt

Kernaussagen

- Mit dem Alter sinken Nierenvolumen und glomeruläre Filtrationsrate (GFR).
- Trotz Funktionsabnahme kann die Niere eines gesunden alten Menschen die anfallenden Metaboliten ausreichend eliminieren.
- Auch im hohen Alter kann unter Normalbedingungen ein physiologisches Elektrolyt- und Säure-Basen-Gleichgewicht aufrechterhalten werden.
- Im Alter geht jedoch die renale Reservekapazität verloren. Alte Menschen sind daher in Extremsituationen (z. B. Volumenmangel) gefährdet.
- Bei erhöhter Komorbidität haben alte Menschen ein höheres Risiko, einen akuten Nierenschaden zu erleiden.
- Die höhere Schadensanfälligkeit wird von einer reduzierten Regenerationsfähigkeit der Niere begleitet.
- Ein akuter Schaden geht häufiger in einen chronischen Nierenfunktionsverlust über.
- Auch alte Menschen profitieren von Nierenersatzverfahren, jedoch sollten diese individuell angepasst werden.
- Bei schlechter Regenerationsfähigkeit ist die Prävention im Alter besonders wichtig.

35.1 Nierenveränderungen im Alter

Etwa ab dem 40. Lebensjahr beginnt die GFR physiologischerweise zu fallen. Der normale GFR-Verlust beträgt jährlich 0,5–1 ml/min. Als anatomisches Korrelat nimmt vor allem das kortikale Nierenvolumen ab. Hier kommt es zu einem langsamen Untergang von jährlich ca. 5.000 Nephronen. **Diese Veränderungen treten bei völlig gesunden älteren Menschen auf und stellen keinen Krankheitsprozess dar.**

Trotz des GFR-Verlustes ist die Nierenfunktion bei sonst gesunden Menschen bis ins höchste Lebensalter ausreichend, um das innere Milieu konstant zu halten. Allerdings kann die Niere auf Extremsituationen nur noch eingeschränkt reagieren. So gelingt z. B. die Harnkonzentrierung bei Volumenmangel schlechter, und eine hohe Salzzufuhr wird deutlich langsamer ausgeschieden als bei jüngeren Menschen.

CAVE

Unter Stressbedingungen ist die Fähigkeit alter Nieren, eine Homöostase aufrechtzuerhalten, schlechter. Dadurch sind alte Menschen anfälliger für Hyponatriämie (➤ Kap. 24), Hypernatriämie, Volumenmangel, Volumenüberlastung, Hyperkaliämie und metabolische Azidose.

35.2 Glomeruläre Filtrationsrate (GFR) und Medikamente

Eine möglichst genaue Einschätzung der Nierenfunktion ist wichtig, da die Halbwertszeit harnpflichtiger Stoffe mit dem Alter steigt. Rund 50 % aller Arzneimittel werden nierenabhängig ausgeschieden. ➤ Box 35.1 gibt einen Überblick über einige in der Geriatrie häufig verwendete nierenabhängige Medikamente, deren Dosierung an die GFR angepasst werden muss.

BOX 35.1

Typische nierenabhängige Medikamente alter Menschen (Dosierung muss an GFR angepasst werden)

- Antibiotika (z. B. Ciprofloxacin, Levofloxacin, Cotrimoxazol)
- Digoxin (kaum nierenabhängige Alternative: Digitoxin)
- Allopurinol (kaum nierenabhängige Alternative: Febuxostat)
- Antikonvulsiva (z. B. Gabapentin, Pregabalin, Lamotrigin)
- Virostatika (z. B. Aciclovir, Valaciclovir)
- DOAK (z. B. Dabigatran, Rivaroxaban)
- Enoxaparin (weniger nierenabhängige Alternativen: Dalteparin, Tinzaparin)

Der Hauptindikator, um die Nierenfunktion zu bestimmen, ist das Serum-Kreatinin. Da es sich um einen Muskelmetaboliten handelt, sinkt die endogene Kreatininproduktion mit dem Alter (reduzierte Muskelmasse). Im Nettoeffekt bleibt das Serum-Kreatinin häufig nahezu konstant, obwohl die GFR deutlich fällt.

CAVE

Die Einschätzung der Nierenfunktion im Alter ist nicht trivial und sollte nie anhand eines „nackten" Serum-Kreatininwertes erfolgen.

Der Kreatininwert muss in eine empirisch ermittelte Schätzformel eingesetzt werden, in die das Alter des Patienten eingeht. Hierfür sind verschiedene Formeln geeignet, z. B. die CKD-EPI- und die BIS-Formel. Diese Formeln sind mathematisch komplex, lassen sich jedoch sehr einfach in diversen Online-Formaten nutzen, indem man Serum-Kreatinin, Alter und Geschlecht einsetzt. Die so ermittelte eGFR („estimated" GFR) wird oft auch direkt vom Labor angegeben. Auch die inzwischen eigentlich nicht mehr empfohlene Cockroft-Gault-Formel ergibt bei älteren Menschen relativ akkurate Schätzwerte.

FALLBEISPIEL

Ein 84-jähriger Mann sucht Sie auf, nachdem er vor Kurzem eine dritte sehr schmerzhafte Podagra-Episode erlebt hat. Sein Serum-Harnsäurewert ist deutlich erhöht, sodass Sie eine Therapie mit Allopurinol beginnen wollen.

- **Frage:** Muss die Allopurinol-Dosis bei einem Serum-Kreatinin von 111 µmol/l angepasst werden?
- **Antwort:** Nach der CKD-EPI Formel beträgt die eGFR 52 ml/min/1,73m^2, sodass die Allopurinol-Dosis wegen verlängerter Halbwertszeit halbiert werden sollte.

Wäre der Patient 30 Jahre alt, so würde sich bei identischem Serum-Kreatinin eine eGFR von 76 ml/min/1,73m^2 ergeben, und er könnte die volle Dosis erhalten.

Alternativ zu Allopurinol könnte Febuxostat gegeben werden, das erst bei hochgradiger Niereninsuffizienz angepasst werden muss.

Die Bestimmung von Serum-Cystatin C ist teurer, kann aber helfen, die eGFR-Einschätzung zu verbessern, da es sich um einen von der Muskelmasse unabhängigen Biomarker handelt. Auch hier gilt, dass der Wert nicht „nackt" verwendet, sondern in eine Schätzformel (CKD-EPI oder BIS) eingesetzt werden sollte.

CAVE

Bei Antibiotika-Gabe zählt oft die schnelle Wirkung, sodass in diesem Fall statt „Start slow, go slow" (➤ Kap. 9) gelten sollte: „Start full dose, continue slow". Die erste Gabe eines Antibiotikums sollte immer in voller Dosis erfolgen! Erst die Erhaltungsdosis muss an die GFR angepasst werden.
Ein sehr hilfreiches Online-Tool zur Findung einer GFR-gerechten Erhaltungsdosis bietet die Universitätsklinik Heidelberg unter www.dosing.de an.

35.3 Nierenkrankheit im Alter

Die Prävalenz akuter und chronischer Nierenkrankheiten steigt mit zunehmendem Lebensalter. Die chronische Nierenerkrankung wird in sechs Stadien eingeteilt (➤ Tab. 35.1). Die Stadien G1 und G2 gelten nur bei Proteinurie oder relevanter Nierenstrukturveränderung als pathologisch.

Sehr strittig ist, ob es wirklich sinnvoll ist, die gleiche GFR-abhängige Definition auch bei älteren Menschen anzuwenden. Fast die Hälfte der Bevölkerung > 70 Jahre hat eine eGFR < 60 ml/min/1,73 m^2 (Delanaye et al. 2019; Banas et al. 2014). Die klinische Erfahrung zeigt jedoch, dass bei Weitem nicht alle diese älteren Menschen nierenkrank sind. Eine eGFR von 55 ml/min/1,73 m^2 ist bei einem 80-Jährigen sicherlich unbedenklicher als bei einem 30-Jährigen (Delanaye et al. 2019).

Allerdings steigt die Prävalenz direkt nierenschädigender Komorbiditäten wie arterieller Hypertonus, Diabetes mellitus und Arteriosklerose mit dem Alter deutlich an. Hinzu kommt das Problem der potenziell nierenschädigenden Polypharmazie (➤ Kap. 9). Zudem können alterstypische Gebrechen die Niere indirekt gefährden (z. B. radiologische Intervention mit Kontrastmittel, Harnabflussstörung bei Prostatahyperplasie

Tab. 35.1 Stadien der chronischen Nierenerkrankung

Stadium	GFR [ml/min/1,73m^2]
G1	> 90
G2	60–89
G3a	45–59
G3b	30–44
G4	15–29
G5	< 15

etc.). Es tragen also viele Faktoren dazu bei, dass ältere Menschen häufiger einen akuten Nierenschaden erleiden.

CAVE

Während eine altersabhängige langsame Abnahme der GFR beim gesunden Menschen zu erwarten ist, sind folgende Veränderungen nie harmlos und erfordern immer eine weitere Diagnostik:
- Überproportional rascher Abfall der GFR
- Proteinurie
- Hämaturie

Einige spezifische Nierenerkrankungen, die mit schnellem Funktionsverlust und Urinveränderungen (Proteinurie, Hämaturie) einhergehen, sind bei alten Menschen häufig (ASN o. J.):
- ANCA-assoziierte Vaskulitiden
  - Granulomatose mit Polyangiitis (GPA)
  - Mikroskopische Polyangiitis (MPA)
- Postinfektiöse/parainfektiöse Glomerulonephritis
- Interstitielle Nephritis (immunologisch-allergische Reaktion auf Medikamente)

Je nach Erkrankung muss schnell reagiert werden. Bei beschleunigtem GFR-Abfall soll ohne Zeitverzögerung die Überweisung zum Nephrologen erfolgen bzw. die weitere Diagnostik (Urinuntersuchung, Nieren-Ultraschall, ggf. Nierenbiopsie) eingeleitet werden.

CAVE

Auch im hohen Lebensalter sollte bei Verdacht auf eine nierenspezifische Erkrankung nicht auf eine Nierenbiopsie verzichtet werden, da die Ergebnisse oft unerwartet sind und die Therapie maßgeblich von der histologischen Diagnose abhängen kann!

Da die renale Regenerationsfähigkeit mit dem Alter abnimmt, kann sich die Nierenfunktion schlechter erholen. Ein akuter Schaden geht häufiger in einen chronischen Nierenfunktionsverlust über bis hin zur terminalen Niereninsuffizienz. Das Durchschnittsalter dialysepflichtiger Patienten in Deutschland liegt inzwischen bei fast 70 Jahren.

35.4 Therapie

Prinzipiell werden Nierenerkrankungen bei alten Menschen nicht anders therapiert als bei jungen. Die Therapie richtet sich nach der jeweiligen Grunderkrankung und kann in der nephrologischen Literatur eingesehen werden. Teilweise muss die Therapie angepasst bzw. in reduzierter Form angewandt werden. In der klinischen Erfahrung zeigt sich, dass der Therapieerfolg bei älteren Menschen häufig reduziert ist. Während z. B. die postinfektiöse Glomerulonephritis bei jungen Menschen unter supportiver Therapie meist ausheilt, bleibt beim alten Menschen oft eine signifikante Funktionseinschränkung bis zur terminalen Niereninsuffizienz zurück.

Als Nierenersatzverfahren kommen beim alten Menschen prinzipiell alle vorhandenen Therapieformen in Betracht:
- Hämodialyse
- Bauchfelldialyse
- Nierentransplantation

Es ist aber wichtig, die jeweilige Behandlung dem Gesamtzustand des alten Menschen individuell anzupassen. So kann z. B. die **Hämodialyse,** die bei jüngeren Patienten mindestens 3-mal wöchentlich durchgeführt werden muss, beim alten Menschen auch mit einer Frequenz von 2-mal wöchentlich ausreichend sein. Hierdurch verringert sich der logistische Aufwand (vor allem Transport ins Dialysezentrum), der für alte Menschen mitunter sehr belastend ist.

Nach Ansicht des Autors kommt die **Bauchfelldialyse** (Peritonealdialyse) bei älteren Menschen viel zu selten zum Einsatz. Die Bauchfelldialyse wird in der Regel als Heimdialyseverfahren durchgeführt und ermöglicht dem Patienten eine selbstständige Behandlung im häuslichen Umfeld. Bei erhöhter Gebrechlichkeit kann ein ambulanter Pflegedienst unterstützend hinzugezogen werden („assistierte Bauchfelldialyse"), oder das Verfahren kann als „intermittierende Bauchfelldialyse" im Zentrum stattfinden.

Die **Nierentransplantation** ist auch bei alten Menschen möglich, wenn die gesundheitlichen Grundvoraussetzungen erfüllt sind. Für >65-Jährige existiert das *European Senior Program*, bei dem die Wartezeit bis zum Erhalt eines Organs durch spezielle Richtlinien deutlich verkürzt ist. Bei Menschen >75 Jahren lässt sich durch Transplantation kaum mehr Lebenszeit im Vergleich zur Dialyse gewinnen, und die Risiken durch Immunsuppression bzw. operative Komplikationen sind so hoch, dass in der Regel keine Transplantation mehr angestrebt wird.

Beim multimorbiden alten Menschen mit eingeschränkter Prognose kann auch der Verzicht auf eine Dialysetherapie der richtige Weg sein. Eine konservative Versorgung bedeutet nicht unbedingt eine drastische Lebenszeitverkürzung und kann mit einer besseren Lebensqualität assoziiert sein (Brown et al. 2015).

35.5 Prävention

Bei eingeschränkten Therapiemöglichkeiten steht die Prävention der Niereninsuffizienz im Vordergrund (Fleig et al. 2016). Dazu gehört eine gute Einstellung des Blutdrucks (Hemmung des Renin-Angiotensin-Aldosteron-Systems ist nephroprotektiv, muss aber an reduzierte GFR angepasst werden) und des Blutzuckers. Zu meiden sind nephrotoxische Substanzen wie NSAR, iodhaltige Kontrastmittel (wenn Exposition unbedingt nötig, an Vor- und Nachwässerung denken!) und Aminoglykoside. Wichtig ist auch, aktiv gegen einen Volumenmangel im Alltag vorzugehen, der sich bei eingeschränktem Durstempfinden des alten Menschen leicht einstellt.

Spätestens, wenn einer der folgenden Punkte zutrifft, sollte eine Zusammenarbeit mit einem Nephrologen erfolgen:

- eGFR Abfall > 5 ml/min/Jahr (mindestens 1 × jährliche Kontrolle des Serum-Kreatinins)
- Albuminurie/Proteinurie > 300 mg/g Kreatinin (mindestens 1 × jährlich Urin-Stix bzw. Bestimmung von Protein pro Gramm Kreatinin im Spontanurin)
- Unklare Hämaturie mit Verdacht auf renale Genese (bei Tumorverdacht urologische Vorstellung)

PATIENTENINFO

Zur Vorbeugung einer Nierenkrankheit sollten auch alte Menschen die „8 goldenen Regeln" des Nierenschutzes befolgen:

1. Körperlich aktiv bleiben
2. Blutzucker kontrollieren und ggf. einstellen
3. Blutdruck kontrollieren und ggf. einstellen
4. Gesunde Ernährung; Übergewicht vermeiden
5. NICHT rauchen
6. Möglichst keine rezeptfreien Medikamente (vor allem Schmerzmittel)
7. Nierenwerte und Urin beim Arzt kontrollieren lassen
8. 1½–2 Liter Flüssigkeit pro Tag (Kaffee gilt auch!)

LITERATUR

ASN – American Society of Nephrology. Online-Curriculum „Geriatric Nephrology"; www.asn-online.org/education/distancelearning/curricula/geriatrics/(letzter Zugriff: 22.1.2021).

Banas M, Amann K, Schaeffner E. Nierenveränderungen im Alter. Nephrologe 2014; 9(1): 11–19.

Brown MA, Collett GK, Josland EA, et al. CKD in elderly patients managed without dialysis: Survival, symptoms, and quality of life. Clin J Am Soc Nephrol 2015; 10(2): 260–268.

Delanaye P, Jager KJ, Bökenkamp A, et al. CKD: A Call for an Age-Adapted Definition. J Am Soc Nephrol 2019; 30(10): 1785–1805.

Fleig S, Patecki M, Schmitt R. Chronische Niereninsuffizienz. Was ist gesichert in der Therapie? Internist (Berl) 2016; 57(12): 1164–1171.

KAPITEL

36 Sinnesorgane (Augen, Ohren, Geruchs- und Geschmackssinn)

Stephan Held

Kernaussagen

- Das Funktionieren der Sinnesorgane ist die Grundvoraussetzung für eine eigenständige Lebensführung.
- Die Abgrenzung dessen, was als physiologischer Verlust der Organfunktion akzeptabel ist und wann behandelbare Pathologien beginnen, ist wesentlicher Bestandteil der geriatrischen Untersuchung.
- Häufig genügen schon kleine Maßnahmen, um bedeutende Effekte zu erzielen.

36.1 Bedeutung beeinträchtigter Sinneswahrnehmungen

Es ist nicht möglich, an dieser Stelle umfassend Erkrankungen und Symptome der einzelnen Sinnesorgansysteme darzustellen. Vielmehr soll die geriatrische Bedeutung all dieser Veränderungen hervorgehoben werden. Im Wesentlichen beschränkt sich die Betrachtung der Sinnesveränderungen im Alter an dieser Stelle auf das Sehen und das Hören. Nur kurz wird auf die Sinneswahrnehmungen Schmecken und Riechen eingegangen.

36.1.1 Ursachen

Die nachlassenden Leistungen der Sinnesorgane können durch Pathologien der Organe, aber auch durch Störungen in der Reizleitung oder in der Verarbeitung der Reize im Zentralnervensystem hervorgerufen werden.

Alle Sinnesorgane unterliegen einem physiologischen Alterungsprozess, der zu einer Degeneration und Reduktion von Sinneszellen führt. Dies betrifft die Haarzellen im Innenohr, die Photorezeptoren in der Netzhaut, die intranasalen Chemosensoren, die Geschmackssinnzellen an den Geschmacksknospen und auch die Mechano-/Thermo-Nozizeptoren im Bereich der Haut. Darüber hinaus wirken sich organspezifische Veränderungen in Form von stattgehabten Infektionen und Verletzungen negativ auf die Sinneswahrnehmungen aus. Und nicht zuletzt müssen auch Umwelteinflüsse wie z. B. Lärmexposition für einen im Alter zunehmenden Funktionsverlust verantwortlich gemacht werden.

All diese Faktoren führen multifaktoriell zu einer Abnahme der jeweiligen Sinneswahrnehmung und damit zu einer im Alter deutlich herabgesetzten Möglichkeit, auf Reize oder Gefahren der Umwelt adäquat zu reagieren.

INTERPROFESSIONELLES TEAM

Die umfassende geriatrische Untersuchung sollte auch die orientierende Untersuchung der Sinneswahrnehmungen umfassen. Bei Verdacht auf eine ernste Augen- oder Ohrenerkrankung sollte der jeweilige Facharzt einbezogen werden.

36.1.2 Bedeutung der Sinneswahrnehmung für Testinterpretationen

Nahezu alle in der Geriatrie angewendeten Assessments (➤ Kap. 5) setzen eine Funktion der Sinnesorgane voraus. Diese Tatsache muss vor der Durchführung von Testverfahren bedacht und bei der Interpretation der Testergebnisse berücksichtigt werden. Viele Hirnleistungstests arbeiten mit Bildern (z. B. MoCa-Test); diese müssen vor dem sinnhaften Erkennen zunächst scharf gesehen werden. Verbal formulierte Aufforderungen müssen zunächst gehört werden, bevor sie verstanden werden können.

Mobilitätstests decken zwar Defizite in der Funktion auf; deren Genese bleibt aber zunächst ungeklärt. So können eine hohe Sturzgefahr und eine reduzierte Ganggeschwindigkeit durchaus Hinweis auf eine Sarkopenie sein, aber auch eine Kombination aus Visusminderung und Gleichgewichtsstörung können eine solche Symptomatik auslösen.

36.2 Beeinträchtigung des Sehens

36.2.1 Physiologische Veränderungen

Die Sehfähigkeit nimmt im Alter physiologischerweise ab. Erste Veränderungen des Sehvermögens wie z. B. die höhere Blendempfindlichkeit und die Beeinträchtigung der Tiefenwahrnehmung können schon ab dem 40. Lebensjahr einsetzen; zwischen dem 50. und 60. Lebensjahr treten eine zunehmende Einengung des Gesichtsfeldes, eine verzögerte Dunkelanpassung, die Altersweitsichtigkeit (Presbyopie) aufgrund einer veränderten Akkommodationsfähigkeit und eine verzögerte Scharfstellung ein. Im höheren Alter jenseits des 70. Lebensjahres kann dann vor allem eine schlechtere Farbwahrnehmung beobachtet werden. Aufgrund der gelblichen Linsenverfärbung ist besonders die Blau-Violett-Diskriminierung betroffen (➤ Box 36.1).

BOX 36.1

Physiologische Veränderungen der Sehfähigkeit im Alter

- Verminderte Sehschärfe
- Höhere Blendempfindlichkeit
- Verzögerte Scharfeinstellung
- Verzögerte Dunkelanpassung
- Einengung des Gesichtsfelds
- Vermehrter Lichtbedarf
- Schlechtere Farbwahrnehmung
- Veränderte Akkommodationsfähigkeit
- Beeinträchtigte Tiefenwahrnehmung

36.2.2 Degenerative Augenerkrankungen

Chronisch degenerative Augenerkrankungen wie **Grauer Star** und **Makuladegeneration** nehmen bei hochbetagten Patienten deutlich zu. Daneben treten mit zunehmendem Alter typischerweise gehäuft das **Glaukom** und die **diabetische Retinopathie** auf. In der klinischen Untersuchung sollten Symptome wie Sehverschlechterung, Linsentrübung, Retinaveränderungen und Papilleneindellungen auffallen und erstes Indiz für das Vorliegen einer der häufigen Augenerkrankungen sein (➤ Box 36.2).

BOX 36.2

Häufige Augenerkrankungen im Alter

- Grauer Star (Katarakt)
- Grüner Star (Glaukom)
- Diabetische Retinopathie (Netzhauterkrankung durch Diabetes mellitus)
- Feuchte Form der altersabhängigen Makuladegeneration (AMD)

Ein häufiges Symptom des geriatrischen Patienten ist neben einer Abnahme der Sehfähigkeit die **Conjunctivitis sicca.** Hier sollten vor Therapiebeginn Erkrankungen wie Lidfehlstellungen, okuläre Infektionen oder Fremdkörper ausgeschlossen werden. Stellt sich trotz Therapie keine ausreichende Besserung ein, empfiehlt sich die Weiterleitung an den Augenarzt zum Ausschluss anderer Ursachen.

36.2.3 Geriatrische Bedeutung von Sehstörungen

Regelmäßige Besuche beim Augenarzt lassen mit zunehmender Gebrechlichkeit nach, sodass das Erkennen einer Sehverschlechterung beim alten Menschen von Hausärzten, Pflegepersonal und Angehörigen übernommen werden muss. Für eine erste Einschätzung der Sehleistung genügt es, sich vom Patienten Geschehnisse beim Blick aus dem Fenster schildern oder einen Satz aus der Zeitung vorlesen zu lassen.

Nicht selten lassen sich Sehdefizite auch mit vergleichsweise einfachen Mitteln beheben. So sollte etwa geriatrischen Patienten mit kognitiven Defiziten eine vorhandene Sehhilfe oder Brille immer aktiv angeboten werden; ein selbstständiges Fragen danach bleibt von Patientenseite oft aus.

Das Vorliegen von Sehstörungen geht mit einer fehlenden Wahrnehmung von Hindernissen einher und ist somit eine wichtige Teilursache für Gangstörungen und Stürze. Darüber hinaus wirkt sich die fehlende Wahrnehmung von Licht negativ auf die psychische Situation des geriatrischen Patienten aus. Depressionen können hierdurch getriggert werden.

Ausreichende Grund- und Punktbeleuchtung sind notwendig; eine begleitende Erkundung der Umgebung kann oft mehr Sicherheit bringen. Dies beinhaltet auch, dass störende Gegenstände aus dem Weg geräumt und Stolperfallen identifiziert werden. Dabei muss das Gebot einer größtmöglichen Selbstständigkeit auch für geriatrische Patienten mit Sehbehinderung gelten.

CAVE

Bei anhaltender Problematik oder plötzlich und nicht erklärbar abnehmender Sehleistung ist selbstverständlich die augenärztliche Untersuchung unerlässlich. Informationen über verordnete Augentropfen gehen beim Wechsel von Institutionen (Kurzzeitpflege, Krankenhaus) häufig verloren. Aktives Nachfragen ist daher wichtig. Bei der Selbstapplikation von Augentropfen landen bei geriatrischen Patienten viele Tropfen nicht im Auge, sodass Hilfe angeboten werden muss.

36.3 Beeinträchtigung des Hörens

36.3.1 Physiologische Veränderungen

Physiologischerweise ist ab dem 50. Lebensjahr eine langsam progrediente symmetrische Verschlechterung des Hörvermögens zu beobachten. Als Schwerhörigkeit wird ein Nichthören des 40-dB-Tons von 1.000 Hertz auf einem Ohr oder 2.000 Hertz auf beiden Ohren verstanden.

Jenseits des 65. Lebensjahres ist die Hälfte aller Menschen von Schwerhörigkeit betroffen, jenseits des 90. Lebensjahres sind es sogar 90 %. Die Einschränkungen beginnen zunächst in Form von Hörminderungen im höheren Frequenzbereich; hierbei kommt es besonders zur Beeinträchtigung durch störende Hintergrundgeräusche.

Die Schwerhörigkeit wird je nach Entstehungsort in eine Schallleitungsschwerhörigkeit und in eine Schallempfindungsschwerhörigkeit unterschieden.

- Als Hauptursachen einer **Schallleitungsschwerhörigkeit** sind in der Geriatrie das Cerumen obturans und die Otitis externa zu nennen.
- Das typische Symptom einer **Schallempfindungsstörung** im Alter ist die Presbyakusis. Sie beruht auf einem Verlust der kochleären Haarzellen und einer Degeneration der Neurone (oder des Innenohrs).

Die Diagnostik der Presbyakusis zeigt in der Otoskopie einen Normalbefund. In der Stimmgabelprüfung nach Weber ergibt sich keine Lateralisierung, und nach Rinne wird eine bessere Schallleitung über die Luft als über das knöcherne Mastoid beobachtet. Die Therapie der Presbyakusis besteht in einer Hörgeräteversorgung. Diese sollte möglichst frühzeitig erfolgen. Man beginnt in aller Regel mit einer einseitigen Versorgung, da diese deutlich besser toleriert wird. Im Anschluss ist ein intensives Hörtraining empfehlenswert.

36.3.2 Geriatrische Bedeutung von Hörstörungen

FALLBEISPIEL

Frau P. (81) wird nach Implantation einer TEP bei Schenkelhalsfraktur zur weiteren Mobilisation in die Geriatrie verlegt. Im Verlegungsbericht wird Frau P. als misstrauisch, wenig kooperativ und teilweise zur Person desorientiert beschrieben. Sie sei durch langsames, inadäquates Beantworten von Fragen aufgefallen. In diesem Zusammenhang wurde der Verdacht einer beginnenden Demenz geäußert.

Im Rahmen der geriatrischen Untersuchung und im Gespräch mit Frau P. fällt auf, dass Gesprächsinhalte mehrfach wiederholt werden müssen. In der Fremdanamnese wird die Patientin als freundliche, zugewandte Person beschrieben, bei der allerdings eine Hörminderung aufgefallen sei. Aus geriatrischer Sicht muss hier hinterfragt werden, ob es einen Zusammenhang zwischen Hörstörung und beschriebener Symptomatik gibt oder ob doch kognitive Einschränkungen bestehen.

Weiterer Verlauf: Nach Entfernung von Zeruminalpfropfen beidseits konnte ein Hörtest durchgeführt werden. Im Verlauf erfolgte eine Hörgeräteversorgung. In den sich hieran anschließenden Tests zeigte Frau P. keinerlei kognitive Einschränkungen.

Hörstörungen vermindern die Möglichkeit, am sozialen Leben adäquat teilzunehmen. Anhaltende Verständigungsschwierigkeiten führen in der Folge zu Frustration und zunehmendem Kontaktverlust, woraus schließlich **Rückzug, Passivität und Vereinsamung** resultieren können. Darüber hinaus führt eine akustische Isolation zu einer Abnahme der intellektuellen Leistungsfähigkeit und begünstigt somit das Auftreten von **kognitiven Defiziten**. Im Alter sind Hörstörungen häufig mit ausgeprägtem **Schwindel** vergesellschaftet.

Genaue Beobachtung, Anamnese und Fremdanamnese können eine bestehende Hörminderung von schweren kognitiven Defiziten relativ leicht differenzieren. Beispielsweise weisen ein für andere Menschen als zu laut empfundenes Radio oder das Nichtverstehen hoher Frequenzen eher auf eine Presbyakusis als auf das Vorliegen einer zentralen Reizverarbeitungsstörung hin.

Im Gespräch mit älteren schwerhörigen Patienten ist eine deutliche Sprache mit direktem Blickkontakt wichtig. Bei bereits vorhandener Hörhilfe und dem Verdacht auf eine dennoch bestehende Hörminderung sollten immer kurz die Funktion und die Handhabung des Hörgeräts überprüft werden. Ältere Geräte haben keine Hemmung der akustischen Rückkopplung, sodass ein funktionierendes Gerät bei Auflegen der Hand zu pfeifen beginnt. Bei neueren Geräten kann dies unterdrückt werden, und der Untersucher nimmt lediglich ein Rascheln wahr, wenn über das Mikrofon gestrichen wird.

Sollten weder Pfeifen noch Rascheln zu hören sein, liegt der Verdacht auf eine Batterieerschöpfung oder eine gehörgangsseitige Verschmutzung von Bauteilen nah.

36.4 Beeinträchtigung des Riechens und Schmeckens

Geruchs- und Geschmackssinn sind physiologischerweise eng miteinander verknüpft. Aufgrund einer Verringerung der Anzahl von Geschmacksknospen geht der Geschmackssinn altersbedingt zurück. Der Geruchssinn lässt ebenfalls nach. In der Gruppe der über 75-Jährigen leiden ca. 30 % an einer olfaktorischen Störung; bei ca. 70 % der älteren Menschen liegen Geschmacksstörungen vor.

Während die Geschmacksqualität „süß" bis ins hohe Alter weitgehend erhalten bleibt, werden die Qualitäten „bitter" und „salzig" zunehmend schlechter wahrgenommen. Diese Veränderungen führen dazu, dass normal gewürzte Speisen als zunehmend fade empfunden werden. Dies führt zu einer zunehmenden Inappetenz, aus der sich Fehl- und Mangelernährung ergeben können. Die Folgen sind vielfältig; sie reichen von zunehmender Schwäche über Avitaminosen und Blutbildveränderungen bis hin zu Sarkopenie und hochgradiger Kachexie mit den schon erwähnten Gefahren von Stürzen und Frakturen.

Eine Beeinträchtigung des Riechens führt darüber hinaus dazu, dass der Geruchssinn als Warnmelder ausfällt. Verdorbene Speisen oder ein Anbrennen beim Kochen werden nicht wahrgenommen. Daher sollten Herd und Toaster während des Kochens nicht aus dem Auge gelassen werden.

INTERPROFESSIONELLES TEAM

Hochbetagte multimorbide Patienten leiden häufig an Störungen im Bereich der Sinneswahrnehmung. So wenig akut und lebensbedrohlich eine Einschränkung im Bereich der Sinnesorgane und der Sinneswahrnehmung auch zu sein scheint, so sehr kann die Eigenständigkeit und letztlich auch die Patientenzufriedenheit darunter leiden. Dies immer wieder neben all den vermeintlich drängenderen Fragen in den Vordergrund zu rücken und ggf. auch Abhilfe zu schaffen sollte allen Berufsgruppen, die in die Versorgung hochbetagter Patienten eingebunden sind, ein Anliegen sein.

LITERATUR

Boenninghaus H-G, Lenarz T. Hals-Nasen-Ohren-Heilkunde. 14. A. Berlin, Heidelberg: Springer 2012.

Brandes R, Lang F, Schmidt RF (Hrsg.). Physiologie des Menschen: mit Pathophysiologie. 32. A. Berlin, Heidelberg: Springer 2019.

Lang GK. Augenheilkunde. 6. A. Stuttgart: Thieme 2019.

KAPITEL

37 Zähne und Gebiss

Stephan Held

Kernaussagen

- Bei vielen geriatrischen Patienten stellt sich die Mangelernährung als ein kritisches Zusammentreffen multipler negativer Faktoren dar.
- Insbesondere die Mundgesundheit mit einem funktionstüchtigen Gebiss als Voraussetzung für eine ausreichende Ernährung wird häufig nachrangig betrachtet.
- Eine schmerzfreie und effektive Kaufunktion sicherzustellen ist die Basis der Prävention von Malnutrition.

37.1 Epidemiologische Grundlagen

„Ziel einer zukünftigen Gesundheitsversorgung sollte es sein, dass Pflegebedürftige und Menschen mit Behinderung eine gleich gute Mundgesundheit wie Personen ohne diese Einschränkungen aufweisen."

Nitschke und Kaschke (2011)

Nicht zuletzt durch strukturierte Prophylaxeprogramme konnte die Zahn- und Mundgesundheit der Bevölkerung insgesamt verbessert werden. Allerdings zeigt sich, dass dies im geriatrischen, und hier vor allem im pflegebedürftigen, Patientenkollektiv nur unzureichend zutrifft und dieser Personenkreis in nicht annähernd demselben Umfang von der allgemeinen Entwicklung zu einer besseren Zahngesundheit profitiert (KZBV 2012).

Auch die Einführung des zahnmedizinischen Bonussystems in der GKV konnte die Zahngesundheit im Bereich geriatrischer Patienten entgegen dem allgemeinen Trend nicht verbessern (Nitschke et al. 2011). Die Kontaktraten zum Zahnarzt gehen im Alter zurück. Besonders im vierten Lebensabschnitt, in der instabilen Phase, die mit Pflegebedürftigkeit einhergeht, ist eine starke Reduktion der Zahnarztkontakte festzustellen. Dies spiegelt sich häufig in desolaten Gebissen bei Pflegebedürftigen wider.

Um diese Missstände zu ändern, bedarf es eines zunehmenden Problembewusstseins und eines Umdenkens bei allen Beteiligten.

FALLBEISPIEL

Frau W. (89) wird nach komplizierter Humerusmehrfragmentfraktur mit Rotatorenmanschetten-Teilruptur nach inverser Schulterprothese in die Geriatrie verlegt. In der Vorgeschichte hatte Frau W. über einen Zeitraum von mehreren Monaten an Gewicht verloren. Es war schon vor der Humerusfraktur zu einigen Sturzereignissen gekommen. Mit dem gesetzlichen Betreuer wurde eine Abklärung zum Gewichtsverlust besprochen; u. a. sollten eine Gastroskopie und eine Koloskopie erfolgen.

Der Zahnstatus war in der Befundung als unauffällig vorbeschrieben worden. Dennoch fiel der Pflege auf, dass weiche Kost stets aufgegessen wurde, während Fleisch, Vollkornbrot und Speisen härterer Konsistenz unangetastet blieben. Bei schlecht sitzender Zahnprothese mit Atrophie war es durch eine Scherbewegung zwischen Prothese und Kauleiste zu einem schmerzhaften Entzündungsgeschehen gekommen.

Weiterer Verlauf: Nach Anpassung der Vollprothese heilte die Entzündung rasch ab. Das Essverhalten besserte sich deutlich, die initial vorhandene Reduktion des Gesamteiweißes war bereits nach 7 Tagen rückläufig. In den folgenden Wochen nahm Frau W. gut 1,5 kg zu. Die „übliche Diagnostik" zur Abklärung des Gewichtsverlusts war nicht mehr notwendig.

37.2 Malnutrition als multifaktorielles Geschehen

Es gibt zahlreiche Gründe, die bei geriatrischen Patienten zu einer Mangelernährung führen können. Häufig ist sie die gemeinsame Endstrecke einer Vielzahl von Faktoren, die alle dazu beitragen, dass sich der Ernährungszustand stetig verschlechtert. Neben zahlreichen internistischen Erkrankungen spielen die allgemeine körperliche Verfassung sowie soziale und psychische Faktoren eine Rolle in der Sicherstellung einer ausreichenden Ernährung. Nicht selten stellt sich irgendwann die kontrovers zu diskutierende Frage nach einer Intervention, dem Legen einer PEG-Sonde zur Ernährung.

PATIENTENINFO

Gerade die Prävention einer vermeidbaren Malnutrition sollte Schwerpunkt der vorbeugenden geriatrischen Behandlung sein.

Am Anfang jeder Abklärung von Mangelernährung müssen der Zahnstatus und orientierend der Zustand der Mundhöhle in Augenschein genommen werden. Schlecht sitzende Prothesen, scharfkantige, abgebrochene Zähne und massiver Kariesbefall müssen konsequent zu einer zahnärztlichen Behandlung führen.

37.3 Auswirkungen mangelnder Zahngesundheit

Viel zu wenig Beachtung im multifaktoriellen Geschehen der Malnutrition findet der Zustand der oralen Gesundheit und hier insbesondere der Zahngesundheit.

EVIDENZ

Untersuchungen belegen den oft schlechten Zustand von Zähnen und Mundhöhle bei hochbetagten Menschen, wobei in vielen Studien gezeigt werden konnte, dass dieses Phänomen weltweit verbreitet auftritt (Knabe und Kram 1997; Nitschke et al. 2000; RKI 2009).

National und international übereinstimmend ist die Zahngesundheit bei stationär Pflegebedürftigen schlechter als bei zu Hause lebenden Senioren. Aufgrund ihrer eingeschränkten Mobilität und ihrer teilweise herabgesetzten kognitiven Leistungsfähigkeit zeigt sich häufiger eine schlechte Mundhygiene und damit verbunden eine im Vergleich höhere Kariesrate im stationären Bereich (Nitschke und Kaschke 2011).

Erkrankungen der Zähne, des Zahnhalteapparats und der übrigen Mundhöhle haben aber erhebliche Auswirkungen auf die Ernährungssituation (➤ Abb. 37.1). Darüber hinaus zeigt sich ein erheblicher Einfluss fehlender Zahngesundheit auf die Sprachproduktion und schließlich auch auf die psychische Befindlichkeit, vor allem bei entstellenden Erkrankungen (z. B. Zahnfäule/Zahnverlust; insbesondere im Frontzahnbereich).

Die Bedeutung der Zahngesundheit, auch in Bezug auf Mangelernährung, ist in der Geriatrie unumstritten, jedoch fehlt es in der Praxis oft an sachkundigem Personal, das die Probleme nicht nur rechtzeitig erkennt, sondern auch in der Lage ist, Gegenmaßnahmen einzuleiten. Präventionsmaßnahmen, die über die normale Zahnpflege hinausgehen, sind auf Angehörige oder Pflegepersonal kaum zu übertragen.

Die Notwendigkeit der intensiven Dentalinspektion und -hygiene bei geriatrischen Patienten genießt gegenwärtig noch nicht die hohe Priorität, die wünschenswert wäre.

37.4 Häufige orodentale Erkrankungen im Alter

Vor allem der pflegebedürftige geriatrische Patient ist aufgrund einer Vielzahl physischer, psychischer und sozialer Veränderungen anfällig für Erkrankungen von Zähnen und Mundhöhle. Neben der herabgesetzten Hygienefähigkeit sind hier insbesondere mechanische Probleme durch nicht mehr passende Prothesen und Reizzustände durch lokale Infektionen zu nennen. Die Infektanfälligkeit wird durch eine veränderte und häufig unzureichende Ernährung noch getriggert. Betroffen sind sowohl die Zähne als auch die Mundschleimhaut.

Als typische orodentale Erkrankungen des Alters sind im Bereich der Zähne Formen von Sekundärkaries und Wurzelkaries zu betrachten. Aber auch abgebrochene Zähne oder

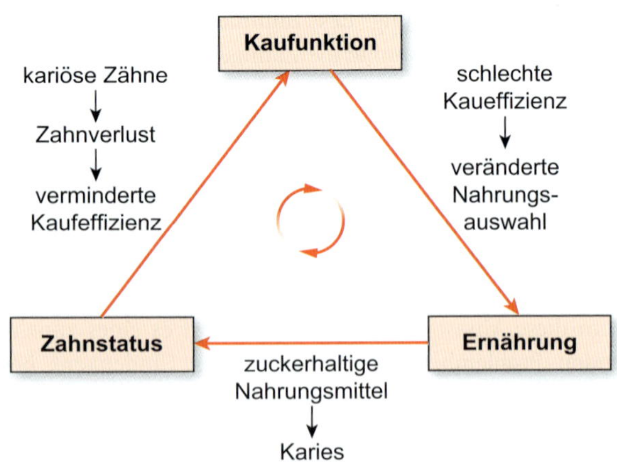

Abb. 37.1 Wechselwirkung zwischen Ernährung, Zahnstatus und Kaufunktion am Beispiel Karies (Müller und Nitschke 2005) [L231]

Zahnreste können zu großen Problemen führen. Im Bereich der Schleimhaut sind die Parodontitis, die Candidiasis, Prothesendruckstellen und die Prothesenstomatitis häufig anzutreffende Erkrankungen mit jeweils spezifischer Symptomatik.

37.5 Mund- und Prothesenhygiene

Die Mund- und Prothesenhygiene ist beim pflegebedürftigen Menschen aufgrund verschiedener Faktoren eingeschränkt. Motorische Einschränkungen, kognitive Defizite und Veränderung der Essgewohnheiten führen nahezu regelhaft zu unzureichender Zahn- und Mundpflege.

Empfehlenswert ist die dreimal tägliche Reinigung der Zähne nach den Mahlzeiten. Prothesen werden ebenfalls dreimal täglich mit Bürste und Wasser extraoral gesäubert. Darüber hinaus sollten sie einmal wöchentlich gründlich mit Chlorhexidin-Gelee gereinigt werden. Bei beginnender Prothesenstomatitis kann die Prothese auch für 10 Minuten in 0,2-prozentige Chlorhexidin-Lösung eingelegt werden.

Eine besondere Bedeutung kommt der Inspektion der Mundhöhle/Zähne auch vor Beginn einer antiosteoporotischen Therapie, z. B. mit Bisphosphonaten, zu. Nur durch eine ausreichende Zahnhygiene lassen sich die gefürchteten Kiefernekrosen möglicherweise verhindern.

PATIENTENINFO

Auf der Homepage des Zentrums für Qualität in der Pflege findet sich u. a. eine sehr gut aufbereitete Information zur Zahnhygiene bei pflegebedürftigen Menschen. Der Ratgeber richtet sich vor allem an pflegende Angehörige:

https://else4.de/2wn

LITERATUR

Knabe C, Kram P. Dental care for institutionalized geriatric patients in Germany. J Oral Rehabil 1997; 24: 909–912.

Müller F, Nitschke I. Mundgesundheit, Zahnstatus und Ernährung im Alter. Z Gerontol Geriatr 2005; 38: 334–341.

Nitschke I, Kaschke I. Zahnmedizinische Betreuung von Pflegebedürftigen und Menschen mit Behinderungen. Bundesgesundheitsbl 2011; 54: 1073–1082.

Nitschke I, Vogl B, Töpfer J. Oraler Status von Altenheimbewohnern in den neuen Bundesländern. Dtsch Zahnärztl Z 2000; 55: 707–713.

Nitschke I, Bär C, Hopfmüller W et al. Hilft das zahnmedizinische Bonussystem den stationär Pflegebedürftigen? Z Gerontol Geriatr 2011; 44: 181–186.

RKI – Robert Koch-Institut. Mundgesundheit. Gesundheitsberichterstattung des Bundes, Heft 47. Berlin: RKI 2009; www.gbe-bund.de/pdf/mundgesundheit.pdf (letzter Zugriff: 14.12.2020).

Seemann O. Mundgesundheit von Pflegepatienten. Stomatologie 2013; 110: 32–33.

KAPITEL

38

Klaus Hager

Geriatrische Rehabilitation

Kernaussagen

- Das Indikationsspektrum für die geriatrische Rehabilitation ist sehr breit und nicht auf spezielle Krankheiten beschränkt.
- In Deutschland gibt es über 170 stationäre geriatrische Reha-Einrichtungen.
- Die geriatrische Rehabilitation soll die Körperfunktionen und Aktivitäten vor dem Hintergrund der Teilhabewünsche und der Kontextfaktoren (ICF) wiederherstellen und Pflegebedürftigkeit vermeiden („Reha vor Pflege").
- An eine geriatrische Rehabilitation sollte daher immer dann gedacht werden, wenn der alte Mensch nach einer akuten Erkrankung noch nicht die vorher bestehende Selbstständigkeit oder Mobilität wiedererreicht hat, aber Potenzial dafür zeigt.
- Wichtige Voraussetzungen sind ein multidimensionales Assessment, ein multidisziplinäres Team und eine zielorientierte individuelle Reha-Planung.
- Auch kognitiv beeinträchtigte Patienten können profitieren.
- Alle Teammitglieder müssen zusammenarbeiten; das schwächste Glied bestimmt häufig den Erfolg.

38.1 Warum geriatrische Rehabilitation?

Die physiologischen Funktionen im hohen Alter nähern sich der Grenze, an der alltägliche Aktivitäten schwierig werden. So reicht die Kraft unter Alltagsbedingungen ggf. noch zum Gehen in der Wohnung aus, sodass eine selbstständige Lebensführung möglich ist. Nach einer akuten Erkrankung, schon nach einer kurzen Phase der Bettlägerigkeit, kann die Kraft aber so weit abnehmen, dass ein selbstständiges Gehen nicht mehr möglich ist. Die geriatrische Rehabilitation versucht, das ursprüngliche Niveau wiederherzustellen.

Im hohen Alter ist ein Reha-Bedarf nach einer längeren akuten Erkrankung der Regelfall. Während bei jungen Menschen beispielsweise die Rückkehr an den Arbeitsplatz ein wichtiges Ziel ist, ist es im Alter regelmäßig die **Rückkehr in die gewohnten Lebensumstände**. Der Wunsch, niemanden zur Last zu fallen und selbstständig zu Hause zu leben, kann als Wunsch nach einem **selbstbestimmten und würdevollen Leben** verstanden werden.

PATIENTENINFO

Alte Menschen benötigen nach einer akuten Erkrankung nicht selten eine Phase des Trainings und der Rehabilitation, um wieder in die bisherigen Lebensbezüge zurückkehren zu können.

38.2 International Classification of Functioning, Disability and Health (ICF)

Die *International Classification of Functioning, Disability and Health* (ICF) (Internationale Klassifikation der Funktionsfähigkeit, Behinderung und Gesundheit) ist eine Klassifikation der Weltgesundheitsorganisation (WHO) (DIMDI 2018). Für die Beschreibung der Situation des Patienten in der Rehabilitation steht mit der ICF ein umfassendes Klassifikationssystem zur Verfügung, das physische, psychische und soziale Aspekte in Bezug auf die Lebenssituation des Patienten berücksichtigt. Die ICF ist in der Rehabilitations-Richtlinie und im Bundesteilhabegesetz (BTHG) verankert und damit für die Rehabilitation verpflichtend.

Die Nomenklatur (z. B. „Aktivitäten“, „Teilhabe“) der ICF ist auch für die geriatrische Rehabilitation zentral, z. B. für die Beschreibung des Patienten oder die Kommunikation mit den Kostenträgern (➤ Abb. 38.1).

FALLBEISPIEL

Frau E., 90 Jahre alt und geistig klar, lebte bis zur Krankenhauseinweisung allein in ihrer Eigentumswohnung. Ins Akutkrankenhaus wurde sie wegen Fieber eingewiesen, das auf einen Harnwegsinfekt zurückgeführt wurde. Unter antibiotischer Therapie besserte sich der Zustand wieder, Frau E. war jedoch nun nicht mehr in der Lage, selbstständig zu laufen, und letztlich bettlägerig. Der Ehemann war nach 65-jähriger Ehe 2 Monate zuvor verstorben, was die Patientin noch sehr traurig stimmte. Die erstbehandelnde Klinik stellte deshalb einen Reha-Antrag bei der zuständigen Krankenkasse, der für eine Dauer von 3 Wochen genehmigt wurde.

38.3 Situation in Deutschland

In Deutschland werden die Bereiche Akutkrankenhaus und Rehabilitation streng getrennt. Dementsprechend existieren sog. Akutgeriatrien, die eine Krankenhausbehandlung durchführen, und geriatrische Rehabilitationseinrichtungen, bei denen dann die Rehabilitation im Zentrum steht.

Nach einer Umfrage des Bundesverbandes Geriatrie (BVG) im Jahr 2015 gab es zum damaligen Zeitpunkt in Deutschland 170 geriatrische Reha-Einrichtungen mit insgesamt 8.324 Betten (Weißbuch Geriatrie, 3. Auflage 2016).

Die genannte Zweiteilung ist in den einzelnen Bundesländern unterschiedlich umgesetzt, wird aber vom BVG als Modell für ganz Deutschland angesehen. Träger der geriatrischen Rehabilitation bei alten, nicht mehr berufstätigen Menschen sind die Krankenkassen.

Die geriatrische Rehabilitation findet in Deutschland ganz überwiegend stationär statt. Es existieren jedoch auch ambulante Möglichkeiten, beispielsweise geriatrische Tageskliniken, die mobile geriatrische Rehabilitation aus einem Zentrum heraus oder weitere Modelle.

Manchmal findet man noch die Bezeichnung geriatrische Anschlussrehabilitation. Bei der **geriatrischen Anschlussrehabilitation** werden die Patienten direkt nach einem Krankenhausaufenthalt in die geriatrische Rehabilitationsklinik verlegt. Die Anschlussrehabilitation muss innerhalb von 2 Wochen angetreten werden.

Stellt dagegen der Hausarzt einen Antrag, dann entscheidet die Krankenkasse bzw. der Medizinische Dienst der Krankenkassen (MDK). Dieser Prozess kann einige Wochen in Anspruch nehmen. Die Bereitschaft, eine geriatrische Rehabilitation zu genehmigen, scheint zwischen den Krankenkassen unterschiedlich ausgeprägt zu sein. In der Regel genehmigen die Krankenkassen ca. 2–3 Wochen, wobei eine Verlängerung bei gerechtfertigter Indikation möglich ist. Die Verweildauer in der geriatrischen Rehabilitation beträgt daher im Mittel ca. 21 Tage.

Geriatrische Reha-Einrichtungen müssen im Gegensatz zu geriatrischen Akutkliniken zertifiziert sein. Sie müssen auch an einer externen Qualitätssicherung teilnehmen (z. B. QS-Reha).

Da bei alten Menschen regelhaft Komplikationen bzw. begleitende medizinische Probleme zu erwarten sind, ist es nachvollziehbar, dass es Vorteile bietet, wenn eine geriatrische Rehabilitation an einen leistungsfähigen Krankenhausverbund angeschlossen ist, in dem Komplikationen behandelt werden können.

FALLBEISPIEL

Fortsetzung

Bei der Patientin bestand eine Vielzahl an Vorerkrankungen, u. a. Lumboischialgien, eine ältere Sinterungsfraktur des vierten Lendenwirbelkörpers mit Kyphoplastie, eine Knie-TEP, Thrombosen und eine postoperative Lungenembolie. Insgesamt war Frau E. aber geistig klar, ein Gehen am Rollator konnte mit Hilfe erfolgen (Rehabilitationspotenzial). Sie war motiviert mit dem festen Wunsch, in ihre Wohnung zurückzukehren (Rehabilitationsziel), sodass die Voraussetzungen für eine geriatrische Rehabilitation vorlagen.

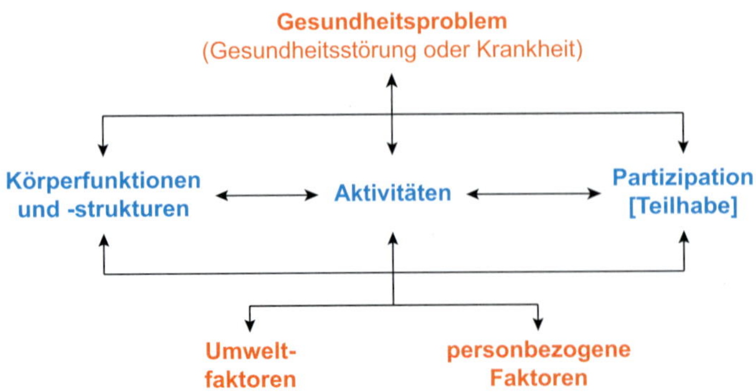

Abb. 38.1 Komponenten der ICF (DIMDI 2018) [L231]

38.4 Indikationsspezifische vs. geriatrische Reha

Hinsichtlich der Rehabilitationsklinik müssen unterschieden werden:

- Indikationsspezifische Rehabilitation
- Geriatrische Rehabilitation

Für eine **indikationsspezifische**, z. B. eine orthopädische **Rehabilitation**, eignen sich diejenigen alten Menschen, die überwiegend ein Problem im Rahmen der jeweiligen Indikation aufweisen, z. B. einen Kniegelenkersatz, sonst aber gesund und selbstständig sind.

Für multimorbide alte Menschen mit einer Vielzahl von medizinischen Problemen ist eher eine **geriatrische Rehabilitation** geeignet. Das Indikationsspektrum für die geriatrische Rehabilitation ist daher sehr breit und beschränkt sich nicht auf eine Gruppe von Krankheiten. Überspitzt ausgedrückt kann jegliche Erkrankung, die zu Problemen in der Selbstständigkeit oder der Mobilität geführt hat, Anlass für eine geriatrische Rehabilitation sein.

PATIENTENINFO

Eine geriatrische Rehabilitation ist dann die richtige Wahl, wenn noch viel pflegerische Unterstützung nötig ist und neben der Haupterkrankung noch etliche weitere medizinische Probleme behandelt werden müssen.

Bei der Wahl der Klinik ist eine **ortsnahe** geriatrische Rehabilitation unbedingt empfehlenswert, z. B. da die mitunter ebenfalls betagten Angehörigen den alten Menschen öfter besuchen können und die Vermittlung von nachgelagerten Hilfen (Pflegedienst, Sanitätswarenhaus) einfacher zu regeln ist.

38.5 Voraussetzungen für die geriatrische Rehabilitation

Voraussetzungen für die geriatrische Rehabilitation sind:

- Höheres **Alter (in der Regel > 70 Jahre):** In Ausnahmefällen können auch Patienten < 70 Jahren aufgenommen werden, wenn sie eine geriatrietypische Multimorbidität aufweisen.
- Realistisches **Rehabilitationsziel:** Das Reha-Ziel bei alten Menschen ist oft die Rückkehr in die gewohnten Lebensumstände, also z. B. in die eigene Wohnung. Das Reha-Ziel kann dabei aber auch sehr eng sein, z. B. die Erleichterung der Pflege. Durch einen leichteren Transfer in den Rollstuhl wird der Patient nicht mehr bettlägerig und bewahrt sich so Chancen auf eine weitere Verbesserung.
- Ausreichendes **Rehabilitationspotenzial:** Der alte Mensch sollte noch ausreichend Kraft und Motivation für eine solche Behandlung haben. Eine erkennbare Verbesserung im Akutkrankenhaus kann ein solches Reha-Potenzial signalisieren.
- **Motivation** des Betroffenen
- **Weitgehender Abschluss der Krankenhausbedürftigkeit:** Die Akutdiagnostik und -therapie sollte im Wesentlichen abgeschlossen sein; dies gilt auch für die Abklärung etwaiger Begleiterkrankungen und die oft notwendige differenzialdiagnostische Abklärung einer Depression und mangelnde Motivation. Eine Anpassung der medikamentösen Therapie kann natürlich auch in der geriatrischen Rehabilitation erfolgen.
- Weitgehender **Abschluss von Diagnostik und medikamentöser Einstellung**
- **Kostenzusage der Krankenkasse:** Bislang ist eine Kostenzusage der Krankenkasse **vor** der Aufnahme in die geriatrische Rehabilitation zwingend. Dies kann sich in Zukunft ändern (➤ Kap. 38.12).

38.6 Wann sollte man also an eine geriatrische Rehabilitation denken?

Im Prinzip können alle akuten Erkrankungen einen Reha-Bedarf nach sich ziehen. Typische Krankheiten sind:

- Frakturen (ob konservativ oder operativ behandelt)
- Bettlägerigkeit nach internistischen Erkrankungen (z. B. fieberhafte Erkrankung)
- Neurologische Erkrankungen (Schlaganfall, Morbus Parkinson)
- Intensivaufenthalt
- Immobilität nach einem Delir

38.7 Therapieprozess

Der Therapieprozess in einer Akutgeriatrie und in der geriatrischen Rehabilitation unterscheidet sich nicht prinzipiell. Wichtige Charakteristika der geriatrischen Rehabilitation sind:

- Multidisziplinäres Assessment bei Aufnahme
- Multidisziplinäres Team
- Individuelles Reha-Ziel
- Zielorientierte Reha-Planung
- Aufnahme auch kognitiv eingeschränkter oder pflegebedürftiger Patienten
- Wöchentliche Teamsitzungen mit Reevaluation der Reha-Ziele

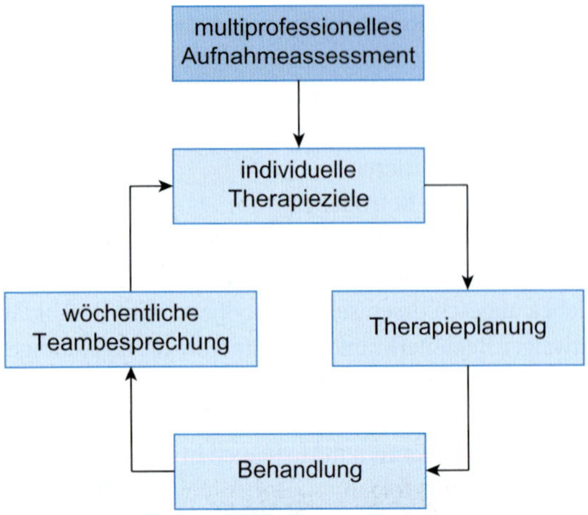

Abb. 38.2 Ablauf des Therapieprozesses [L231]

Ein wichtiger Punkt im Therapieprozess ist die Aufnahme durch alle Teammitglieder im Sinne eines multiprofessionellen Assessments. Zusammen mit dem Patienten (und ggf. seinen Angehörigen) werden zu Beginn die individuellen Therapieziele formuliert. Diese sind anfangs meist allgemein („Ich möchte wieder mobil werden"), sollten aber so spezifisch wie möglich für den Patienten formuliert werden („Ich möchte wieder in der Wohnung ohne Hilfsmittel und draußen ca. 150 m zum Bäcker am Rollator gehen können"). Daraus leiten sich die Therapieplanung und die Behandlung ab. Die aktivierend therapeutische Pflege ist dabei ein wichtiger Faktor, den Patienten und Angehörige in seiner Bedeutung nicht immer richtig einschätzen. Die Pflege gewährt die Unterstützung, die unbedingt nötig ist, und leitet den Patienten zu Tätigkeiten an, die er schon selbst ausführen kann.

In den wöchentlichen Therapiebesprechungen werden dann die Rückmeldungen zusammengetragen und mit den Wünschen des Patienten verglichen. Daraus resultiert eine neuerliche Therapieplanung, die im Verlauf immer konkreter wird. Beispielsweise kann sich herausstellen, dass das Treppensteigen oder der Toilettengang noch gezielt geübt werden müssen (➤ Abb. 38.2).

FALLBEISPIEL

Fortsetzung

Aus der ersten Teambesprechung nach der Aufnahme war zu erfahren, dass sich die Patientin mit Hilfe an der Bettkante versorgen konnte (aktivierende therapeutische Pflege). Lagewechsel im Bett und Transfers waren nur mit Hilfe möglich und die allgemeine Belastung, Kraft und Ausdauer noch sehr reduziert (Physiotherapie). Die Ergotherapie überprüfte und förderte die Selbstständigkeit bei den Aktivitäten des täglichen Lebens. Die Psychologin führte ein stützendes Gespräch durch, bei dem Frau E. noch sehr traurig wirkte, jedoch Suizidgedanken von sich wies und auch kein Interesse an Antidepressiva hatte. Der Harnblasendauerkatheter wurde entfernt; da es jedoch zu einem Harnverhalt und einem neuerlichen Harnwegsinfekt kam, war eine Rückkehr in ihre Wohnung zu diesem Zeitpunkt noch nicht möglich.

38.8 Ergebnisse

Wie in der Akutgeriatrie wird auch in der geriatrischen Rehabilitation bei Aufnahme und Entlassung ein Assessment durchgeführt. Anhand des Assessments bei Aufnahme und Entlassung kann die Wirksamkeit der geriatrischen Rehabilitation belegt werden.

Aus einer Studie aus Bayern lag der **Barthel-Index** als Maß für die Selbstständigkeit im Alltag bei Aufnahme in die geriatrische Reha bei 44,6 und bei Entlassung bei 68 Punkten, sodass ein Zugewinn von 23,4 Punkten erreicht wurde (➤ Abb. 38.3). Dies bedeutet aber auch, dass die Patienten selbst bei Entlassung noch deutlich von Pflege abhängig waren und auch nach der Entlassung Hilfen im Alltag benötigten. Solche Zahlen sind nicht ohne Weiteres zwischen Einrichtungen vergleichbar, da das Setting, in dem die geriatrische Reha-Klinik tätig ist, einen großen Einfluss ausübt.

38.9 Demenz und Delir

Eine Demenz als Nebendiagnose schließt eine geriatrische Rehabilitation nicht grundsätzlich aus. Durch die Förderung alltäglicher, automatisierter Bewegungsabläufe wie das Laufen können auch kognitiv eingeschränkte alte Menschen von einer Rehabilitation profitieren. Die Wirksamkeit der geriatrischen Rehabilitation bei Patienten mit der Nebendiagnose Demenz ist durch eine Vielzahl von Studien belegt (Korczak et al. 2012).

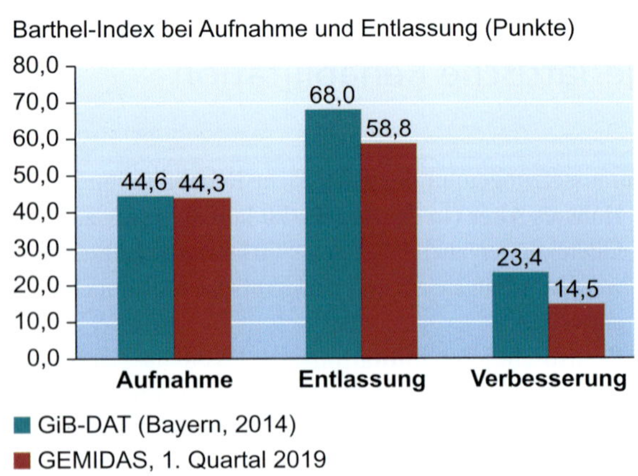

Abb. 38.3 Barthel-Index bei Aufnahme in und Entlassung aus geriatrischen Reha-Kliniken in Bayern (Tümena et al. 2014) sowie bundesweit (GEMIDAS-Datenbank vom Bundesverband Geriatrie, 1. Quartal 2019) [L231]

Auch ein abklingendes Delir ist mitunter eine dankbare Situation für eine geriatrische Rehabilitation. Ein prolongiertes Delir ohne Besserungstendenz ist hingegen eher eine Kontraindikation.

38.10 Entlassung

Die Entlassung erfordert eine besondere Beachtung, soll doch der Patient in ein stabiles Setting gelangen, in dem ihm die nötige Hilfe zuteilwird.

FALLBEISPIEL

Fortsetzung

Bei der folgenden Fallbesprechung war dann die Selbstständigkeit im Zimmer erreicht: Die Patientin konnte selbstständig und sicher aus dem Bett aufstehen und mit dem Rollator zur Toilette gehen. Der Barthel-Index war von 50 auf 75 Punkte gestiegen. Der Harnblasenkatheter konnte beim zweiten Versuch erfolgreich entfernt werden. Eine Abklärung der häuslichen Probleme wurde durchgeführt und durch die Überleitungspflege ein ambulanter Pflegedienst organisiert. Nach 20 Tagen wurde die Patientin nach Hause entlassen mit dem Hinweis im Arztbrief, dass zur Stabilisierung des Erreichten noch Physiotherapie als Hausbesuch sinnvoll wäre (➤ Abb. 38.4).

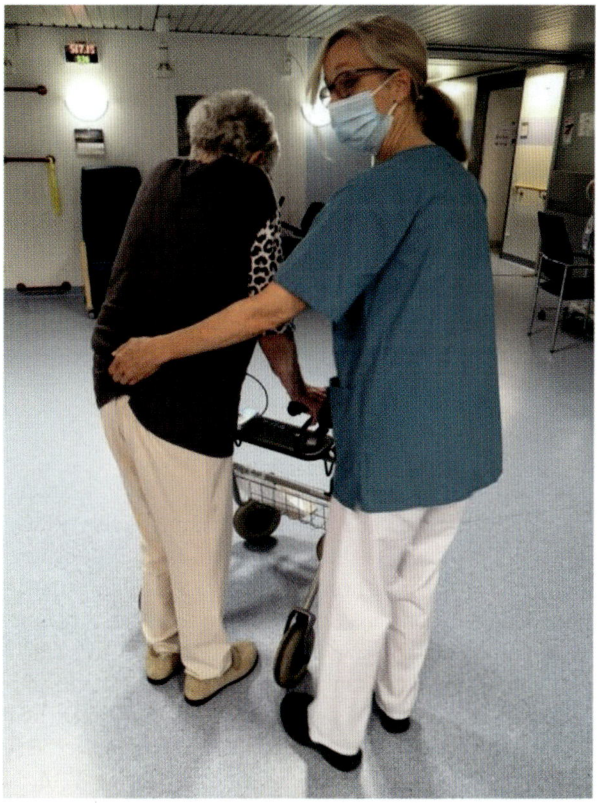

Abb. 38.4 Patientin aus dem Fallbeispiel beim Gehen am Rollator mit der Physiotherapeutin. In diesem Stadium benötigte die Patientin noch Sicherung, später konnte sie allein laufen (unter COVID-19-Bedingungen mit Mund-Nasen-Schutz) [P334]

Das „Kernteam" in der Klinik (Arzt, Pflege, Physio- und Ergotherapie) wird im Rahmen des Therapieprozesses bzw. bei der Entlassungsplanung weitere Teammitglieder hinzuziehen müssen. So kann ein Überleitungsmanager den ambulanten Pflegedienst informieren, der Sozialdienstmitarbeiter zu sozialen Hilfen oder zum Pflegegrad beraten. Engagierte Angehörige sind eine große Hilfe, weshalb sie in das Entlassungsmanagement unbedingt einbezogen werden sollten (➤ Abb. 38.5). Dabei kann das „schwächste" Glied den Erfolg maßgeblich mitbestimmen. Wenn beispielsweise das Sanitätswarenhaus das Pflegebett nicht bis zum Entlassungstermin liefert, so kann die Entlassung scheitern.

INTERPROFESSIONELLES TEAM

Alle Teammitglieder müssen engagiert mitarbeiten. Das „schwächste Glied" bestimmt mitunter den Erfolg.

38.11 Wirksamkeit

Die Notwendigkeit der geriatrischen Rehabilitation wird nicht prinzipiell angezweifelt. In zwei Drittel der europäischen Staaten existieren beispielsweise Einrichtungen zur geriatrischen Rehabilitation. Die Diskussion über die Wirksamkeit oder die Kosteneffektivität der geriatrischen Rehabilitation ist jedoch insofern schwierig zu führen, als den Studien unterschiedliche Konzepte in verschiedenen Nationen mit einem unterschiedlichem Gesundheitssystem zugrunde liegen, sodass ein Vergleich schwerfällt.

Die stationäre geriatrische Rehabilitation mit den hier beschriebenen Abläufen hat Vorteile gegenüber einer konventionellen Krankenhausbehandlung hinsichtlich einer größeren funktionellen Verbesserung, einer selteneren Entlassung ins Pflegeheim und einer geringeren Sterblichkeit (Bachmann et al. 2010). Im Hinblick auf Kosteneffektivität bzw. optimales Setting sind weitere Studien erforderlich.

38.12 Ausblick

Aufgrund der demografischen Entwicklung wird der Bedarf an geriatrischer Rehabilitation in den nächsten Jahren deutlich zunehmen.

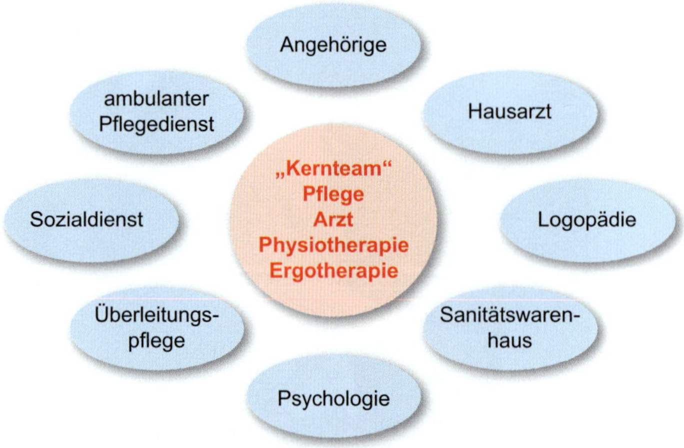

Abb. 38.5 „Kernteam" und „erweitertes Team" [L231]

Mit dem Reha- und Intensivpflege-Stärkungsgesetz (RISG) für Versicherte der gesetzlichen Krankenkassen liegt derzeit (2020) ein Gesetzentwurf vor, in dem der Zugang zur geriatrischen Rehabilitation neu geregelt werden soll. Musste bislang der Krankenhausarzt bzw. der niedergelassene Arzt einen Reha-Antrag an die Krankenkasse auf Kostenübernahme stellen, soll mit dem RISG der Zugang zu einer geriatrischen Rehabilitation erleichtert und beschleunigt werden. Der Vertragsarzt soll zukünftig aufgrund einer ärztlichen Verordnung ohne Überprüfung der medizinischen Erforderlichkeit durch die Krankenkasse einen Patienten in die geriatrische Rehabilitation einweisen können.

Die bisherige Behandlungsdauer von 20 Tagen bei ambulanter Rehabilitation und 3 Wochen bei stationärer Behandlung soll zukünftig bei einer geriatrischen Rehabilitation als Regeldauer gelten.

LITERATUR

Bachmann S, Finger C, Huss A, et al. Inpatient rehabilitation specifically designed for geriatric patients: Systematic review and meta-analysis of randomised controlled trials. BMJ 2010; 340: c1718.

DIMIDI – Deutsches Institut für Medizinische Dokumentation und Information (Hrsg.). ICD-10-GM Version 2019. Systematisches Verzeichnis: Internationale statistische Klassifikation der Krankheiten und verwandter Gesundheitsprobleme. 10. Revision – German Modification. Köln: Deutscher Ärzte-Verlag 2018.

Tümena Th, Swoboda W, Gaßmann K-G, GiB-DAT-Studiengruppe. Auswirkungen des Fachprogramms Akutgeriatrie auf die geriatrische Rehabilitation in Bayern. Ergebnisse der dritten Befragung und Schlussbericht 2014; www.afgib.de/fileadmin/INTERNET/1-DOWNLOADS/AKTUELLES/AKUT_Befragung03g.pdf (letzter Zugriff: 22.1.2021).

Korczak D, Steinhauser G, Kuczera C. Effektivität der ambulanten und stationären Rehabilitation bei Patienten mit der Nebendiagnose Demenz. HTA-Bericht 122. Köln: Deutsches Institut für Medizinische Dokumentation und Information (DIMDI) 2012; https://portal.dimdi.de/de/hta/hta_berichte/hta331_bericht_de.pdf (letzter Zugriff: 22.1.2021).

Register